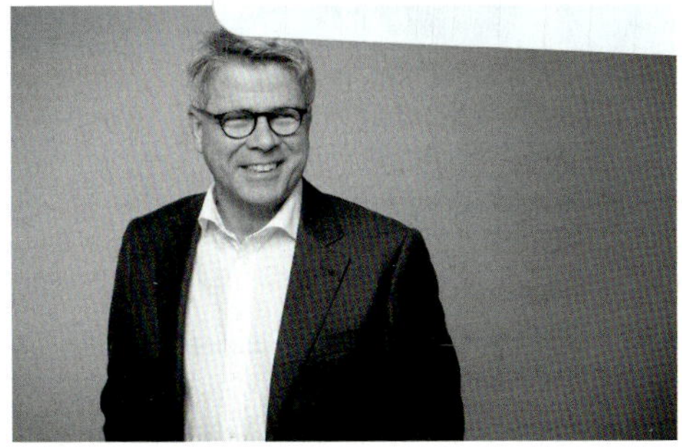

Liebe Leserin, lieber Leser

Was genau ist die „Fitness-Formel“, die diesem Heft seinen Namen gibt?

Zum einen verbirgt sich dahinter ein Beitrag, in dem wir mit der Hilfe des Sportwissenschaftlers Prof. Dr. Billy Sperlich zusammengetragen haben, worauf jeder körperlich Aktive achten sollte, wenn er sich fit halten und für Kraft und Kondition richtig trainieren will. So empfehlen Experten seit einiger Zeit das anstrengende, aber nur kurz getaktete High Intensity Training, das ideal ist, um beispielsweise Muskeln aufzubauen. Andererseits sollte man unbedingt auch auf angemessene (also dem jeweiligen Fitnesszustand entsprechende) Phasen der Regeneration achten, wie Dr. Sperlich rät. Mehr darüber ab Seite 48.

**Was ist die Fitness-Formel?**

Doch im Prinzip handelt die gesamte hier vorliegende Ausgabe von der Fitness-Formel. Denn natürlich gehört zu jeder nachhaltigen körperlichen Aktivität das Wissen um die Heilkraft des Sports (Seite 30) wie um die richtige Ernährung (Seite 54), sollte man darüber informiert sein, wie sich die körperlichen Voraussetzungen für Sport über die Jahrzehnte verändern (Seite 124) und was man als über 50-Jähriger tun kann (tun sollte), um dem natürlichen Abbau der Muskeln, Sehnen und Gelenkknorpel etwas entgegenzusetzen.

Über den letzten Punkt schreiben ab Seite 158 drei Literaten, unter ihnen der japanische Nobelpreisaspirant Haruki Murakami, die sich als nicht mehr ganz junge Männer außergewöhnlichen Herausforderungen gestellt haben, an ihnen fast gescheitert wären – und am Ende jeweils einen besonderen persönlichen Triumph genießen konnten.

Alle drei schreiben sehr offen darüber, wie sie an ihre Grenzen kamen und wie es ihnen mental gelang, diese zu überwinden. Denn auch das gehört zur Fitness-Formel: Der Erfolg beginnt im Kopf – sei es, dass man sich überhaupt aufrafft, regelmäßig Sport zu treiben (mehr über die besten Tricks zur Eigenmotivation finden Sie auf Seite 62), sei es, dass man sich bestimmter mentaler Techniken bedient, um in seinem Sport Besonderes zu erreichen (Seite 24).

Zur Einstimmung auf das Heft und zum Abschluss stellen wir Ihnen 17 Aktive vor, die sich für ungewöhnliche Sportarten entschieden haben oder ihre Disziplin zumindest ungewöhnlich intensiv betreiben. Unter ihnen sind Einrad-Hockeyspieler sowie eine Frau, die sich vorgenommen hat, mit ihrem Kanu den nordamerikanischen Kontinent zu umfahren. Auch sie haben einen (wenn nicht gar den wichtigsten) Faktor der Fitness-Formel verinnerlicht: sich etwas vorzunehmen – und dann einfach anzufangen.

Los geht's.

Herzlich Ihr

Michael Schaper

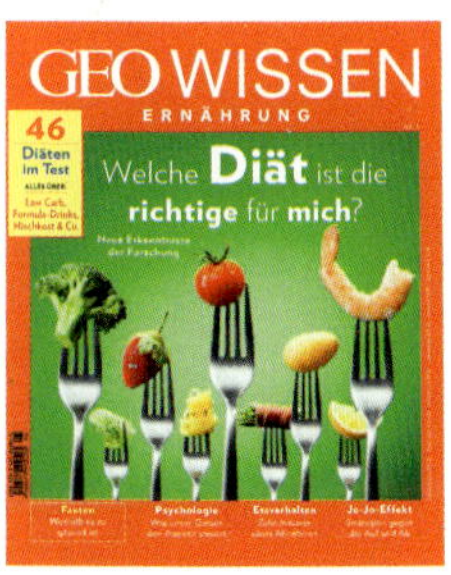


Das aktuelle Heft von GEO WISSEN ERNÄHRUNG: alles über die wirksamsten Diäten und positive Wirkungen des Fastens

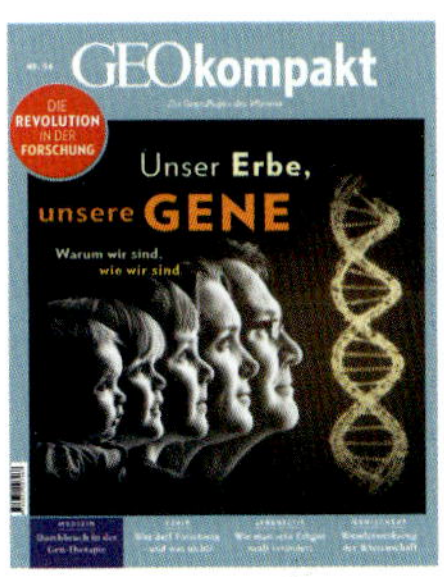


Jetzt neu: GEO kompakt zum Thema Genforschung und zur Frage, was unser individuelles Erbgut über uns verrät

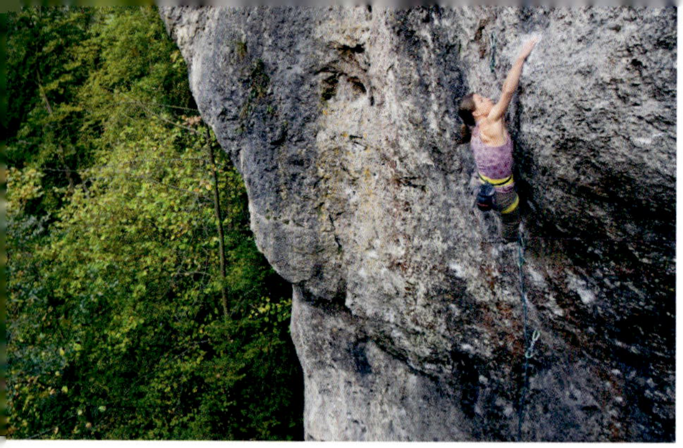



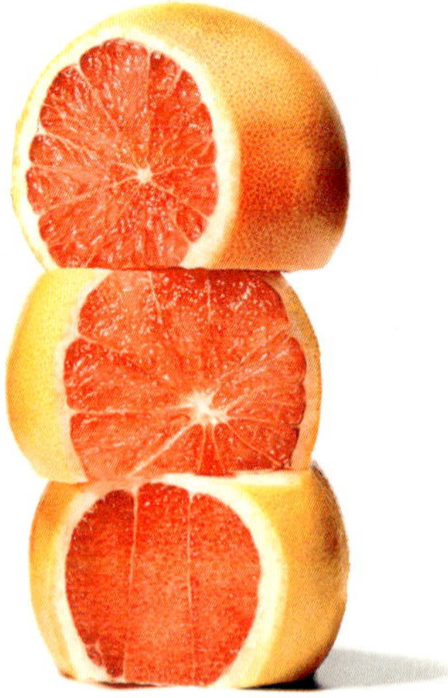



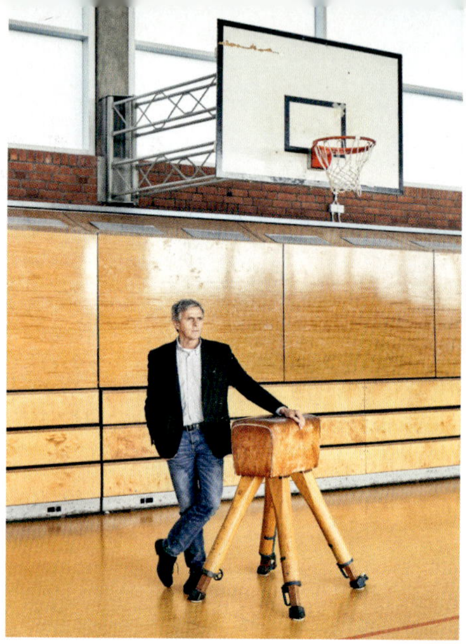



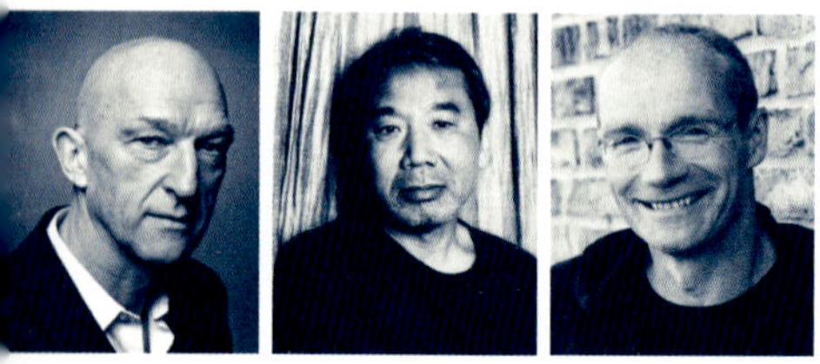



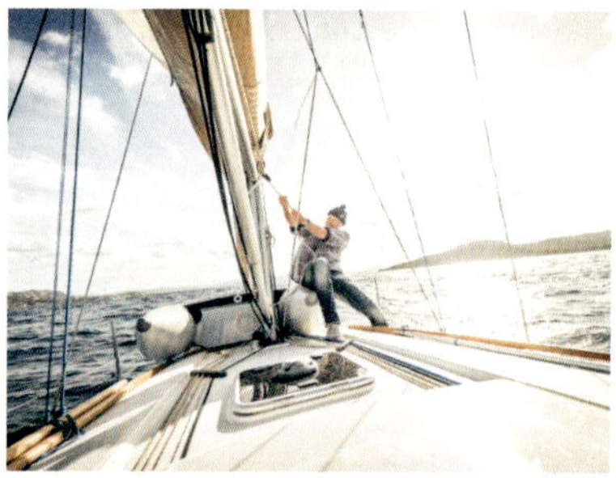



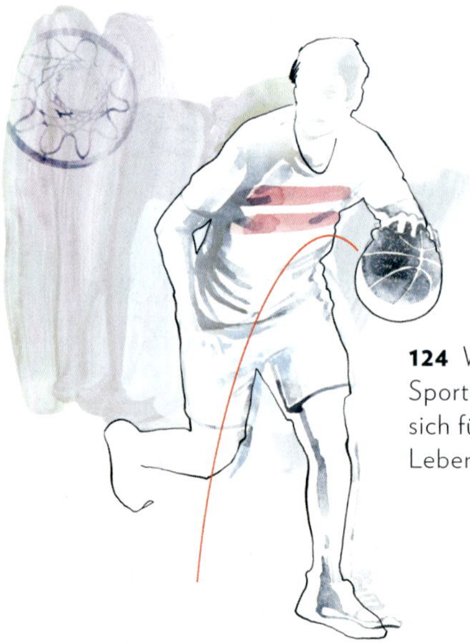



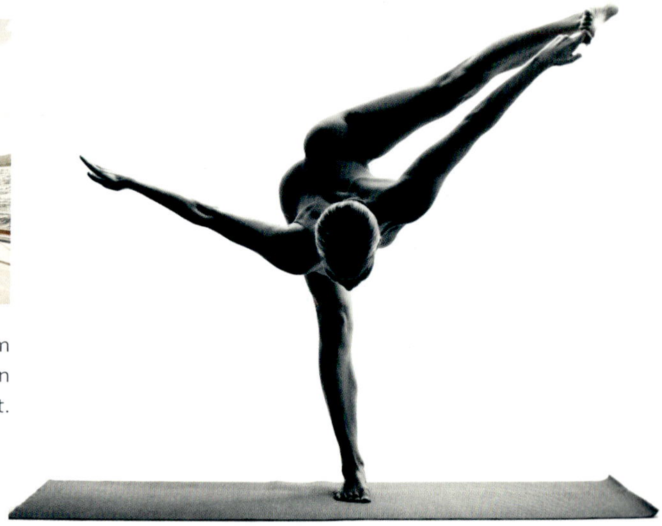



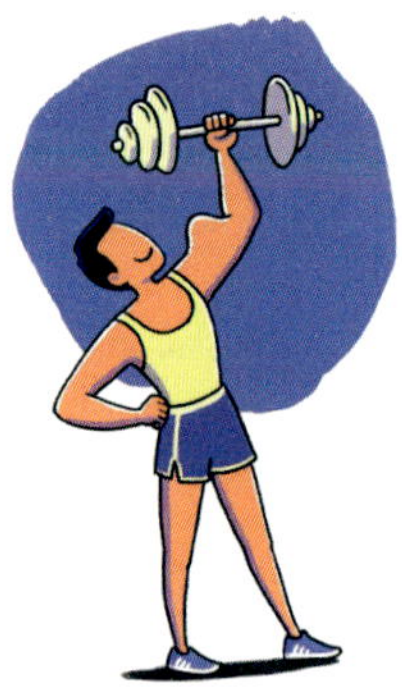

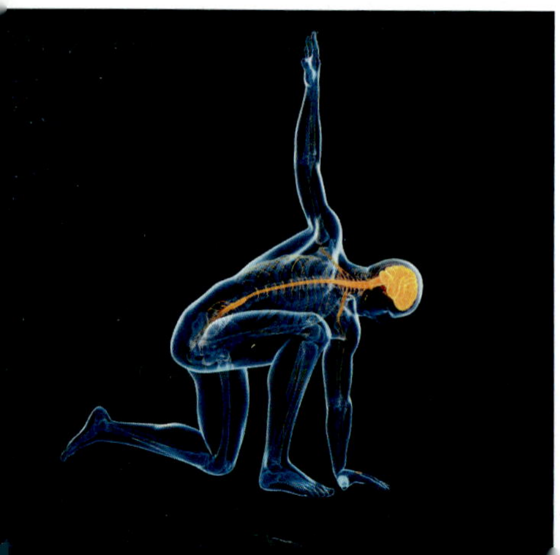







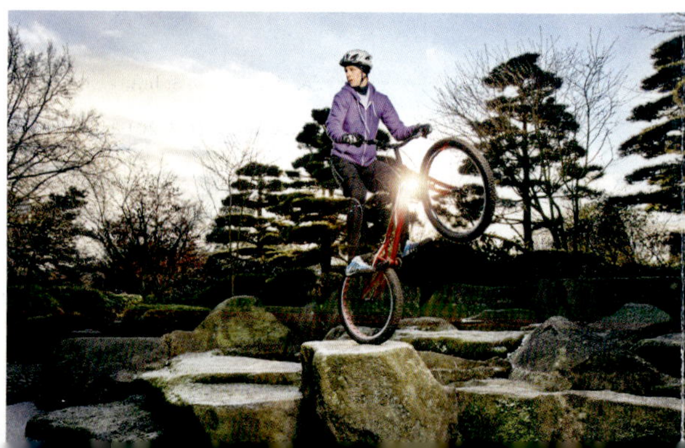

# INHALT

## Nr. 7

### Der Körper – und seine Fitness



### Die Psyche – und ihre Gesundheit



### Die Sportler – und ihre Leidenschaften





Redaktionsschluss: 23. 3. 2018; Titelbild: Corey Jenkins/Image Source/plainpicture

**Alle Fakten sind von der Redaktion wissenschaftlich überprüft worden.**
Die Texte ersetzen nicht eine qualifizierte ärztliche Beratung.

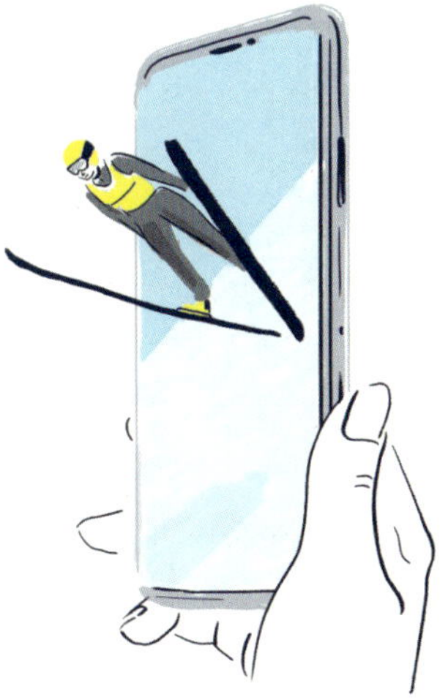



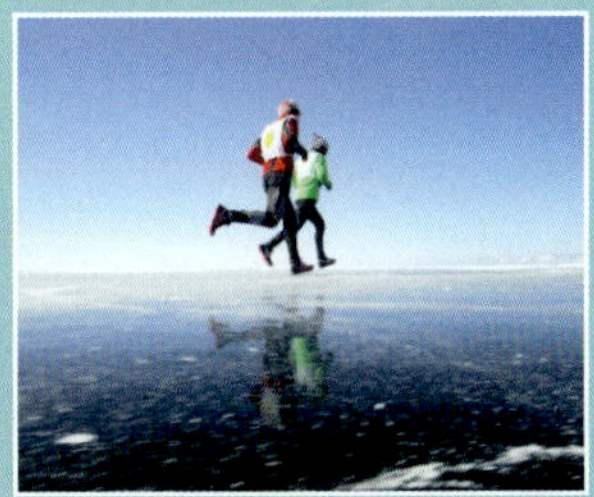

**Dossier: Laufen & Co.**



Ihr gesundheitlicher Nutzen – und wie Anfänger und Fortgeschrittene profitieren.

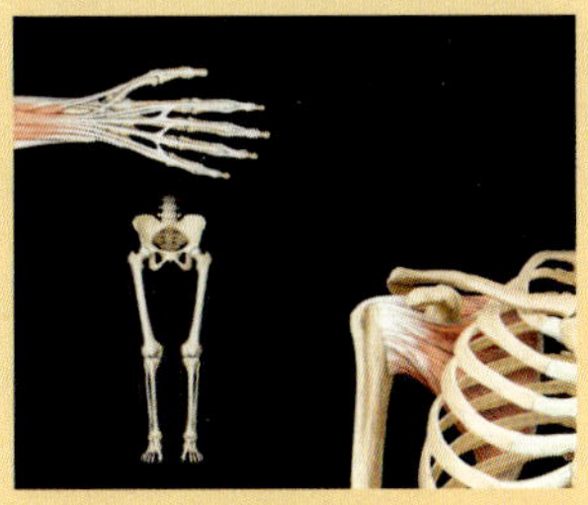

**Dossier: Verletzungen**



Was der Arzt tun kann – und wie sich Betroffene selbst helfen können.

# Mitarbeiter

Aus der Redaktion

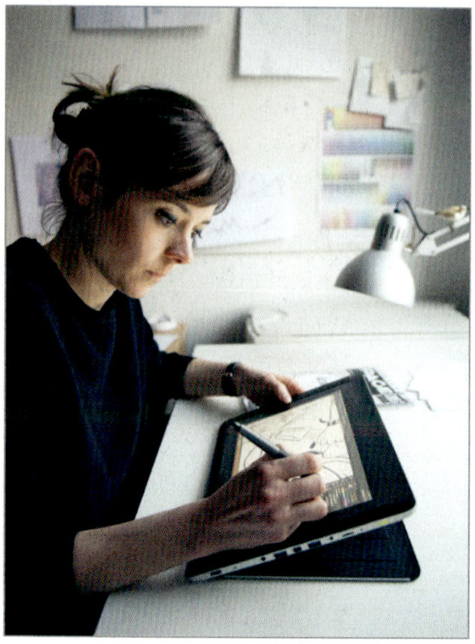

## Carolin Löbbert

Illustration

Die Künstlerin, Jg. 1981, war einst Münsterland-Meisterin im Weitsprung und hält sich heute mit Basketball und Yoga fit – schaut aber zuweilen auch gern Fußballspiele der Champions League im TV und legt dabei die Beine hoch. Eine gute Voraussetzung dafür, zeichnerisch umzusetzen, wie überraschend anstrengend das Leben eines Passivsportlers vor dem TV-Gerät zuweilen sein kann (Seite 134).

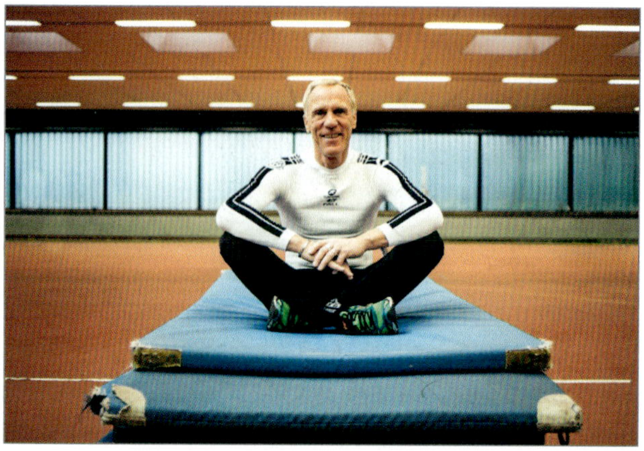

## Prof. Ingo Froböse

Autor und Experte

Die schnellsten 100 Meter seines Lebens hat er in 10,4 Sekunden zurückgelegt. Das ist zugegeben schon ein paar Tage her, aber seine Fitness hat sich der Sportwissenschaftler auch als 61-Jähriger erhalten. Daher ist er der ideale Experte für die Frage, welcher Sport in welchem Alter besonders geeignet ist (Seite 124). Seine beste Botschaft: Jeder Muskel kann binnen zwölf Monaten um 100 Prozent gestärkt werden – in jedem Alter.

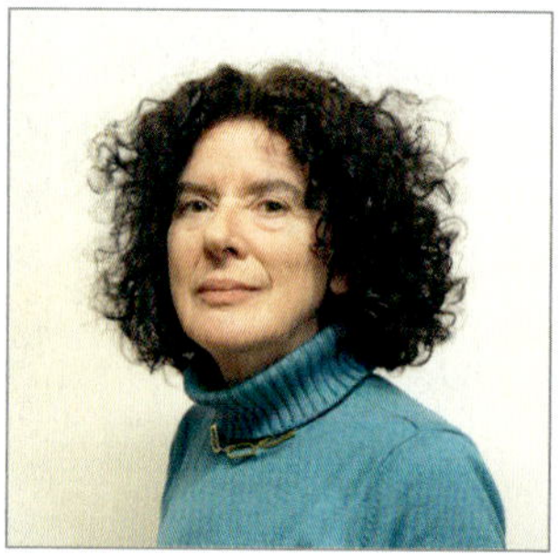

## Regina Franke

Faktencheck

Die Forstwissenschaftlerin gehört zum Verifikationsteam, das jeden Text akribisch überprüft. Die Kondition dazu holt sie sich durch ausgedehnte Spaziergänge mit ihrem Jagdhund – wobei „spazieren" ein Euphemismus ist: Franke ist derart sportiv, dass sie jeden Nordic Walker und selbst manche Jogger überholt.

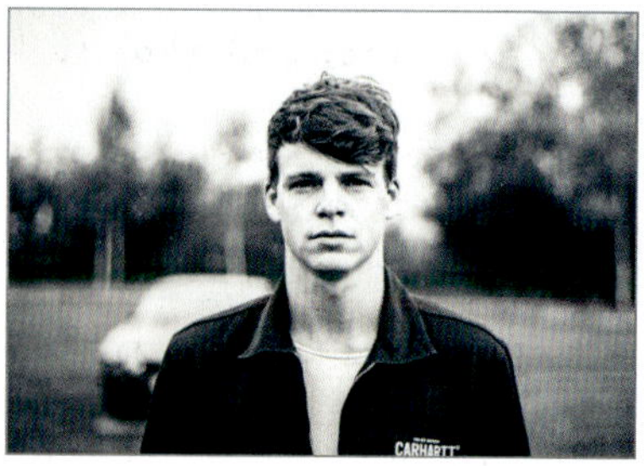

## Peter Bender

Fotograf

Meist fotografiert der 28-Jährige Sportler in Aktion. Anders beim Termin mit Prof. Hans-Dieter Hermann im Sportstadion von Schwetzingen (Seite 24): Dort galt es, den Mentaltrainer und Berater der DFB-Nationalmannschaft zu einem besonderen Thema in Szene zu setzen: wie Erfolg im Kopf beginnt.

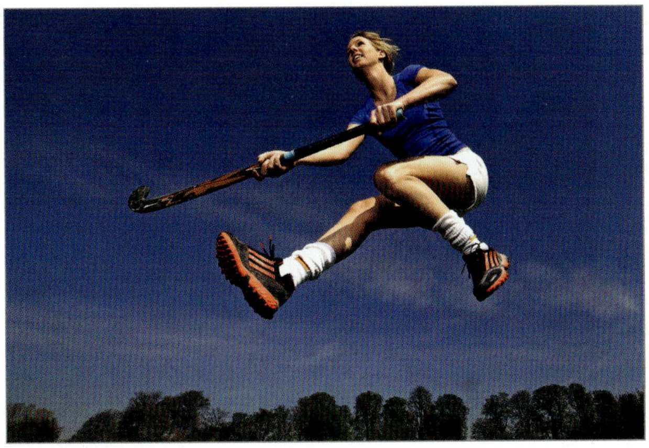

## Fanny Cihlar

Hockeyspielerin und Fachfrau

Viele werden sich an ihren Mädchennamen Fanny Rinne erinnern: Mit der Hockey-Nationalmannschaft wurde die Mannheimerin Weltmeisterin und Olympiasiegerin. Heute ist die 38-Jährige Sportwissenschaftlerin und Unternehmerin. Die Faszination für ihren Sport hat sie sich erhalten: Im Interview (Seite 102) spricht sie vom „unglaublichen Teamspirit“ und der enormen Vielseitigkeit des Hockeys. Zudem sei es, schwärmt sie, für jedes Lebensalter geeignet: von vier bis 64 Jahren.

## Katrin Trautner

Bildredaktion

Ihr Anspruch ist es, dass ihre Bildauswahl den Betrachter allein aufgrund der Fotos das Bedürfnis verspüren lässt, den Text zu lesen. Den eigenen Bewegungsdrang lebt die Fotodesignerin auf vielfältige Weise aus: beim Flow-Yoga, beim Gärtnern – und nicht zuletzt, wenn sie mal wieder ihren Sohn auf dem Laufrad einholen muss.

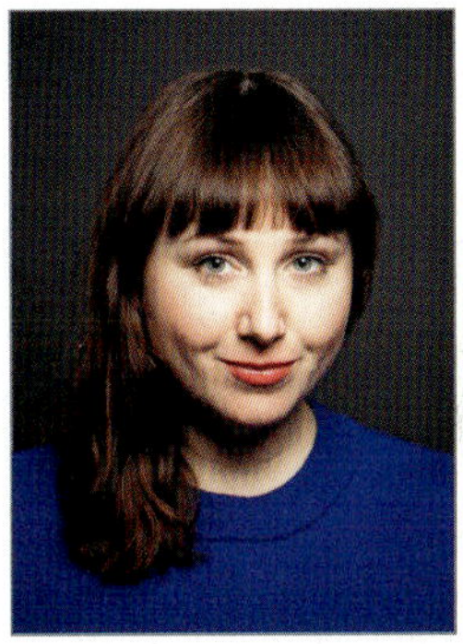

## Prof. Thomas Wessinghage

Autor und Experte

Der Mittelstreckenläufer war 1982 Europameister über 5000 Meter und hält noch immer den deutschen Rekord über 1500 Meter. Eine zweite Karriere machte Wessinghage als Orthopäde und Ärztlicher Direktor der Medical-Park-Kliniken in Bad Wiessee. Mit Meniskusschäden und Muskelzerrungen kennt er sich daher gut aus – wovon das Dossier über Sportverletzungen sehr profitiert hat (Seite 144).

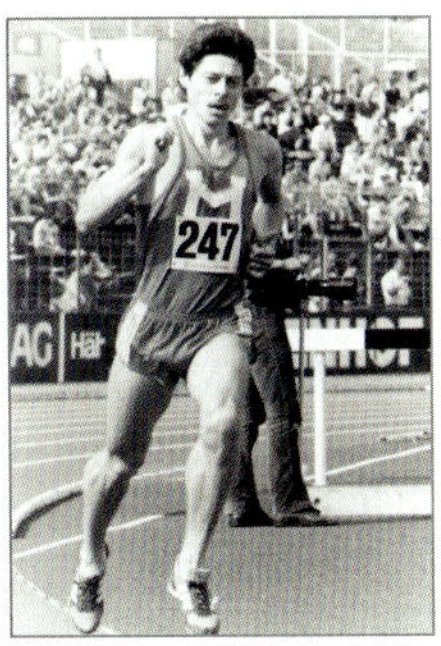


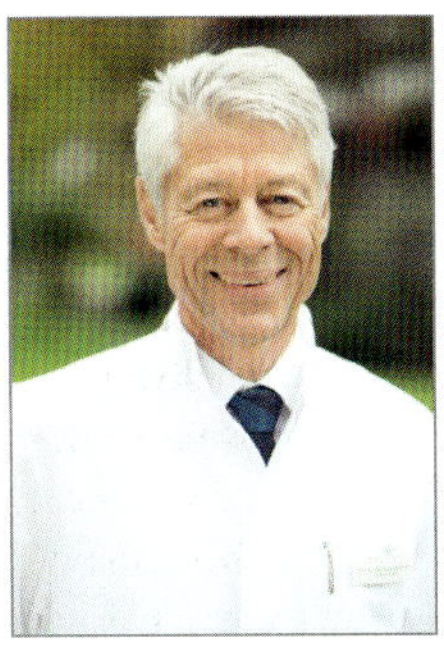

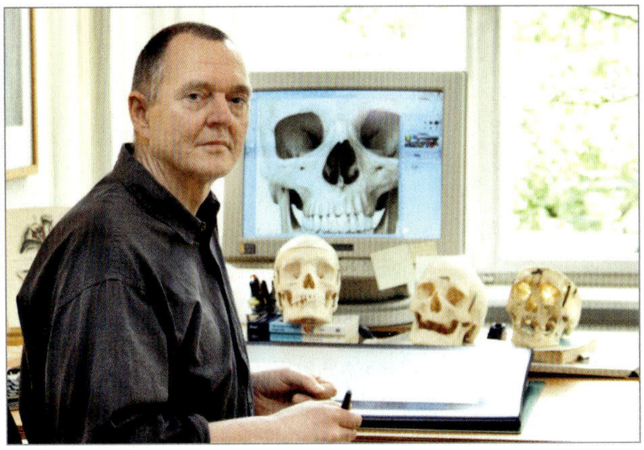

## Karl Wesker

Wissenschaftliche Illustration

Der Maler und studierte Kunstgeschichtler arbeitet seit vielen Jahren als medizinischer Illustrator für den in der Ärzte-Ausbildung unverzichtbaren Anatomieatlas. In akribischer Arbeit hat der Berliner alle Feinheiten des menschlichen Körpers gezeichnet – und damit die Grundlage für die Darstellung jener Verletzungen, die bei Sportlern häufig auftreten (Seite 144).

# Eins sein mit den Elementen

**Freya Hoffmeister, 53, Geschäftsfrau aus Husum**

Es war die Schwangerschaft, die mich vor 22 Jahren zum Kajakfahren brachte. Davor bin ich Fallschirm gesprungen, aber mit Kind war mir das zu gefährlich. Anfangs genoss ich vor allem das Naturerlebnis: Auf Flüssen und Seen bin ich gepaddelt, erst mit dickem Bauch, dann mit meinem Sohn, der schon als Einjähriger in der hinteren Packluke saß und mit seiner Wasserpistole spielte. Mit sechs Jahren wurde er dann zu groß für die Luke: Er bekam ein eigenes Boot, seine Begeisterung für das Paddeln ließ aber nach.

Ich bin dann von ruhigen Flüssen und glatten Seen aufs Meer gewechselt, fand Gefallen am Spiel mit dem Wind, den Wellen und der Brandung. Dank meines Exmannes, der sich um unseren Sohn kümmerte, konnte ich erste größere Touren entlang der Küsten machen und nahm an Kajak-Marathons teil.

Dieser Sport ist heute meine große Leidenschaft. Ich habe Island in 33 Tagen umrundet, Neuseelands Südinsel in 70 Tagen – und bin in insgesamt elf Monaten 18 000 Kilometer um Australien gefahren. Extrem herausfordernd war die Umrundung von Kap Hoorn, bei vier bis fünf Meter hohen Wellen musste ich gegen schweren Sturm ankämpfen.

Das gezielte Trainieren mag ich dennoch nicht, ich habe nicht mal einen ausgefeilten Trainingsplan. Lieber gehe ich auch mal joggen oder an Fitnessgeräte. Es gibt bei mir auch komplett sportfreie Tage. Wenn ich im Frühjahr nach langer Winterpause dann zum ersten Mal wieder ins Kajak steige, erinnert sich mein Körper aber schnell mit jeder Faser an das Einssein mit den Elementen Wind und Wasser.

Es sind ja nicht nur die Arme, die paddeln: Auch der Rücken, jedes Bein, der ganze Körper ist daran beteiligt.

Für die nächsten acht bis zehn Jahre habe ich mir die Umrundung Nordamerikas vorgenommen. Natürlich nicht auf einmal, sondern in Blöcken von drei bis fünf Monaten – es geht ja nicht um Geschwindigkeit, ich will dabei vor allem die Landschaft genießen.

Dennoch muss sich der Sport meinem Leben anpassen, nicht andersherum. Ich muss mich schließlich auch um meine Familie kümmern sowie um meine zwei Eiscafés und im Winter um einen Weihnachtsladen. Da muss es auch mal genügen, wenn ich im Lager Kartons schleppe, um fit zu bleiben.

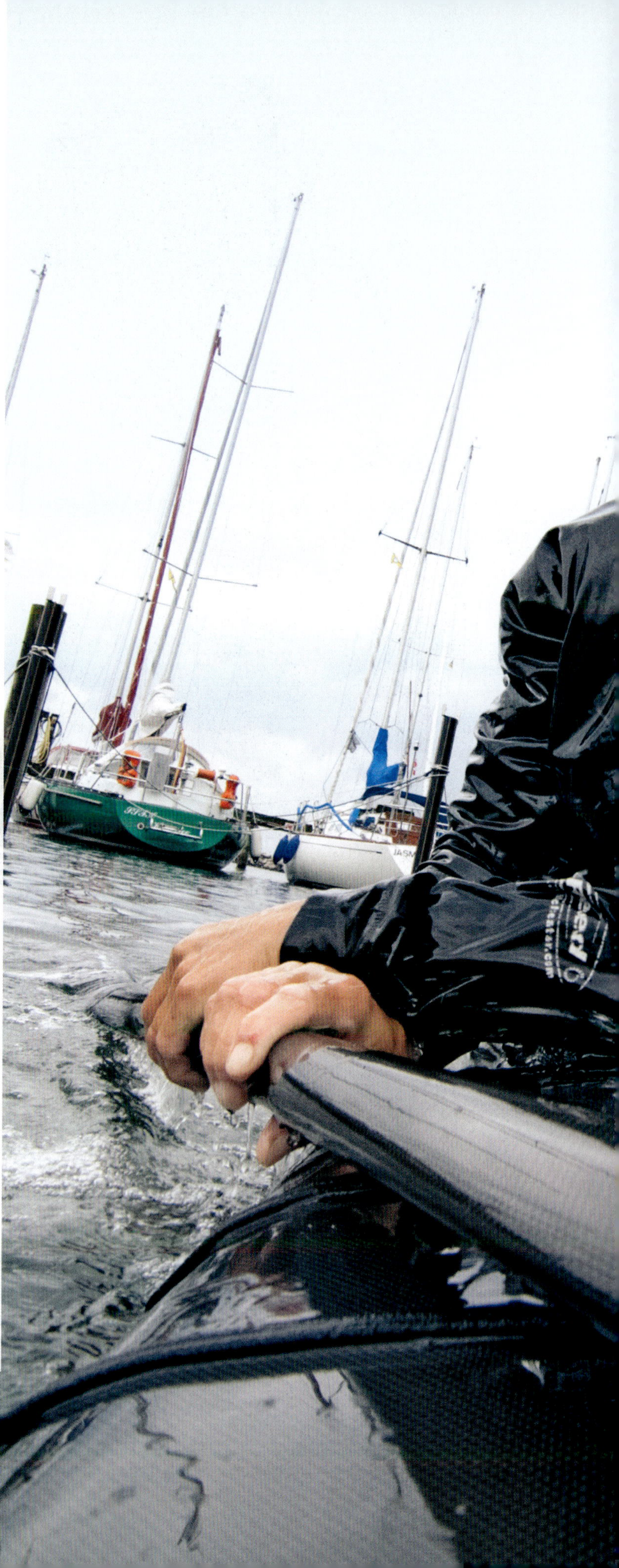

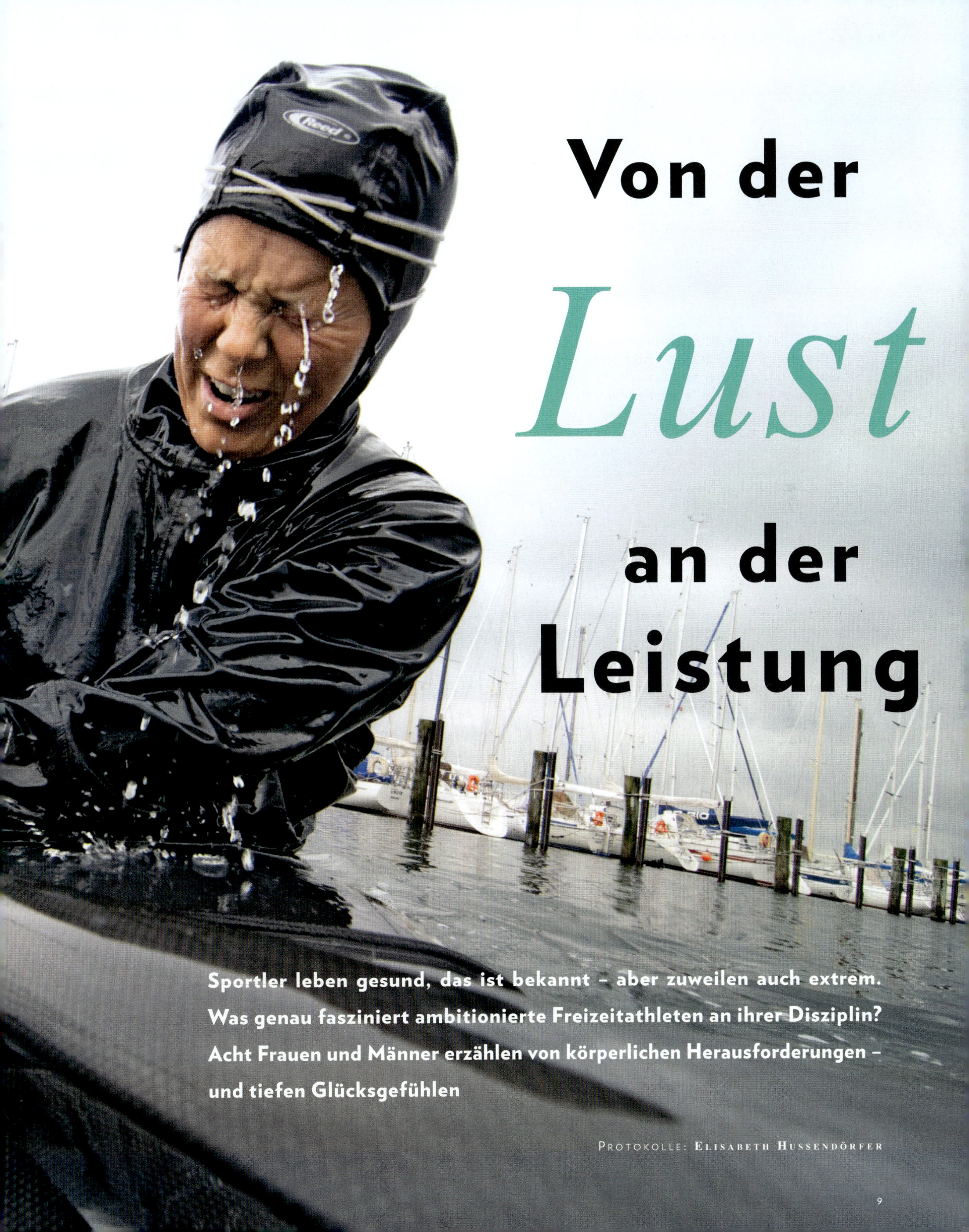

# Von der *Lust* an der Leistung

**Sportler leben gesund, das ist bekannt – aber zuweilen auch extrem. Was genau fasziniert ambitionierte Freizeitathleten an ihrer Disziplin? Acht Frauen und Männer erzählen von körperlichen Herausforderungen – und tiefen Glücksgefühlen**

Protokolle: Elisabeth Hussendörfer

# Die kleine Flucht aus dem Alltag

**Gunnar Fehlau, 44, Autor aus Göttingen**

Mit 18 Jahren bin ich zum ersten Mal von Trondheim nach Oslo gefahren, 540 Kilometer, ein Rennrad-Klassiker. Aus heutiger Sicht ziemlich eindimensional, es ging nur um Strecke und Kondition.

Dabei ist das Wichtigste der Kopf. Denn gleichgültig, ob ich 50, 100 oder 1000 Kilometer zurücklege, ob ich mit den Breitreifen eines Fatbikes durchs Watt fahre oder bei minus 30 Grad durch den norwegischen Winter: Letztlich sind es immer drei Phasen, die ich dabei durchlaufe.

Im ersten Drittel geht es um Fragen wie: Sitze ich gut auf dem Rad, kann ich mich Faktoren wie dem Wetter und meiner inneren Verfassung anpassen? Das zweite Drittel ist eher Routine: In einer Balance aus Anforderungen und Möglichkeit ziehen Zeit, Kilometer und Landschaft dahin.

Im letzten Drittel schließlich habe ich innerlich das Ziel schon vor Augen, das stetige Kurbeln, das Dahingleiten wird zu einer Art Meditation, ich fühle mich dann als Teil eines großen Ganzen. Arbeite ich mit oder gegen meinen Körper? Akzeptiere ich mich, oder lehne ich mich insgeheim ab? Das sind Fragen, um die es geht – im Sport wie im Leben. Jeder muss sie stellen, und jeder tut es auf seine Art. Der eine macht Tai-Chi, der andere tanzt, der Dritte sagt „no sports“. Ich fahre Rad.

Ich bin viele Radmarathons gefahren, etwa die 1300 Kilometer lange „Grenzsteintrophy“ entlang der ehemaligen innerdeutschen Grenze. Oder die „Tour Divide“: 4500 Kilometer von Kanada nach Mexiko. Leider musste ich die nach fünf Tagen abbrechen, weil ich mental und körperlich am Ende war.

Aber was, wenn ich es geschafft hätte? Was hätte danach kommen können: 6000 Kilometer oder 8000? Für meine Persönlichkeitsentwicklung war das vermeintliche Scheitern viel tiefgreifender, als eine neue Streckenlänge abzuhaken.

Obwohl ich heute weniger Kilometer fahre und auch langsamer bin, erlebe ich das Radfahren als viel bereichernder. Ich bin unterwegs – und spule nicht nur Kilometer ab. Und wenn es im Büro mal wieder hektisch wird, weiß ich, wie ich zur Ruhe komme: Ich packe meine Radtaschen, starte am frühen Abend ohne großen Plan und mit kleinem Proviant, schlage irgendwo im Wald mein Biwak auf, koche mir in der Früh einen Kaffee und fahre zurück. Die ideale Alltagsflucht.

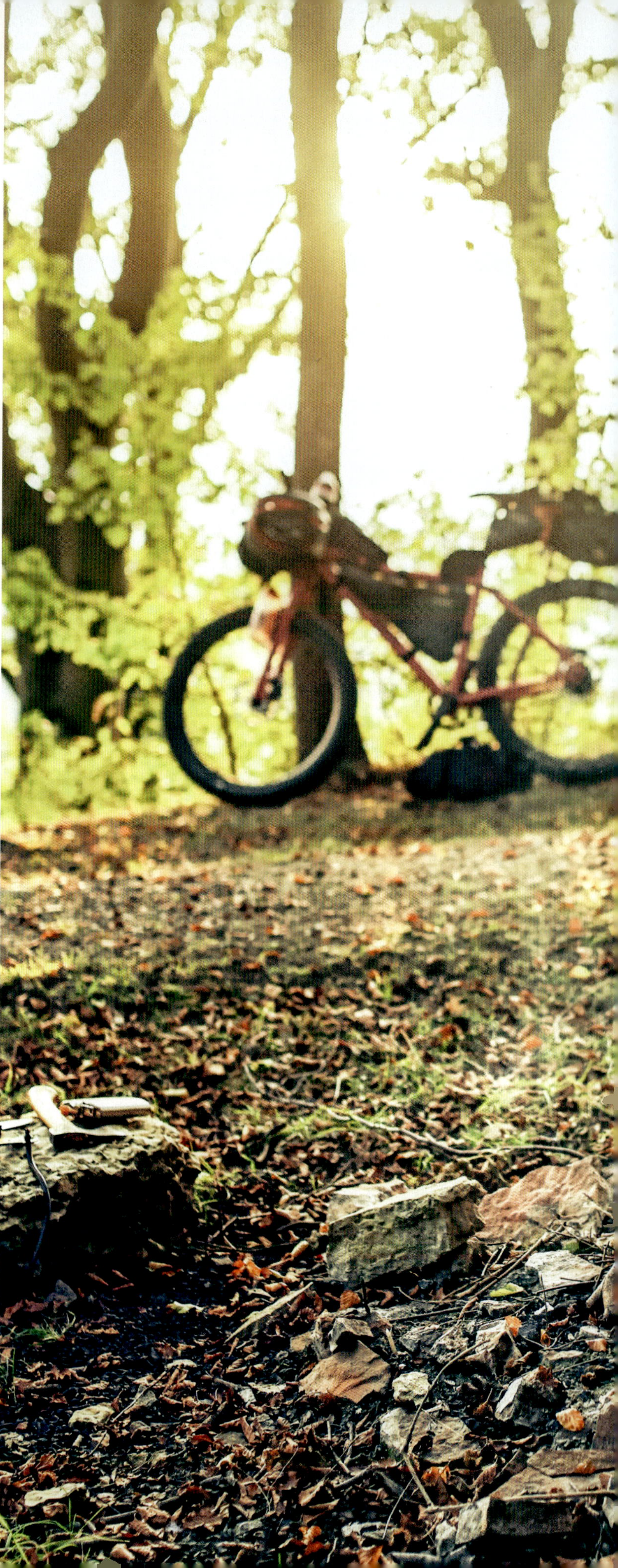

»Ich bin unterwegs mit
dem Rad – und spule
nicht nur ***Kilometer*** ab«

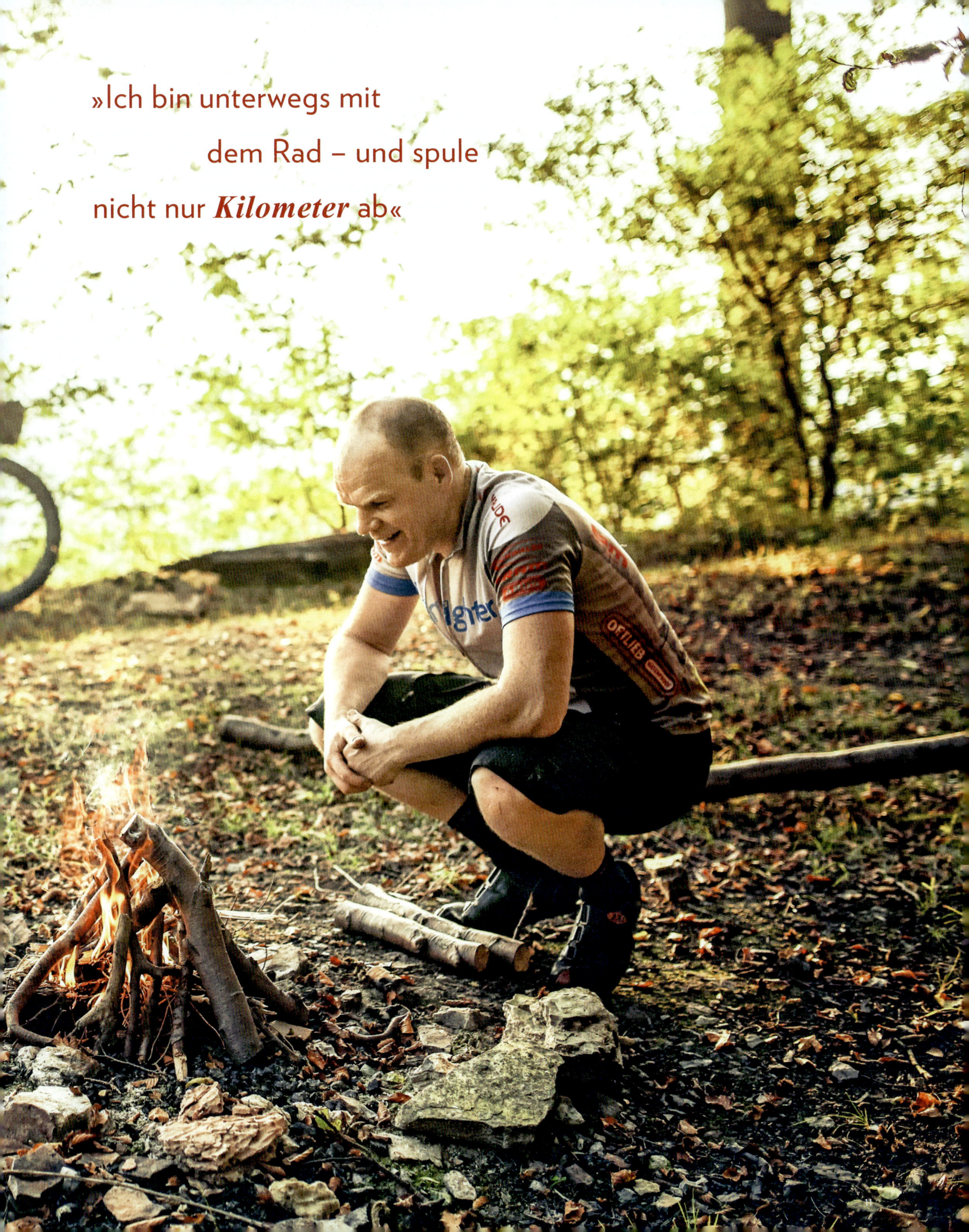

# Ein Wettkampf, aber ohne Aggression

**Peter Hauschke, 66, Rentner aus Gaiblingen**

In der Schule war ich immer der Kleinste, auch deshalb habe ich mit 15 mit Judo angefangen. Das hat mich selbstsicher gemacht, physisch wie auch mental. Ich habe Schnelligkeit, Ausdauer und Kraft trainiert, mich und meinen Körper kennengelernt. Das ist Basis jeder Kampfsportart.

Hinzu kommt dann die Fähigkeit, die Bewegungen und die Kampfstrategie des Gegenübers zu fühlen und zu lesen. Im Judo-Wettkampf ist es zwar das Ziel, den Gegner zu besiegen. Doch in den japanischen Kampfkünsten steht nie die Aggression gegen ein Gegenüber im Zentrum, sondern immer die Selbstfindung und Selbstbeherrschung, das Lernen und Wachsen am und mit dem Partner.

In einer Zeit, in der es oft darum geht, andere zu überholen und hinter sich zu lassen, kann Judo ein guter Lehrmeister sein. In schwierigen beruflichen Phasen hat es mir geholfen, im inneren Gleichgewicht zu bleiben.

Mit etwa 50 bekam ich einen Tennisarm, was langwierig und schmerzhaft war – keine gute Voraussetzung für Judo-Bodenkämpfe. Aber ich entdeckte die japanische Kampfkunst Aikido, die sich durch fließende, harmonische Bewegungen auszeichnet.

Ziel im Aikido ist es, die Energie eines Angriffs in spiralförmigen Bewegungen aufzunehmen und gewissermaßen ins Leere laufen zu lassen – um so den Angreifer zu kontrollieren. Eine natürliche Körperhaltung und bewusste Atmung stärken das dazu notwendige Selbstbewusstsein.

Meine Begeisterung wuchs stetig. Ich perfektionierte nach und nach meine Technik; als Schüler und inzwischen auch als Aikidolehrer. Zur Begrüßung sitzen links die Einsteiger, rechts die Erfahrenen. In ein paar Jahren sitzt ihr auch auf der anderen Seite, sage ich den Neuen – aber nicht das sei wichtig, sondern der Weg dorthin. Der Weg im Aikido ist, sich selber zu besiegen, zu beherrschen – körperlich und emotional. Für den beruflichen Überflieger, der dabei ist, genauso wie für den Burnout-Patienten; für den Teenager wie für die Mittsechzigerin. Ganz unterschiedliche Charaktere finden sich in meinen Gruppen.

Wenn ich dann am Ende des Trainings jeden Einzelnen mit einem Lächeln von der Matte gehen sehe, ist das auch meine Freude.

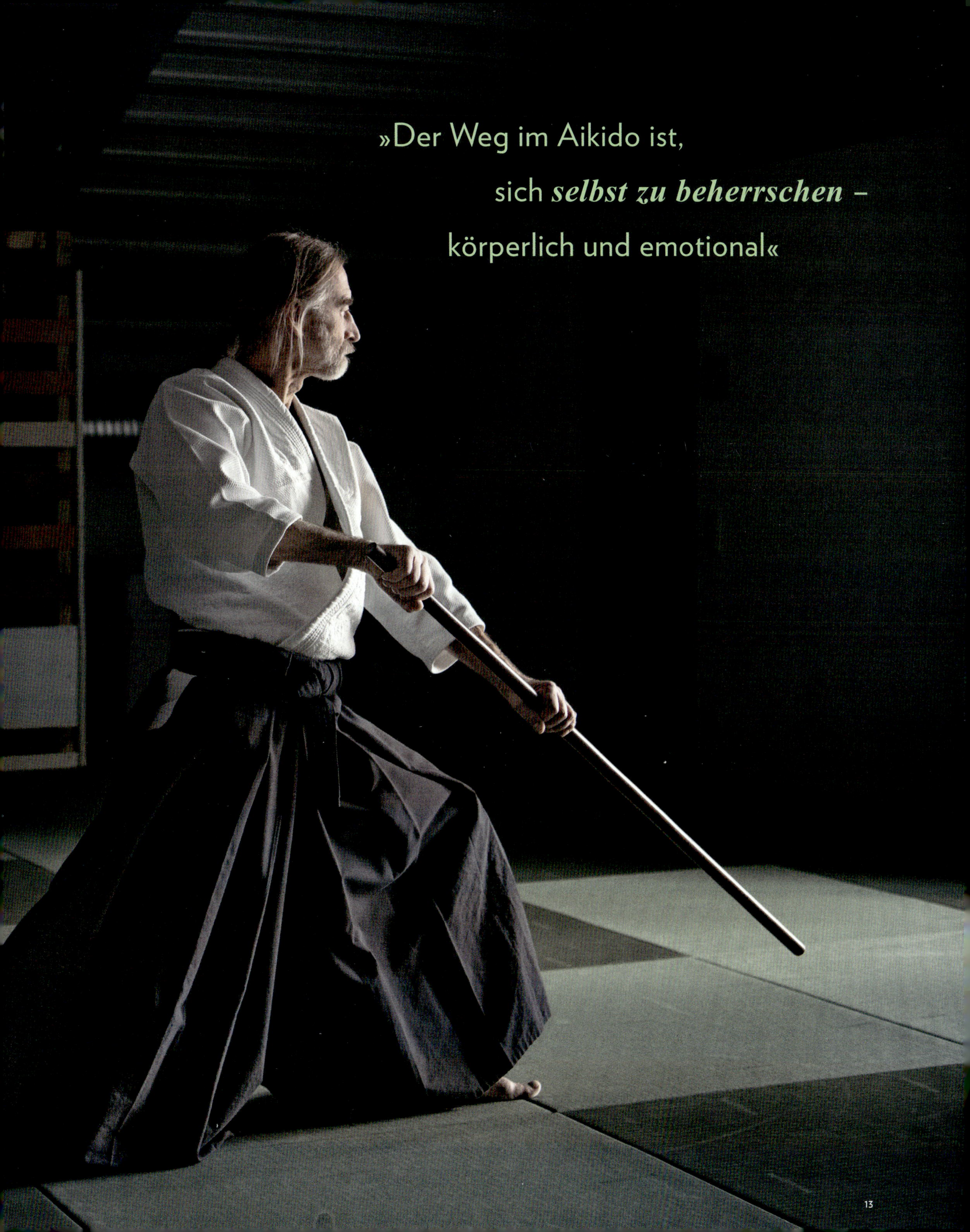

»Der Weg im Aikido ist,
sich ***selbst zu beherrschen*** –
körperlich und emotional«

# Geschmeidig von Griff zu Griff

**Sarah Kampf, 36, PR-Managerin aus Erlangen**

Ich war 15 und mit einer Freundin und deren Vater in Frankreich. Die Freundin nahm mich mit zum Sportklettern. Der Funke ist sofort übergesprungen – trotz der Klischees, die viele Menschen im Kopf haben. Etwa: Klettern ist gefährlich? Nein, gerade beim Sportklettern ist man gut gesichert. Klettern bedeutet immer die Besteigung eines Gipfels? Auch das stimmt beim Sportklettern nicht, da wir anders als etwa beim Extrem-Bergsteigen nur kurze Höhenabschnitte überwinden. Fels ist irgendwie immer gleich? Keineswegs. Sandstein fühlt sich weich an, da bewege ich mich vergleichsweise sanft, kann mit der Reibung spielen. Granit ist hart, da ist oftmals mehr Kraft gefragt. Und Kalk ist noch einmal anders.

Manche Fragen stellen sich immer wieder und erfordern stets neue Antworten: Wo bietet der Fels geeignete Strukturen, wo gibt es Vorsprünge, die ich greifen kann? Wie schaffe ich es, mich möglichst geschickt und geschmeidig voranzubewegen – so, dass die gewählte Route ohne Pause klappt?

Wichtig ist, dass sich so etwas wie Intuition entwickelt. Manchmal stellt sie sich erst ein, wenn ich die gleiche Strecke mehrere Male versucht habe. Dann setze ich meine Hände automatisch richtig und weiß, wo ich den Fuß als Nächstes hinstelle; dann vertraue ich darauf, dass mein Körper all diese Informationen in sich trägt.

Eine Zeit lang habe ich an Kletterwettkämpfen teilgenommen, auch an Weltcups. Aber ich habe festgestellt, dass dabei etwas mit mir passiert ist, was der Grundidee des Kletterns, wie ich es verstehe, entgegensteht: Schon Tage vorher wurde ich nervös. Der Kopf hat Taktiken durchgespielt, die Intuition geriet in den Hintergrund. Ich habe eine Route dann regelrecht bezwungen, habe mit Körperkraft gegen sie gekämpft und auch Erfolge gefeiert. Aber ich spürte, dass ich eigentlich etwas anderes will. Klettern sollte eine mit Freiheit verbundene Leidenschaft bleiben.

Die Urlaube verbringe ich mit der Familie in den Kletterregionen der Welt. Mein Mann klettert ebenfalls, und die Kinder spielen gern in der Natur. Ich hoffe, dass sie irgendwann eine ähnliche Leidenschaft für sich entdecken. Denn offen sein, Situationen komplex erfassen, bei sich sein, nicht gegen sich – für all das steht das Klettern am Fels.

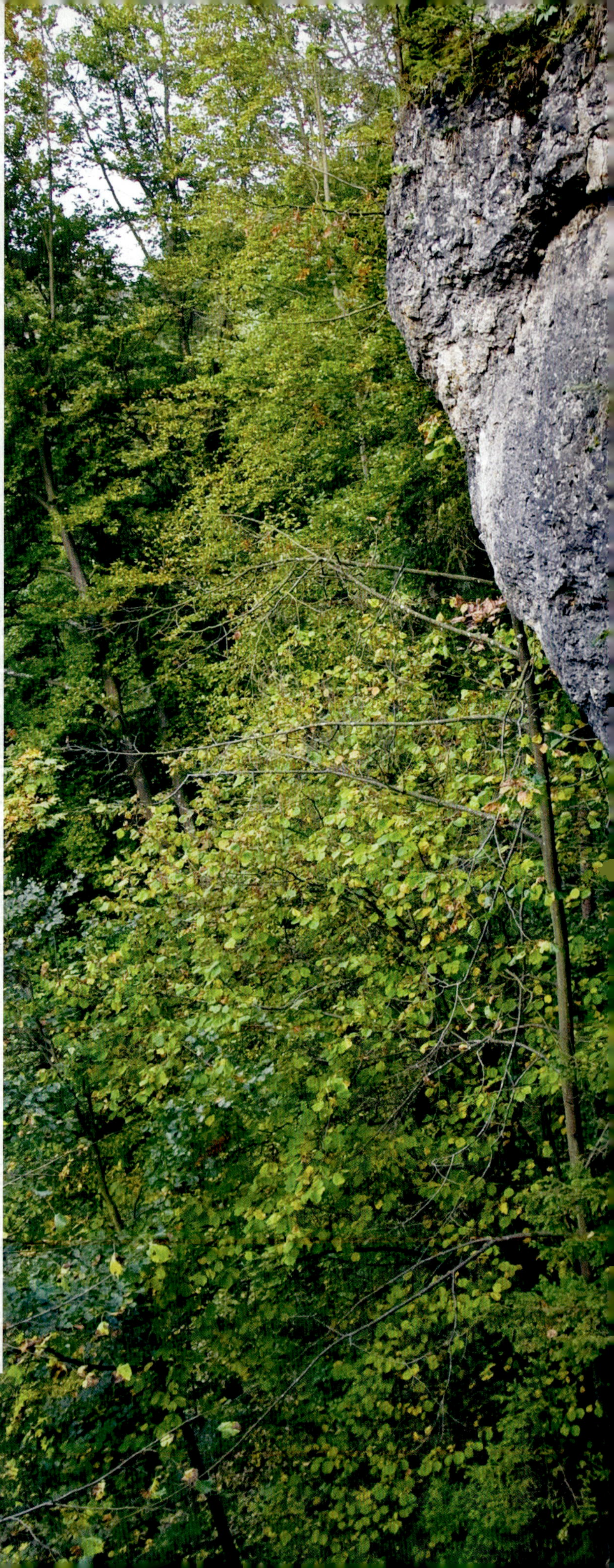

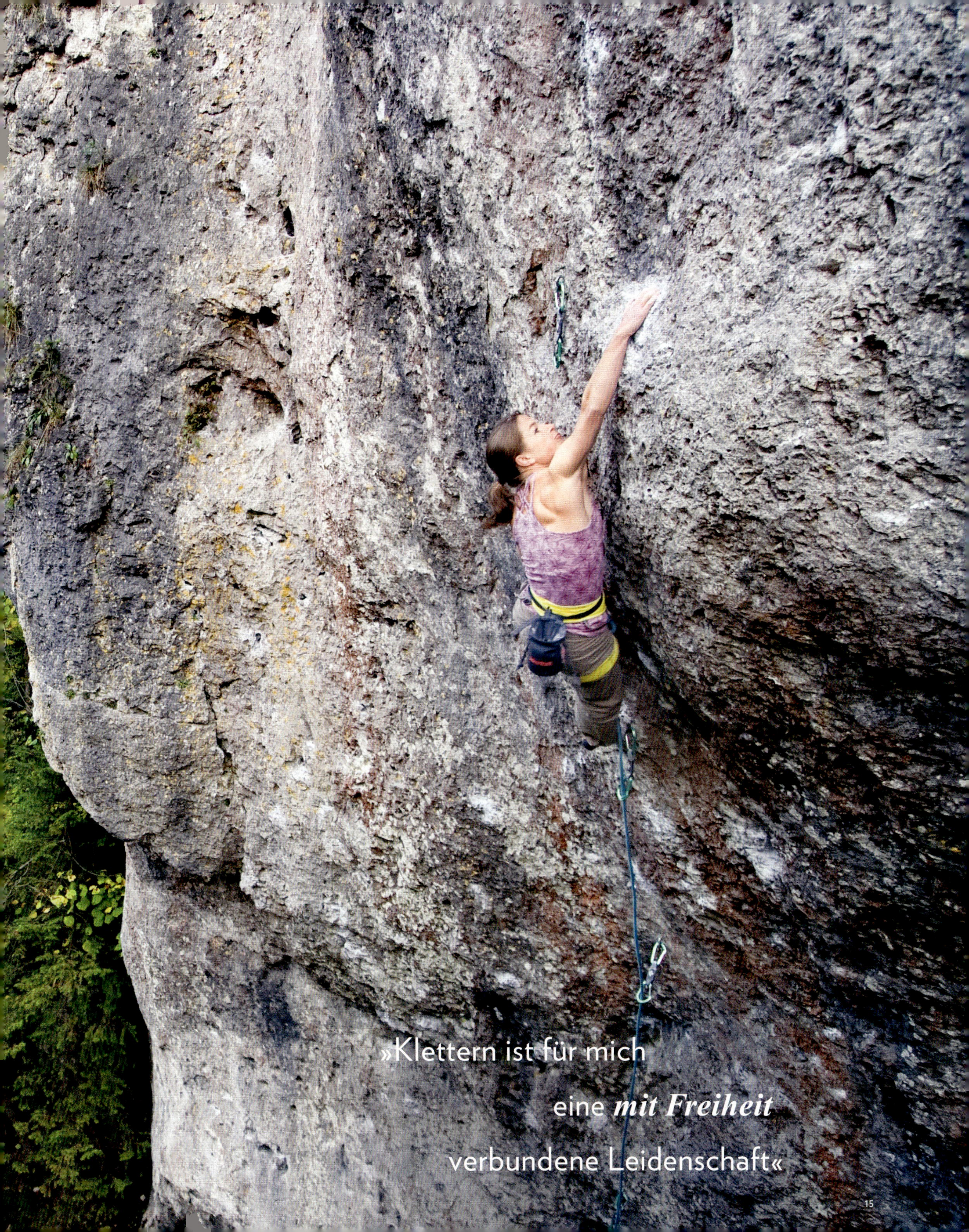

»Klettern ist für mich

eine ***mit Freiheit***

verbundene Leidenschaft«

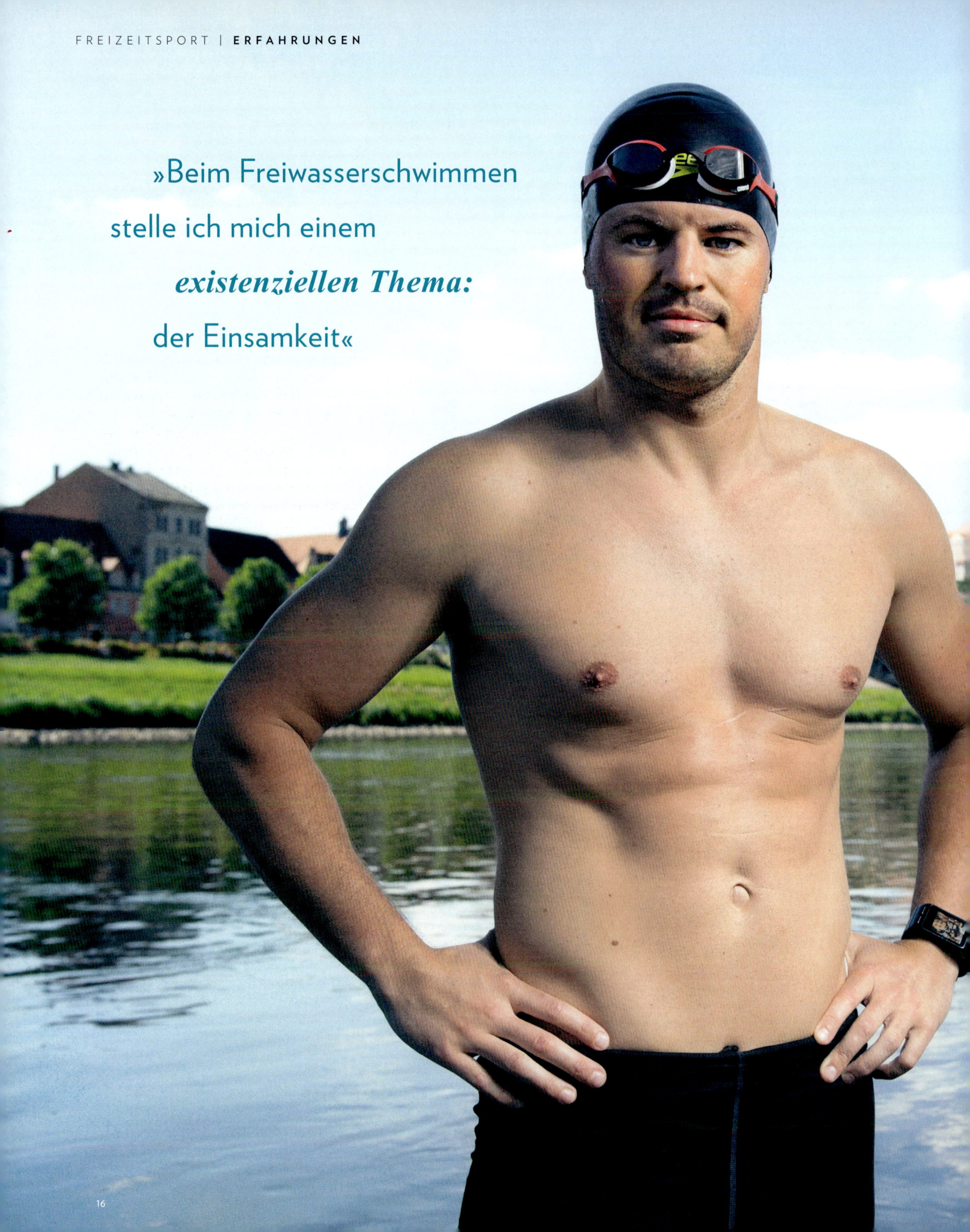

»Beim Freiwasserschwimmen stelle ich mich einem ***existenziellen Thema:*** der Einsamkeit«

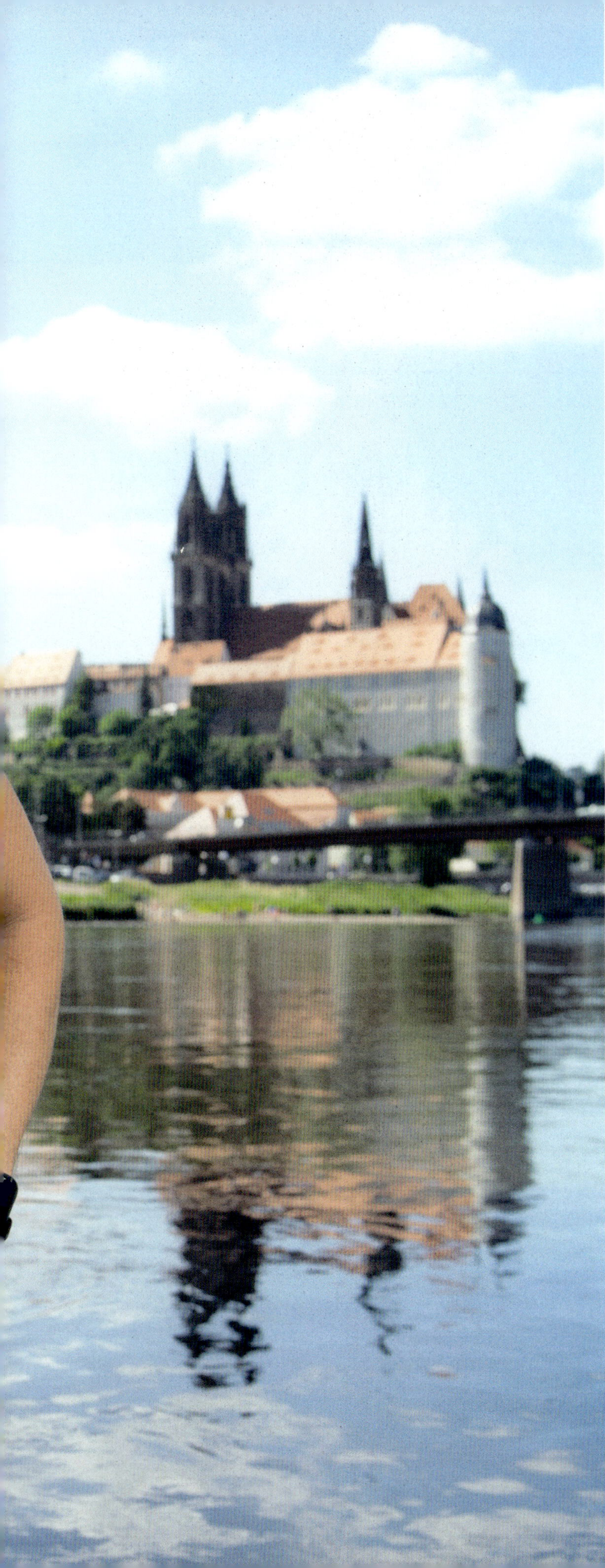

# 600 Kilometer durch die Elbe

**Joseph Heß, 30, Wissenschaftlicher Mitarbeiter aus Chemnitz**

Meine Eltern haben mich auf eine Sportgrundschule geschickt, später war ich dann bei den Rettungsschwimmern. Zweimal die Woche ins Wasser, das war mein Pensum. Schwimmtage waren gute Tage.

Seit einiger Zeit promoviere ich in Wirtschaftswissenschaften und habe mich mit einem kleinen Unternehmen selbstständig gemacht. Ich fand lange Zeit keine Ruhe mehr, wurde immer rastloser, hatte ständig das Telefon am Ohr.

Irgendwann las ich von einem Schwimmwettbewerb in der Halle, bei dem man in 24 Stunden möglichst viel Strecke zurücklegen muss. Das Training dafür könnte mich aus dem Hamsterrad holen, dachte ich mir. Und tatsächlich ging ich an meine körperlichen Grenzen. Ein Gefühl von Freiheit!

Ich habe bei dem Wettbewerb den dritten Platz belegt. Das motivierte mich, mit dem Langstreckenschwimmen weiterzumachen. Doch es langweilte mich, nur die Kacheln am Beckenboden zu zählen. So kam ich zum Freiwasserschwimmen. Durch exzessives kaltes Duschen und Frühjahrsschwimmen in Seen habe ich mich abgehärtet. Habe fett- und kalorienhaltig gegessen, um den Körper vor Kälte und vorzeitigem Kraftverlust zu schützen.

Schließlich habe ich schwimmend die Straße von Gibraltar durchquert, fast 22 Kilometer. Delfine haben mich vor Afrika begleitet und auch ein Wal. Einige Zeit später bin ich von Korsika nach Sardinien geschwommen. Und schließlich 2017 in der Elbe von Bad Schandau an der tschechischen Grenze bis nach Hamburg, 600 Kilometer.

Ein Magen-Darm-Infekt, eine Ohrenentzündung und Fieber haben aus zehn geplanten Tagen zwölf werden lassen. Als ich im Hamburger Hafen aus dem Wasser stieg, habe ich mich tatsächlich darüber geärgert. Verrückt – daran, dass ich meine eigene Leistung würdige, muss ich noch arbeiten.

Faszinierend am Freiwasserschwimmen ist, dass ich mich einem existenziellen Thema stelle: der Einsamkeit. Kein Beckenrand, keine Markierung vermittelt Orientierung. Loslassen zu können, ins Unbekannte zu schwimmen, allein auf die eigene Kraft und den Durchhaltewillen zu vertrauen – das ist ein großer Gewinn für mich. Und es gibt mir Sicherheit.

# Sich wieder wie ein Kind fühlen

**Anke Friedl, 27, Dolmetscherin aus Erlangen**

Das ist aber ganz schön extrem, was du da machst, sagen manche. Finde ich nicht, der Mensch ist doch zum Laufen geboren, und nicht immer sind es bei mir ja 60 Kilometer am Stück. Was für einen Schnitt macht ihr denn da, fragen Freunde, mit denen ich früher Marathon gelaufen bin. Aber beim Trailrunning geht es nicht darum, bestimmte Zeiten zu erreichen. Zu unterschiedlich sind die Bedingungen: Es kann Schnee liegen im Gebirge, es kann dichter Nebel aufkommen oder in Strömen regnen.

Einmal kam fünf Kilometer vor dem Ziel ein Gewitter auf. Ich war bereits elf Stunden unterwegs, körperlich und mental am Ende – aber ich wollte nicht aufgeben. Der Streckenposten ließ uns dennoch nicht weiterlaufen, es wäre zu gefährlich geworden. Bei einem Marathon wäre ich am Boden zerstört gewesen, in dem Fall habe ich mich nur kurz geärgert. Denn beim Trailrunning fühle ich mich als Teil der Natur. Beim Marathon war ich eher eine laufende Startnummer, die in Straßenschluchten immer neuen Bestzeiten hinterherrannte.

Wurzelwege machen großen Spaß, wenn man sich mit kleinen Schritten seine Route sucht. Beim Abwärtslaufen über Geröll gilt es zuzulassen, mit jedem Schritt ein Stück weit auch zu rutschen. Trailrunnig erfordert ein permanentes Sich-Anpassen an den Untergrund, an Steigung und Gefälle. All das macht den Körper geschmeidig und athletisch.

Auch für den Geist ist es eine Wohltat. Nie zuvor habe ich eine so große innere Ausgeglichenheit erlebt. Vielleicht auch, weil ich ein wenig wieder Kind bin, über Pfützen hüpfe, mich dreckig mache, staune, wenn ich über einen Grat mit grandioser Aussicht laufe, Nadelwald rieche, Gämsen sehe.

Nach einer Tour durchströmt mich ein lang anhaltendes Glücksgefühl, nicht nur ein kurzer Kick wie nach einem Marathon. Als Dolmetscherin brauche ich diesen Ausgleich. Denn mein Beruf spielt sich komplett im Kopf ab, ich muss zuhören, verstehen, auf den Punkt Ergebnisse liefern – alles gleichzeitig.

Das ist mental sehr anstrengend. Sobald ich laufe, wird der Kopf wieder komplett frei. Dafür braucht es nicht einmal ein Hochgebirge. Es reicht für den Anfang, beim Laufen ganz bewusst unbekannte Wege im Park oder im Wald zu nehmen, die Natur auf sich wirken zu lassen, sich selbst zu spüren.

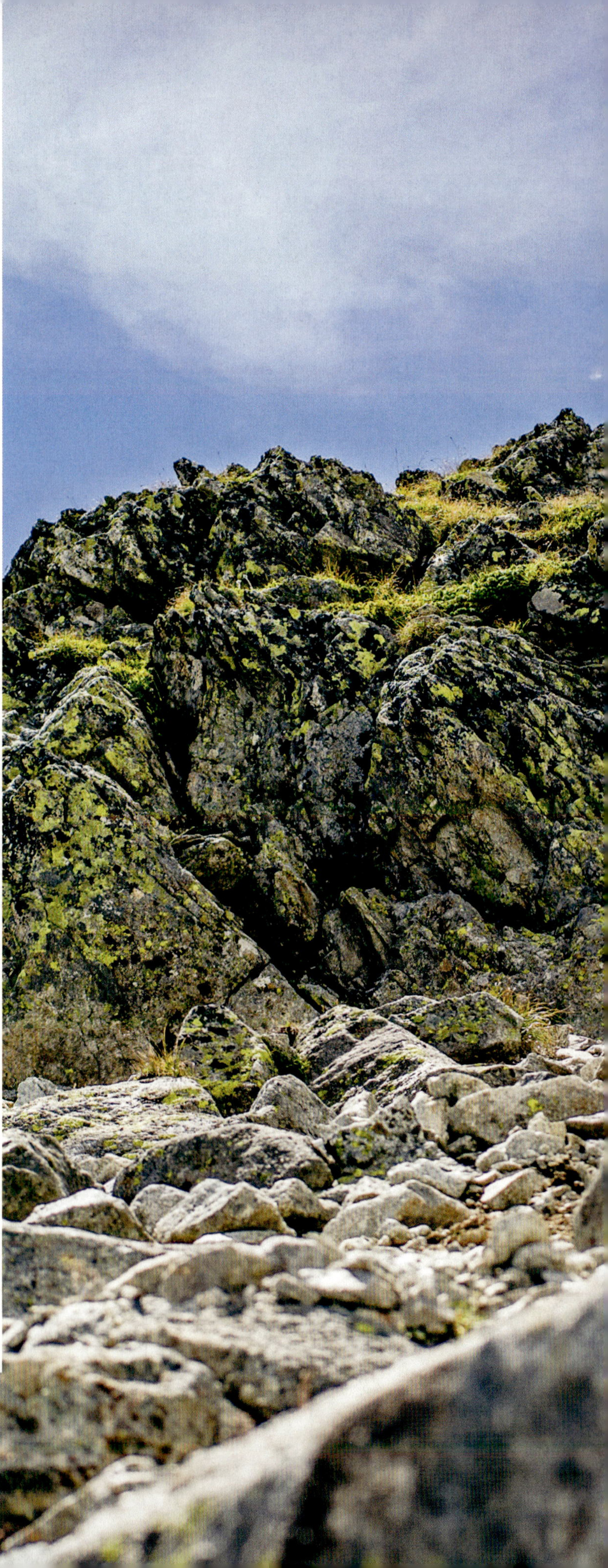

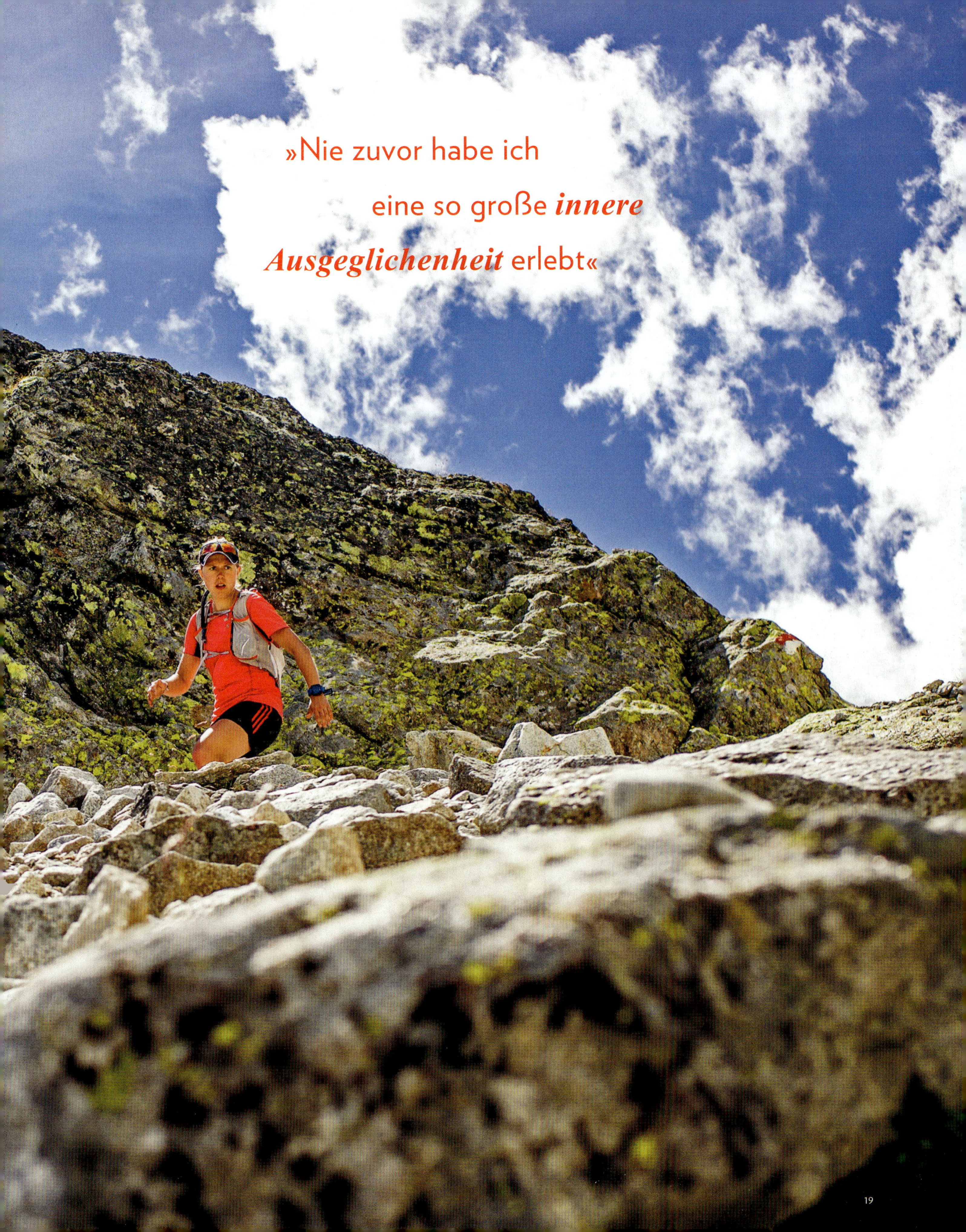

»Nie zuvor habe ich eine so große ***innere Ausgeglichenheit*** erlebt«

»Manchmal erlebe ich schon auch einen Frust, der sich dann durch einen ***lauten Schrei*** entlädt«

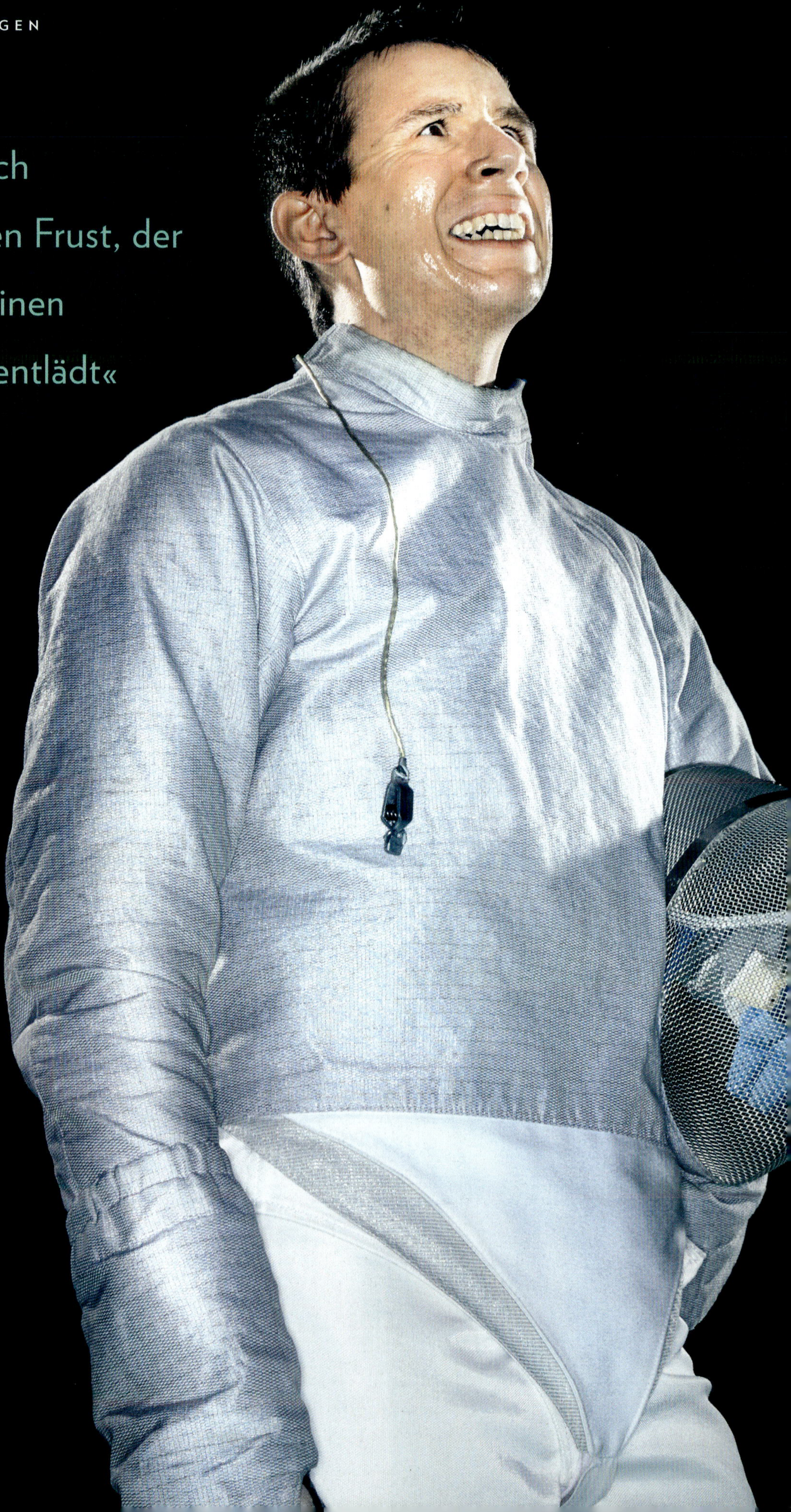

# Beobachten und geduldig sein

Daniel Fleig, 26, Steuerberater aus Villingen

Ich bin ein eher ungeduldiger Mensch. „Der prescht vor", hieß es schon in Schule und Studium. Dass ausgerechnet ein Sport, der sich durch Selbstkontrolle und viel intellektuelles Hinterfragen auszeichnet, mir guttun würde, mag überraschen. Tatsächlich waren es vor allem die eleganten, dynamischen Bewegungen und die technische Ausrüstung, die mich von jeher am Fechten fasziniert haben.

Völlig unbedarft habe ich mich vor einigen Jahren in einem Verein vorgestellt. Es wäre glatt gelogen zu behaupten, Fechten hätte dann gleich Spaß gemacht. Drei, vier Monate blieb es allein bei stupiden Bewegungsübungen. Die Beinarbeit ist etwas ganz Zentrales. Dabei steht der eine Fuß stets im rechten Winkel zum anderen, und man geht tief in die Hocke – eine höchst unnatürliche Haltung, die für einen Muskelkater sorgte, mit dem ich kaum noch eine Treppe hochkam.

Ich bin froh, dass ich durchgehalten habe, obwohl vieles ganz anders war, als ich es mir vorgestellt hatte. Ich stand da, ohne Florett, und sollte die Bewegungen, die der Trainer vorgab, spiegelbildlich ausführen.

Nach einem knappen Jahr endlich war es so weit: Ich bekam meinen Fechtpass und durfte erste Gefechte bestreiten. Endlich war sie da, die ersehnte Dynamik. Aber Fechten hat auch viel mit Beobachten zu tun, den Gegner lesen zu können und seinen Aktionen Entsprechendes entgegenzusetzen.

Ich lernte schnell, meine Grenzen zu erkennen im Kampf gegen erfahrenere Sportler. Manchmal erlebe ich dabei einen Frust, der sich dann durch einen lauten Schrei entlädt. Auch kann es passieren, dass ich nach dem Training mies gelaunt nach Hause fahre, weil ich das, was ich mir vorgenommen hatte, nicht umsetzen konnte.

Als Trainer im Jugendbereich hilft es mir jedoch, mich dabei zu ertappen, dass ich mitunter genau die Dinge falsch mache, die ich meinen Schülern kurz zuvor so eindringlich erklärt habe. Und vor allem ist dranbleiben entscheidend, sage ich den Kindern immer. Fechten ist ein Sport, der ungemein viel Geduld fordert. Nicht so viel zu wollen, darum geht es, und sich nicht über Misserfolge zu grämen. Sondern bereit zu sein, aus ihnen zu lernen. Nur so kommt man weiter.

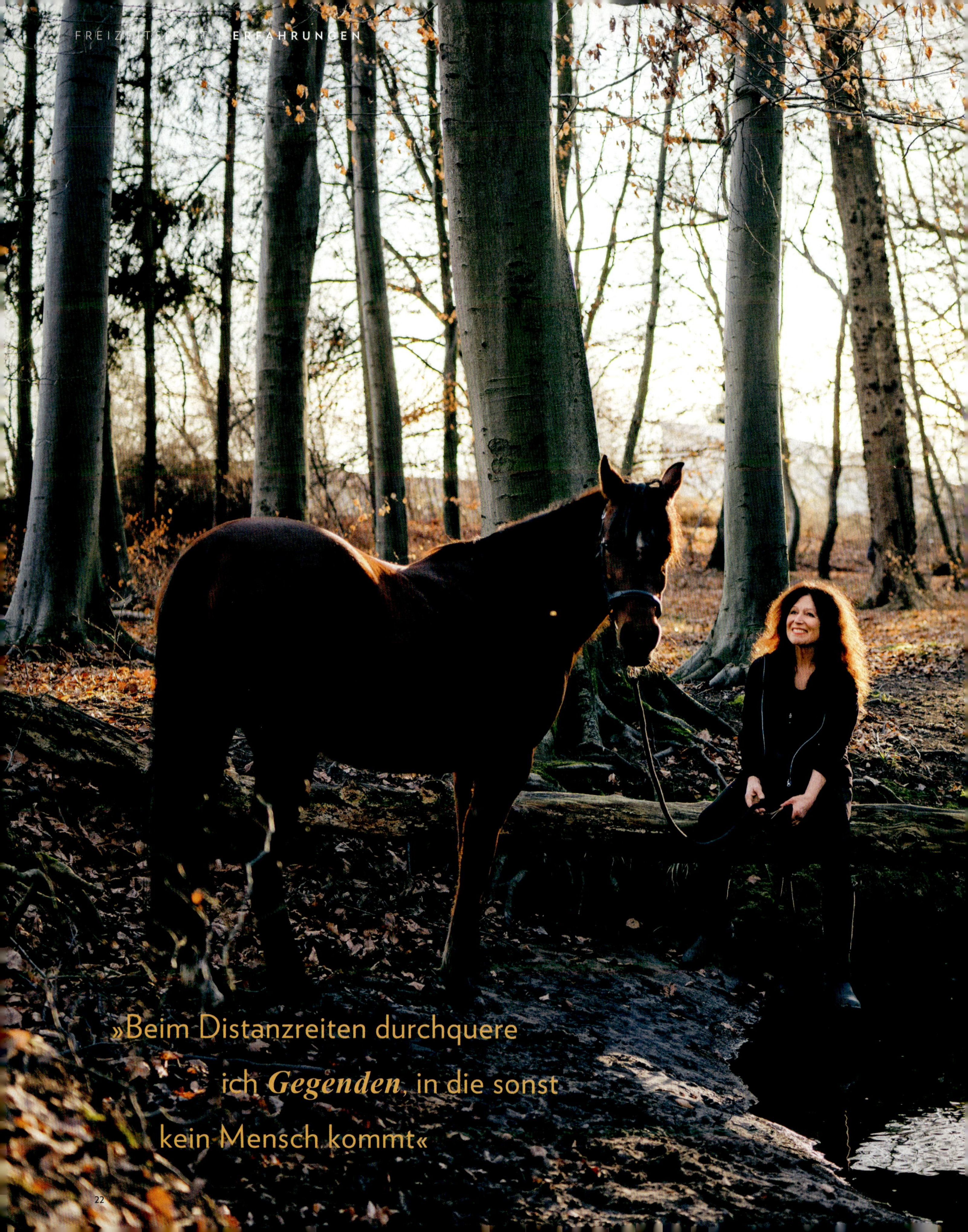

»Beim Distanzreiten durchquere ich *Gegenden*, in die sonst kein Mensch kommt«

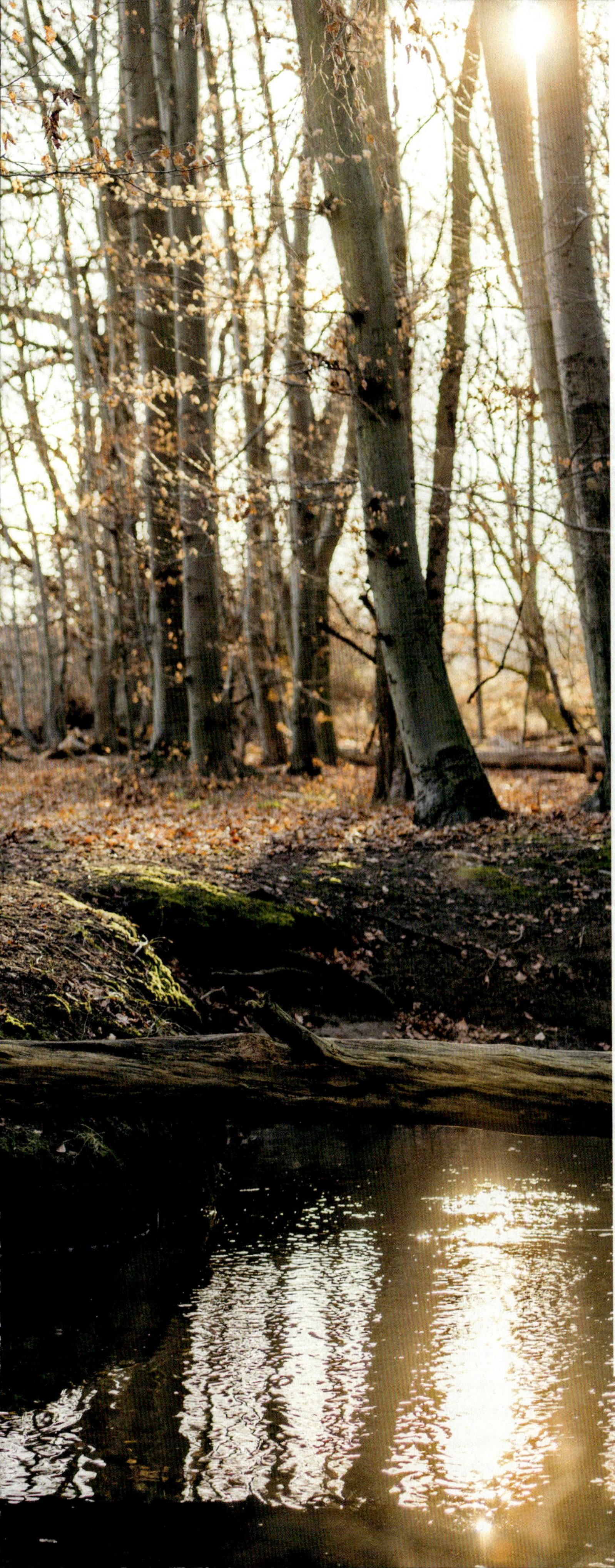

## Grenzerfahrung für Tier und Mensch

**Shaun Armstrong-Arndt, 60, Oberstudienrätin aus Büttelborn**

Das ist es, dachte ich, als ich die Ausschreibung zu einem Distanzritt sah. Nach jahrelangem Reiten im Gelände wollte ich etwas Neues anfangen. Ein langer Ritt über 100 Kilometer bedeutet: Alles fließt. Die Landschaft um mich, die Bewegung des Pferdes unter mir, die eigenen Bewegungen, die mit denen des Tieres verschmelzen. Jeder Distanzritt ist eine Grenzerfahrung, weil er den Körper des Tieres wie des Menschen extrem beansprucht.

Denn je nachdem, ob es bergauf oder bergab geht, der Boden steinig ist oder sandig-weich, der Weg gerade ist oder verschlungen, muss sich der Reiter ständig den Bewegungen des Tieres anpassen, die Strecke im Blick behalten.

Wichtig ist, dass ich das Pferd grundsätzlich gewähren lasse, aber auch auf seine Verfassung achte: Wie mag es gehen: im flotten Trab – oder eher im leichten Galopp? Und ich muss eingreifen, wenn ich spüre, dass das Tier zu viel will. Denn anders als ich weiß es ja nicht, wie viel Strecke noch vor uns liegt. Es kann sogar vorkommen, dass ich absteige und zur Schonung des Tieres eine Zeit lang laufe.

Da ich hart mit mir selbst sein kann, gehe ich durchaus mal über meine Grenzen hinweg, habe zum Beispiel einen Wettbewerb trotz Magenkrämpfen beendet. Dem Pferd gegenüber wäre ich nicht so hart, es wäre auch gar nicht möglich: Bei jedem Distanzritt gibt es Checkpoints mit Kontrollen durch Tierärzte, die Pferde sollen gesund ins Ziel kommen.

Und man darf nicht bewerten: Ein schnelles Pferd ist nicht automatisch ein gutes Pferd – und ein bockiges Pferd nicht unbedingt weniger gut. Hinnehmen und eins werden mit dem Tier und der Situation, darum geht es.

Häufig durchquere ich Gegenden, in die sonst nie Menschen kommen, eine Wildnis mitten in Deutschland: Moorlandschaften, Heide, Fels. Besonders faszinierend ist es, um Mitternacht zu starten, zu der 160 Kilometer langen Königsdisziplin des Distanzreitens. Gegen drei Uhr morgens ist das erste Licht am Horizont zu sehen. Für mich das pure Glück.

Wenn ich dann am Montag früh vor meiner oft noch halb verschlafenen Schulklasse stehe, bin ich hellwach, fühle mich energiegeladen. Ich bin mir sicher, das überträgt sich auch auf die Kinder. ○

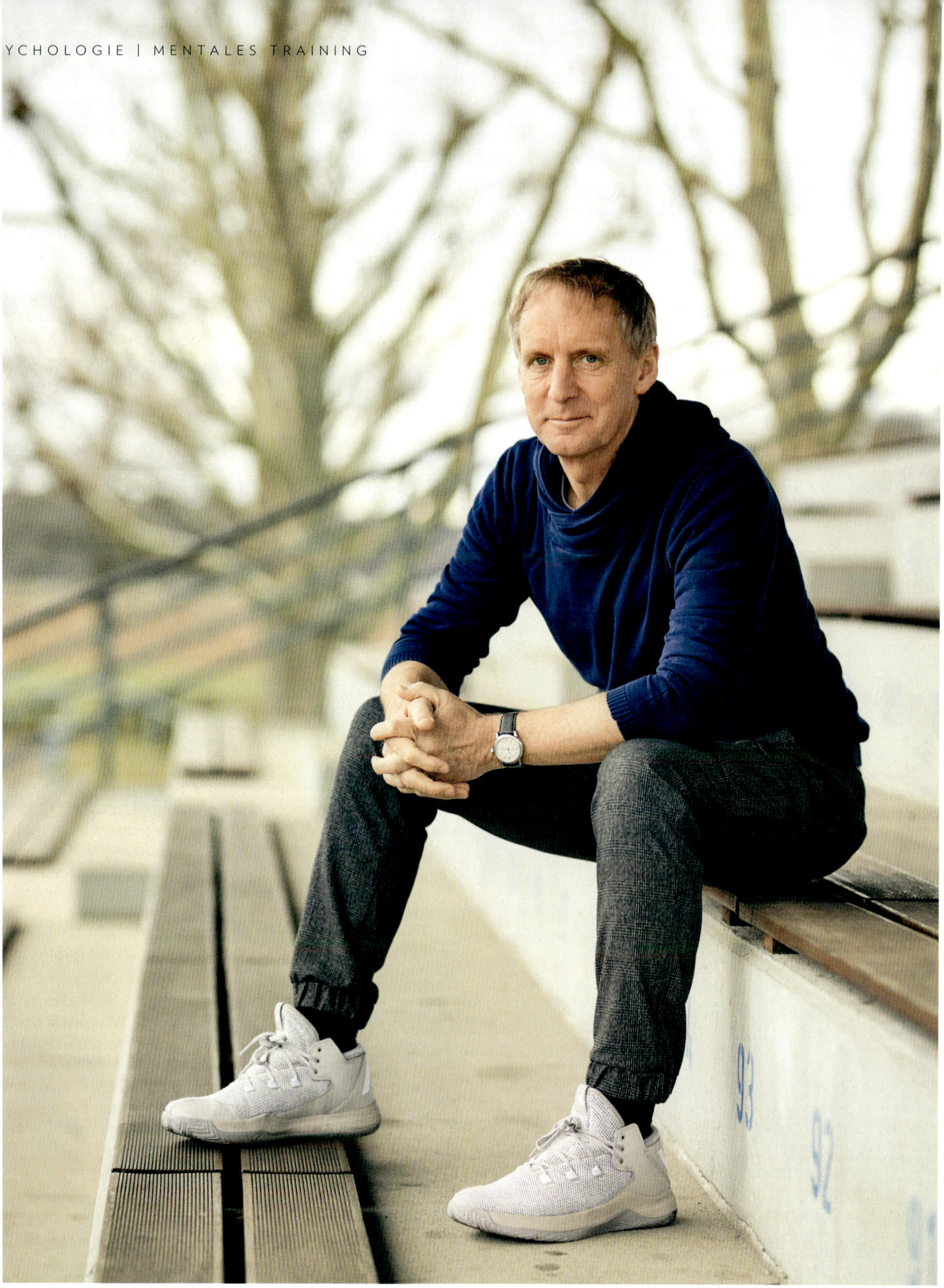


Prof. Dr. Hans-Dieter Hermann ist Experte für mentale Strategien zur Leistungsoptimierung und Berater der DFB-Nationalmannschaft

# Erfolg beginnt im Kopf

**Unsere gedankliche Vorstellungskraft** und das Vertrauen in die eigenen Fähigkeiten haben enormen Einfluss auf unseren Körper, sagt der Sportpsychologe **Hans-Dieter Hermann.** Durch mentales Training lässt sich beides verbessern

Interview: **Claus Peter Simon** • Fotos: **Peter Bender**

***GEO WISSEN:*** ***Herr Professor Hermann, was genau ist unter „mentalem Training" zu verstehen?***

**Prof. Hans-Dieter Hermann:** Im Kern geht es dabei um das Durchspielen von Bewegungen und Handlungsabläufen im Kopf, es ist eine Art Vorstellungstraining. Das ist im Prinzip etwas ganz Alltägliches: Wenn ich Sie nach dem Weg frage, dann gehen Sie in etwas komplizierteren Fällen auch erst einmal im Kopf die Strecke durch, um sie mir beschreiben zu können.

***Und im Sport?***

Bei TV-Übertragungen von Skirennen etwa sehen Sie oft Athleten, die vor ihrem Lauf im Schnee stehen, mit angewinkelten Knien, schulterbreit, und mit geschlossenen Augen die Strecke quasi „abfahren", jede Kurve und jeden Sprung nehmen, dabei den Körper leicht bewegen. Diese imaginierte Abfahrt entspricht bei erfahrenen Sportlern oftmals auf die Sekunde genau der realen. Rennrodler und Bobfahrer nutzen diese Technik ebenso wie Skispringer. Man kann Beispiele in fast allen Sportarten finden.

***Was erreicht der Sportler damit?***

Er automatisiert seine Bewegungsabläufe und kann sich auf Wettkampfsituationen einstellen. Das ermöglicht ihm, die optimale Leistung abzurufen, selbst wenn es zu Störungen kommt, wie bei Skiläufern durch eine Verzögerung beim Start oder bei Tennisspielern vor dem Aufschlag durch Zwischenrufe aus dem Publikum.

***Welche Wirkung hat es, wenn Bewegungsabläufe automatisiert sind?***

Durch praktisches, aber auch durch mentales Training verinnerlichte Handlungsmuster stärken das Selbstvertrauen der Sportler – weil so die Überzeugung gefestigt wird, auch in schwierigen Situationen bestehen zu können. Der Sportler macht somit eine wichtige innere Selbstwirksamkeitserfahrung und mildert gleichzeitig den Wettkampfstress.

***Braucht es dazu eine besonders ausgeprägte Vorstellungskraft?***

Die ist sicherlich von Vorteil, aber prinzipiell kann das jeder, denn beim mentalen Training ist vor allem Übung wichtig. Und die eigene Erfahrung. Es gilt als wissenschaftlich gesichert, dass diejenigen, die mentales Training intensiv einüben, dann auch verstärkt davon profitieren.

***Und das spielt sich nicht nur alles im Kopf ab?***

Keineswegs, die Vorstellung hat auch Einfluss auf unsere körperlichen Reaktionen. Neben anderen konnte das eine internationale Forschergruppe schon in den 1990er Jahren nachweisen: Dabei liefen Probanden zunächst real auf dem Laufband. Später sollten sie die Aufgabe mental absolvieren, also nur in der Vorstellung. Allein durch die Vorstellung des Laufs erhöhten sich sowohl die Herzfrequenz wie auch das Atemvolumen – und zwar proportional zur imaginierten Geschwindigkeit. Für die Aktivierung des Gehirns ist es nahezu gleichbedeutend, ob ich mir eine Handlung intensiv vorstelle oder sie praktisch durchführe, es lassen sich fast die gleichen neuronalen Muster erkennen.

***Aber kann ich im Wettkampf mit dem festen Willen, schneller zu laufen, präziser zu schlagen oder weiter zu springen nicht viel mehr erreichen als durch vorheriges mentales Training?***

Nein, die reine Willenskraft ist manchmal sogar eher hinderlich – besonders dann, wenn sie in automatisierte Bewegungsabläufe eingreift.

Das zeigt das Beispiel des ehemaligen Weltklasse-Sprinters Asafa Powell. Er ist mehrfach Weltrekord gelaufen, konnte bei wichtigen Ereignissen wie Olympischen Spielen und Weltmeisterschaften aber nie einen Titel gewinnen. Bei solchen Wettbewerben versuchte Powell, wie er im Nachhinein sagte, mit Willenskraft schneller zu laufen, um unbedingt zu siegen. Das führte zu einer ungewollten Verkürzung seiner Schrittlänge, obwohl die eigentlich zu seinen Stärken zählte. „Ich wollte nur so schnell wie möglich sein – und das war der fatale Fehler", lautete sein Fazit.

Der Schlüssel zum Erfolg ist vielmehr, unmittelbar vor dem Wettkampf motiviert und konzentriert auf seine Fähigkeiten zu vertrauen. Das ist ihm aber nicht gelungen, und er machte weitere fatale Fehler: 2013 wurde er des Dopings überführt.

***Behindert eine bewusste kognitive Steuerung nicht ohnehin viele Bewegungsabläufe im Sport, etwa beim Golfschwung?***

Bei sehr guten Athleten ist eine aktive kognitive Steuerung während der Ausführung einer Bewegung tatsächlich hinderlich und einem mentalen Automatismus unterlegen. Das gilt für Golfer wie im Fußball: Auf internationalem Niveau ist der so schnell und intensiv, dass es in vielen Situationen auf Bruchteile von Sekunden ankommt. Erfahrene Spieler treffen ihre Entscheidungen auf einer unbewussten, intuitiven Ebene. Würden sie die bewusst treffen, brauchten sie einige Zehntelsekunden mehr, was in schnellen Spielsportarten von Nachteil ist.

***Wie kann ein Hobbysportler von mentalem Training profitieren?***

Ein Golfspieler kann zum Beispiel seine Genauigkeit beim Abschlag erhöhen. Mentales Training eignet sich für Golf ohnehin sehr gut, weil es einen ruhenden Ball gibt, keinen direkten Gegenspieler und Sie sich somit ohne Störeinflüsse auf den nächsten Schlag vorbereiten können. Der Aufwand lohnt sich, denn beim Golf haben kleinste Abweichungen des Schlags oft große Folgen: Wenn Sie den Schläger nur wenige Grad falsch anstellen, macht das bei einem Schlag über 200 Meter gleich etliche Meter aus.

**»Mentales Training eignet sich besonders für Golf und Tennis«**

***Wie übe ich das konkret?***

Sie nehmen am Abschlag den Schläger in die Hand, positionieren sich mit etwas Abstand zur späteren Schlagposition so, als ob Sie tatsächlich schlagen wollten, stellen sich den Schlag aber nur als optimalen Bewegungsablauf vor und machen anschließend noch einen Probeschwung. Dann rücken Sie zur Schlagposition vor, führen den Schlag aus und analysieren ihn mit einem Trainer. Daraufhin gehen Sie den korrigierten Schlag noch einmal mit geschlossenen Augen im Kopf durch, den Abschlag, die Flugbahn, die Landung. Als Nächstes führen Sie den Schlag wieder real aus, dann wird noch einmal analysiert: Wie war die Ausgangsstellung, die Rumpfspannung, die Hüftrotation? Wiederholen Sie das mehrfach. Sie werden feststellen, dass Sie nach einiger Übung zunächst mit geschlossenen Augen eine nahezu optimale Schlagbewegung ausführen – und sich dann auch real verbessern.

***Und das hilft mir auch noch Tage oder Wochen später?***

Absolut. Eine Vielzahl von Studien zeigen, dass es messbare Effekte gibt – auch bei bereits guten Spielern. Mentales Training wirkt sich im Kern zunächst auf die Bewegungsqualität und -stabilität aus. Aber es gibt auch Belege zu weiteren positiven Nebeneffekten, wie höherem Selbstvertrauen, kürzeren Entscheidungszeiten oder schnelleren Lernerfolgen beim Umsetzen neuer Spieltaktiken.

***Muss ich dann nicht mehr so viel praktisch trainieren?***

Das wäre ein Fehlschluss. Generell ist der Effekt des praktischen Trainings immer noch größer als ein rein mentales Training – aber den größten Leistungszuwachs verspricht die Kombination beider Methoden.

Vielfach kann die Qualität des mentalen Trainings noch weiter optimiert werden, wenn zusätzlich Videoaufnahmen eingesetzt werden. Wer schon etwas geübt ist, kann sogar Geräusche imaginieren und in seine Vorstellung integrieren, ein Tennisspieler etwa das typische Geräusch einer Topspin-Rückhand, ein Skiläufer das Rauschen eines perfekten Carving-Schwungs, ein Schwimmer das Abstoßgefühl nach einer Rollwende.

***Ist mentales Training bei jeder Sportart gleichermaßen hilfreich?***

Es wirkt bei allen Sportarten, allerdings stärker bei solchen mit vermehrt kognitiven Anteilen wie Tennis oder Golf. Aber auch in speziellen Situationen, wie etwa beim Wechsel zwischen den Sportarten beim Triathlon. Sportler verlieren dabei viel Zeit, wenn sie das Umziehen nicht automatisiert haben und die entscheidenden Punkte etwa beim Übergang vom Schwimmen zum Rad zuvor nicht mental durchgegangen sind: Schwimmbrille und Badekappe abnehmen, zur Zeitnahme laufen und den rechten Arm über die Zeitnahmebox führen, Reißverschluss am Neoprenanzug öffnen und so weiter – das läuft bestenfalls automatisch ab, ohne Nachdenken. Grundsätzlich aber sind die Effekte bei Sportarten wie Laufen oder Radfahren etwas weniger ausgeprägt.

***Kann ich mir beim Laufen mit Beschwörungsformeln helfen wie „Ich bin heute total gut drauf" oder „Ich schaffe den Marathon ganz sicher unter vier Stunden"? Ist auch das mentales Training?***

Sie sprechen Techniken der Selbstgesprächsregulation an. Die gehören auch zu den effektiven mentalen Strategien der Wettkampfvorbereitung, sind aber kein mentales Training im Sinne von Bewegungsvorstellungen. Die Steuerung des inneren Gesprächs ist eine sehr weitverbreitete, weil häufig intuitiv eingesetzte Methode. Es bringt allerdings nichts, wenn Sie versuchen, sich etwas einzureden wie „Ich bin der Größte" oder „Mich schlägt keiner". Es sollten besser konkret handlungsleitende Inhalte abgerufen werden. Als Torwart beim Elfmeterschießen könnten Sie sich sagen: „Ich bleibe lange stehen." Oder als Schütze: „Ich schieße rechts oben rein."

***Was genau erreiche ich dadurch?***

Eine Aktivierung im sensomotorischen Kortex des Gehirns. Oder umgangssprachlich ausgedrückt: Wenn ein erfahrener Elfmeterschütze so mit sich spricht, dann läuft in seinem Kopf ein kleiner Film ab, und dieser innere Film wirkt dann handlungsleitend. Das heißt, Sie können erfolgreiche Bewegungsmuster über solche gedankliche Formeln abrufen. Gleichzeitig sorgen Sie dafür, dass Sie gedanklich bei Ihrer Aufgabe bleiben und sich nicht von Zuschauern oder negativen Gedanken ablenken lassen.

***Wie leicht lassen uns negative Erwartungen scheitern?***

Allein Gedanken eines Tennisspielers wie etwa „Heute kommt meine Rückhand einfach nicht" wirken sich negativ aus, ganz gleich, ob er den Schlag prinzipiell beherrscht. Die Erwartung überlagert dann die richtige Bewegungsausführung, das Gehirn hat keinen ungestörten Zugriff mehr auf das Bewegungsmuster. Die Rückhand wird dadurch häufig zögerlich oder inkonsequent geschlagen, was Fehler wahrscheinlicher macht.

***Lassen wir uns tatsächlich so schnell beeinflussen?***

Mitunter können uns schon einzelne Begriffe regelrecht ausbremsen,

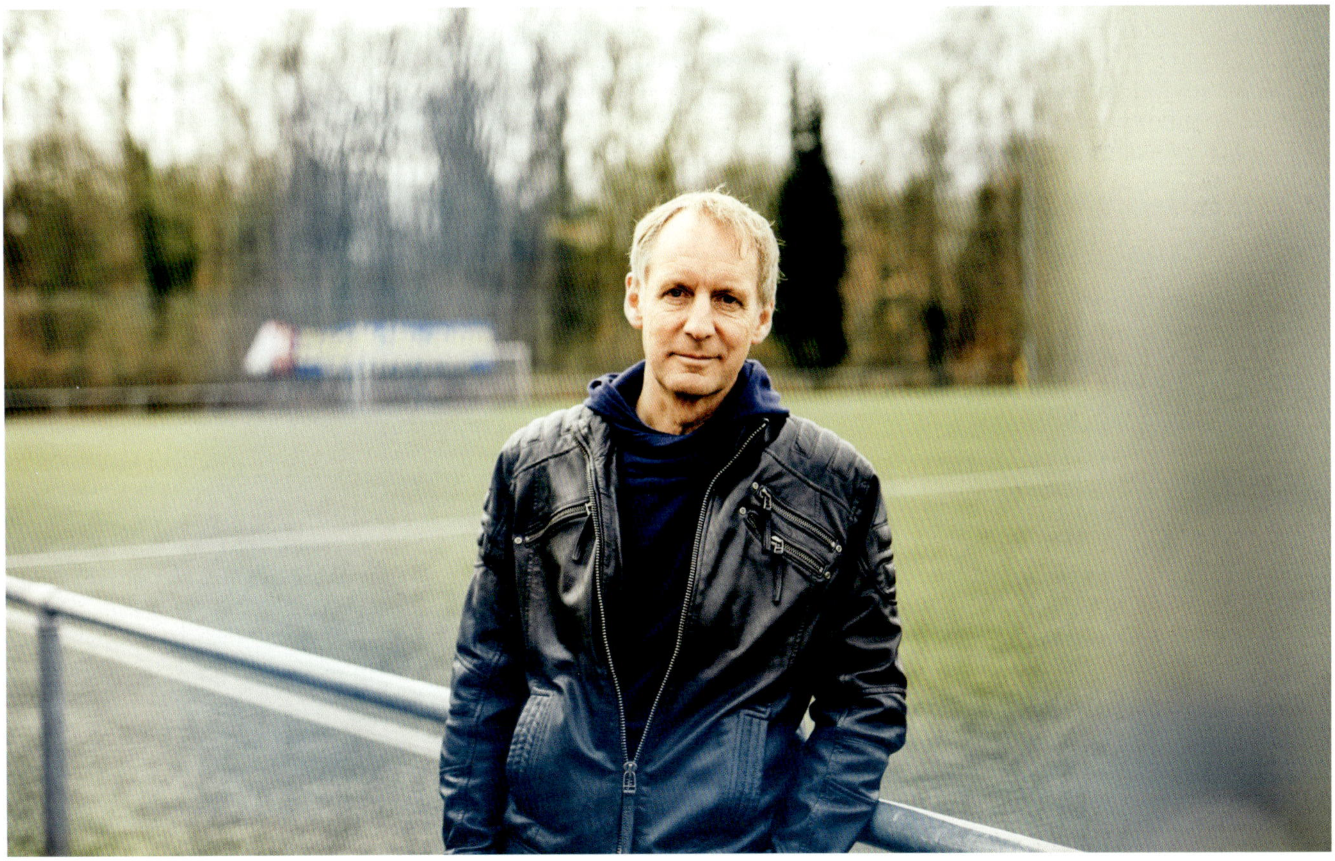

Das vorherige Durchspielen von Handlungsabläufen im Kopf, so Hermann, wirkt sich auch körperlich aus: Herzfrequenz wie Atemvolumen lassen sich damit steigern

wie ein klassisches Laborexperiment gezeigt hat: Dafür sollten Probanden sich mit unterschiedlichen Begriffen auseinandersetzen und danach einen längeren Flur entlanggehen. Jene, die mit Worten wie „vergesslich", „vorsichtig" oder „grau" konfrontiert wurden, also Begriffen, die mit hohem Alter assoziiert sind, gingen langsamer als andere, deren Sätze keine solchen Begriffe enthielten.

***Dann müsste ich mir umgekehrt Erfolge geradezu einreden können?***

So direkt gelingt das leider nicht. Aber allein schon mit Selbstgesprächen wie „Du weißt genau, was du kannst – es hat auch beim letzten Wettkampf geklappt" lässt sich das Vertrauen in die eigenen Fähigkeiten gewissermaßen aktualisieren. Vorausgesetzt, diese Worte haben eine real erlebte Grundlage.

***Kann ich mich mit Selbstgesprächen zu einem Marathon antreiben?***

Ja. Aber Sie sollten natürlich grundsätzlich in der Verfassung sein, einen solchen Lauf zu absolvieren. Selbstgespräche sind zum Beispiel auch bei kleinen Krisen hilfreich. Ich kann mir sagen: „Komm, Schritt für Schritt – erst einmal bis zu dem Haus da vorn." Dort angekommen, setzt man sich ein neues, erreichbares Ziel. So lässt sich der kleine Mann im Ohr besiegen, der einem sagt: „Du bist müde, auf dem Sofa ist es viel angenehmer." Viele werden das vom Joggen kennen, wenn sie die Hausrunde normalerweise fünfmal absolvieren und sich nach vier Runden eine Stimme meldet: „Das ist doch auch nicht schlecht und reicht für heute." Erst kippt das Selbstgespräch – und dann wird das Training beendet. Zu erleben, dass wir oft mehr erreichen können, als wir uns anfangs vorstellen, ist wichtig und hilfreich. Wir müssen uns allerdings vor Übertreibung hüten: Im Freizeitsport stecken sich Menschen ihre Ziele manchmal viel zu hoch.

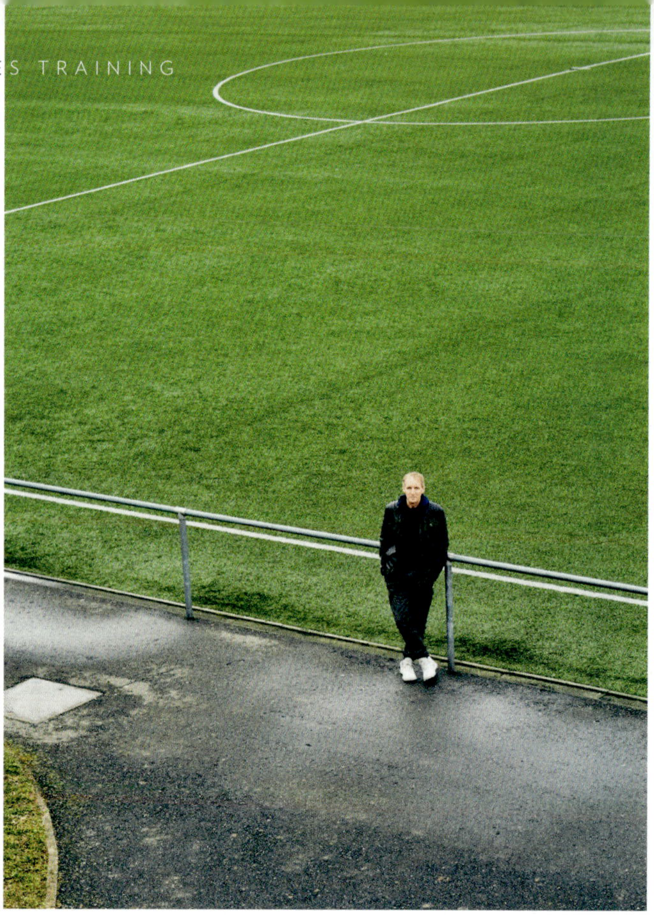

Selbstgespräche können einem Sportler helfen, sagt Hans-Dieter Hermann – damit lässt sich das Vertrauen in das eigene Können erneuern

***Wen betrifft das besonders häufig?***

Meiner Erfahrung nach vor allem Männer im mittleren Alter. Viele denken, es sei eine gute Idee, einen Marathon zu laufen. Aber so ein Lauf ist für die meisten Menschen eine extrem hohe Belastung. Ein an das aktuelle Leistungsvermögen angepasstes Training ist gesund, der Lauf selbst wird vom nicht adäquat vorbereiteten Organismus aber als bedrohliche Situation erlebt, bei dem die Energiespeicher völlig geleert werden.

***Also lieber für einen Halbmarathon trainieren.***

Zum Beispiel. Das ist für viele ein realistischer umsetzbares Vorhaben. Aber auch das erfordert schon ein hohes Maß an Organisation und Freiraum, ein entsprechendes Training in den Alltag zu integrieren. Am besten ist, sich einen oder mehrere Trainingspartner zu suchen, die etwas Ähnliches vorhaben, deren Fitnesszustand und Zeitbudget vergleichbar sind. In der Gruppe gibt der Einzelne eine Aktivität längst nicht so leicht auf wie allein; gemeinsame Ziele lassen sich mit Gleichgesinnten viel besser erreichen.

***Hilft mentales Training dann später auch im Wettbewerb selbst?***

Ja, in vielfältiger Weise. Es gibt zum Beispiel Sportler, die haben eine Art Mantra oder eine Vorstellung, mit der sie sich weiterbringen. Ein Langstreckenläufer sagte mir: „Ich stelle mir vor, dass vor mir meine Tochter rennt – und ich muss sie einholen." Solche individuellen Bilder im Kopf können helfen. Oder Sie antizipieren ein Gefühl, etwa das Glück, im Ziel anzukommen. Das ist aber nur bedingt hilfreich, wenn das Ziel noch weit entfernt ist.

***Gibt es für Sie jemanden, der gewissermaßen der Prototyp eines besonders starken mentalen Sportlers ist?***

Mir fallen gleich mehrere aktuelle deutsche Fußball-Nationalspieler ein, aber Sie werden verstehen, dass ich niemanden namentlich hervorheben will. Aus der jüngeren Vergangenheit ist sicherlich der Sprinter Usain Bolt zu nennen. Der Boxer Muhammad Ali hat schon in den 1960er Jahren auf die Bedeutung der mentalen Stärke hingewiesen und damit auch seine Gegner zermürbt. Und Boris Becker wird aus seiner aktiven Zeit der Satz zugeschrieben: „Ich bin auch in schwierigen Spielsituationen überzeugt, dass ich den Ball einmal häufiger übers Netz ins Feld des Gegners spielen kann als er." Das zeugt von enormer mentaler Stärke. Er konnte in seinen besten Zeiten alles Störende ausblenden und sein Spiel durchziehen, selbst bei einem Matchball gegen sich. Denn das ist die

## Gut zu wissen

**Wettkampf**

Willenskraft kann auch hinderlich sein – vor allem wenn sie in automatisierte Bewegungsabläufe eingreift.

**Intuition**

Erfahrene Ballsportler treffen ihre Entscheidungen im Spiel meist unbewusst – und haben damit Erfolg.

**Sportverletzungen**

Allein durch die Vorstellung von Bewegungen lässt sich die Zeit der Rehabilitation verkürzen.

hohe Kunst, eben nicht negativ zu denken, sondern sich stattdessen eine innere Anweisung zu geben, wie zum Beispiel: „Nimm den nächsten Ball früh und spiele ihn lang auf die Rückhandseite." Es gab zu Beckers Zeit wahrscheinlich talentiertere Spieler als ihn, aber er hat seine Gegner mit seinem Kopf und seinem Willen bezwungen. Dazu passt auch der ihm zugeschriebene Satz: „An jedem Tag, an dem ich nicht trainiere, trainiert mein Gegner!"

***Gerade bei ambitionierten Sportlern kommt es häufig zu Verletzungen. Lässt sich in dem Fall auch das mentale Training einsetzen?***

Für die Überbrückung von Verletzungspausen eignet es sich sehr gut. Es können Bewegungen trainiert werden, ohne die verletzten Strukturen zu belasten. Somit kann die trainingsfreie Zeit sinnvoll genutzt werden. Sportler mit einer Verletzung des vorderen Kreuzbandes konnten im Rahmen einer Studie die Rehabilitation auf diese Weise im Schnitt in knapp 28 Wochen absolvieren; die Kontrollgruppe – ohne mentales Training – benötigte dafür im Mittel über 33 Wochen. Und Patienten, die einen Unterarm für zehn Tage eingegipst bekamen, hatten einen deutlich geringeren Kraftverlust, wenn sie sich regelmäßig vorstellten, einen Gummiball mit der Hand zu drücken.

***Gibt es weitere Beispiele?***

Inzwischen sehr viele, alle seriös wissenschaftlich untersucht. Zum Beispiel können Schlaganfallpatienten mit mentalem Training schneller motorische Einschränkungen kompensieren, etwa ihre Gehgeschwindigkeit erhöhen, ihre Greifstärke verbessern oder Essbesteck und Zahnbürste wieder eher benutzen. Oder ein ganz anderer Anwendungsbereich: Piloten trainieren mental ihre Reaktion auf Notfälle, damit sie im Ernstfall die richtigen Handlungsschritte quasi automatisch abrufen können. Und in der Ausbildung von Chirurgen wird mentales Training bisweilen zum Erlernen des komplexen Ablaufs von Operationen an Simulatoren eingesetzt. Gerade für Berufsgruppen mit Verantwortung für Menschenleben kann diese Art Training sehr wertvoll sein.

***Profitieren Sie selbst auch von Ihrem Wissen um die Kraft des Mentalen?***

Für Vorträge, die ich halte, auf jeden Fall; ich gehe die ersten Sätze und die Schlüsselstellen zuvor oft mehrfach im Kopf durch. Ähnliches gilt fürs Skifahren, das ich von Kindesbeinen an gern und viel betreibe. Ich stehe bei unbekannten Strecken oben am Hang und schaue, welches der beste Weg ist. Die ersten Schwünge stelle ich mir dann mental vor. Das gibt mir die Sicherheit, auch in schwieriges Gelände dynamisch einfahren zu können. ○

**PROF. DR. HANS-DIETER HERMANN**, Jg. 1960, lehrt an der Hochschule für Prävention und Gesundheitsmanagement in Saarbrücken. Der Sportpsychologe ist Koautor des Buches »Make them go! Was wir vom Coaching der Spitzensportler lernen können«.

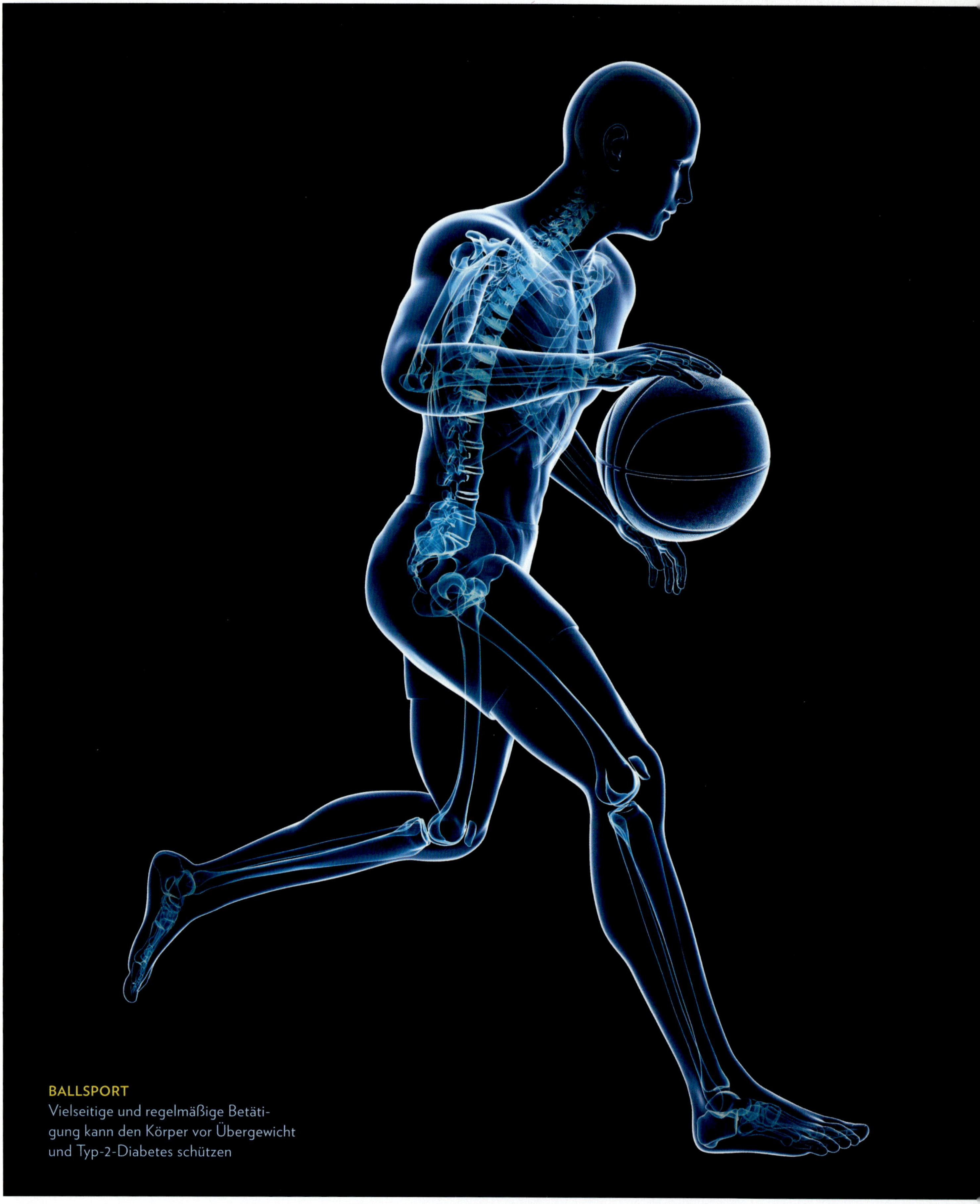

**BALLSPORT**
Vielseitige und regelmäßige Betätigung kann den Körper vor Übergewicht und Typ-2-Diabetes schützen

# Die **Heilkraft** des *Sports*

Zum Leistungssportler muss niemand werden – aber **Aktivität im Alltag** ist eine Grundlage für ein langes, gesundes Leben. Von der Bewegung profitieren Rücken und Gelenke, Bindegewebe und Knochen, das Herz und das Immunsystem

Illustrationen: **Sebastian Kaulitzki**
Texte: **Patrick Blume, Ute Eberle, Anja Reumschüssel, Claus Peter Simon, Bertram Weiss**

Jahrhundertelang haben Ärzte versucht, vielerlei Leiden mit Schonung und Bettruhe zu bekämpfen. Je schwerer die Krankheit, desto wichtiger die erholsame Untätigkeit, so die Annahme. Ein Irrglaube, wie sich herausgestellt hat.

Heute gilt es als Konsens unter Medizinern, Sportwissenschaftlern und Therapeuten: Regelmäßige Bewegung ist geradezu eine Art Allheilmittel. Neben ausgewogener und gesunder Ernährung gilt körperliche Aktivität als die wohl effektivste und nachhaltigste Methode, Leiden zu lindern.

Bewegung ist hilfreicher als manches Medikament, nebenwirkungsfrei und kostengünstig. Mehr noch: Bewegung ist zugleich auch Prophylaxe, denn sie erhält die Gesundheit und zögert Alterungsprozesse deutlich hinaus.

Schon wer täglich 15 Minuten sportlich aktiv ist, kann seine Lebenserwartung deutlich steigern, so eine Studie. Für eine andere Untersuchung verzichteten 77 Angestellte eine Zeit lang aufs Fahrstuhlfahren. Durchschnittlich stieg jeder Teilnehmer pro Tag 16 Etagen mehr hinauf und hinunter. Nach nur drei Monaten waren die Testpersonen deutlich ausdauernder, hatten im Schnitt mehr als ein Pfund abgenommen, und ihr Bauchumfang hatte sich um etwa 1,5 Zentimeter verringert.

Grundsätzlich gilt: Wer Sport treibt, mindert (statistisch gesehen) sein Risiko, an einer Vielzahl von Leiden zu erkranken – etwa an Rückenschmerzen, Diabetes oder Depressionen, an Herzproblemen und sogar an Krebs. Daher empfiehlt die Welt-

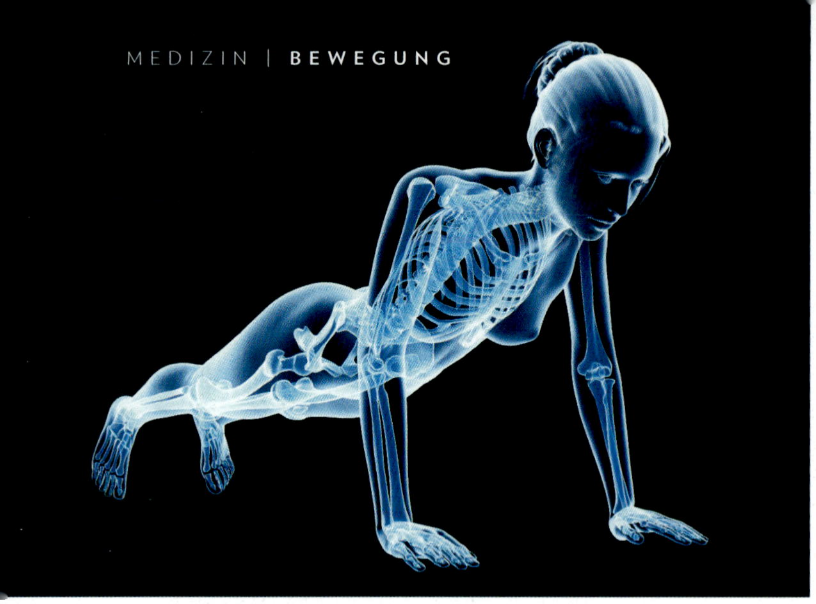

INNERE KRAFT
Wird der Körper regelmäßig gefordert, setzen die Muskeln zahlreiche heilsame Botenstoffe frei

## Bewegung ist hilfreicher als so manches Medikament

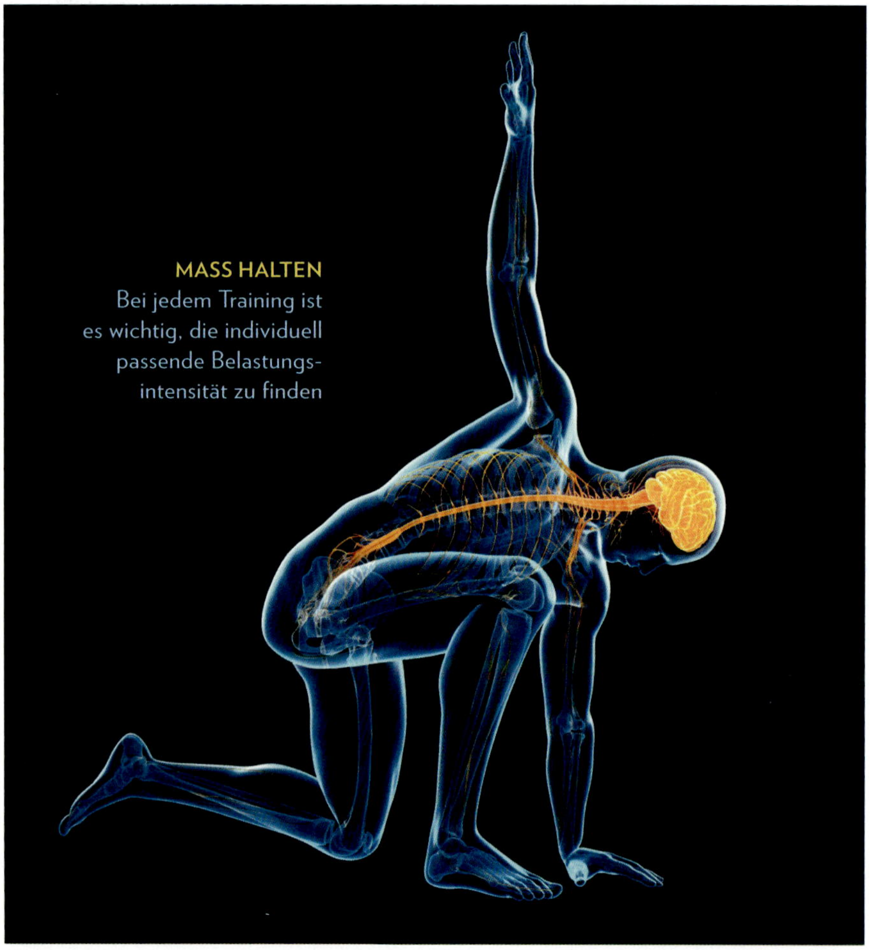

MASS HALTEN
Bei jedem Training ist es wichtig, die individuell passende Belastungsintensität zu finden

gesundheitsorganisation WHO mindestens zweieinhalb Stunden Bewegung pro Woche. Noch besser für Herz, Kreislauf und Stoffwechsel ist ein zusätzliches Sportpensum von bis zu sieben Stunden pro Woche.

Wer nach langer Pause wieder aktiv werden will und älter als 35 ist, sollte sich allerdings vorher zum Arzt begeben. Das betrifft besonders Raucher, Übergewichtige sowie Menschen mit Bluthochdruck, Diabetes, Wirbelsäulenbeschwerden, Herz-, Lungen- oder Schilddrüsenproblemen.

Anschließend gilt es, das richtige Pensum herauszufinden. Wer beim Training einen beschleunigten Puls und schnellere Atmung hat, aber problemlos Sätze sprechen kann, hat die passende Belastungsintensität gefunden.

Die folgenden Kapitel erläutern, welche Auswirkungen welche körperliche Aktivität auf die unterschiedlichen Bereiche des Körpers hat.

### RÜCKEN

Fast jede aktive Bewegung tut auch dem Rücken gut

Mehr als 80 Prozent aller Deutschen leiden irgendwann an Rückenbeschwerden. Jede Bewegung erscheint dann zu viel; wir wollen uns schonen.

Doch wie die Forschung zeigt, ist dies häufig die falsche Therapie: Wer Rückenbeschwerden hat, sollte erst recht (moderat) aktiv werden. Etwa mit Übungen, die die Muskulatur kräftigen, aber auch dehnen und lockern, die Wirbelsäule mobilisieren, die Bandscheiben elastisch halten.

Fast alles, was den Körper aktiviert, tut auch dem Rücken gut. Um ihn zu stabilisieren, gilt es die Rumpfmuskulatur (also auch die Bauchmuskeln) mit einfachen Übungen regelmäßig und gezielt zu stärken (dazu gibt es eine Vielzahl von Anleitungen in Büchern und im Internet).

So gewinnt der Stütz- und Bewegungsapparat des Körpers an Stabilität. Zudem werden die Faszien gekräftigt – jene Bindegewebsschichten, die für eine Vielzahl von Rückenbeschwerden verantwortlich sind.

Neben gezielten Übungen sind besonders Sportarten mit gleichmäßigen, fließenden Bewegungsabläufen für den Rücken geeignet, etwa Schwimmen, Radfahren oder Rudern – sowie Disziplinen mit besonders vielfältigen Anforderungen, so Klettern oder Tanzen.

Beim Schwimmen ist allerdings zu unterscheiden: Der am besten geeignete Stil ist das Rückenkraulen. Während der Körper entspannt und gestreckt im Wasser liegt, muss der Kopf zum Atmen weder angehoben noch gedreht werden, was die Halswirbelsäule entlastet. Geeignet ist auch das normale Kraulen. Dabei bleibt der Rücken ebenfalls gestreckt, der Kopf liegt entspannt auf dem Wasser und wird nur kurz zum Einatmen wechselweise auf die Seite gedreht. Beim Brustschwimmen hingegen wird die Halswirbelsäule überstreckt. Das kann zu Nackenverspannungen führen.

Dennoch gilt bei richtiger Technik für alle Schwimmstile: Durch den Auftrieb werden Gelenke und Wirbelsäule entlastet und alle Muskelgruppen gestärkt. Verspannungen können sich lösen, zudem führt Schwimmen zu einem hohen Kalorienumsatz.

Auch Tanzen ist hilfreich für den Rücken, weil die Bewegungen insbesondere die Zwischenwirbelgelenke mobilisieren und die mit den Wirbeln verbundenen kleinen Muskeln stärken. Zudem schult die Bewegung auf dem Parkett Haltung, Körperwahrnehmung und Gleichgewicht, verbessert Koordination und Konzentration.

Mit den fließenden Bewegungen beim Inlineskaten wiederum lässt sich vor allem der untere Rücken kräftigen. Und auch Klettern ist gutes Krafttraining, beugt Haltungsschwächen und Muskelverspannungen vor. Für Menschen mit Wirbelsäulenproblemen eignet sich vor allem das Bouldern: das Klettern ohne Seil in geringen Höhen.

Einige Disziplinen sind bei Rückenleiden aber nicht angeraten: beispielsweise Sportarten mit ungünstiger Haltung (etwa Brustschwimmen), asymmetrischer Belastung (Tennis oder Paddeln) oder erhöhter Verletzungsgefahr (Mannschaftssportarten).

Allerdings: Bei vielen Menschen ist die Rückenmuskulatur so schwach, dass sie zunächst durch ein gezieltes Aufbautraining gestärkt werden sollte.

In jedem Einzelfall sind daher Art, Umfang und Intensität der körperlichen Aktivität der eigenen Situation anzupassen. Und wenn sich Rückenbeschwerden nach einiger Zeit nicht bessern, sollte ein Arzt aufgesucht werden.

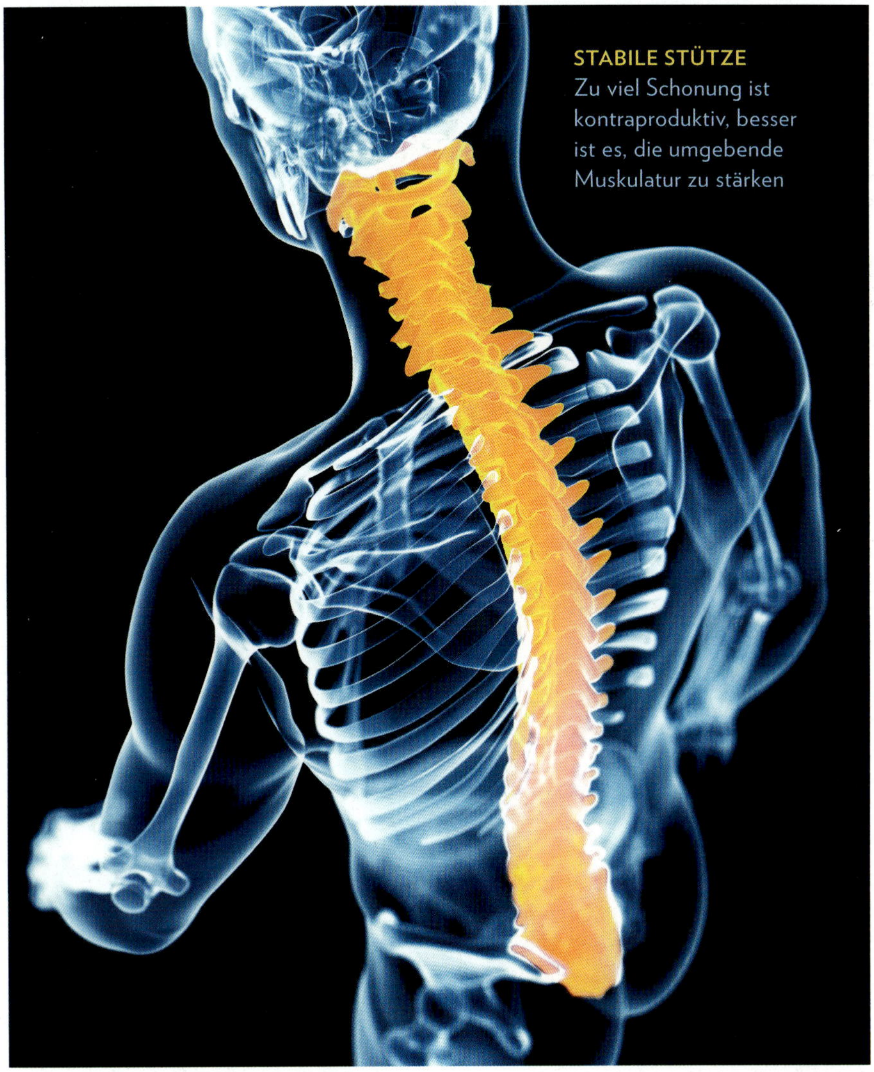

**STABILE STÜTZE** Zu viel Schonung ist kontraproduktiv, besser ist es, die umgebende Muskulatur zu stärken

## MUSKELN

Selbst im Alter lassen sich die Kraftpakete noch aufbauen

Muskeln beschleunigen den Körper eines Sprinters auf nahezu 45 km/h, heben Lasten von mehr als 200 Kilogramm, sie lassen uns lächeln und atmen. Sie überspannen fast sämtliche Knochen, umhüllen Magen, Darm und Blase, das Herz besteht sogar fast ausschließlich aus Muskelmasse. Zwar funktionieren alle Muskelfasern des Menschen nach einem ähnlichen Prinzip, doch Forscher haben herausgefunden, dass es zwei unterschiedliche Typen gibt, die immer gleichzeitig in einem Muskel vorhanden sind:

• Die langsamen Fasern kontrahieren eher gemächlich und entfalten nicht sonderlich viel Kraft, halten jedoch lange durch. Daher sind sie für Ausdauersportarten wichtig. Sie werden auch „rote Muskelfasern“ genannt, weil sie viel von dem roten Eiweißstoff Myoglobin enthalten, der sie optimal mit Sauerstoff versorgt.

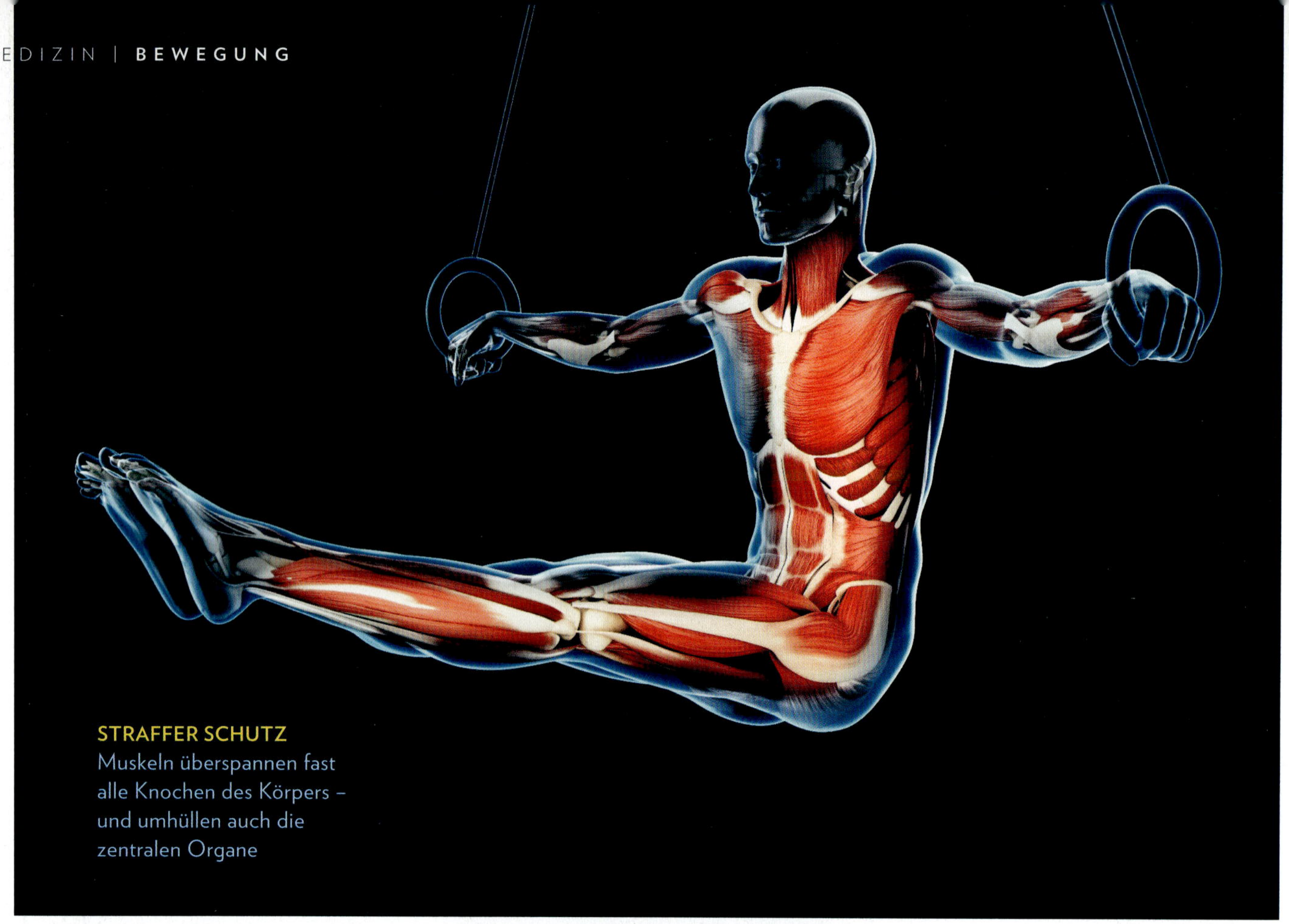

STRAFFER SCHUTZ
Muskeln überspannen fast alle Knochen des Körpers – und umhüllen auch die zentralen Organe

• Die schnellen Fasern sind im Durchmesser dicker, ziehen sich mit größerer Geschwindigkeit zusammen und entfalten mehr Kraft – ermüden aber rasch. Mithin sind sie von Vorteil bei Sportarten, in denen es auf schnelle, kraftvolle Aktionen ankommt. Sie heißen auch „weiße Muskelfasern", was darauf zurückgeht, dass sie weniger Myoglobin enthalten, dafür jedoch vermehrt spezielle Eiweiße, mit denen sie auch ohne Sauerstoffzufuhr Energie gewinnen können – also auch dann, wenn das Blut das Gas nicht schnell genug nachliefern kann.

Die Verteilung der Fasertypen ist von Mensch zu Mensch unterschiedlich, je nach genetischem Profil. In der Regel enthalten die Muskeln eines untrainierten Menschen rund 45 Prozent langsame und 55 Prozent schnelle Fasern. Manche Sprinter besitzen in ihren Muskeln jedoch bis zu 90 Prozent schnelle Fasern, manche Ausdauersportler dagegen genau umgekehrt bis zu 90 Prozent langsame Fasern.

Einige Trainingsmethoden können die Zusammensetzung der Fasern erheblich beeinflussen. So vermag intensives Ausdauertraining weiße in rote Fasern zu verwandeln. Ob dies auch umgekehrt möglich ist, wissen die Forscher derzeit noch nicht.

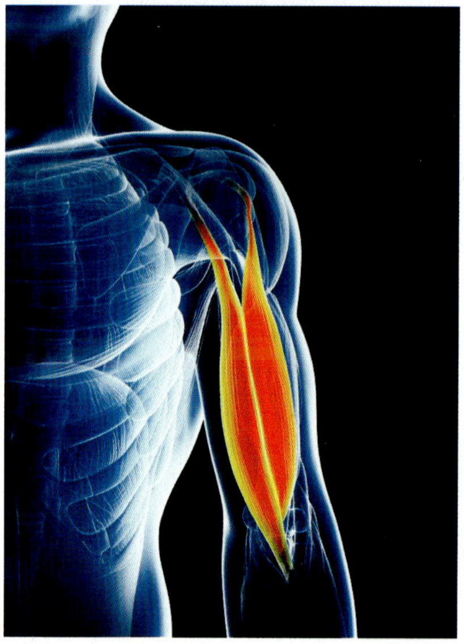

ANHALTENDE KRAFT
Werden Muskeln nicht ständig beansprucht, verkümmern sie nach einiger Zeit

Bekannt ist dagegen, wie sich ein Krafttraining grundsätzlich auf die Muskelfasern auswirkt: Nicht ihre Zahl nimmt zu, wohl aber ihre Dicke.

Beim Muskelaufbautraining gilt allerdings: Mehr nützt womöglich nicht immer mehr. So zeigte eine Studie der Sporthochschule Köln, dass es für ein optimales Muskelwachstum hilfreich sein kann, wenn ein Athlet sein Krafttraining zwischendurch für mehrere Tage unterbricht. Danach, so belegen Laborwerte, lösten die wieder aufgenommenen Übungen einen noch deutlich stärkeren Wachstumsimpuls aus als zu Beginn des Trainings.

Und für alle Muskeln gilt: Jede intensive Form von Bewegung stimuliert Prozesse in den Kraftpaketen, die sie größer und stärker werden lassen. Jede Aktivität, die einen Muskel auch nur leicht überfordert, verursacht jedoch feine Risse in den Muskelfasern, zahlreiche Eiweißmoleküle in seinem Inneren bersten, der Muskel entzündet sich: Es kommt zum Muskelkater.

Der Körper braucht mehrere Tage, um die lädierten Stränge zu reparieren (so lange sollte man mit dem Sport pausieren oder den Muskeln eine nur geringe Belastung zumuten). In dieser Phase wird der Muskel stärker: Er bereitet sich darauf vor, künftig noch größeren Anforderungen standzuhalten. Daher sind Muskeln wahre Meister im Aufbau von Masse, ständig passen sie ihre Kraft und Ausdauer den Bedürfnissen des Körpers an.

**Von Muskeln freigesetzte Eiweiße helfen beim Abbau von Fett**

Zudem setzen die Kraftpakete bei ihrer Arbeit zahllose Eiweiße frei und speisen sie in den Blutstrom. Je stärker sie beansprucht werden und je mehr Muskelmasse ein Körper enthält, desto mehr dieser Stoffe kann der Körper freisetzen – und viele von ihnen haben hormonähnliche Wirkungen.

Sie steigern die Effizienz des Immunsystems, fördern die Zuckerverwertung in der Leber, helfen beim Abbau von Fettdepots, vermindern Entzündungsreaktionen und Arterienverkalkung, regen die Bildung des Bauchspeicheldrüsenhormons Insulin an (was vermutlich Diabetes vorbeugt) und fördern das Wachstum von Knochengewebe. Eine große Muskelmasse ist gut für den gesamten Organismus.

Doch die unbequeme Wahrheit lautet: Die Trainierbarkeit der Muskulatur nimmt schon mit Mitte 20 jedes Jahr ein wenig ab. Das bedeutet: Man muss seine Muskeln später weitaus mehr fordern als in seiner Jugend. Und das geht allein durch Kraftübungen (denn Ausdauertraining verbessert nur die Durchblutung der Muskulatur und stärkt den Herzmuskel).

Doch es gibt auch eine gute Nachricht: Muskelfasern verlieren niemals ihre Fähigkeit, an Masse zuzulegen – intensives Training wirkt daher bis ins Rentenalter. So hat eine Studie ergeben, dass 65-Jährige durch Kraftübungen innerhalb von vier Monaten wieder auf den Stand eines untrainierten 30-Jährigen gelangen können.

## KNOCHEN

### Ungewohnte Bewegungen sorgen für ein stärkeres Skelett

Menschliche Knochen sind leichter als Stahl und elastisch wie Eichenholz. Wie ein Schild legen sie sich um empfindliche Organe, besonders Gehirn, Herz und Lunge. Mehr als 200 von ihnen festigen und stabilisieren den Körper und machen ihn beweglich.

Unsere Knochen bilden dabei keineswegs nur lebloses Stützmaterial: Jeder ist ein hochdynamisches organisches System samt Blutgefäßen und Nerven, das sich ein Leben lang erneuert – und den Lebensbedingungen seines Besitzers anpasst. Spezielle Zellen im Körper zersetzen permanent Knochenmaterial, andere füllen diese Lücken mit neuer Knochensubstanz auf.

In einem Turnus von etwa zehn Jahren erneuert sich auf diese Weise das gesamte menschliche Skelett – jedenfalls solange der Besitzer sorgsam damit umgeht und in Bewegung bleibt.

Denn im Alter lässt die Regenerationsfähigkeit des Skeletts nach. Jene Zellen, die zersetztes Material wieder auffüllen, kommen mit ihrer Arbeit nicht hinterher. So entstehen Schäden im Skelett. Besonders Frauen jenseits der Wechseljahre sind betroffen.

Sport kann den altersbedingten Knochenverfall jedoch effektiv bremsen. Kaum eine Maßnahme hat mehr Einfluss auf das Skelett als Bewegung, denn Knochen bauen sich auf, wenn sie gefordert werden. Durch regelmäßige Aktivitäten wie Joggen oder schnelles Wandern vermehren sich jene Zellen, die Knochensubstanz bilden. Die Knochendichte nimmt zu. Und je dichter die Knochen, desto geringer ist das Risiko eines Bruchs.

Sport stimuliert außerdem die Sehnen, die dadurch elastischer bleiben, weniger leicht reißen und bei jeder Aktivität Zug auf die Knochen ausüben. Die wiederum reagieren auf Zug und Druck mit einem Wachstumsschub; Zellen, die Knochensubstanz bilden, vermehren sich dadurch, das Knochengewebe nimmt an Dichte zu und wird stabiler.

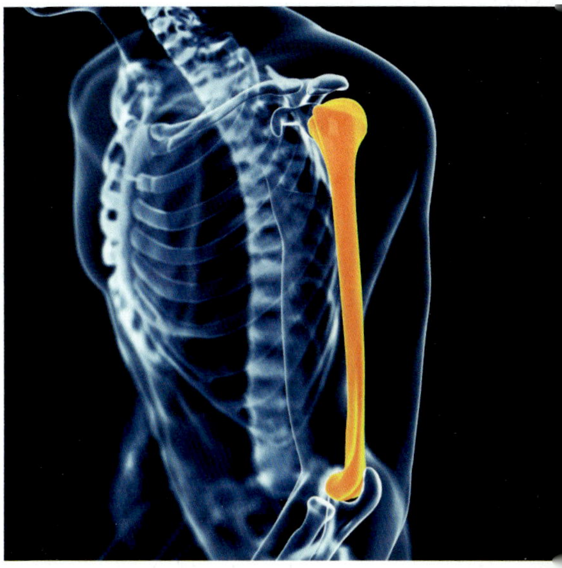

STABILES GERÜST
Ein Oberarmknochen ist doppelt so hart wie Granit – Sport hilft dabei, dass dies so bleibt

Inaktivität hingegen hat rasch negative Folgen. Das zeigte eine Studie an jungen Männern, die 17 Wochen lang bettlägerig waren. In dieser Zeit verloren sie fast 1,5 Prozent ihrer Mineraldichte im Skelett. In manchen zentralen Regionen wie der Wirbelsäule und im Oberschenkel baute ihr Körper sogar bis zu vier Prozent ab. Binnen weniger Monate büßten diese Männer dort ähnlich viel Knochensubstanz ein wie Frauen in den Wechseljahren innerhalb eines ganzen Jahres.

Um die Knochen stark zu halten, sollten Erwachsene daher vom mittleren Lebensalter an möglichst drei bis fünf Stunden pro Woche körperlich aktiv sein. Ideal sind schnelles Gehen, Treppensteigen, Seilhüpfen oder Tanzen. Aber auch schnelle, stoßartige Bewegungsabläufe wie beim Squash und Tennis helfen. Diese Sportarten

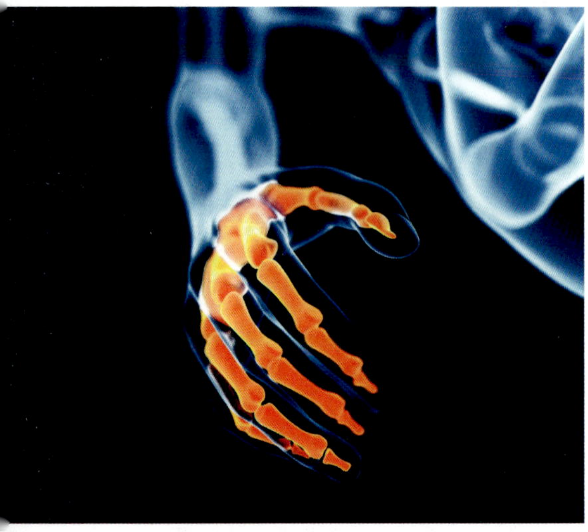

**FESTER GRIFF**
Durch Sport vermehren sich jene Zellen, die Knochensubstanz bilden und so das Skelett verjüngen

belasten zwar die Gelenke, biegen und stauchen die Knochen aber gleichzeitig. Der Körper reagiert auf diese Reize, indem er die Gebeine verstärkt.

Dagegen schonen Schwimmen oder Radfahren zwar die Gelenke, bewirken aber wenig für die Knochengesundheit. Ebenso wenig Krafttraining im Sitzen oder Rudern.

Aufgebaut werden Knochen, wenn sie auf immer neue Weise gefordert werden – etwa durch Bewegungsabläufe, mit denen sie zuvor nicht vertraut waren. Dabei hilft es schon, beim Spazierengehen immer mal wieder ein paar Schritte mit sich überkreuzenden Füßen zu machen, ein wenig zu hüpfen oder auch mal rückwärts zu gehen.

Extrem ausgeübter Sport tut der Gesundheit der Knochen nicht gut, durch chronische Überlastung können sie gar brechen. Etwa wenn ein Marathonläufer regelmäßig über den Punkt hinausläuft, an dem seine Muskeln ermüden. Dann federn sie die Tritte nicht mehr ab, sondern geben die Erschütterungen an den Körper weiter: Auf Dauer überlastet das die Knochen und kann zu Ermüdungsbrüchen führen.

## BINDEGEWEBE

**Dehnen und Hüpfen ist gut für die Elastizität der Faszien**

Lange Zeit hielten Wissenschaftler das Bindegewebe – die Faszien – für eine Art Füllmasse ohne höhere Funktion. Doch mehr und mehr zeigt sich: Das winzige Fasern enthaltende Gewebe übernimmt viele wichtige Aufgaben und ist für unsere Bewegungsfähigkeit ebenso wichtig wie die Muskulatur.

Denn die Faszien geben unserem Körper seine Form. Das Korsett aus Bindegewebe, das bis in die Zehen und Fingerspitzen reicht, hält uns zusammen. Bindegewebsschichten umschließen Blutgefäße, Herz und Gehirn, Leber und Nieren und sorgen dafür, dass Organe nicht aneinanderreiben.

Zu den Faszien gehören auch alle Bänder, die sich zwischen den Knochen spannen, und alle Sehnen, die unsere Muskeln mit Knochen und Gelenken verbinden. Ohne sie würden wir zusammenklappen wie eine Marionette ohne Fäden.

Besäßen wir kein Bindegewebe, könnten wir die Kraft unserer Muskeln nicht nutzen, es käme keine Bewegung zustande. Denn die Faserbündel sorgen letztlich für die Weiterleitung der Kräfte und – in Form von Sehnen – für deren Übertragung auf die Knochen.

Durch zu wenig Bewegung, ständige Anspannung oder Verrenkungen kann das Bindegewebe aber in Mitleidenschaft gezogen werden, es entstehen zuweilen winzige Risse, die Schmerzen verursachen.

Schon ein paar Wochen Zwangsruhe im Gips bringen die Fasern dazu, ungeordnet zu wuchern und sich zu verdicken. Solche Verhärtungen können auf Nerven drücken und Schmerzen verursachen. Und nicht nur dadurch macht sich das Bindegewebe gelegentlich bemerkbar. Vor allem Frauen kennen die Dellen in Oberschenkel und Gesäß, die als Cellulite bekannt sind und etwa durch verhärtete und einziehende Bindegewebsstränge hervorgerufen werden.

Zwar können spezielle Formen der Bindegewebsmassage verfilzte Fasern lockern, am wichtigsten aber ist es, sich viel zu bewegen. Denn das fördert die Regeneration der Faszien. Und so werden Bindegewebszellen, die Fibroblasten, aktiviert, die kleine und selbst größere Wunden reparieren, indem sie neue Kollagenfasern bilden.

Viel Bewegung führt auch dazu, dass die Faszien gut mit Schmiermittel und Nährstoffen versorgt werden – und damit geschmeidig bleiben.

Zwar wird das Bindegewebe bei jeder Art von Sport beansprucht und gedehnt. Nach Ansicht von Faszienexperten sollte normales Training jedoch ergänzt werden, um das gesamte Fasernetz des Körpers flexibel zu halten.

Denn nicht immer erhält das Bindegewebe die richtigen Reize. Schädlich sind vor allem einseitige Kraftanstrengungen, etwa beim exzessiven Gewichtheben, bei denen einzelne Faszien stark beansprucht werden und sich dadurch verstärken, während ihre Gegenspieler eher dünn bleiben. Solche Ungleichgewichte können die Beweglichkeit des Körpers einschränken.

**Wer seine Faszien trainiert, hält den gesamten Körper straff**

Besser für das Bindegewebe sind federnde Bewegungen wie leichtes Hüpfen oder Schwingen des Oberkörpers. Auch wer barfuß auf unterschiedlichem Terrain spaziert, über Baumstämme balanciert oder auf Felsen klettert, fördert die Elastizität der Sehnen und Muskelfaszien. Und Gymnas-

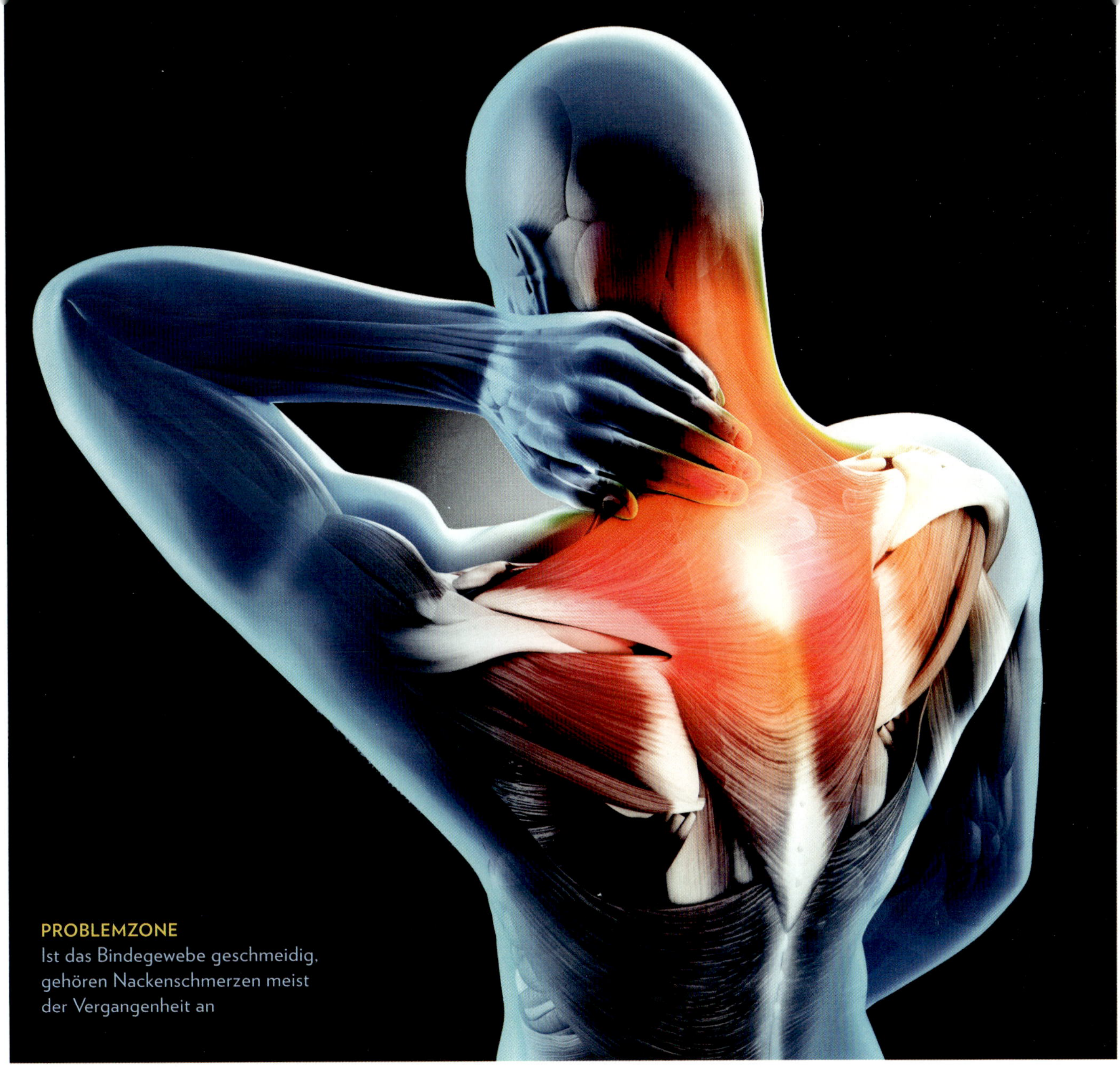

**PROBLEMZONE**
Ist das Bindegewebe geschmeidig, gehören Nackenschmerzen meist der Vergangenheit an

tikübungen mit Reifen oder Bällen beanspruchen die langen Faszienbahnen des Körpers auf ideale Weise.

Simple Dehnübungen können die Gleitfähigkeit des Bindegewebes wiederherstellen, Krankheiten vorbeugen – oder gar heilen. Viele Yoga-Übungen erzielen genau diesen Effekt, aber auch Techniken bei Pilates und Qigong.

Übermäßig anstrengen muss man sich dafür nicht, denn anders als beim Muskeltraining bringt es nichts, an die Belastungsgrenze zu gehen.

Schon zehn Minuten Faszientraining zweimal pro Woche zeigen deutliche Wirkung. Allerdings braucht die Produktion frischer Kollagen- und Elastinfasern viel Zeit. Erst nach etwa einem Jahr hat der Körper die Hälfte des Kollagens erneuert.

Untersuchungen zeigen: Wer konsequent praktiziert, kann seinen Körper bis ins hohe Alter straff und elastisch halten. Und vor allem: beweglich.

## GELENKE

### Schädlich sind extremer Leistungssport – und Nichtstun

Rund 200 Gelenke gibt es in unserem Körper. Die empfindlichen Scharniere werden durch Knorpel geschützt: Wie ein Gleitpolster verhindert der, dass Knochen im Gelenk aufeinanderreiben, sich abnutzen und Schmerzen verursachen. Damit die Gelenke langfristig funktionsfähig bleiben, gilt es sie zu belasten, aber nicht zu überlasten.

Denn bei jeder Bewegung wird der Gelenkknorpel gleichsam wie ein Schwamm durchgewalkt und gründlich mit Gelenkflüssigkeit durchspült – die einzige Möglichkeit für das Gleitgewebe, an Nährstoffe zu gelangen und sich zu regenerieren: Blutgefäße gibt es im Knorpel nicht.

Ein gesundes Kniegelenk etwa profitiert daher im Prinzip von jeder Art von Bewegung, die nicht als Leistungssport betrieben wird. Probleme treten meist nur in solchen Fällen auf, in denen nicht ausreichend trainierte

Sportler sich überfordern oder wenn es zu Stürzen und dadurch verursachte Verletzungen kommt.

Besonders groß sind die auf das Knie wirkenden Kräfte bei Sportarten wie Fußball oder Tennis, die plötzliches Abstoppen, schnelle Richtungswechsel und abrupte Sprints erfordern und die Gelenke häufig durch starke Stöße belasten. Kniefreundlich dagegen sind Fahrradfahren, Schwimmen, Walken, Wandern: Sie belasten das Knie lediglich schwach und bergen nur eine geringe Verletzungsgefahr.

Das gilt auch für das stoßintensivere Joggen: Entgegen oft geäußerter Befürchtungen sind auch dauerhafte Schäden wie Arthrose im Knie unter Läufern nicht häufiger als in der Normalbevölkerung. Manche Studien kommen sogar zu dem Ergebnis, dass regelmäßiges Joggen das Kniegelenk vor Abnutzungserscheinungen schützt.

Wie stark Sehnen und Gelenke beim Laufen beansprucht werden, hängt zumeist nicht so sehr davon ab, wie viel jemand joggt, auf welchem Untergrund oder in welchen Schuhen er unterwegs ist – sondern allein davon, ob die Belastung seinem individuellen Leistungsvermögen entspricht.

Um Verletzungen vorzubeugen, sollte man den Umfang des Sportprogramms nur langsam steigern – um höchstens zehn Prozent pro Woche.

Studien haben gezeigt, dass Läufer, die abwechselnd in zwei, drei oder vier verschiedenen Paar Schuhen joggen oder neben dem Laufen noch einen anderen Sport treiben, sich deutlich seltener verletzen. Da sie besonders vielseitig trainieren, stärken sie offenbar Muskeln, die den Lauf stabilisieren. Und entlasten auf diese Art Gelenke und Sehnen.

Im besonderen Maße abhängig vom Zustand der es umgebenden Muskulatur ist die Gesundheit des Schultergelenks: Je besser die ausgebildet ist, desto weniger Beschwerden bereitet das Gelenk. Die große Beweglichkeit der Schulter macht sie im Sport allerdings auch anfällig für Verletzungen: Selbst das gelenkschonende Schwimmen kann zu einer Überlastung führen, vor allem bei intensivem Kraulen und Rückenschwimmen.

Als besonders schulterfreundlich gelten langsames Brustschwimmen sowie Walking, Joggen, Nordic Walking, Tai-Chi oder Yoga.

Das Hüftgelenk wird durch eine gut ausgebildete Muskulatur stabilisiert; die hält auch Becken und Oberschenkelknochen in der richtigen Position. Für ein entsprechendes Training eignen sich vor allem Sportarten mit harmonischen, gleitenden Bewegungsabläufen, die die Hüfte nur wenig belasten, etwa Schwimmen, Radfahren in ebenem Gelände, Tanzen, Golfspielen oder auch Skilanglauf.

Wer bereits an Hüftbeschwerden leidet, sollte ein Training wählen, das die Gelenke entlastet und sie gleichzeitig bewegt. Wassersportarten wie Schwimmen oder Aqua-Jogging erfüllen diese Bedingungen auf ideale Weise, aber auch Fahrradfahren in ebenem Gelände, Skilanglauf, Nordic Walking, Tai-Chi, Golfspielen oder Tanzen.

Für die Gesundheit der Füße und Sprunggelenke ist es ratsam, häufig barfuß zu laufen – möglichst auf natürlichem Untergrund. Das trainiert Muskeln, Bänder und Sehnen, weil sich der Fuß anders als im Schuh permanent an Unebenheiten anpassen muss. Anfangs sollte man aber nicht mehr als einige Minuten pro Tag ohne Schuhe laufen.

Wer Gefallen daran findet, kann in Barfußschuhen (die nur über dünne, flexible Sohlen verfügen) wandern oder joggen. Für Ungeübte gilt aber stets: Bei Schmerzen während des Barfußtrainings sofort eine Pause einlegen, denn das Umstellen braucht Zeit.

## IMMUNSYSTEM

### Moderate Bewegung aktiviert die Abwehrzellen

Eine der wichtigsten Schutzfunktionen maßvoller sportlicher Betätigung besteht in ihrer Wirkung auf unser Immunsystem: Wird der Körper aktiv, produziert er mehr weiße Blutkörperchen eines bestimmten Typs, die als Abwehrzellen gefährliche Eindringlinge und Fremdstoffe bekämpfen.

Mit zunehmendem Alter aber arbeiten in unserem Körper immer weniger dieser Zellen. Doch jeder Mensch, der sich regelmäßig bewegt, kann diesen Prozess stark verlangsamen.

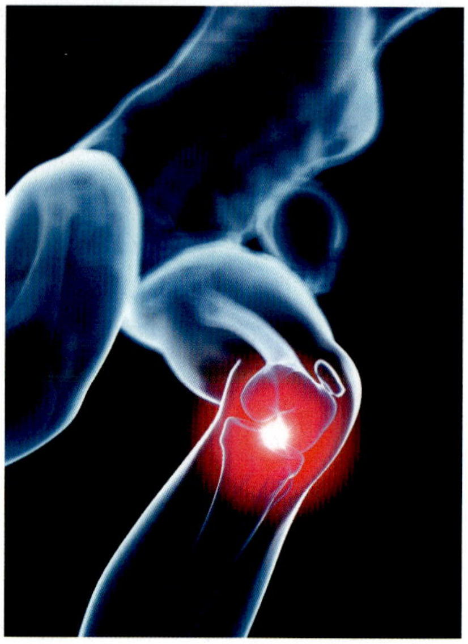

**KNIEGELENK**
Wenn der Knorpel immer wieder belastet, aber nicht überlastet wird, bleibt er lange funktionsfähig

Regelmäßiger Sport lässt außerdem die Zahl entzündungshemmender Immunzellen im Blut ansteigen. Auf diese Weise kann Sport zahlreichen Krankheiten vorbeugen, die infolge chronischer Entzündungsprozesse entstehen, wie Herz-Kreislauf-Erkrankungen und Diabetes.

Mehr noch: Wer fortgesetzt aktiv ist, fördert das Immunsystem, die DNS-Reparatur und die Entgiftung des Körpers derart, dass er sogar bösartigen Tumoren vorbeugen und eine Krebsbehandlung wirksam unterstützen kann. In einer Langzeituntersuchung mit über 25 000 Frauen fanden Wissenschaftler heraus, dass regelmäßiger Sport von mindestens vier Stunden pro Woche das Brustkrebsrisiko deutlich senken kann.

Laut einer anderen Langzeitstudie mit fast 41 000 Männern sank das Risiko, an Krebs zu sterben, um ein Drittel, wenn die Probanden im Durchschnitt täglich nur eine halbe Stunde Rad fuhren oder spazieren gingen.

Zudem hebt Sport die Stimmung – und positive Emotionen stärken das Immunsystem zusätzlich.

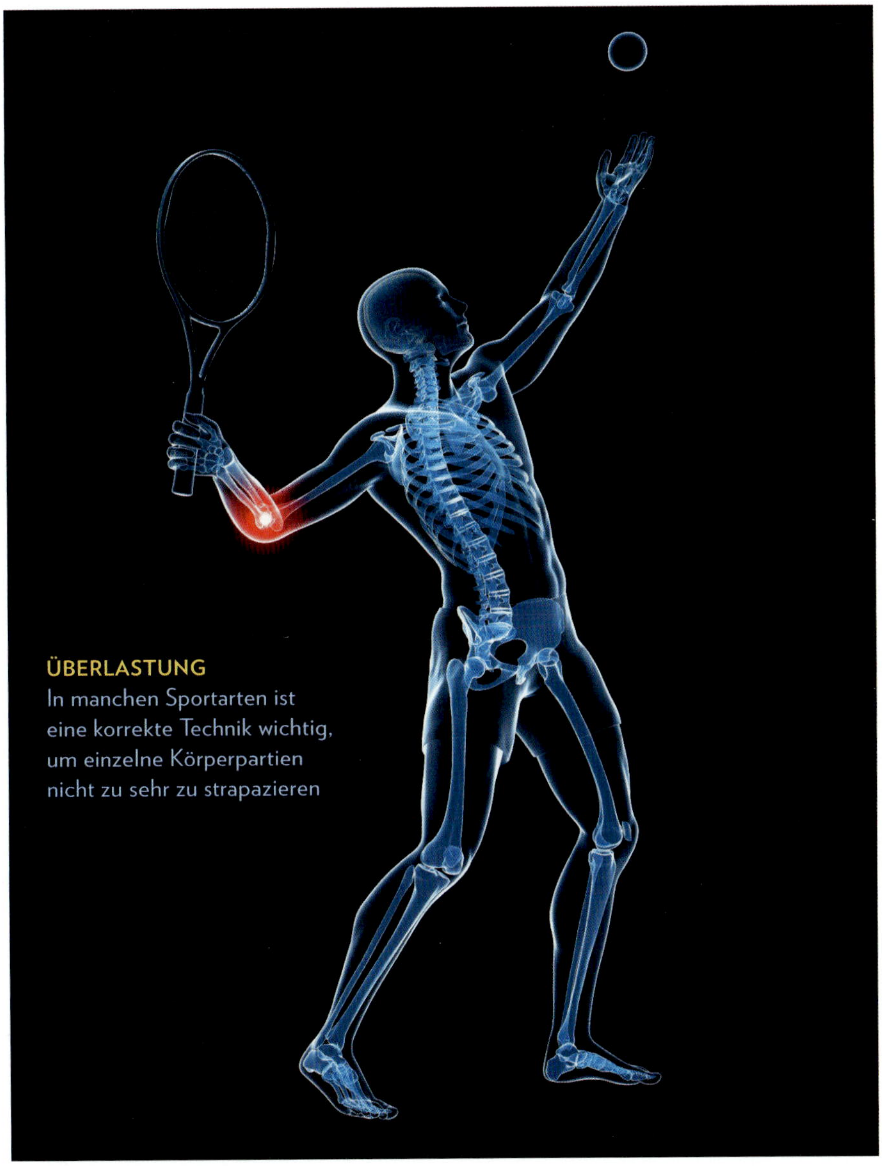

**ÜBERLASTUNG**
In manchen Sportarten ist eine korrekte Technik wichtig, um einzelne Körperpartien nicht zu sehr zu strapazieren

Allein gegen Infekte bietet viel Sport nicht automatisch den größtmöglichen Schutz. Im Gegenteil, hartes, den Körper stark forderndes Training schwächt das Immunsystem sogar kurzzeitig, sodass etwa Schwimmer, Läufer oder Radfahrer nach sehr intensiver oder lang andauernder Anstrengung vorübergehend anfälliger sind für bestimmte Erkrankungen.

Durch hohe Belastung, wie zum Beispiel einen Marathon, steigt die Konzentration des Stresshormons Kortisol im Blut, wodurch wiederum auf komplexe Weise die Abwehrfunktion des Körpers sinken kann. Außerdem ist nach einer intensiven Trainingseinheit kurzzeitig die Konzentration der weißen Blutkörperchen im Blut vermindert, die für das Immunsystem so wichtig sind. Innerhalb von 30 Minuten nach Trainingsende sind Sportler daher anfälliger für Infektionen der Harnwege, Durchfälle sowie für Erkältungen. Denn besonders in den oberen Luftwegen können sich in diesem Zeitfenster leicht Keime ansiedeln.

Ideal für das Immunsystem ist daher ein eher moderates und regelmäßiges Training, am besten an der frischen Luft. Insbesondere Ausdauersportarten wie Joggen, Radfahren oder Schwimmen kurbeln die Körperabwehr an. Um den Organismus – und damit das Immunsystem – nicht zu sehr zu strapazieren, sollte zudem nach jedem Training eine Ruhepause von mindestens 24 Stunden, nach sehr intensivem Sport oder bei Untrainierten von 48 Stunden oder sogar einer knappen Woche eingehalten werden.

## HERZ-KREISLAUF-SYSTEM

### Sport weitet die Gefäße und senkt so den Blutdruck

Zahlreiche wissenschaftliche Studien belegen, dass regelmäßige körperliche Bewegung Herz-Kreislauf-Leiden effektiv vorbeugt. So ergab eine Analyse, dass inaktive Menschen ihr Risiko, eine koronare Herzkrankheit zu entwickeln oder daran zu sterben, allein um 20 Prozent reduzieren können, wenn sie sich im Alltag mehr bewegen, etwa durch eine gute halbe Stunde Spazierengehen pro Tag.

Training kann das Volumen des Herzens um das Doppelte ansteigen lassen, das Organ vermag dann mehr Blut durch den Körper zu pumpen. Sportler nehmen bis zu fünfmal mehr Luft auf als Untrainierte — und versorgen den Körper weit besser mit Sauerstoff, sodass der Organismus wiederum seine Zellen besser mit Nährstoffen versorgen kann. Ohne Training nimmt die Sauerstoffversorgung im Alter ab.

Bei Trainierten weiten sich zudem die Blutgefäße, der Blutdruck sinkt. Regelmäßiger Sport mindert außerdem den Gehalt bestimmter Fette im Blut und beugt damit Arterienverkalkung vor. Zudem scheint wiederkehrende Bewegung den Organismus dazu zu animieren, Schäden in seinem Gefäßsystem gleichsam selber zu reparieren.

Die europäische Leitlinie zur Prävention von Herz-Kreislauf-Krankheiten, in der Experten aus vielen Ländern durch wissenschaftliche Erkenntnisse gestützte Empfehlungen an Ärzte und Patienten abgeben, rät Gesunden daher, auf mittlerem Intensitätsniveau zweieinhalb bis fünf Stunden pro Woche aktiv zu sein – oder auf hohem Niveau eine bis zweieinhalb Stunden.

Die körperliche Aktivität sollte sich auf möglichst viele Wochentage verteilen, jede Einheit mindestens zehn Minuten dauern. Alltägliche Belastungen wie schnelles Gehen oder Treppensteigen dürfen dabei durchaus auch mitgezählt werden.

Um speziell die Herzgesundheit zu fördern, empfehlen Sportmediziner vor allem Ausdauersportarten wie Walking, Nordic Walking, Laufen, Radfahren, Schwimmen, Inlineskaten, Rudern, Aerobic oder Skilanglauf.

Viele Sportmediziner gehen inzwischen davon aus, dass Trainingseinheiten mit hoher Intensität besonders effektiv sind: Nach neuen Erkenntnissen erhöhen sie stärker als moderate Belastungen die maximale körperliche Leistungsfähigkeit, die wiederum sehr zur Senkung des Herz-Kreislauf-Risikos beiträgt. Empfohlen wird daher eine Kombination von Phasen mäßiger und hoher Intensität, etwa in Form eines Intervalltrainings.

Weniger geeignet sind dagegen Sportarten wie Fußball, Tennis oder Squash, bei denen es fortwährend zu einem abrupten Wechsel zwischen Spitzenbelastungen und Ruhephasen kommt. Die kurzen Zeiten maximaler Intensität führen zu Blutdruckspitzen, die Herz und Gefäße belasten können, tragen aber kaum zu einer Erhöhung der Leistungsfähigkeit bei.

Ein moderates Krafttraining, etwa im Fitness-Studio oder durch spezielle Übungen, ist in jedem Fall eine gute Ergänzung zum Ausdauertraining.

Auch wenn Menschen bereits unter Herz-Kreislauf-Erkrankungen leiden, wirkt sich Bewegung – zumeist – positiv aus. Eine Auswertung von Studien an insgesamt mehr als 20 000 Patienten mit koronarer Herzkrankheit hat ergeben, dass die Gesamtsterblichkeit im Untersuchungszeitraum um fast 30 Prozent zurückging, wenn die Patienten an einem Herzsport-Trainingsprogramm teilnahmen.

Eine weitere Studie zeigte, dass regelmäßige körperliche Aktivität ebenso wirksam sein kann wie manche medizinische Therapie, um den Erkrankungsverlauf bei koronarer Herzkrankheit positiv zu beeinflussen. Bei einer deutschen Studie mit männlichen Patienten, die an chronischer Verengung der Herzkranzgefäße litten, bekam die eine Hälfte der Patienten Stents eingesetzt, winzige röhrchenförmige Implantate zum Offenhalten und Stabilisieren von Gefäßen. Die andere Hälfte trainierte ein Jahr lang auf einem Fahrradergometer. Von den Radlern blieben 88 Prozent ohne akute Beschwerden, bei der Vergleichsgruppe waren es nur 70 Prozent.

Auch für Patienten mit Bluthochdruck, Herzschwäche oder peripherer arterieller Verschlusskrankheit ist der günstige Effekt von Training erwiesen.

Eine Überlastung des Herzens ist aber ungesund – wenn sie nicht gar tödlich sein kann. Es kommt immer wieder vor, dass ein Marathonläufer während des Wettkampfs an plötzlichem Herzversagen stirbt.

Vereinzelt kann sich bei Athleten, die sich über Jahre mehrere Stunden pro Tag intensiv belasten, der Herzmuskel so verändern, dass das Risiko für Herzrhythmusstörungen oder gar einen plötzlichen Herztod steigt. Oder das Herz hatte eine nicht erkannte Vorschädigung. Wie so oft gilt also auch hier: Moderate Bewegung ist gesund, wer Leistungssport treiben will, sollte vorher mit einem Arzt sprechen.

## STOFFWECHSEL

### Langes Sitzen erhöht den Spiegel an schädlichem Cholesterin

Als Stoffwechsel, auch Metabolismus, bezeichnen Mediziner die Gesamtheit aller biochemischen Prozesse in den Körperzellen; er ist damit Grundlage aller lebenswichtigen Vorgänge im Körper.

Diese Prozesse werden stark beeinflusst von unserer Lebensweise, und insbesondere auch von unserer körperlichen Aktivität – oder Inaktivität.

So verändern bereits drei bis vier Stunden ununterbrochenen Sitzens den Stoffwechsel. Bei längerer Untätigkeit kommt offenbar ein Enzym namens Lipoprotein-Lipase weniger zum Einsatz. Diese Substanz spielt eine wichtige Rolle beim Abbau von Fetten. Eine mögliche Folge des Sitzens ist somit, dass der Cholesterinspiegel im Blut ansteigt – und sich mithin das Risiko für Übergewicht und Herz-Kreislauf-Krankheiten erhöht.

Daher betonen Forscher zunehmend, dass Bewegung nicht nur auf bestimmte Sport-Zeiten beschränkt sein sollte, vielmehr sollte sie unseren gesamten Alltag immerzu durchziehen – und das gilt nicht nur für Sportmuffel, sondern auch für Hobbyathleten.

Denn gestückelte, kleine Bewegungseinheiten (ob Treppensteigen im Büro, energisches Staubsaugen oder Gärtnern zu Hause) haben einen gewichtigen Vorteil: Sie unterbrechen längere Phasen des Sitzens – eine zwar bequeme, doch auf Dauer ungesunde Körperhaltung.

Wer zu viel sitzt, nimmt rascher zu, wird eher krank, und stirbt im Mittel früher – selbst dann, wie einige Forscher vermuten, wenn er sich nach einem langen Tag auf dem Schreibtischstuhl noch zum Sport aufrafft.

Ein Fitnessmuffel, der tagsüber bei der Arbeit oft auf den Beinen ist, lebt demnach womöglich gesünder als

### *Gut zu wissen*

**Vorbeugung**

Bewegung ist nicht nur Heilmittel, sie wirkt auch prophylaktisch, indem sie Alterungsprozesse hinauszögert.

**Anstrengung**

Ideal ist die Trainingsintensität, wenn Puls und Atmung beschleunigt sind, aber ein Gespräch möglich bleibt.

**Faszientraining**

Verhindert Schmerzen infolge einer Verhärtung des Bindegewebes – und beschleunigt die Wundheilung.

**Klettern**

Fördert die Körperkraft und beugt Haltungsschwächen vor – was hilfreich bei Rückenproblemen ist.

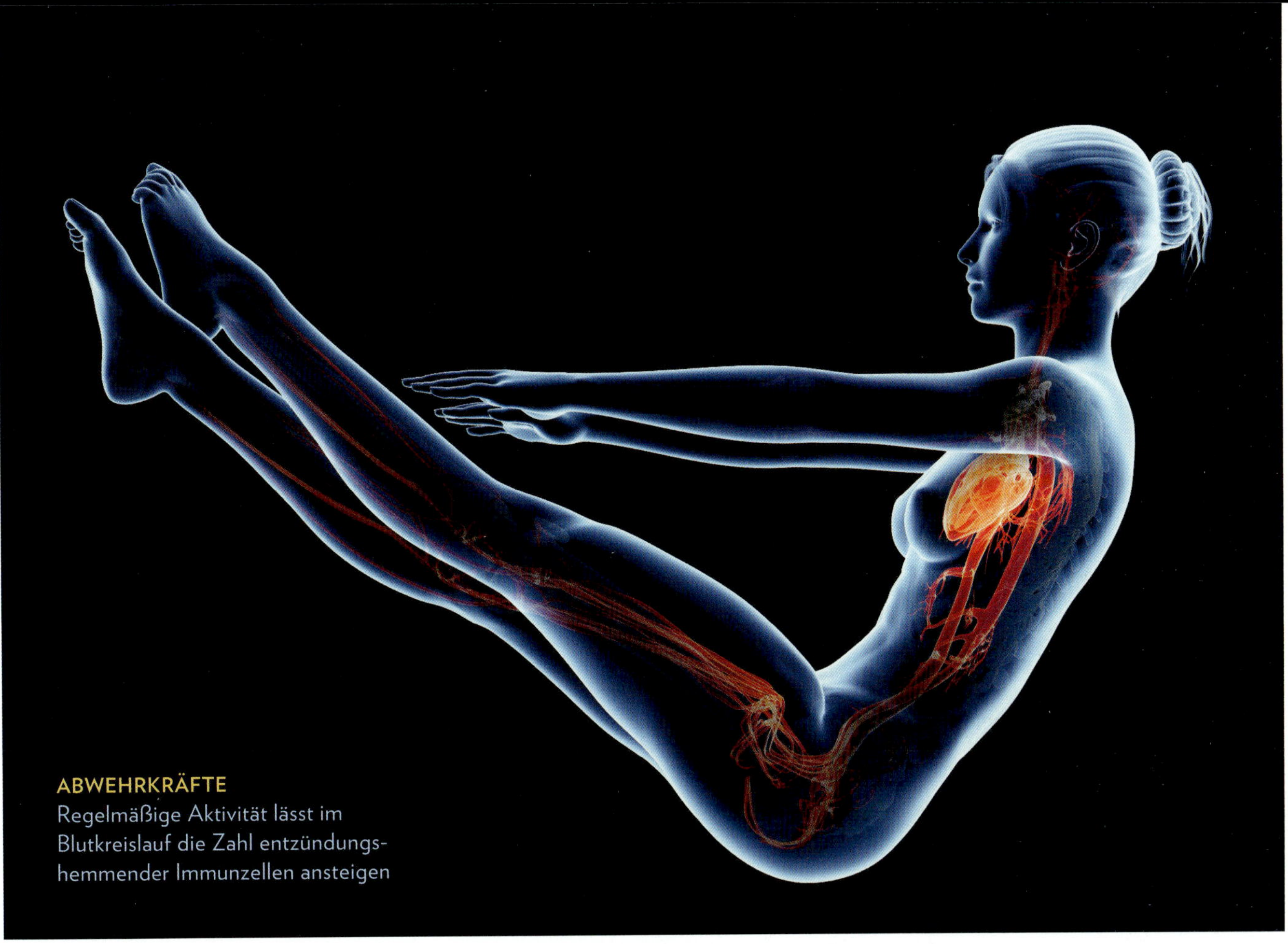

**ABWEHRKRÄFTE**
Regelmäßige Aktivität lässt im Blutkreislauf die Zahl entzündungshemmender Immunzellen ansteigen

ein acht Stunden lang dauersitzender Büroangestellter, der nach Feierabend regelmäßig ins Fitness-Studio geht.

Dabei lassen sich die negativen Effekte des langen Sitzens recht einfach vermeiden. So hat eine australische Studie gezeigt, dass sich bereits knappe Unterbrechungen positiv auswirken. Selbst Stehen oder kurzes Umhergehen regen den Stoffwechsel an, mit allen gesundheitsfördernden Begleiterscheinungen.

Die Macht der Gewohnheit, die manchen zur Trägheit verleitet, kann uns sogar unterstützen: Studien zeigen, dass ein neues Verhalten, etwa ein Spaziergang auf dem Nachhauseweg, schon binnen weniger Wochen zur Routine wird, sofern man sich konsequent daran hält.

Wer also eine Zeit lang bewusst darauf achtet, die Treppe zu nehmen statt den Fahrstuhl, morgens oder abends eine gewisse Distanz zu Fuß zurückzulegen, im Büro beim Telefonieren aufzustehen oder regelmäßig schwungvoll zu staubsaugen – der kann bald nicht mehr anders.

Und je mehr es uns gelingt, solch scheinbar simple Bewegungen auf Dauer im Alltag umzusetzen, desto größer ist am Ende auch die Summe unserer gesamten Aktivität. Und damit das Plus für den Stoffwechsel und unsere Gesundheit.

Doch auch ambitionierter Sport hat eine wichtige Funktion für den Stoffwechsel, etwa für eine Diabetes-Prophylaxe: Bei intensiver Bewegung schütten Muskeln Proteine aus, die die Zuckerverwertung im Darm anregen. Die Signalstoffe fördern auch die Bildung von Insulin in der Bauchspeicheldrüse und helfen so, den vom Körper aufgenommenen Zucker effizient zu verwerten.

Zudem lagern die Muskeln selber Zuckermoleküle als Energiereserve ein, entziehen jene so dem Stoffwechsel und entlasten das Insulin beim Abbau des Blutzuckers.

Auch dringen die Botenstoffe der Muskeln bei ausreichend Bewegung bis in die Leber vor und kurbeln dort die Verwertung von Zucker an, was vor Übergewicht schützt. Auf ähnliche Art wirken die Signaleiweiße auf die Fettspeicher des Körpers – dort leiten sie gleichsam die Selbstauflösung der Vorräte ein, das Fett vermindert sich – sofern man weniger Energie zu sich nimmt als benötigt.

Sportlich aktive Menschen erkranken daher nicht nur seltener an Diabetes, sondern entwickeln auch seltener Übergewicht – mit dem Effekt, auf diese Weise auch Herz-Kreislauf-Erkrankungen vorzubeugen.

Mehr noch: Die muskulären Botenstoffe greifen vor allem jene Fettdepots an, die die Bildung von Tumoren begünstigen. Zudem werden Substanzen, deren zerstörerische Kraft Wucherungen wachsen lässt, rascher ausgeschieden, sodass sie keinen Schaden anrichten können.

Daher halbiert regelmäßiger Sport das Risiko, an Darmkrebs zu erkranken. ○

---

**SEBASTIAN KAULITZKI**, Jg. 1985, lebt in Potsdam und ist spezialisiert auf medizinische Illustrationen.

# Wie Bewegung der Seele guttut

TEXT: BERTRAM WEISS

Sport stärkt nicht nur **den Körper**, sondern auch den Geist: Denn die Aktivität wirkt positiv auf den Mix an Botenstoffen, den **das Gehirn** produziert – und dadurch heilsam auf unser Gemüt

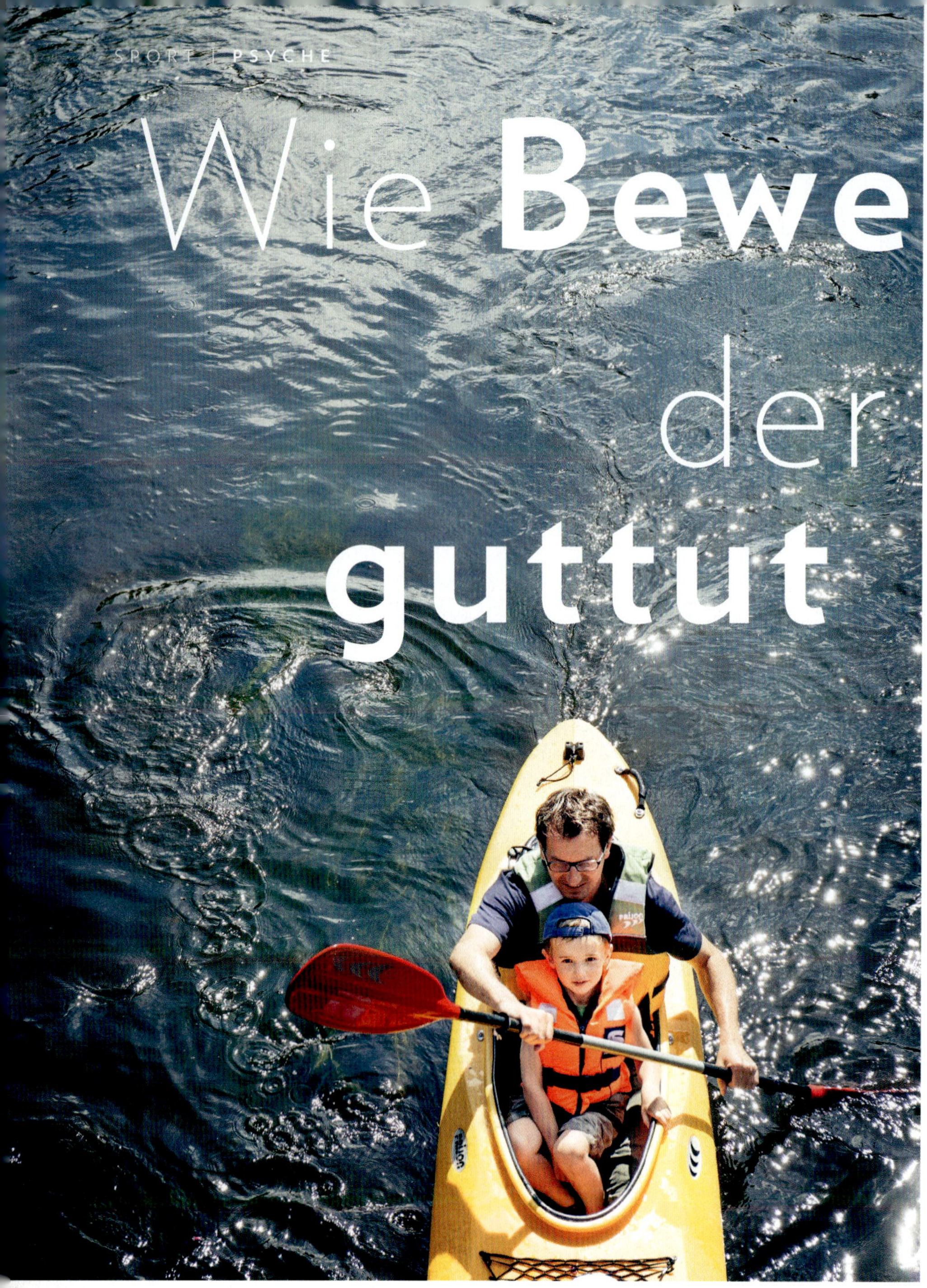

**AUSDAUERSPORT**
Gleichförmige Bewegung baut Stresshormone ab – und sorgt so für Entspannung

Viele Jahre lang hielt Martin Schultz sein Aussehen für abstoßend, obwohl es objektiv überhaupt keinen Grund dafür gab. Er mied jeden Blick in den Spiegel. Zog sich von anderen Menschen zurück, war ständig deprimiert.

Schließlich las Schultz von einer Erkrankung namens „körperdysmorphe Störung“: dem Empfinden, dass der eigene Körper entstellt sei. Ein Arzt diagnostizierte bei ihm außerdem Dysthymie, eine Art chronischer Depression, die zwar nicht stark ausgeprägt ist, jedoch immer wieder zu Niedergeschlagenheit führt.

Seit einiger Zeit geht es dem heute 49-jährigen Projektmanager besser: Zum einen hat er sich eingehend mit seiner Familiengeschichte befasst, vor allem aber bewegt er sich viel mehr als früher. „Anders als viele andere Betroffene verspüre ich Lust auf Sport sogar dann, wenn sich eine depressive Phase ankündigt“, sagt Schultz. Die

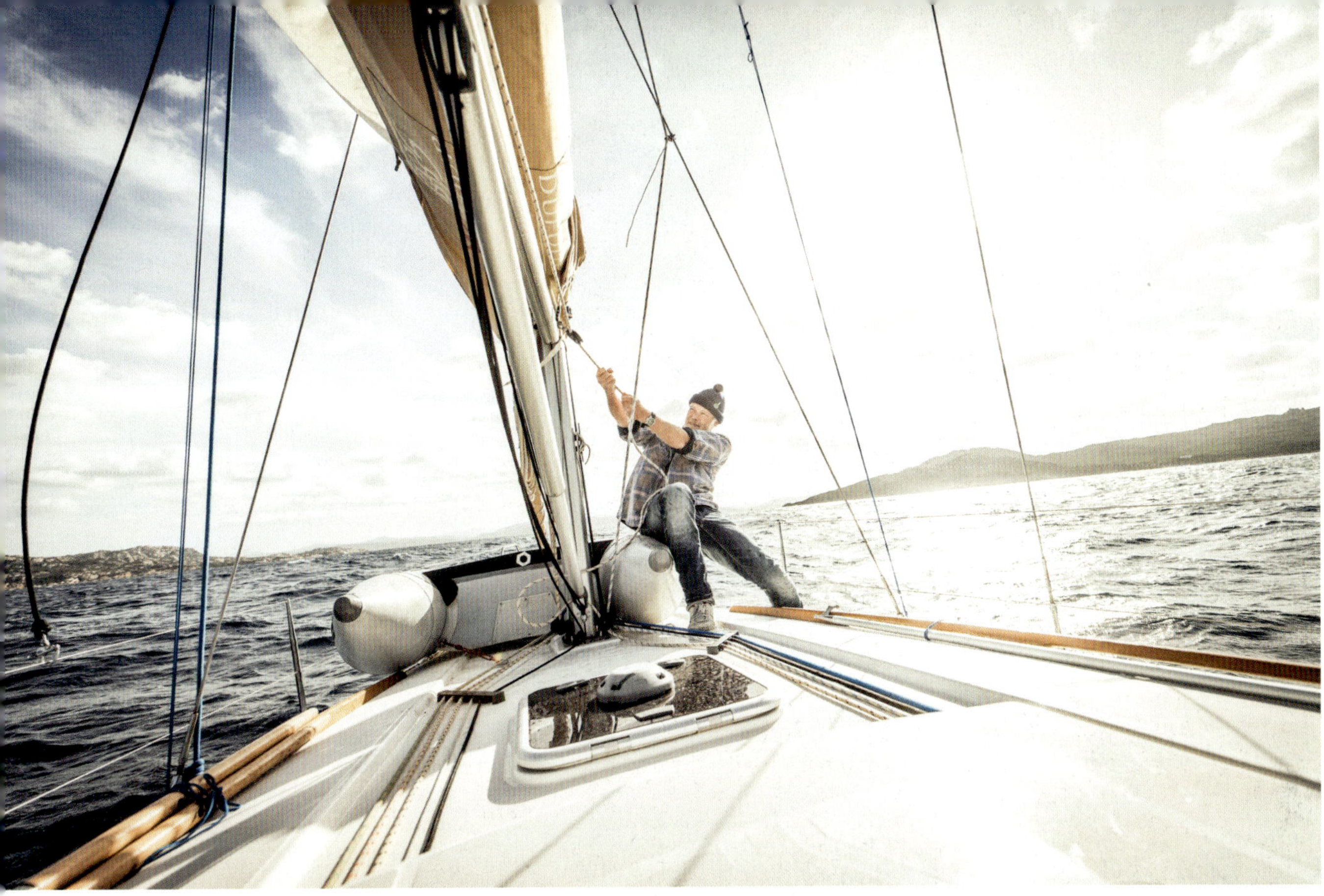

MUSKELARBEIT
Wenn wir uns verausgaben, schüttet unser Organismus wohltuendes Serotonin aus

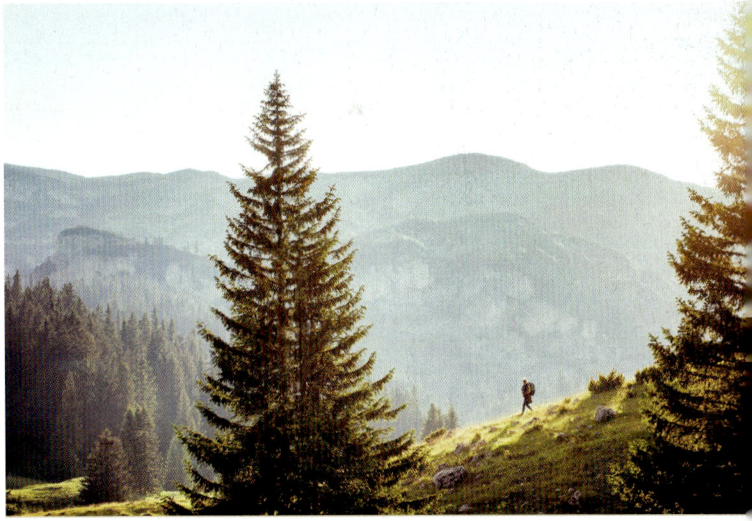

WANDERLUST
Körper und Psyche des Menschen sind evolutionär auf ein Dasein in Bewegung optimiert

Bewegung wirke auf ihn wie ein Medikament. Laufen und Radfahren, beides helfe ihm, ein seelisches Tief zurückzudrängen und die Kontrolle über sein Ich nicht zu verlieren.

**Dass sich leichte** bis mittelschwere Depressionen durch körperliche Aktivität zum Teil ebenso gut behandeln lassen wie durch Medikamente oder Psychotherapien, ist längst gesicherte wissenschaftliche Erkenntnis.

Daher setzen viele Therapeuten bei ihren Patienten nicht mehr allein auf klassische Methoden, sondern gehen mit ihnen spazieren, schicken sie aufs Ergometer oder organisieren Laufgruppen und Tanzkurse.

Tatsächlich wirkt körperliche Ertüchtigung unmittelbar auf die biochemischen Vorgänge im Gehirn ein.

Schon wenn Menschen nur ein paar Minuten sportlich aktiv sind, strömen vermehrt Botenstoffe durch ihren Körper, darunter etwa Hormone, die die Stimmung aufhellen oder wie Beruhigungsmittel wirken.

Dies geschieht aber nicht nur während der eigentlichen Anstrengung: Auch dauerhaft vermag sportliche Aktivität die Botenstoffe in eine gesunde Balance zu bringen. So nimmt durch die Arbeit der Muskeln beispielsweise die Konzentration des Hormons Sero-

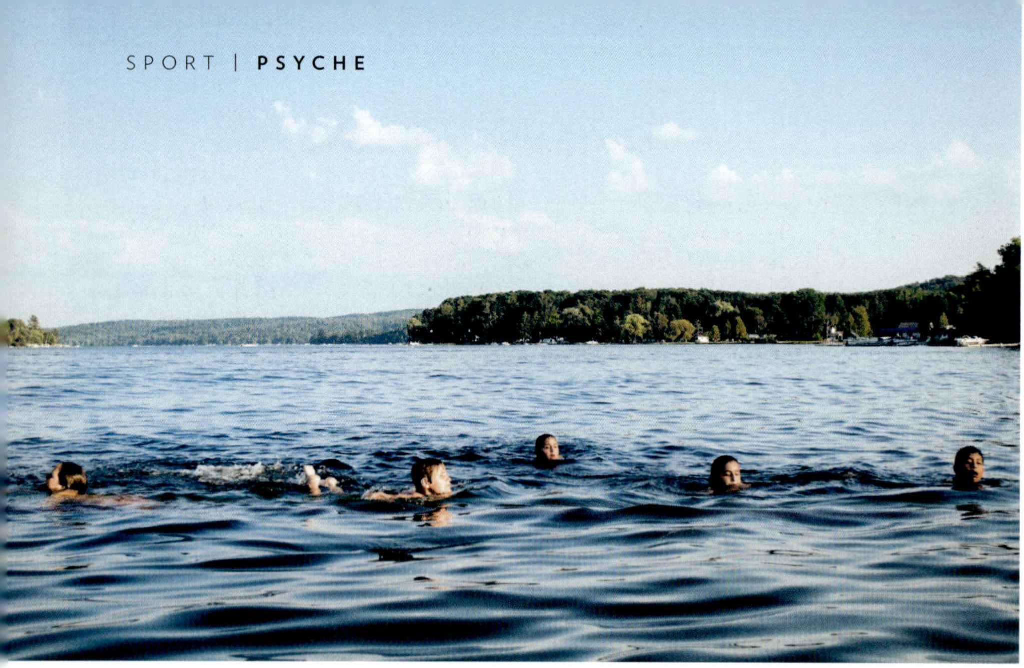

KREISLAUF
Schwimmen kurbelt die Durchblutung an: Das Gehirn wird besser versorgt und bleibt gesund

tonin zu – ein Effekt, der unter anderem unsere Stimmung heben kann.

Das erklärt auch, weshalb nicht nur depressive Menschen durch körperliche Aktivität eine Verbesserung ihres psychischen Wohlbefindens erleben, sondern auch all jene in normaler Stimmungslage.

Sport eignet sich darüber hinaus sehr gut als Hobby, das es uns ermöglicht – etwa beim Joggen im Park – abzuschalten, beim Fußball sozialen Zusammenhalt zu erleben, beim Krafttraining selbst gesteckte Ziele zu erreichen. Wer in der Freizeit spürt, dass er etwas schaffen kann, verändert meist auch seinen Blick auf die Herausforderungen der Arbeitswelt, der Stress erscheint oft nicht mehr als so belastend.

Dass uns körperliche Aktivität derart guttut, ist mit Blick auf die Geschichte der Gattung Homo völlig plausibel: Der Mensch hat mehr als 99 Prozent seiner Entwicklungsgeschichte fortwährend in Bewegung verbracht, als Jäger und Sammler.

Daher ist unser Organismus noch immer für ein Dasein als Wanderer und Dauerläufer optimiert.

So bequem es auch sein mag, dass wir uns heutzutage kaum noch körperlich anstrengen müssen: Wer sich regelmäßig bewegt, wird in vielerlei Hinsicht belohnt. Dazu zählt nicht zuletzt der stimmungsaufhellende Effekt körperlicher Aktivität.

Ebenso hilft Sport gegen Angstzustände. Patienten mit einer krankhaften Angststörung etwa erleben bei sportlicher Anstrengung körperliche Reaktionen, die sie sonst nur mit dem Gefühl der Panik verbinden: Herzrasen, Schwitzen, leichten Schwindel und schnelleres Atmen. Die Betroffenen lernen auf diese Weise: Solche Veränderungen sind völlig normal – und nicht zwangsläufig Signale der Angst.

Stressgeplagte Menschen profitieren besonders stark von dem angstlösenden Effekt, den Bewegung mit sich bringt. Und mehr noch: Sport steigert nachweisbar auch das Selbstwertempfinden und verbessert somit die Stressresistenz. Hunderte Studien belegen inzwischen: Wer sich ausreichend bewegt, fühlt sich merklich besser.

Psychologen nehmen an, dass es die Erfahrung von Kontrolle über das eigene Leben mit sich bringt, wenn es gelingt, sich zu Aktivitäten aufzuraffen; die Betroffenen haben plötzlich wieder das Gefühl, durch ihr Handeln etwas bewirken zu können.

Damit körperliche Ertüchtigungen – ganz gleich ob alltägliche Bewegungen oder sportliche Aktivitäten – ihren gesundheitsfördernden Effekt bestmöglich entfalten und möglichst stressmindernd wirken, sollte man sich jedoch zweier Regeln bewusst sein.

## I. Mehr Bewegung im Alltag

Treppe statt Aufzug, Spaziergang statt Kaffeeküche

Es muss nicht gleich schweißtreibender Sport sein: Schon etwas mehr Aktivität im Alltag – etwa Spaziergänge, Haus- oder Gartenarbeit – hat einen positiven Effekt auf die Gesundheit. Um Kreislauf, Lunge, Muskeln und Knochen fit zu halten sowie das Risiko, an Depression zu erkranken, dauerhaft zu senken, empfiehlt die Weltgesundheitsorganisation mindestens zweieinhalb Stunden Bewegung pro Woche.

Für manchen gestressten Menschen mag das nach überaus viel klingen. Doch wer das Pensum über die Woche verteilt – etwa auf fünf Tage je eine halbe Stunde und diese wiederum auf drei zehnminütige Einheiten –, sollte das gesundheitsfördernde Bewegungsprogramm auch in einem sehr vollen Terminplan unterbringen können.

Oft lässt sich alltägliche Tätigkeit, die man ohnehin ausübt, mit Bewegung verbinden. Etwa indem man den Weg zur Arbeit (zumindest teilweise) zu Fuß oder per Fahrrad zurücklegt, die Treppe nimmt, statt mit dem Aufzug zu fahren, oder die Mittagspause nicht in der Kaffeeküche, sondern mit einem kurzen Spaziergang verbringt.

Neben den positiven Langzeitfolgen kann eine kurze, aktive Pause auch ganz akut helfen: Bereits zehn Minuten zügiges Gehen wirken sich nachweislich positiv auf unsere Stimmung aus – wenn auch nur für kurze Zeit.

## II. Der richtige Sport für die Psyche

Nicht bis zur völligen Entkräftung

Wer von lang anhaltenden psychischen und stärkeren körperlichen Effekten profitieren möchte, sollte sein Bewegungsprogramm ausbauen. So ist es

## *Gut zu wissen*

**»Glückshormone«**

Bereits nach wenigen Minuten Sport setzt unser Organismus stimmungsaufhellende Substanzen frei.

**Selbstsicherheit**

Das Gefühl der Kontrolle über den eigenen Körper stärkt das Selbstwertempfinden und die Stressresistenz.

**Langzeiteffekt**

Studien zeigen, dass regelmäßiger Sport die Psyche stabilisieren und sogar Depressionen lindern kann.

**Empfehlung**

Für ein gesundes Gemüt sind zweieinhalb Stunden Bewegung in der Woche das Mindestmaß.

VORBEUGUNG
Schon ein Minimum an Aktivität senkt das Risiko für seelische Krankheiten spürbar

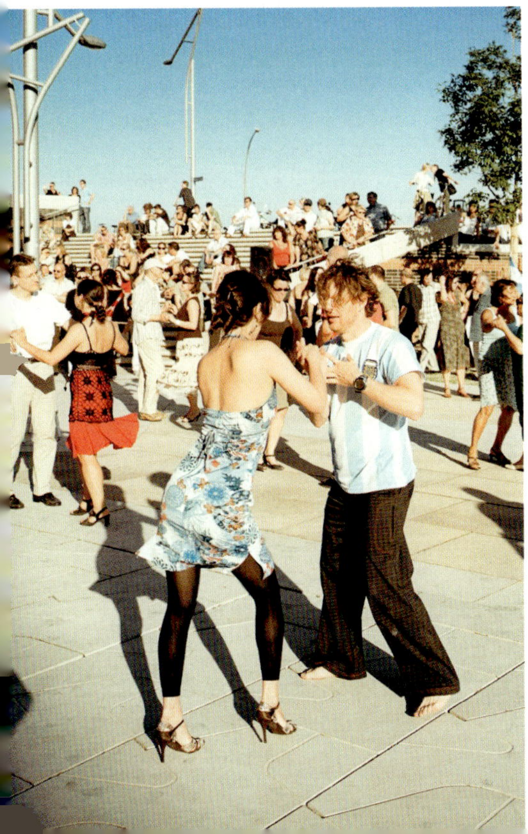

beispielsweise sinnvoll, neben der Ausdauer auch die Kraft zu trainieren, den Umfang der alltäglichen Bewegung weiter zu erhöhen oder sie durch tatsächlich schweißtreibende – mithin sportliche – Aktivitäten zu ergänzen.

Dabei gilt es jedoch, einige Grundsätze zu beachten, damit der Sport nicht zum zusätzlichen Stressfaktor oder gar zum Gesundheitsrisiko wird.

Vor allem Anfängern und Wiedereinsteigern im Alter von mehr als 35 Jahren empfehlen Sportmediziner eine Vorsorgeuntersuchung. Auch Raucher sowie Übergewichtige und Menschen, die an Bluthochdruck leiden, Diabetes, Wirbelsäulenbeschwerden, Herz-, Lungen- oder Schilddrüsenproblemen, sollten mit ihrem Arzt sprechen, ehe sie sportlich aktiv werden.

Nicht nur für den körperlichen Trainingseffekt, sondern auch für die positiven Wirkungen auf die Psyche ist es wichtig, regelmäßig zu trainieren. Dabei sollte, gerade am Anfang, die Belastung nicht zu hoch gewählt werden – so kann man am ehesten in aller Ruhe ein Gefühl für den eigenen Körper und die richtige Trainingsintensität finden. Das Ziel sollte angenehme Erschöpfung sein, keinesfalls völlige Entkräftung. Auch Ruhephasen sind ausreichend lang einzuplanen.

Obendrein sollte der Sport Spaß machen. Naturgemäß wird man sich hin und wieder zusammenreißen müssen oder (vor allem als Anfänger) mitunter früh an seine Grenzen stoßen. Doch wer sich stets aufs Neue zum Sport zwingen muss, verbessert zwar womöglich die körperliche Fitness – tut seiner Psyche aber nichts Gutes.

Um herauszufinden, welche Sportart Freude bereiten könnte, lohnt es sich, seine persönlichen Vorlieben zu erspüren: Motiviert es mich, in der Gruppe aktiv zu sein, oder stellt sich eher ein unangenehmer Leistungsdruck ein? Sind mir die Umgangsformen beim Fußball zu grob? Empfinde ich Tanzen eher als peinlich oder als befreiend? Schätze ich den Kontakt mit der Natur, oder ziehe ich ein klimatisiertes Fitness-Studio vor? Im Zweifel hilft es, manches auszuprobieren und sich von Trainern oder einem Sportmediziner beraten zu lassen.

Um das Mehr an alltäglicher Bewegung oder auch die eigenen Fortschritte beim Sport bewusster wahrzunehmen, kann es hilfreich und motivierend sein, die Aktivitäten zu dokumentieren. Auch das Verfolgen eines Zieles, etwa die Teilnahme an einem Wettkampf, kann ein guter Ansporn sein.

Ein entscheidender Aspekt, auf den gestresste Menschen achten sollten, ist allerdings: Übertriebener Ehrgeiz kann schnell in zusätzlichen Stress ausarten. Daher gilt es, das rechte Maß zu finden, auf die Signale des eigenen Körpers zu hören, sich in Gelassenheit zu üben.

**Im Grunde,** so die für viele Laien überraschende Erkenntnis der Experten, muss man sich nur verhältnismäßig wenig anstrengen, damit die sportliche Aktivität eine positive Wirkung auf Körper und Seele entfaltet.

Es genügt bereits, regelmäßig und langfristig Energie im Ausmaß von 1000 Kilokalorien pro Woche durch Bewegung zu verbrauchen. Das ist nicht sehr viel – ein energischer Fußgänger verbrennt in einer Stunde bereits rund 350 Kilokalorien, ein schneller Radfahrer sogar das Doppelte.

Die Auswertung von mehr als 30 000 Teilnehmern einer norwegischen Langzeitstudie bestätigt eindrucksvoll, dass sich eine Schutzwirkung vor Depression schon bei einer kleinen Dosis Bewegung einstellt.

Demnach erkrankten gänzlich inaktive Männer und Frauen mit einer um 44 Prozent höheren Wahrscheinlichkeit an der seelischen Krankheit als jene, die sich mindestens eine Stunde in der Woche sportlich betätigten.

Dem Projektmanager Schultz ist das allerdings zu wenig. Er trainiert heute ein bis zwei Stunden täglich, meist mit dem Fahrrad, läuft ab und zu auch Marathondistanzen und organisiert „MutLäufe" für Menschen mit Depressionen.

Medikamente braucht er schon lange nicht mehr. ○

---

**BERTRAM WEISS**, Jg. 1983, ist Textredakteur im Team von GEO WISSEN.

# *Die* Fitness-Formel

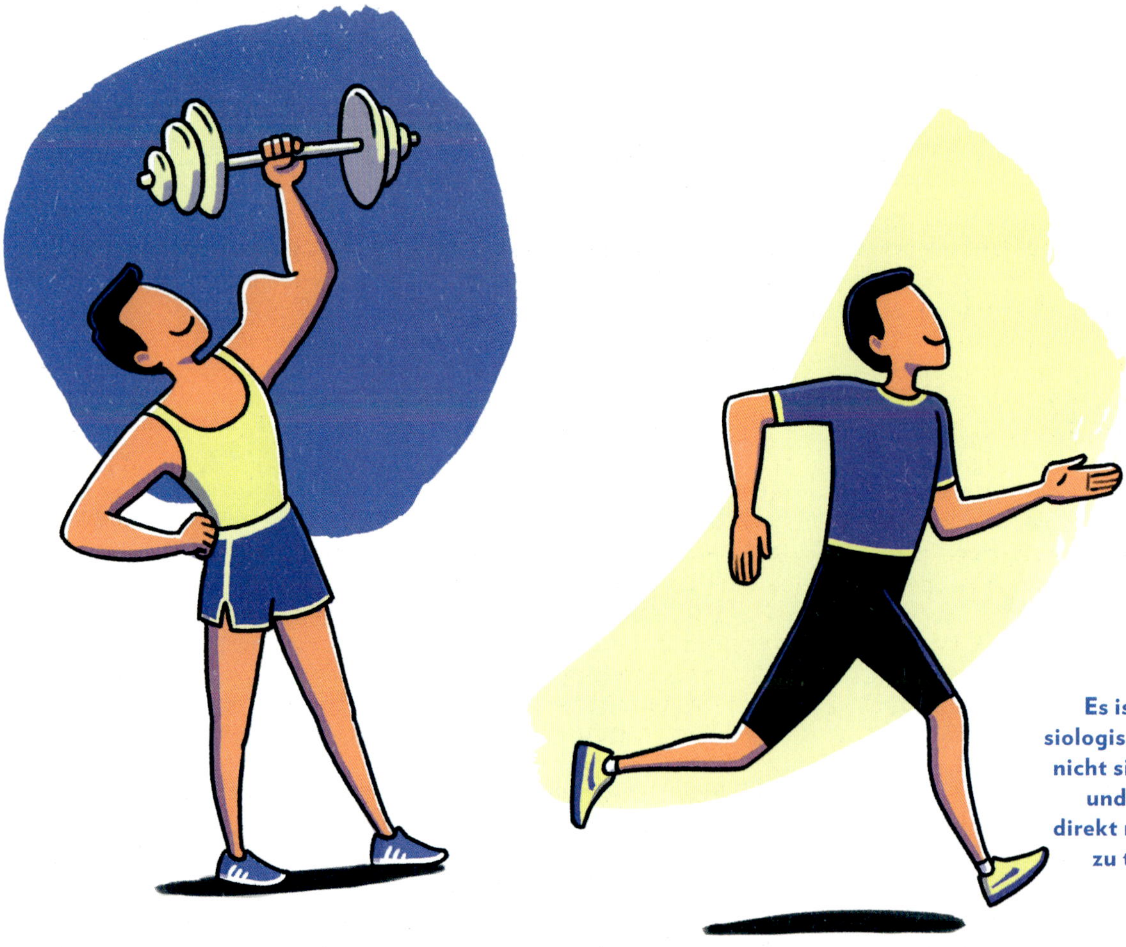

**Es ist aus physiologischen Gründen nicht sinnvoll, Kraft und Ausdauer direkt nacheinander zu trainieren**

**Muskelkraft und Ausdauer** sind die Voraussetzung für jeden Sport. Worauf aber muss man beim Training achten, was sollte man essen – und welchen Stellenwert hat die Regeneration?

**16 Antworten zum richtigen Training von Kraft und Kondition**

TEXT: **MARTIN PFAFFENZELLER** • ILLUSTRATIONEN: **DANAE DIAZ**

# Die 8 wichtigsten Fragen zum Muskelaufbau

## 1
## Sind lange oder **kurze, aber harte Trainingseinheiten** besser?

Wer Kraft aufbauen will, muss seinen Muskeln Anreize setzen. Eine effiziente Methode ist das anstrengende, aber kurzzeitige High Intensity Training: zwei- bis dreimal die Woche eine Übung pro Muskelgruppe. Die Gewichte werden dabei sehr hoch eingestellt: Der Muskel soll bereits nach wenigen Wiederholungen so erschöpft sein, dass der Kraftsportler die Übung nicht weiter ausführen kann.

Wichtig ist dabei: Die Übungen müssen langsam und gleichmäßig ausgeführt werden, eine Wiederholung kann bis zu 30 Sekunden dauern.

Auch für das konventionelle Krafttraining gilt: Fällt eine Übung von Woche zu Woche leichter, sollte eher das Gewicht erhöht werden als die Zahl der Wiederholungen.

Wer so dreimal pro Woche 45 Minuten trainiert, kann seine Kraft in vier bis acht Wochen verdoppeln. Sichtbar wird das Training aber erst nach drei bis sechs Monaten – dann legt der Muskel langsam an Volumen zu.

## 2
## Wie wichtig ist **Regeneration** für den Muskelaufbau?

Muskeln brauchen Bewegung, sonst verkümmern sie. Um zu wachsen, benötigen die Kraftpakete aber dennoch Erholungsphasen, insbesondere nach einer HIT-Einheit: Die Trainingsreize führen erst während der Ruhezeiten dazu, dass die Muskelfasern an Dicke zulegen.

Wie lange ein Sportler pausieren sollte, hängt vor allem vom individuellen Fitness-Grad ab. Anfänger regenerieren nach einer intensiven Einheit am besten vier bis fünf Tage lang, Fortgeschrittene können dagegen schon nach zwei Tagen die gleichen Muskeln wieder voll belasten. Wer unbedingt täglich trainieren will, sollte dann jeweils andere Muskelgruppen belasten.

Ob Saunabesuche oder das Eintauchen in Eiswasser die Regeneration fördern, ist nicht nachgewiesen, einige Studien legen das jedoch nahe. Wichtig ist ausreichender und erholsamer Schlaf. Kraftsportler sollten daher nicht direkt vor dem Zubettgehen trainieren, denn der Körper braucht nach der Belastung drei bis vier Stunden, um herunterzufahren.

Regenerieren Sportler dauerhaft zu wenig, stagniert oft ihre Leistung. Zudem erhöht sich die Gefahr von Überlastungsschäden etwa an Gelenken und Bändern – und das Risiko von Infektionen steigt ebenfalls.

## 3
## Ist ein **Muskelkater** gut für den Muskelaufbau?

Krafttraining muss wohldosiert werden: Der Muskel ist zu belasten, um einen Wachstumsreiz zu erhalten – doch wer seine Muskelzellen zu stark beansprucht, bringt feine Strukturen in ihrem Inneren zum Zerreißen; daraufhin sendet das Immunsystem Entzündungszellen aus, die defekte Zellteile abtransportieren oder reparieren. Vermutlich ist es diese Entzündung, die wir als Muskelkater wahrnehmen.

Weil dieser Vorgang eine gewisse Zeit in Anspruch nimmt, entsteht der Schmerz meist erst einen Tag nach der Belastung – und hält dann etwa drei Tage an. Die Reparatur der Muskelzellen dauert allerdings oft noch länger an. Daher sollte die betroffene Muskulatur nicht zu intensiv gefordert werden, ehe sie nicht vollständig wiederhergestellt ist. Andernfalls drohen Muskelzerrungen und Muskelfaserrisse. Angeschlagene Muskeln stabilisieren Bänder und Gelenke zudem schlechter, was die Verletzungsgefahr

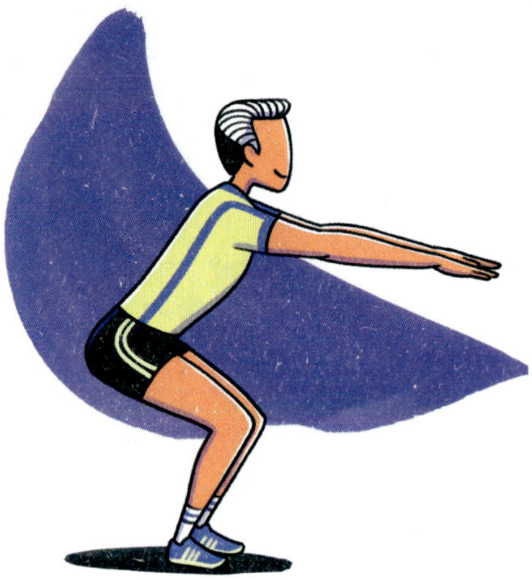

**Beinkraft lässt sich gut mit dem eigenen Körpergewicht aufbauen, etwa mit Kniebeugen**

erhöht. Wer diese Gefahren und längere Trainingspausen vermeiden will, sollte seine Muskeln bis zur Grenze zum Muskelkater beanspruchen – aber nicht deutlich darüber hinaus.

### 4
### Ist **Ausdauertraining** für den Muskelaufbau sinnvoll?

Die Muskeln unseres Bewegungsapparates bestehen aus unterschiedlichen Typen von Fasern – solchen, die sich eher langsam zusammenziehen und lange durchhalten, und anderen, die sich schneller zusammenziehen und rasch ermüden. Die Anteile der verschiedenen Typen variieren je nach Muskel. Kraftsportler trainieren mit den anstrengenden, kurzen Übungen hauptsächlich diese schnellen Fasern: Sie werden dicker, und ihr Anteil an der Muskelmasse nimmt zu.

Ausdauertraining fördert hingegen vor allem die langsamen Fasern – und bewirkt vermutlich sogar, dass sich schnelle nach und nach in langsamere Fasern umwandeln. Das macht die Fortschritte des Krafttrainings teilweise wieder zunichte.

Besonders ungünstig ist es, Ausdauer und Muskelaufbau direkt hintereinander zu trainieren: Wer zunächst Langhanteln stemmt und anschließend zehn Kilometer läuft, setzt gegensätzliche Reize, die sich in ihrer Wirkungsweise blockieren.

### 5
### Kann ich Kraft allein mit meinem **Körpergewicht** trainieren?

Kniebeugen, Strecksprünge oder Liegestütze: Mit vielen solcher Übungen lässt sich die Kraft trainieren. Doch ohne Anleitung ist der Trainingsreiz nur schwer richtig zu dosieren. Bei Sit-ups ist die Belastung oft zu niedrig, Klimmzüge sind dagegen für Anfänger meist zu anstrengend, die Bewegung wird dann oft nicht sauber ausgeführt.

Elastische Latexbänder ermöglichen viele geeignete Übungen. Da der Sportler sich nicht gegen die Schwerkraft, sondern gegen die Spannkraft des Materials bewegt, sind zahlreiche Variationen möglich. Zudem sind die Bänder günstig und ohne großen Aufwand überall mit hinzunehmen. Für verschiedene Muskelgruppen lassen sich Bänder mit unterschiedlichem Widerstand verwenden.

Mit fortschreitendem Kraftaufbau raten viele Sportwissenschaftler jedoch dazu, auf Geräte umzusteigen. Die Gewichte sorgen für einen angemessenen Trainingsreiz und die Maschinen für klar definierte Bewegungsabläufe. Allerdings sollte unbedingt zuvor eine Einweisung in die Benutzung der Geräte erfolgen.

### 6
### Was soll ich vor, während und nach dem **Training essen**?

Eine gehaltvolle Mahlzeit ist vor dem Besuch im Fitness-Studio nicht ratsam, es kann zu Übelkeit, Aufstoßen oder gar Erbrechen kommen. Nichts zu essen ist aber keine Alternative, da der Körper Energie braucht. Sportwissenschaftler raten daher zu einer kohlenhydratreichen Speise zwei bis drei Stunden vor Trainingsbeginn, zum Beispiel Nudeln, Brot oder Müsli.

Während des Krafttrainings benötigt der Körper kaum Nachschub, da die Einheiten selten länger als ein oder zwei Stunden dauern. Kommt trotzdem Hunger auf, kann man Bananen oder spezielle Riegel zu sich nehmen – sie liefern schnell Energie und nehmen kaum Platz im Magen ein.

Nach dem Training sollten Kraftsportler binnen zwei bis drei Stunden kohlenhydrat- und proteinreiche Nahrung aufnehmen. Ein Bier nach dem Sport ist nicht sinnvoll: Alkohol blockiert die Proteinsynthese für den Muskelzuwachs. Besser sind alkoholfreies Bier, Fruchtschorlen oder Wasser.

### 7
### Gibt es sinnvolle **Nahrungsergänzungsmittel**?

Krafttraining strapaziert die Muskelfasern – und das ist gewollt. Denn der Körper ersetzt abgenutzte Fasern durch dickere und leistungsfähigere. So wächst der Muskel, baut Kraft auf.

Der Körper braucht dafür Proteine, ambitionierte Sportler benötigen zuweilen doppelt so viel wie Nichtsportler. Die Einnahme von Eiweißpräparaten ist aber nicht nötig (bei Überdosierungen drohen im schlimmsten Fall sogar Nierenschäden). Schon eine ausgewogene Mischkost liefert aus-

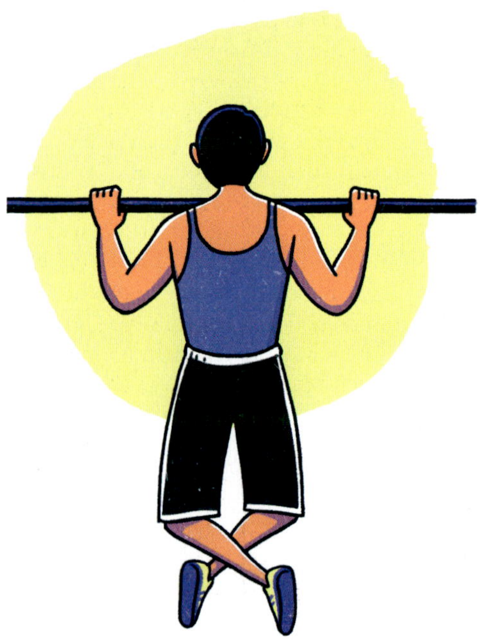

**Anfänger sollten bei Klimmzügen auf eine saubere Bewegungsausführung achten**

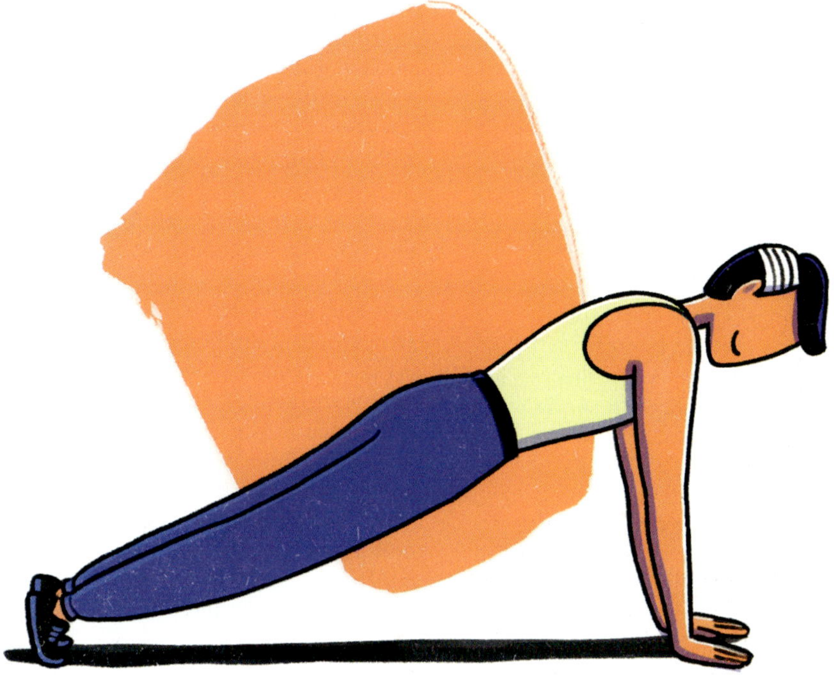

**Alle Übungen für den Kraftaufbau sind langsam und gleichmäßig auszuführen**

reichend Eiweiß – selbst bei vier bis fünf Trainingseinheiten in der Woche.

Sportler haben zudem einen erhöhten Vitamin- und Mineralstoffbedarf, doch eine künstliche Zufuhr ist meist überflüssig: Wer regelmäßig trainiert, hat mehr Hunger und deckt so seinen gesteigerten Bedarf von ganz alleine mit der Nahrung.

Allenfalls Kreatin kann die Maximalleistung der Muskeln erhöhen. Speziell bei über 55-Jährigen können Präparate die Wirkung von Krafttraining auf die Muskelkraft steigern – und helfen, gegen den altersbedingten Rückgang der Muskulatur anzugehen. Wer dennoch den Eindruck hat, Tabletten, Pulver und Shakes wirkten, sollte dies dem Placebo-Effekt zuschreiben.

### 8

### Kann ich mich auch **vegetarisch oder vegan** ernähren?

Fleisch und Fisch enthalten viel Protein. Schon 250 Gramm mageres Rind decken den Tagesbedarf eines 70 Kilogramm schweren Erwachsenen. Wer auf Steak und Lachs verzichtet, muss sich dennoch nicht um den Protein-Nachschub sorgen: Auch Eier und Milchprodukte sind reich an Eiweiß.

Kartoffeln mit Ei sind beispielsweise eine gute Mahlzeit nach dem Training: Der Körper verarbeitet Protein besser, wenn er es mit den Kohlenhydraten aus Kartoffeln aufnimmt.

Kraftsportler können vegan leben, wenn sie auf ihre Eiweißzufuhr achten: 100 Gramm Erdnüsse oder 100 Gramm Kidneybohnen enthalten zum Beispiel fast ebenso viel Eiweiß wie 100 Gramm Rinderfilet.

Frauen, die Kraftsport treiben, müssen auf ihre Eisenzufuhr achten, da sie aufgrund der Regelblutung ein erhöhtes Risiko für einen Mangel an der für den Sauerstofftransport wichtigen Substanz haben. Wer auf Eisenlieferanten wie rotes Fleisch verzichten will, findet in vollwertiger Nahrung jedoch zahlreiche Alternativen.

Vegetarierinnen und Veganerinnen sollten häufiger Müsli, Vollkornbrot, Hülsenfrüchte, grünes Blattgemüse oder Nüsse essen. In Kombination mit Vitamin C (zum Beispiel in Orangensaft) kann der Körper das Eisen dann gut aufnehmen.

# Die 8 *wichtigsten* Fragen zur *Steigerung* der Ausdauer

### 1

### Sind lange oder harte **Trainingseinheiten** besser?

Wer an seiner Ausdauer arbeiten will, sollte die Belastung variieren. Sportwissenschaftler raten, längere Phasen mit wenig Anstrengung für die Grundlagenausdauer zu kombinieren mit intensiven Intervallen, in denen sich die Herzfrequenz dem Maximalbereich nähert (das gilt vor allem für Laufen, Schwimmen und Radfahren).

Nur bei Anfängern steigert Training mit niedriger Intensität – etwa: pro Woche drei Fahrradtouren von 45 Minuten ohne größere Belastungsspitzen – merklich die Ausdauer.

Wer dagegen etwa für einen Halbmarathon trainiert, sollte mindestens dreimal pro Woche zehn Kilometer laufen und dabei jeweils vier Sprints à zwei Minuten einbauen. Mit der Zeit lassen sich das Grundtempo und die Dauer der Sprint-Intervalle steigern.

### 2

### Wie wichtig ist **Regeneration** für die Steigerung der Kondition?

Anfänger neigen dazu, sich zu übernehmen. Zwei Einheiten pro Woche genügen zunächst, weil der Trainingsreiz einige Tage nachwirkt. Mehr Training überfordert da den Körper.

Der Organismus erfahrener Athleten erholt sich hingegen schneller, sie können daher meist dreimal pro Woche (und mehr) trainieren; so setzen sie die Reize für eine Ausdauersteigerung. Bei allen Sportlern kann die Leistung aber einbrechen, wenn sie dauerhaft zu wenig regenerieren. Im Extremfall führt

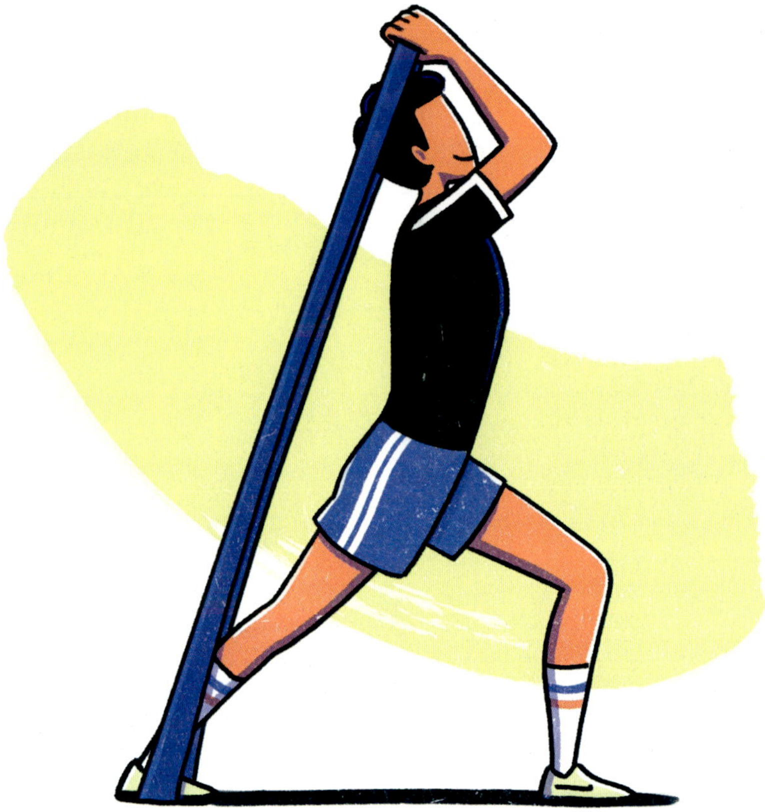

**Ein moderates Krafttraining ist auch für Ausdauersportler zu empfehlen**

das zu chronischen Schlafstörungen, Appetitlosigkeit und depressiven Verstimmungen. Die Schwelle, an der Belastung und Erholung aus dem Gleichgewicht geraten, ist individuell allerdings sehr unterschiedlich.

Sportler sollten daher auf Warnsignale ihres Körpers (etwa: übermäßige Erschöpfung, Einschlafschwierigkeiten) hören und in dem Fall nicht stur an Trainingsplänen festhalten.

## 3

## Ist **Krafttraining** für die Steigerung der Ausdauer sinnvoll?

Für Ausdauersportler ist es nicht ratsam, exzessiv Gewichte zu heben oder gar Bodybuilding zu betreiben; das dadurch erhöhte Körpergewicht wirkt sich negativ auf die Leistungsfähigkeit aus. Doch grundsätzlich gilt die Formel „Krafttraining macht langsam“ nicht: Ein moderates Muskelaufbautraining für den gesamten Körper fördert sogar die Ausdauerleistung. Zum einen beugt es Verletzungen vor, da der Körper insgesamt stabiler ist – und speziell bei Läufern verbessert sich die Laufökonomie, der Energieverbrauch des Körpers verringert sich.

Ausdauer- und Krafttraining sollten allerdings zeitlich entkoppelt werden, da die Muskulatur sonst widersprüchliche Signale bekommt.

## 4

## Kann ich Kondition auch im **Fitness-Studio** gut trainieren?

Wer auf eine verbesserte Ausdauer hin trainiert, sorgt vor allem dafür, dass sein Herz-Kreislauf-System gestärkt wird und die Muskeln besser mittels Sauerstoff Energie aus Kohlenhydraten gewinnen (Biologen nennen dies den „aeroben“ Stoffwechsel“). Für den optimalen Effekt ist es dabei gleichgültig, ob der Athlet läuft, rudert oder Fahrrad fährt – und ob er sich draußen oder im Fitness-Studio bewegt.

Daher können sich Hobbysportler durchaus nach ihren Vorlieben richten: Die einen genießen vielleicht die Waldluft, andere mögen, dass sie auf dem Laufband gleichzeitig Fernsehsendungen folgen können.

Wer auf einen Laufwettkampf hin trainiert, sollte allerdings immer mal wieder auf wechselnden Untergründen und auch Asphalt trainieren. Nur so kann sich die Muskulatur auf harten Untergrund einstellen (das Laufband dämpft hingegen die Schritte). Ähnliches gilt für Ruderer, die auf dem Wasser mit Strömungen und Wellen rechnen müssen, und Radfahrer, denen Gegenwind und Schlaglöcher zu schaffen machen.

## 5

## Sollte ich mit **Pulsmessung** trainieren?

Pulsuhren und Fitness-Armbänder, mit denen sich ein oberes und unteres Pulslimit einstellen lässt, unterstützen manche Ausdauersportler dabei, auf dem geeigneten Belastungsniveau zu laufen oder Rad zu fahren. Sie können helfen, sich realistische Ziele zu setzen und Erfolge zu dokumentieren.

Doch der Puls muss nicht aus Furcht vor Überbelastung kontrolliert werden – bei Menschen ohne Herz-Kreislauf-Schäden spricht aus medizinischer Sicht nichts dagegen, dass sie immer mal wieder an ihre individuelle Leistungsgrenze gehen.

Im Prinzip können Freizeitsportler auf ihr Körpergefühl vertrauen. Ein effizientes Intervalltraining ist dann auch mit einer normalen Uhr möglich.

Beim Laufen bedeutet dies beispielsweise: Vier Fünftel der Zeit ist die Belastung so dosiert, dass eine Unterhaltung nebenbei möglich ist; in mehreren kurzen Phasen, die insgesamt ein Fünftel der Zeit ausmachen, wird die Belastung deutlich erhöht.

## 6
## Wie esse ich vor, während und nach dem Training?

Zwei bis drei Stunden vor einem Training sollten komplexe Kohlenhydrate aufgenommen werden, um genügend Energie zur Verfügung zu haben. Vor einem Marathon oder einem langen Radrennen trainieren viele Sportler einige Tage bewusst weniger – um am Abend vor dem Wettbewerb so viele Kohlenhydrate wie möglich aufzunehmen. Dieses „Carbo-Loading“ sorgt dafür, dass die Energiespeicher des Körpers in der Leber und in den Muskeln randvoll sind.

Dauert ein Training oder Wettkampf mehrere Stunden, können spezielle Energieriegel oder Bananen die schnelle Versorgung mit Kohlenhydraten auch während der Belastung gewährleisten. Sie eignen sich auch für die Zeit direkt nach dem Training, weil der Körper die Inhaltsstoffe rasch aufnehmen kann.

Spätestens drei Stunden nach einer Ausdauereinheit sollten wiederum komplexe Kohlenhydrate etwa aus Vollkornbrot, Nudeln oder Hülsenfrüchten gegessen werden; aus ihnen bildet der Körper dann wieder nachhaltige Reserven.

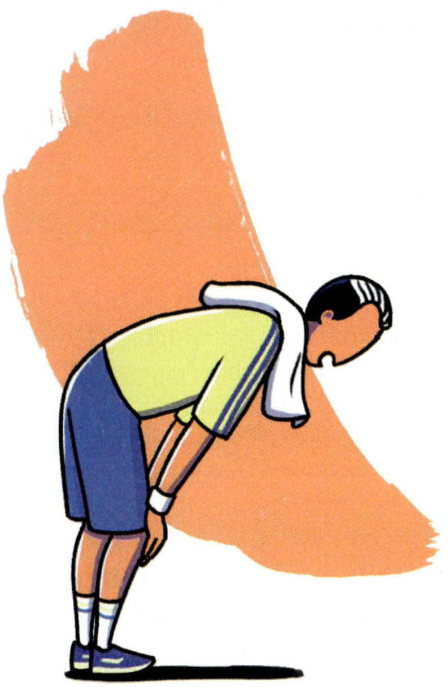

Wer sich steigern will, sollte im Training zuweilen richtig aus der Puste kommen

Während der Belastungsphase müssen Ausdauersportler darauf achten, ausgeschwitzte Flüssigkeit zu ersetzen. Tee mit etwas Traubenzucker oder Honig oder Fruchtsaftschorlen bieten sich an, vor allem, wenn sie mit natriumreichem Wasser zubereitet sind. Zuckerreiche Energy-Drinks und Limonaden, aber auch reine Fruchtsäfte sind nicht geeignet; das Übermaß an darin gelösten Substanzen erschwert dem Körper die Aufnahme der Flüssigkeit aus dem Magen-Darm-Trakt.

## 7
## Gibt es sinnvolle Nahrungsergänzungsmittel?

Ausdauersportler verbrennen vor allem Kohlenhydrate und Fett. Die mit der normalen Ernährung aufgenommene oder vom Körper selbst produzierte Substanz Carnitin hilft dabei, Fett in Energie umzuwandeln. Einige Hersteller bieten Carnitin-Präparate an, die angeblich die Muskeln später ermüden lassen und die Ausdauerleistung verbessern. Wissenschaftliche Studien konnten einen solchen Effekt allerdings nicht nachweisen. Denn im Organismus gesunder Menschen ist ohnehin eine ausreichende Menge an Carnitin verfügbar. Wer langfristig zu viel der Substanz künstlich zuführt, kann damit sogar die körpereigene Produktion hemmen.

Auch Tabletten mit Phosphor, Magnesium oder Vitaminen steigern die Ausdauerleistung nicht. Zwar verlieren Sportler über den Schweiß viele Mineralstoffe. Aber bei Ausdauersportlern gilt der Grundsatz: Wer viel trainiert, isst und trinkt in der Regel auch mehr und nimmt damit automatisch ausreichend Mineralstoffe zu sich, Gleiches gilt für Vitamine.

Wenn ein Sportler allerdings bewusst wenig verzehrt (etwa um abzunehmen) oder sich trotz hoher Belastung unausgewogen ernährt, können konzentrierte Mikronährstoffe unter Umständen einen Nutzen haben.

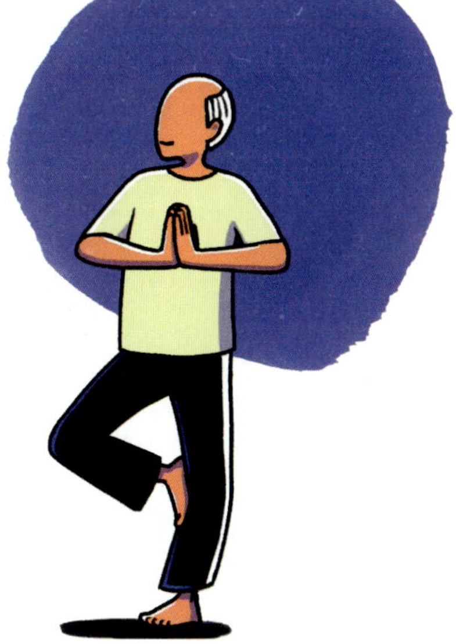

Nach größeren Belastungen ist es wichtig, ausreichend zu entspannen

## 8
## Kann ich mich auch vegetarisch oder vegan ernähren?

Wer seine Kondition trainiert, muss reichlich Kohlenhydrate verzehren; bei Leistungssportlern und sehr ambitionierten Freizeitsportlern sollte ihr Anteil an der Gesamtkalorienmenge mindestens 60 Prozent betragen (im Durchschnitt liegen die Deutschen etwas unter 50 Prozent). Vor allem komplexe Kohlenhydrate, wie sie in Vollkornprodukten, Gemüse, Teigwaren und Kartoffeln vorkommen, eignen sich zur Deckung des Energiebedarfs.

Vegetarier können problemlos einen erhöhten Kohlenhydrat-Anteil erreichen, ohne Fleisch oder Fisch zu sich nehmen zu müssen.

Das Gleiche gilt für Veganer; sie müssen allerdings auf eine ausreichende Zufuhr von Eisen, Protein und Vitamin $B_{12}$ achten. Eisenreich sind etwa Quinoa und Hirse, wobei die Aufnahme des Mineralstoffs durch den gleichzeitigen Verzehr von Vitamin-C-reichen Paprika oder Südfrüchten gesteigert werden kann. ○

Wissenschaftliche Beratung: Prof. Dr. Billy Sperlich, Institut für Sportwissenschaft, Universität Würzburg.

# Das *richtige* Essen für *optimale* Leistung

**Kaum etwas beschäftigt Athleten so sehr wie der Speiseplan. Welche Nährstoffe sollten verzehrt werden? Sind Supplemente wie etwa Magnesiumpulver sinnvoll? Was ist die richtige Ernährungsstrategie zur Steigerung von Kraft und Ausdauer? Experten wissen: Mit nur wenigen Grundregeln lässt sich die ideale Sportlerkost zusammenstellen**

TEXT: **UTE KEHSE**

E

Der jamaikanische Sprinter Usain Bolt legt Wert auf die Feststellung, einige seiner Medaillen mithilfe von Chicken-Nuggets errungen zu haben. Die deutschen Marathonläuferinnen Anna und Lisa Hahner griffen in der Mensa im olympischen Dorf von Rio gern zu Chocolate-Cake und Orangenkuchen. Und der Skispringer und Olympiasieger Simon Ammann kehrt durchaus auch mal in einem Fast-Food-Restaurant ein.

Auch wenn das eher Ausnahmen sind: Top-Athleten verfolgen sehr unterschiedliche Ernährungsstrategien. Manche verzichten vor einem harten Training auf das Frühstück in der Hoffnung, dies würde die Fettverbrennung anregen. Andere vermeiden bestimmte Lebensmittel wie Zucker oder weißes Mehl oder bevorzugen Rohkost oder Bioprodukte. Wieder andere streichen kohlenhydratreiche Speisen wie Kartoffeln und Nudeln komplett von ihrem Speiseplan.

Und viele haben ihr eigenes Spezialrezept zum Erfolg, etwa zum Frühstück Haferflocken mit heißer Milch oder Rote-Bete-Saft nach dem Wettkampf. Oder Sushi zum Mittagessen. Oder Rotwein mit Eigelb und Traubenzucker nach dem Abendessen.

Häufig gehören auch Nahrungsergänzungsmittel zur Sportlerkost. Fast alle Profis nehmen regelmäßig Vitamine, Mineralstoffe oder Aminosäurepräparate ein. Und auch viele Hobbyathleten glauben, dass ihr Körper wegen der sportlichen Belastung zusätzliche Nährstoffe brauche. Fast jedes Fitness-Studio bietet Proteinriegel, Eiweiß-Shakes und Energy-Drinks an – allesamt Mittel, die den Muskelaufbau beschleunigen oder die Leistungskraft erhöhen sollen.

Doch ist es tatsächlich so kompliziert, sich als Sportler richtig zu ernähren? Müssen sich auch Freizeitsportler Gedanken um die adäquate Versorgung mit Nährstoffen machen?

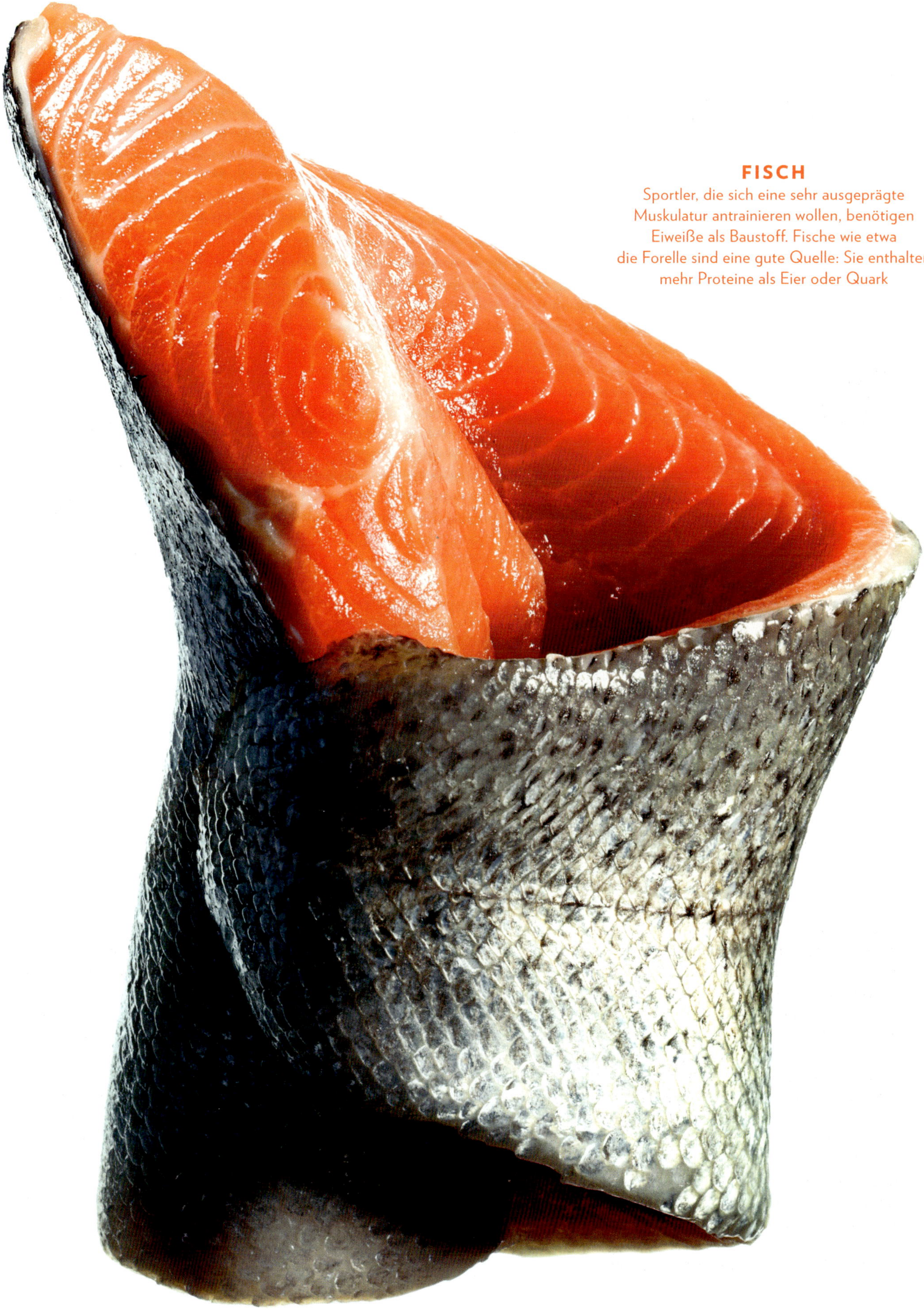

## FISCH

Sportler, die sich eine sehr ausgeprägte Muskulatur antrainieren wollen, benötigen Eiweiße als Baustoff. Fische wie etwa die Forelle sind eine gute Quelle: Sie enthalten mehr Proteine als Eier oder Quark

# EIWEISSE

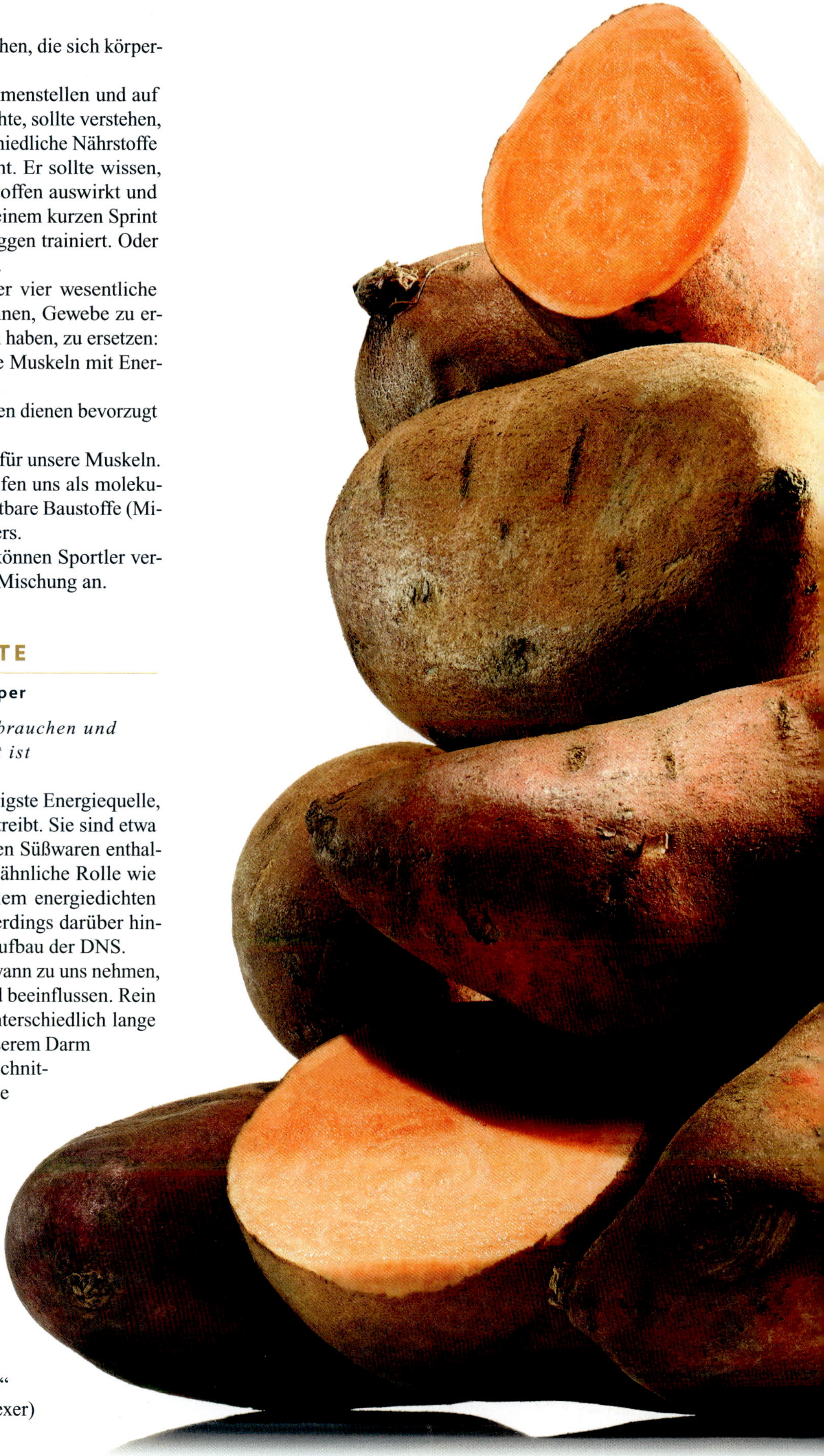

Welche Ernährungsstrategie ist für Menschen, die sich körperlich gern verausgaben, die beste?

Wer einen idealen Speiseplan zusammenstellen und auf seine sportliche Aktivität abstimmen möchte, sollte verstehen, weshalb sein Körper überhaupt so unterschiedliche Nährstoffe wie Fette, Eiweiße oder Vitamine braucht. Er sollte wissen, wie sich Sport auf den Bedarf an Nährstoffen auswirkt und was sich im Körper abspielt, wenn er zu einem kurzen Sprint ansetzt, wenn er seine Ausdauer beim Joggen trainiert. Oder wenn er mit aller Kraft Gewichte stemmt.

Grundsätzlich benötigt unser Körper vier wesentliche Nährstoffgruppen, um Energie zu gewinnen, Gewebe zu erneuern oder Stoffe, die wir ausgeschieden haben, zu ersetzen:

• Kohlenhydrate. Sie versorgen unsere Muskeln mit Energie, vor allem bei großen Anstrengungen.

• Fette. Aus ihnen gewonnene Fettsäuren dienen bevorzugt als Treibstoff für gemäßigten Sport.

• Eiweiße: Sie sind etwa der Baustoff für unsere Muskeln.

• Vitamine und Mineralstoffe: Sie helfen uns als molekulare Werkzeuge (Vitamine) und unverzichtbare Baustoffe (Mineralstoffe) in allen Zellen unseres Körpers.

Auf keine dieser Nährstoffgruppen können Sportler verzichten – es kommt aber auf die richtige Mischung an.

## KOHLENHYDRATE

### Kraftstoff für den Körper

*Weshalb unsere Muskeln Zucker brauchen und Salat keine leichte Kost ist*

Kohlenhydrate sind für Sportler die wichtigste Energiequelle, die ihre Muskeln zu Höchstleistungen antreibt. Sie sind etwa in Nudeln, Brot, Reis, Kartoffeln und allen Süßwaren enthalten und spielen für unseren Körper eine ähnliche Rolle wie Benzin für ein Auto: Sie liefern vor allem energiedichten Treibstoff. Der Organismus nutzt sie allerdings darüber hinaus noch für andere Zwecke, etwa zum Aufbau der DNS.

Welche Art von Kohlenhydraten wir wann zu uns nehmen, kann die sportliche Leistung entscheidend beeinflussen. Rein chemisch gesehen sind Kohlenhydrate unterschiedlich lange Ketten von Einzelzuckermolekülen. In unserem Darm werden diese Ketten durch Enzyme zerschnitten, denn nur Einzelzucker können die Darmwand passieren und anschließend mit dem Blut zu Muskeln und anderen Organen transportiert werden.

In den Muskelzellen, wie auch in allen anderen Körperzellen, bringen spezielle Enzyme den Zucker mit Sauerstoff in Kontakt und können so die chemische Energie dieses Moleküls für den Körper nutzbar machen.

Ernährungswissenschaftler sprechen davon, dass der Zucker „verbrannt" wird, ähnlich (wenn auch ungleich komplexer)

# KOHLENHYDRATE

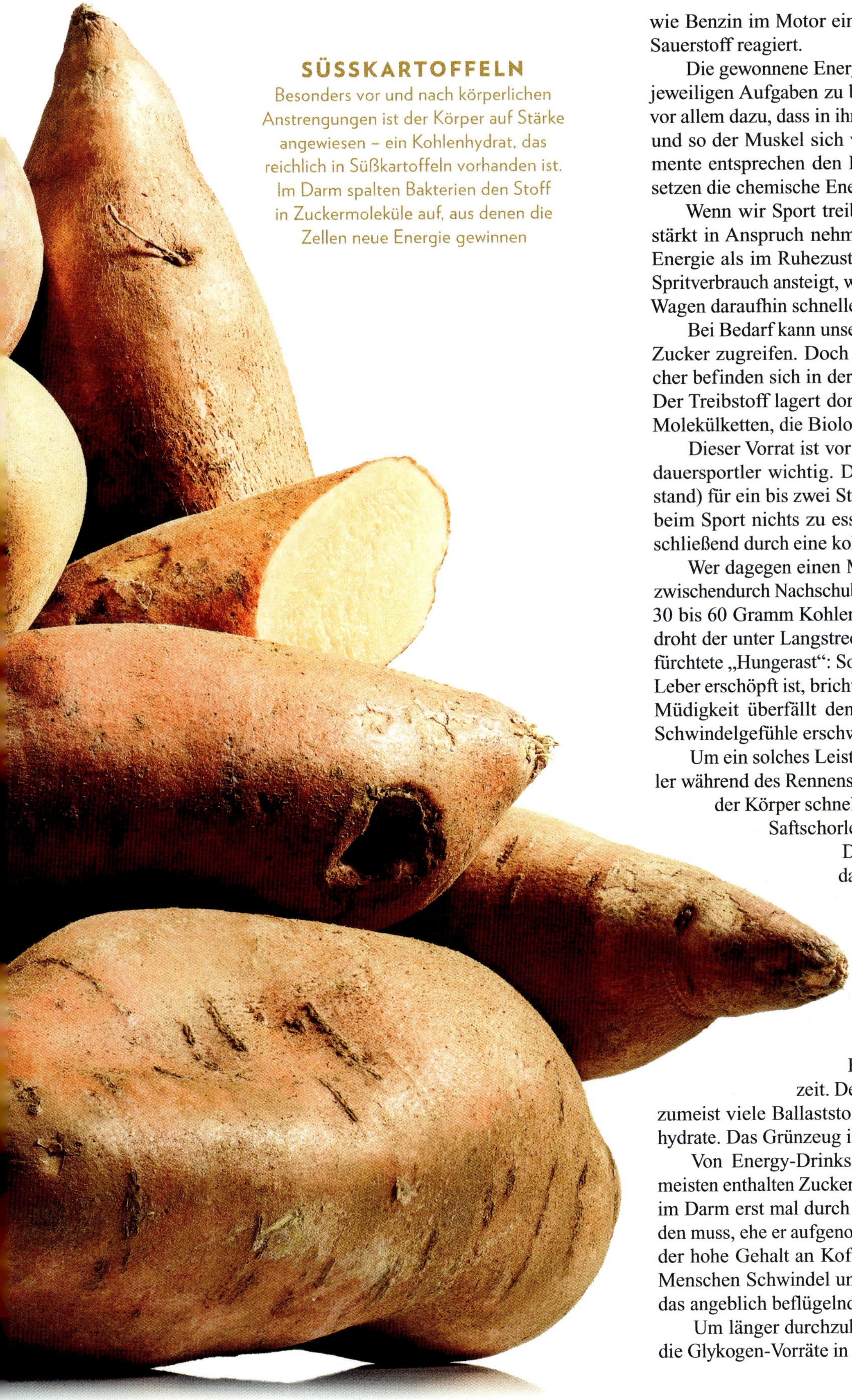

**SÜSSKARTOFFELN**
Besonders vor und nach körperlichen Anstrengungen ist der Körper auf Stärke angewiesen – ein Kohlenhydrat, das reichlich in Süßkartoffeln vorhanden ist. Im Darm spalten Bakterien den Stoff in Zuckermoleküle auf, aus denen die Zellen neue Energie gewinnen

wie Benzin im Motor eines Autos, das dort ja ebenfalls mit Sauerstoff reagiert.

Die gewonnene Energie verwenden die Zellen dazu, ihre jeweiligen Aufgaben zu bewältigen – eine Muskelzelle also vor allem dazu, dass in ihr dünne Filamente ineinandergleiten und so der Muskel sich verkürzt, also anspannt. Diese Filamente entsprechen den Kolben im Motor eines Autos: Sie setzen die chemische Energie in Bewegung um.

Wenn wir Sport treiben und dabei unsere Muskeln verstärkt in Anspruch nehmen, verbraucht unser Körper mehr Energie als im Ruhezustand. Er ähnelt einem Auto, dessen Spritverbrauch ansteigt, wenn wir das Gaspedal treten und der Wagen daraufhin schneller fährt.

Bei Bedarf kann unser Körper auf im Blut zirkulierenden Zucker zugreifen. Doch die eigentlichen Kohlenhydratspeicher befinden sich in der Leber – und in den Muskeln selbst. Der Treibstoff lagert dort in Form langer, stark verzweigter Molekülketten, die Biologen „Glykogen" nennen.

Dieser Vorrat ist vor allem für intensiv trainierende Ausdauersportler wichtig. Denn er reicht (je nach Trainingszustand) für ein bis zwei Stunden. Wer kürzer trainiert, braucht beim Sport nichts zu essen, sondern kann den Speicher anschließend durch eine kohlenhydratreiche Mahlzeit auffüllen.

Wer dagegen einen Marathon durchhalten will, benötigt zwischendurch Nachschub. Dann empfiehlt es sich, pro Stunde 30 bis 60 Gramm Kohlenhydrate nachzutanken. Andernfalls droht der unter Langstreckenläufern und Rennradfahrern gefürchtete „Hungerast": Sobald der Treibstoff aus Muskeln und Leber erschöpft ist, bricht die Leistung drastisch ein. Extreme Müdigkeit überfällt den Sportler, die Gelenke schmerzen, Schwindelgefühle erschweren die Balance.

Um ein solches Leistungstief zu vermeiden, sollten Sportler während des Rennens Kohlenhydrate zu sich nehmen, die der Körper schnell verwerten kann. Dafür eignen sich Saftschorlen und süße Früchte wie Bananen.

Dagegen kann der Magen schwer verdauliche Kost – also Speisen, die reich an Ballaststoffen, Fett und Eiweiß sind – nicht so schnell verarbeiten, es drohen Verdauungsbeschwerden oder Sodbrennen. Ein Salat ist daher (so gesund er auch ist) vor einem Wettkampf oder in einer Pause zwischen zwei Belastungen keine geeignete Mahlzeit. Denn die pflanzlichen Blätter enthalten zumeist viele Ballaststoffe, aber wenig verdauliche Kohlenhydrate. Das Grünzeug ist also keineswegs eine leichte Kost.

Von Energy-Drinks ist ebenfalls abzuraten. Denn die meisten enthalten Zucker in so konzentrierter Menge, dass der im Darm erst mal durch körpereigenes Wasser verdünnt werden muss, ehe er aufgenommen werden kann. Obendrein kann der hohe Gehalt an Koffein in den Getränken bei manchen Menschen Schwindel und Kreislaufprobleme auslösen. Und das angeblich beflügelnde Taurin ist schlicht wirkungslos.

Um länger durchzuhalten, ist es daher weitaus ratsamer, die Glykogen-Vorräte in den Muskeln gezielt zu steigern. Die

**Wer besonders leistungsfähig sein will, sollte auf die richtige Zusammensetzung der Fette achten**

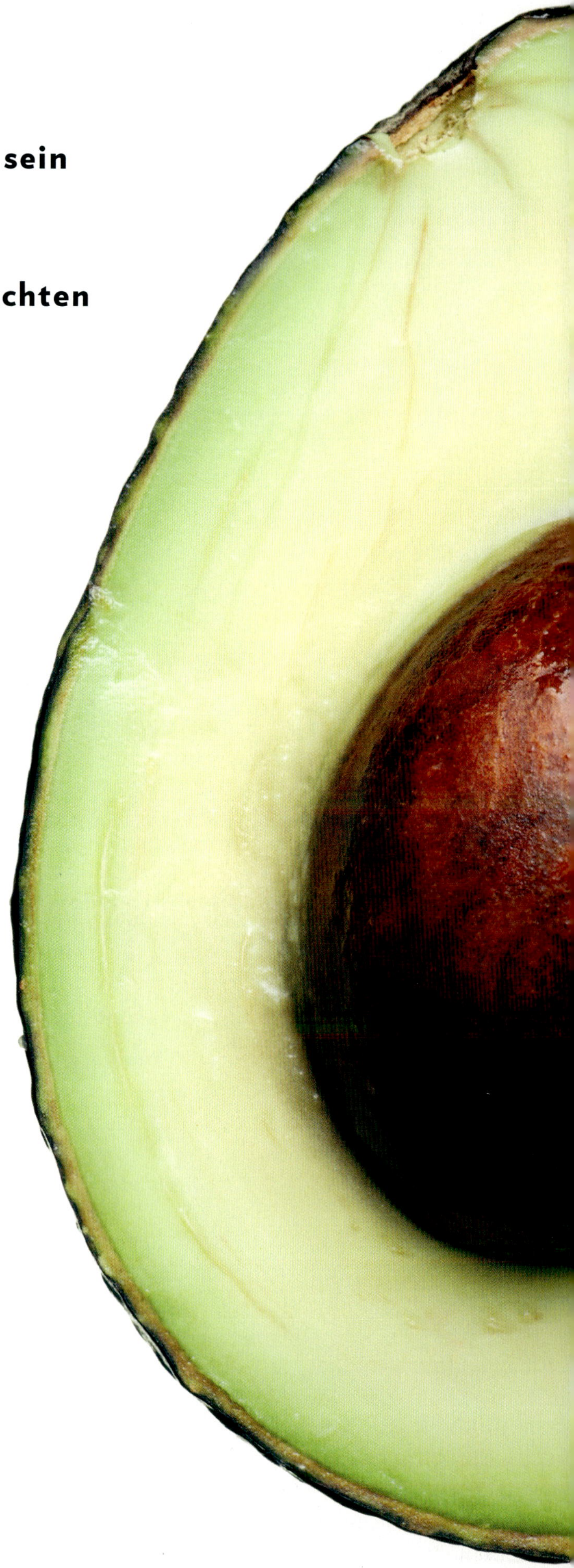

Kapazität der Depots lässt sich zum einen durch Training vergrößern: An Anstrengung gewöhnte Muskeln können mehr Glykogen speichern und somit länger mit hoher Kraft arbeiten.

Zum anderen lassen sich die Speicher vor langen Wettkämpfen auch systematisch auffüllen. Dazu sollte man einige Tage vor der Anstrengung weniger trainieren als sonst, da hartes Training die Speicher entleert, und besonders kohlenhydratreich essen – also viele Nudeln, Kartoffeln oder Reis.

Wie viele Kohlenhydrate ein Sportler braucht, hängt stark davon ab, wie viel er wiegt und wie viel er trainiert. Ein Weltklasse-Marathonläufer verbraucht pro Stunde etwa dreimal so viel Energie wie jemand, der joggt oder Gymnastik treibt.

Für alle gilt jedoch: Ganz ohne Kohlenhydrate fühlt sich jeder schlapp und kraftlos. Niemand sollte sie daher von seinem Speiseplan streichen (wie es einige Diäten raten) und zugleich intensives Training absolvieren. Auch heftiger Sport vor dem Frühstück ist nicht empfehlenswert. Denn der Körper holt sich die benötigte Energie im Zweifel dann aus anderer Quelle: Er baut mitunter die Muskeln ab.

Ernährungswissenschaftler empfehlen Breitensportlern daher, 50 bis 55 Prozent aller Kalorien durch Kohlenhydrate aufzunehmen. Dafür eignen sich am besten Kartoffeln, Naturreis, Vollkornbrot oder Hülsenfrüchte wie etwa Erbsen, Linsen und Bohnen. Denn sie enthalten komplexe Kohlenhydrate, die im Darm vergleichsweise langsam aufgeschlossen werden. Die Zuckermoleküle gelangen daher ganz allmählich ins Blut und zu den Muskeln. Und versorgen den Körper so mit einem kontinuierlichen Strom an Energie.

## FETTE

### Langsame Dauerbrenner

*Weshalb unser Körper im Ruhemodus Fett verbrennt und wir auf die Herkunft von Ölen achten sollten*

Man kann unsere Muskulatur mit einem Hybridmotor vergleichen, der sowohl mit Erdgas als auch mit Benzin fährt. Denn neben Kohlenhydraten können die Muskelzellen noch einen zweiten Treibstoff verwerten: Fettsäuren. Der Körper gewinnt sie aus den mit der Nahrung aufgenommenen Fetten.

Doch obwohl Fettsäuren extrem energiereich sind, eignen sie sich bei starker Beanspruchung der Muskulatur nicht so gut wie Kohlenhydrate als Brennstoff – denn ihre Nutzung ist

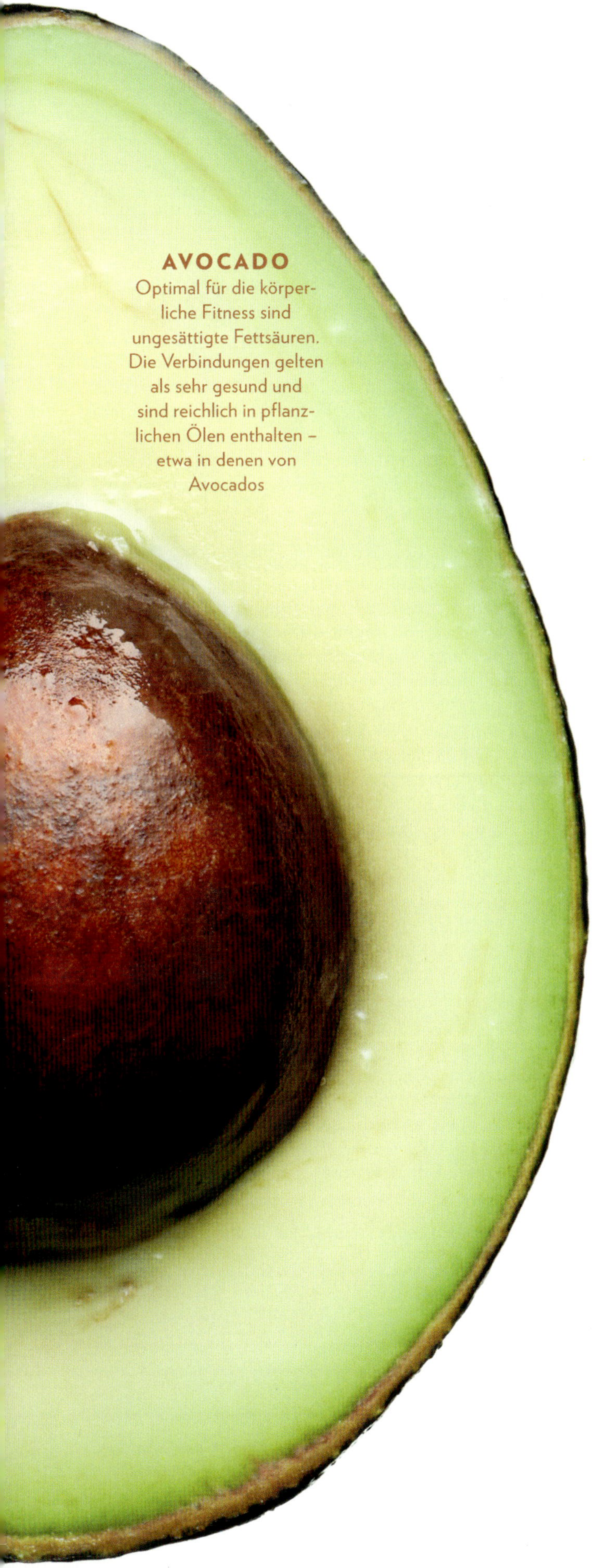

**AVOCADO**
Optimal für die körperliche Fitness sind ungesättigte Fettsäuren. Die Verbindungen gelten als sehr gesund und sind reichlich in pflanzlichen Ölen enthalten – etwa in denen von Avocados

ausschließlich mithilfe von Sauerstoff möglich. Fällt dessen Gehalt in den Muskeln aber wegen hoher Belastungsintensität, müssen die Zellen auf ihre Kohlenhydratvorräte zurückgreifen, da sie aus Zuckermolekülen auch ohne Sauerstoff Energie erzeugen können.

Und es gibt noch einen weiteren limitierenden Faktor bei der Fettverbrennung: Um überhaupt an die Energie aus den Fetten zu gelangen, nutzen die Zellen in der Regel eine Substanz, die bei der Zuckerverbrennung anfällt. Sinkt deren Spiegel – etwa durch hohen Verbrauch beim Sport –, verlangsamt sich die Verbrennung der Fettsäuren. Das bedeutet: Ohne Kohlenhydrate können wir Fettsäuren nicht effizient nutzen.

Wie hoch also der Anteil von Fett und Kohlenhydraten an der Energiegewinnung ist, hängt von der Belastung ab:

- Im Ruhezustand und bei mäßig anstrengenden Aktivitäten, wenn die Sauerstoffversorgung der Muskeln gut ist, nutzt der Körper bevorzugt Fette;
- bei hohen Belastungen, wenn ein Sauerstoffdefizit entsteht, verwenden die Muskeln vor allem Kohlenhydrate.

Das heißt: Wer zum Beispiel wandert, langsam joggt oder ruhig schwimmt, verbrennt zu gleichen Teilen Fettsäuren und Zucker. Wer dagegen längere Strecken sprintet oder sich beim Gewichtheben bis zur Erschöpfung verausgabt, verbrennt vornehmlich Kohlenhydrate.

Dank diesem Mechanismus spart der Körper die wertvollen Kohlenhydrat-Vorräte in Muskeln und Leber für extreme Anstrengungen auf. Der Zeitpunkt, ab dem die Muskeln die Fettverbrennung herunterfahren und überwiegend auf Zuckerverbrennung umsteigen, lässt sich durch Training zu höheren Belastungen hin verschieben. Sportler mit guter Kondition können länger durchhalten, weil sie ihre Glykogen-Speicher erst später angreifen.

Generell raten Ernährungsexperten Sportlern dazu, nicht mehr als 25 bis 30 Prozent aller Kalorien durch Fette aufzunehmen, da die Fettaufnahme sonst zumeist auf Kosten der für Sportler besonders wichtigen Kohlenhydrat-Aufnahme geht. Tatsächlich aber nehmen Sportler wie Nichtsportler oft nur 40 bis 45 Prozent der Kalorien in Form von Kohlenhydraten zu sich, aber 40 Prozent in Form von Fett.

Zwar spielt es für die Energieversorgung keine Rolle, welche Art von Fett man verzehrt – ob es aus Butter oder Margarine, aus einer Avocado oder einem Steak stammt. Doch für die Gesundheit und die körperliche Fitness ist es entscheidend, aus welchen Bestandteilen das jeweilige Fett oder Öl besteht.

Daher sollte man wissen, ob ein Lebensmittel eher gesättigte Fettsäuren enthält, die vor allem in tierischen Produkten vorkommen, oder ungesättigte Fettsäuren, die eher in pflanzlichen Ölen, in Fisch und in Nüssen zu finden sind.

Die Deutsche Gesellschaft für Ernährung empfiehlt, mit der Nahrung nur sieben bis zehn Prozent der Energie aus gesättigten Fettsäuren aufzunehmen. Denn die erhöhen bei übermäßigem Verzehr den Gehalt von LDL-Cholesterin im Blut, was zu Herz-Kreislauf-Erkrankungen führen kann.

Umgekehrt senken mehrfach ungesättigte Fettsäuren – zu denen die Omega-3-Fettsäuren etwa in fetten Seefischen zählen – den Spiegel des LDL-Cholesterins und beugen Entzündungen der Blutgefäße vor. Zudem sind sie für den Bau von

Körperzellen unerlässlich. Experten empfehlen daher, dass sie gut die Hälfte des verzehrten Fetts ausmachen sollten.

Wer beim Sport besonders leistungsfähig sein will, sollte also nicht nur auf den Energiegehalt seiner Nahrung achten, sondern auch auf die richtige Fettzusammensetzung. Denn nur wenn das fein verzweigte Adersystem, das jede einzelne Körperzelle mit Nährstoffen versorgt, intakt bleibt, werden bei Anstrengung ausreichend Sauerstoff und Energie in die Muskeln gepumpt. Und der Körper zu Höchstleistungen befähigt.

## EIWEISS

### Der Stoff, aus dem die Muskeln sind

*Weshalb die meisten Sportler nicht auf Eiweiß achten müssen und Protein-Shakes nutzlos sind*

Wie Kohlenhydrate und Fette bestehen auch Eiweiße (oder Proteine) aus energiereichen Molekülen, doch zum Verbrennen sind sie unserem Körper – solange er sich nicht in einer Notphase längeren Hungerns befindet – größtenteils zu schade. Denn die stickstoffhaltigen Substanzen haben vielfältige Funktionen. So fabriziert unser Organismus aus Eiweißmolekülen so unterschiedliche Gebilde wie Haut und Haare, Fingernägel, Sehnen und Knorpel. Und auch Muskelfasern bestehen zu einem Großteil aus Proteinen.

Weil Fleisch reich an Eiweiß ist, verzehren manche Athleten häufig Steaks, um Muskeln aufzubauen. Und tatsächlich haben Sportler einen erhöhten Eiweißbedarf. Denn das Muskelgewebe erneuert sich unablässig. Damit die Eiweißstrukturen in den Kraftpaketen richtig funktionieren, muss unser Körper sie beständig auf- und abbauen, zerschlissene Strukturen durch neue ersetzen. Nur so sind die Muskeln zudem in der Lage, sich flexibel an neue Belastungen anzupassen.

*Gut zu wissen*

**Kohlenhydrate**

Sie sind leicht verwertbar und sollten bis zu 55 Prozent aller benötigten Kalorien abdecken.

**Fette**

Ihr kalorischer Anteil sollte, auch bei starker Belastung, nicht mehr als 30 Prozent betragen.

**Eiweiße**

Proteine nehmen die meisten Sportler über die Nahrung ausreichend auf.

**Mikronährstoffe**

Wer viel schwitzt, sollte auf jeden Fall vermehrt Mineralstoffe zu sich nehmen.

Körperbewusste Menschen, die sich ein Sixpack oder einen prallen Bizeps antrainieren wollen, benötigen daher zusätzliche Proteine als Baustoff. Und auch Ausdauerathleten haben einen erhöhten Bedarf, um ihre Muskelmasse zu erhalten. Denn während und nach Phasen intensiver Bewegung steigt der Eiweißverbrauch. Das Protein muss dann durch die Nahrung wieder ersetzt werden.

Für sehr aktive Sportler ist es daher sinnvoll, direkt nach dem Training eine eiweiß- und kohlenhydratreiche Mahlzeit zu sich zu nehmen – etwa eine Portion Hähnchen mit Reis, Kartoffeln mit Quark oder auch ein Glas Kakao. Auf diese Weise werden zum einen die Kohlenhydrat-Speicher wieder gefüllt, zum anderen wird Eiweiß für die Regeneration und den Aufbau der Muskeln bereitgestellt. Wer dagegen nur alle zwei oder drei Tage trainiert, braucht nicht besonders auf seine Eiweißzufuhr zu achten, da der Körper bei ausgewogener Kost ohnehin mit ausreichend Protein versorgt wird.

Denn, so betonen Ernährungsexperten: Die Rolle von Eiweiß für Sportler wird häufig überschätzt. Erwachsene brauchen etwa 0,8 Gramm Eiweiß pro Kilogramm Körpergewicht am Tag. Bei einem 70 Kilogramm schweren Mann entspricht das genau 56 Gramm – einer Menge, die etwa in 250 Gramm magerem Rindfleisch enthalten ist. Bei Bodybuildern oder Marathonläufern steigert sich der Bedarf etwa auf das Doppelte. Mehr Eiweiß ist überflüssig – der Körper ist gar nicht in der Lage, größere Mengen zum Muskelaufbau zu verwerten. Die Einnahme von Protein-Shakes und anderen Eiweiß-Konzentraten ist also in aller Regel nicht sinnvoll.

Auch von Zusatzpräparaten aus Eiweiß-Bestandteilen wie Glutamin, Lysin, Tryptophan oder Valin ist abzuraten. Denn bislang ist nicht belegt, dass diese Substanzen tatsächlich die versprochene Wirkung haben – dass sie also beispielsweise die Abwehrkräfte verbessern, die Ermüdung hinauszögern und den Körper dazu anregen, Wachstumshormone freizusetzen und somit mehr Muskeln zu bilden. Zudem besteht die Gefahr, dass unerwünschte Nebenwirkungen auftreten, wenn man diese Stoffe isoliert und in hoher Konzentration einnimmt, warnt das Bundesinstitut für Risikobewertung.

Athleten brauchen insgesamt mehr Energie, sodass sie ohnehin mehr essen, daher nehmen sie mit der normalen Kost in der Regel automatisch genug Eiweiß zu sich.

Fleisch ist dabei nicht unbedingt die beste Wahl, da es häufig zu viel Fett enthält. Eine Mahlzeit aus Kartoffeln und Ei kann den Proteinbedarf genauso gut decken wie ein Steak. Die Qualität der Proteine ist dabei sogar höher.

## VITAMINE und MINERALSTOFFE

### In geringen Dosen lebenswichtig

*Weshalb manche Substanzen unentbehrlich sind und unsere Gesundheit dennoch gefährden können*

Vitamine sind organische Moleküle, die lebenswichtige Funktionen im Körper erfüllen. Die 13 hochkomplexen Verbindungen sind unverzichtbar beim Aufbau von Zellen, Knochen und Zähnen, sie stärken das Immunsystem, hemmen Entzün-

**GRAPEFRUITS**
Wer viel Sport treibt und zugleich Diät hält, sollte auf ausreichende Zufuhr von Vitaminen achten. Die sind in Zitrusfrüchten, aber auch in Gemüse, Fisch, Fleisch, Milch und Eiern enthalten

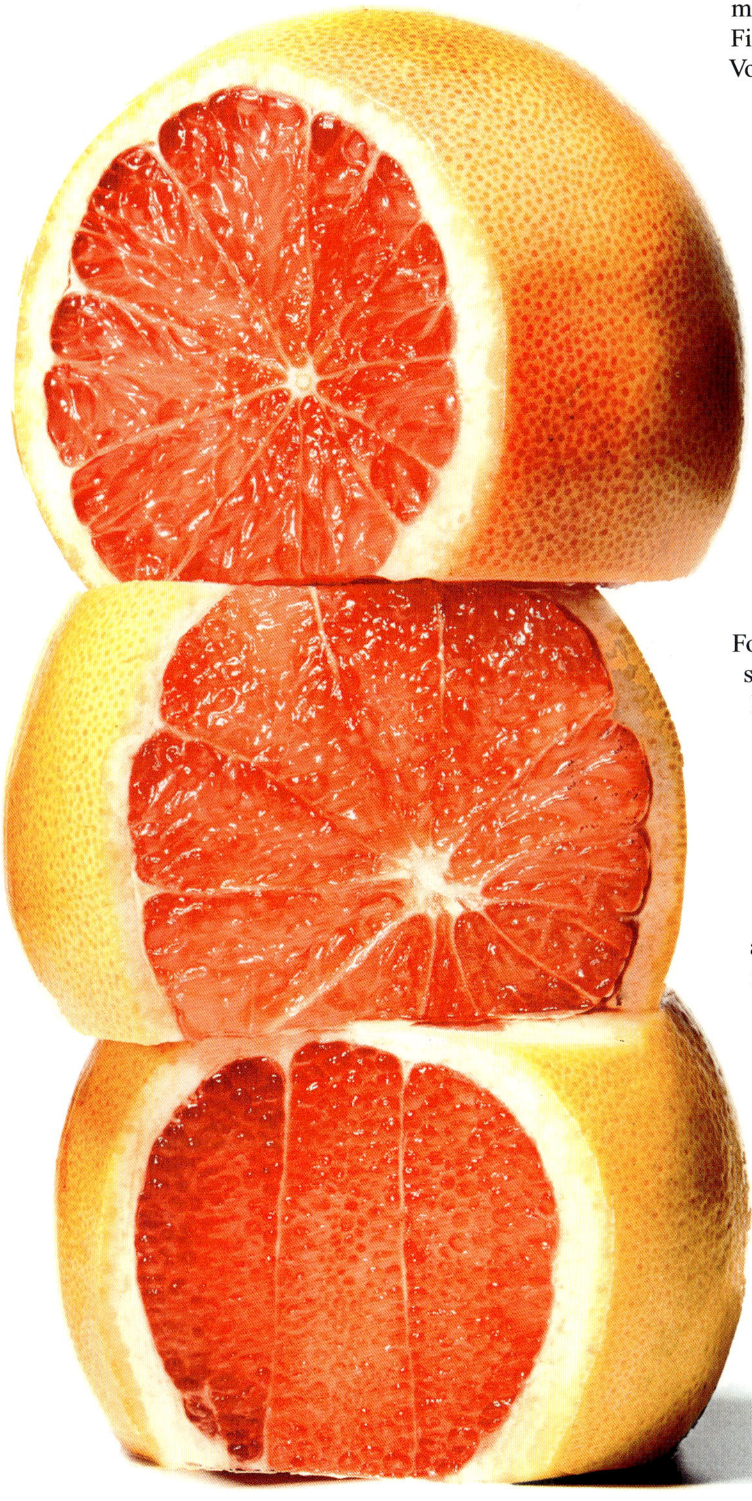

dungen, regulieren den Hormonhaushalt. Allerdings kann der Körper sie nicht selbst herstellen, sondern muss sie (in sehr geringen Mengen) mit der Nahrung aufnehmen.

Auch Mineralstoffe wie Natrium, Magnesium, Kalium oder Kalzium brauchen wir. Sie sind unter anderem dafür verantwortlich, dass unsere Gewebe genug Flüssigkeit enthalten und elektrische Signale weiterleiten können.

Vitamine wie Mineralstoffe kommen in vielen Nahrungsmitteln vor – etwa in Obst und Gemüse, aber auch in Fleisch, Fisch, Milch und Eiern. Gute Mineralstoffquellen sind zudem Vollkornprodukte, Hülsenfrüchte und Nüsse.

Obwohl viele Sportler meinen, sie brauchten wesentlich mehr Vitamine, um sich gesund zu halten, ist wissenschaftlich noch nicht geklärt, ob der Bedarf aktiver Menschen tatsächlich deutlich höher ist als der Bewegungsfauler.

Unumstritten ist dagegen, dass wir mehr Mineralstoffe verbrauchen: So scheiden wir zum Beispiel mit dem Schweiß immer auch Natrium und Kalium aus.

Dennoch sind Zusatzpräparate in der Regel überflüssig. Denn wer als Athlet mehr isst und dabei auf Abwechslung achtet, nimmt alle benötigten Mineralstoffe und Vitamine automatisch mit auf. Auch gibt es keine Belege dafür, dass Supplemente die Regeneration unterstützen, Infekte abwehren, die Gesundheit erhalten oder die sportliche Leistung steigern.

Widerlegt ist zudem die Vermutung, die Einnahme von zusätzlichen Vitaminen könne Krankheiten verhindern. Mehr noch: Bei den fettlöslichen Vitaminen A, D und E besteht die Gefahr einer Überdosierung, die Folge können Kopfschmerzen, Übelkeit und Entzündungen sein. Das Einnehmen etwa von Kalzium- oder Magnesium-Präparaten kann ebenfalls zu erheblichen Gesundheitsschäden führen.

Neuere Studien zeigen zudem, dass manche Vitamine womöglich sogar Trainingseffekte zunichtemachen: Wer regelmäßig Vitamin C zu sich nimmt, verhindert einer Untersuchung zufolge, dass sich seine Ausdauer durch Training verbessert. Für Menschen, die nicht unter einem Mangel leiden – und dazu gehören weit mehr als 90 Prozent aller Bundesbürger –, sind Vitaminpräparate daher nicht nur nutzlos, sondern in zu hohen Dosen vermutlich sogar schlecht für die Gesundheit und Leistungsfähigkeit.

Fazit: Insgesamt gibt es nur wenige Feinheiten zu beachten. Freizeitsportler brauchen in der Regel keine ausgeklügelte Diät, keine Energy-Drinks und Protein-Shakes, keine Mineralstoffe und Zusatzvitamine.

Wer sich vollwertig ernährt, nimmt genügend Energie zu sich und versorgt seinen Körper zudem mit ausreichend Eiweiß, Vitaminen und Mineralstoffen.

Die Annahme, dass bestimmte Lebensmittel oder Zusatzpräparate für Höchstleistungen unverzichtbar sind, ist in den meisten Fällen schlicht: Aberglaube. Das gilt auch für Chicken-Nuggets. Nach längerer Formkrise verzichtete Usain Bolt auf das Fast Food – und wurde erneut 100-Meter-Weltmeister. ○

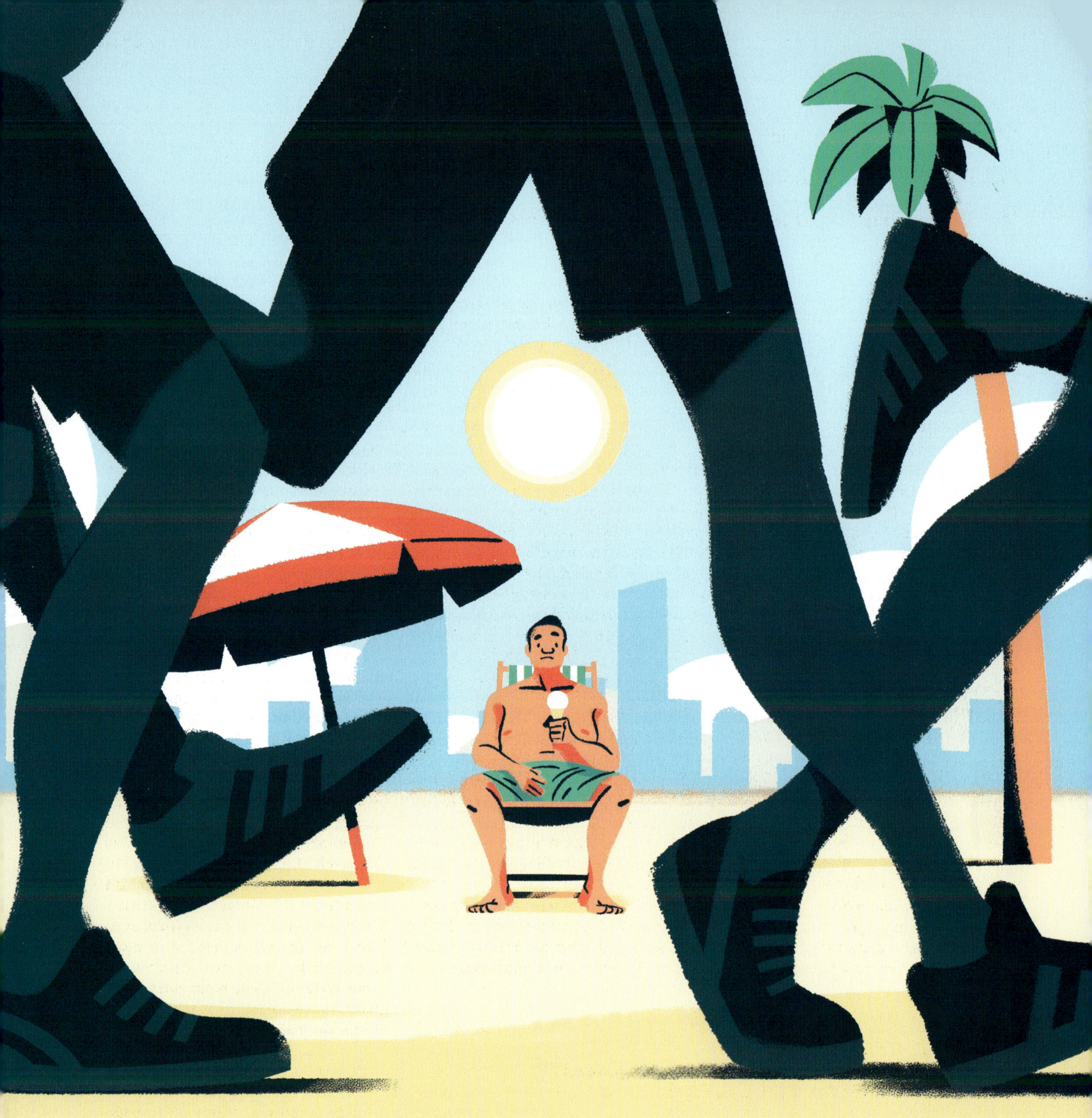

Machen wir uns Vorwürfe, weil andere fit und wir selber faul sind, werden in unserem Gehirn negative Denkmuster aktiv, die es uns zusätzlich erschweren, uns zu motivieren

Interview: **Rainer Harf und Jörn auf dem Kampe**
Illustrationen: **Tommy Parker**

# Warum Loslegen **leichter** ist, als viele denken

Viele von uns scheitern immer wieder an **dem Vorsatz, mehr Sport zu treiben**. Der Kölner Sportpsychologe Jens Kleinert erklärt, weshalb es Grenzen der menschlichen Willenskraft gibt – und welche die anerkannt besten Motivationshilfen sind

***GEO WISSEN: Herr Professor Kleinert, was raten Sie all jenen, die keine rechte Lust am Sport haben, aber gern motivierter wären?***

**Prof. Jens Kleinert:** Menschen in dieser Situation sollten erst einmal versuchen zu verstehen, weshalb sie überhaupt Sport treiben wollen. Ist da nur Druck von außen, oder steckt doch ein anderes Bedürfnis dahinter? Nehmen wir einen Menschen, der sich nur mit Mühe dazu zwingen kann, morgens vor der Arbeit zu joggen. Und nehmen wir an, er tut dies vornehmlich mit dem Ziel, Gewicht abzunehmen. Dann stellt sich die Frage, ob es das richtige Ziel ist, um Sport langfristig mit einem guten Gefühl zu betreiben.

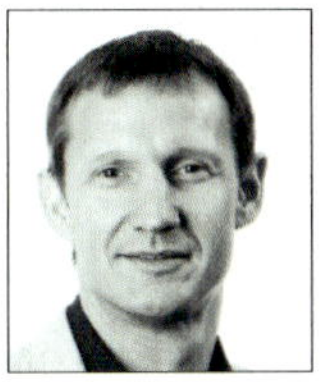

**JENS KLEINERT** ist Professor für Sportpsychologie an der Deutschen Sporthochschule Köln

***Heißt das, er soll sein Ziel aufgeben?***

Nein, es soll sich nur eine zusätzliche Triebfeder in ihm entfalten. Denn jedes Verhalten kann von verschiedenen Beweggründen ausgelöst werden. Es kann zugleich intrinsisch motiviert sein – also: ich mache etwas, weil es mir größte Freude bereitet – und extrinsisch – ich mache es auch, weil ich das Gefühl habe, dass ich es tun soll, weil ich ein bestimmtes Ziel erreichen will. Ich würde im Gespräch mit einem Hobbysportler immer versuchen, vor allem die intrinsischen Anteile in den Mittelpunkt zu rücken.

***Wie läuft so ein Gespräch gewöhnlich ab?***

Es beginnt mit einer Suche. Im Dialog versuchen wir zu ergründen, ob es nicht doch etwas gibt, was dem Betreffenden während der Bewegung Freude macht. Das ist eine Technik, die prinzipiell auch im Selbstgespräch funktioniert. Anfangs kommen dem Betroffenen vermutlich nur negative Gedanken: Morgens ist es mir immer viel zu kalt für den Sport, ich bin noch müde, es ist unangenehm.

Aber schließlich fällt ihm vielleicht doch etwas Schönes ein: die Stille am Morgen, die frische Luft, das Geräusch der Schritte, ein Gefühl des Stolzes, dass man es doch geschafft hat, sich aufzuraffen. Vielleicht sagt er sich: In dem Augenblick, wo ich laufe, erlebe ich mich als kompetent.

Es geht also nicht darum, mir selbst etwas zu beweisen, sondern es geht um das Erlebnis, mir etwas bewiesen zu haben. Und das ist ein großer Unterschied. Solche Dinge trainieren wir mit Menschen, die wir motivieren wollen. Wir versuchen, Situationen vorstellbar zu machen, bevor sie tatsächlich eintreten.

Das ist übrigens etwas, was ein Mensch kann, ein Tier dagegen vermutlich nicht. Wir vermögen Erlebnisse zu antizipieren und können uns so fühlen, als ob die Situation schon eingetreten wäre. Wenn sich darin dann ein intrinsisches oder wenigstens ein stark verinnerlichtes Gefühl versteckt, haben wir Zugang zur höchsten Motivationsebene.

***Das klingt gewissermaßen nach einer simulierten Belohnung.***

Genau so ist es. Hirnphysiologisch laufen hier ähnliche Prozesse ab wie bei einer echten Belohnung. Ein Beispiel: Stellt sich ein Mensch, der morgens nicht aus dem Bett aufstehen mag, so plastisch wie möglich vor, wie er durch den Wald läuft und die Stille genießt, führt allein die Imagination zu neuropsychologischen Veränderungen, zu einem Belohnungsprozess. Das Hirn schüttet Botenstoffe aus, die ein Gefühl des Wohlseins hervorrufen, und dann fällt es uns leichter zu starten.

Wer diese Vorstellung optimal abrufen kann, der ist morgens auch nicht mehr müde, der steht trotz widriger Umstände auf. Denn nicht zuletzt aktiviert das innere Bild Teile des Stammhirns, die wach machen.

***Scheitern nicht viele Leute daran?***

Ein positives inneres Bild zu entwickeln – das bedeutet unter Umständen hartes Training. Wichtig dabei ist: Ich darf mich nicht selbst belügen, das Bild muss sich bestätigen. Das funktioniert nicht, wenn ich mir morgens vorstelle, die Stille im Wald zu genießen – ich die Stille dann aber gar nicht als positiv empfinde, wenn ich tatsächlich im Wald bin. Entspricht das Bild, die Vorstellung allerdings der Realität, ist der Grundstein gelegt. Der Rest ist Training.

Genau das üben wir auch mit professionellen Athleten: im richtigen Augenblick die richtige Vorstellung abzurufen. Der wichtigste Schritt ist immer, ein Bild zu finden, das innerste Bedürfnisse stark und unmittelbar anspricht und das zu mir passt.

***Ein positives Bild bezüglich „Joggen im Wald" zu entwickeln dürfte nicht allzu schwerfallen. Aber wie schaut es mit Sport im Fitness-Studio aus? Das scheint weit schwieriger zu sein.***

Nein, überhaupt nicht. Auch beim Fitnesstraining fühlt sich für die meisten Menschen nicht alles so fürchterlich an. Nehmen wir jemanden, der sein Work-out stets auf dem Crosstrainer startet und sagt, dass er die Übung nicht leiden kann. Dass das Gerät nur Mittel zum Zweck ist – zum Aufwärmen. In einem solchen Fall frage ich ihn, wie sich das anfühlt, dieses Warmwerden. Antwortet er, es sei angenehm, haben wir einen Ansatz. Ein wichtiges Stück eines Motivs.

***Und dann?***

Ich helfe demjenigen, sich auf seinen Körper zu konzentrieren. Er soll in der Aktivität etwas sehen, das einerseits sinnvoll ist – nämlich sich aufzuwärmen –, das aber plötzlich auch zum Selbstzweck wird. Denn es kann etwas Schönes daran sein, wenn man merkt, wie die Muskeln aktiv werden, wie die Gelenke warm werden. Oder wie sich nach einiger Zeit die Lunge weitet, wie Atemzüge tiefer und ruhiger werden.

***Die Methode klingt fast zu simpel, als dass sie Erfolg haben könnte.***

Ja, es mag trivial klingen, aber es funktioniert. Zwar dauert es zuweilen ziemlich lange, bis das intrinsische Moment gefunden ist. Und auch dann mag es immer noch viel Zeit und Training erfordern, damit diese Fokussierung auf das Angenehme immer besser gelingt, immer stabiler wird. Aber es ist der beste Weg, sich für den Sport zu motivieren: die Aufmerksamkeit von einer extrinsischen Steuerung auf eine intrinsische zu lenken.

***Finden alle Menschen irgendwann ein positives Bild, etwas Intrinsisches?***

Nein. Es gibt Leute, die körperlicher Ertüchtigung rein gar nichts abgewinnen können. Die aber dennoch Sport treiben wollen – etwa um abzunehmen. Auch diesen Menschen können wir helfen. Das ist aber eine ganz andere Richtung der Sportpsychologie.

Da kommen wir zu dem, was mit der etwas abgedroschenen Metapher des „inneren Schweinehunds" beschrieben wird. Den gilt es zu überwinden. Der betreffende Sporthasser ist nicht imstande, sich über Verinnerlichung von Motiven zu steuern – denn Sport gehört nicht zu seinem Selbst. Stattdessen braucht er etwas anderes: Willenskraft.

Dafür benötigt man Techniken, mit deren Hilfe man das unangenehme Gefühl überwinden kann, also die Abneigung gegen den Sport, und etwas tut, obwohl es unangenehm ist. Eine effektive Methode geht davon aus, dass es allein darauf ankommt, den ersten konkreten Schritt zu machen. Das Modell hinter dieser Methode heißt daher auch „Rubikon-Modell". Hat man den Rubikon überschritten, gibt es dem Modell nach kein Zurück mehr.

***Wie kann ein solcher erster Schritt aussehen, wann wird der Rubikon passiert?***

Jeder hat seinen eigenen Rubikon. Für viele ist das Aufstehen das Schlimmste, der Schritt aus dem Bett. Für andere gibt es erst dann kein Zurück mehr, wenn sie das Haus verlassen haben. Dann treiben sie Sport, gehen ins Fitness-Studio oder fahren Rad.

Wo diese Schwelle liegt, merken die meisten schnell, wenn sie erst einmal darüber nachdenken. Um das Hindernis überwinden zu können, ist es wichtig, das Vorhaben zu konkretisieren und genau zu planen.

Es reicht eben nicht zu sagen: Ich möchte häufiger joggen. Vielmehr muss ich einen Plan aufstellen. Wie genau packe ich meine Tasche? Wo gehe ich joggen? Wann genau breche ich auf? Wie lange möchte ich joggen?

***Man entwirft also eine konkrete persönliche Handlungsanweisung?***

Ja. Ergänzen kann ich den Plan dadurch, dass ich mich wach mache, mich aktiviere, um ihn ausführen zu können. Vielleicht schlage ich mir leicht auf die Wangen. Spritze mir Wasser ins Gesicht. Dann steige ich in die Schuhe, die ich schon bereitgestellt habe, denn jeder Plan braucht auch Energie zum Starten.

Je genauer und differenzierter aber dieser Plan ist, umso einfacher ist es, ihm zu folgen. Die meisten Menschen scheitern an bestimmten Vorhaben, weil ihre Pläne unklar sind. Oder weil sie sich zu viele Wahl-, zu viele Ausweichmöglichkeiten offenhalten.

> Viele scheitern, weil sie sich **das falsche Ziel** setzen

### *Gut zu wissen*

**Intrinsische Motivation**

Ein positives inneres Bild, etwa die Vorfreude auf die Stille beim Laufen, stimuliert bestimmte Stammhirnregionen – wir sind wach, optimistisch, leistungsbereit.

**Akkurate Vorbereitung**

Konkrete Planung und feste Routinen verhindern, dass sich im Gehirn psychische Widerstände aufbauen.

**Soziale Unterstützung**

Eine Verabredung zum Sport aktiviert psychosoziale Handlungsmuster, die uns helfen, das Vorhaben umzusetzen.

Ganz entscheidend ist auch, in welchen konkreten, stets wiederkehrenden Situationen ich den Plan in meinen Alltag implementiere. Zum Beispiel: Ich wache morgens auf, es ist Dienstag, es ist sieben Uhr, der Termin steht auf dem Plan – es geht los. Die Verbindung mit alltäglichen Tätigkeiten oder Gelegenheiten hilft enorm, Dinge anzugehen, die unangenehm sind. Die Motivation wird nun stark rational, bewusst gesteuert, kalkuliert.

Das ist allerdings mühsam. Willentliche Steuerung ist etwas sehr Anstrengendes, erfordert stärkere Ressourcen als Aktivitäten, die angenehm und daher intrinsisch motiviert sind.

*Gibt es noch andere Hilfen?*

Für die nicht ganz so Willensstarken gibt es noch einen weiteren Trick bei dieser Art der Steuerung. Einen Trick, dem wir in meiner Arbeitsgruppe die höchste Aufmerksamkeit widmen: das Nutzen von Beziehungen – also die Einbindung des Individuums in gemeinschaftliche Handlungen, mithin die soziale Aktivierung. Sport im Team kann als sozialer Druckfaktor wirken, gemeinsames Tun kann Sport aber auch als leichter erleben lassen.

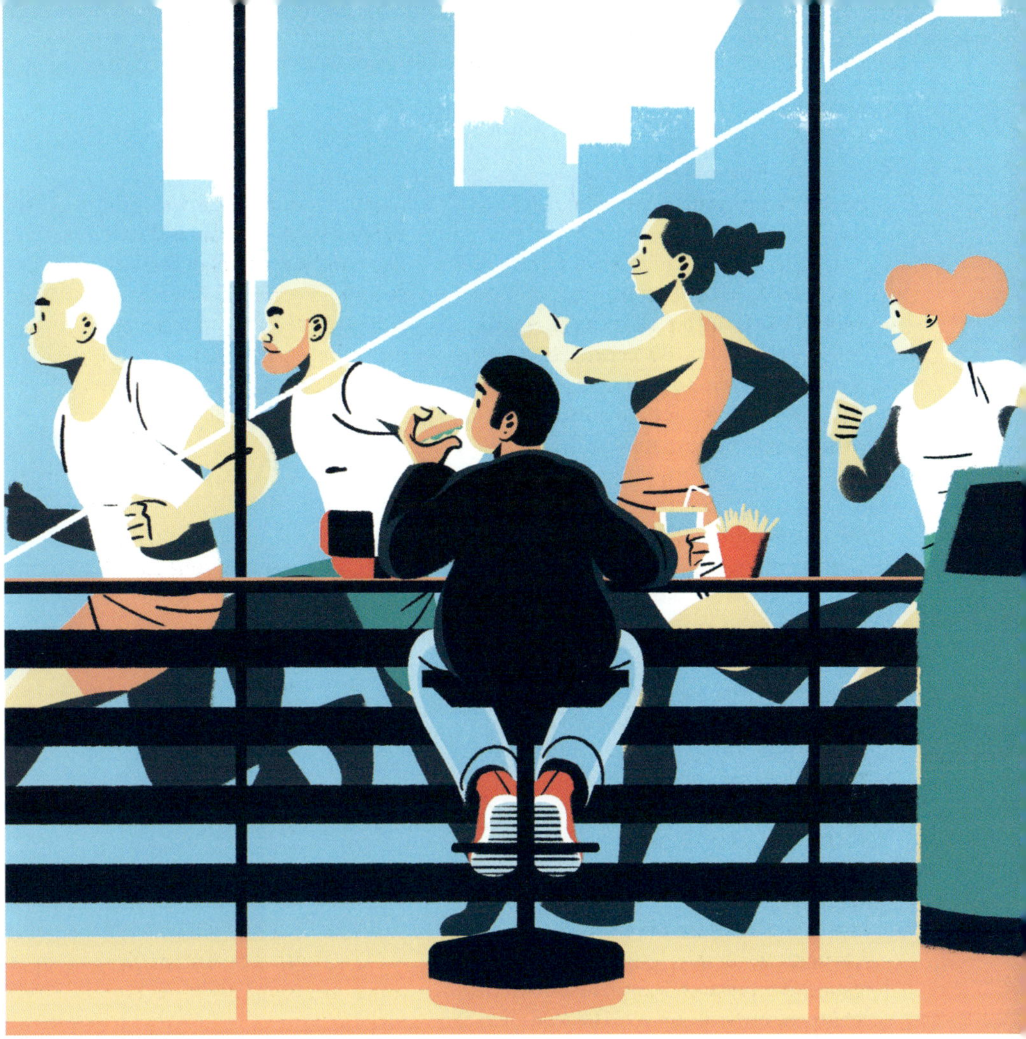

So simpel es klingt: Motivation funktioniert über positive Anreize – etwa die möglichst konkrete Vorstellung, wie wohl wir uns fühlen werden, wenn wir weniger essen und uns mehr bewegen

*Was ist damit gemeint?*

Das ist so simpel wie einleuchtend: Habe ich mich mit einem Freund zum Laufen verabredet, wird der Plan oft schneller und stärker aktiviert. Allein die Vorstellung, dass da jemand auf mich wartet, genügt.

Die soziale Verankerung von Plänen ist aus meiner Sicht die wohl stärkste Strategie, um Handlungspläne auszulösen und Verhalten zu steuern.

*Welcher Partner eignet sich am besten für eine solche Steuerung?*

Nach Möglichkeit sollte man sich jemanden suchen, der ähnliche Motive hat. Der vielleicht etwas Gewicht abnehmen will. Allein die Tatsache, dass zwei Menschen das gleiche Ziel verfolgen, führt ja dazu, dass diese beiden plötzlich eine Allianz bilden. Mit einem Mal ist dann nicht mehr das Ziel das Motiv – nämlich, Gewicht abzunehmen –, sondern die Allianz mit dem anderen. Dieser recht simple psychosoziale Mechanismus funktioniert wunderbar.

Und obendrein mag aus der gemeinsamen Aktivität sogar eine intrinsische Motivation erwachsen, weil alle Menschen ein zentrales Bedürfnis nach Verbundenheit haben. In der Regel macht es wahrscheinlich Freude, den Laufpartner zu sehen, miteinander zu reden. Sich einer Gruppe anzuschließen, zusammen mit einem Partner Sport zu treiben oder auch einen Personal Trainer zu engagieren: Das ist für viele die beste Möglichkeit, sich zu motivieren.

*Wir reden von sozialer Kontrolle?*

Gemeinsamkeit erleben ist etwas anderes als soziale Kontrolle, aber bisweilen gibt es auch die.

Allerdings gilt umgekehrt auch: Sobald ich mich von anderen stark kontrolliert fühle und das nicht will, resultiert daraus ein sehr extrinsisches Verhalten, ich fühle mich dann von außen gedrängt. Aber das ist eben nicht der typische Fall. Die meisten Menschen empfinden es eher als positiv, zusammen mit anderen etwas zu erleben, gewissermaßen ein vereintes Schicksal zu teilen.

Gemeinsame Aktivitäten sind darüber hinaus auch identitätsbildend. Es entsteht eine Partnerschaft, man ist Teil einer Gruppe. Das ist ein überaus starkes Motiv, um Sport zu treiben. Andere Ziele wie Gesundheit oder Gewichtsabnahme treten dann allmählich in den Hintergrund.

Bei Fitnessgruppen lässt sich das Phänomen häufig beobachten: Nach einer gewissen Zeit des Kennenlernens treiben die Mitglieder vor allem deshalb Sport, weil sie eine Gruppe bilden.

***Mancher Hobbysportler erlebt Folgendes: Er gerät in eine Motivationskrise, hört mit dem Sport auf. Dann hat er Schwierigkeiten, wieder mit dem Training zu beginnen, weil er befürchtet, erneut zu scheitern. Was raten Sie da?***

Hat ein Sportler Angst davor, etwas zu tun, weil er befürchtet, erneut zu scheitern, liegt seine Fokussierung völlig falsch, nämlich auf negativen Konsequenzen. Der Betreffende sollte seine Wahrnehmung anders ausrichten. Er sollte sich zunächst fragen: Warum möchte ich überhaupt wieder anfangen? Und er sollte vor allem daran denken, dass und wie er sein Ziel erreichen kann – wir nennen das eine „Kompetenzerwartung".

Es ist wie immer eine Frage der Aufmerksamkeit. Fokussiere ich auf den möglichen Misserfolg? Oder darauf, was ich erlebe, wenn ich Sport treibe? Und eines kann ich Ihnen versichern: Jemand, der Sport wirklich mal aus intrinsischer Motivation betrieben hat, wird ihn auch nach einem zwischenzeitlichen Scheitern wieder mögen. Der wird wieder anfangen.

***Ändert sich die Motivationsfähigkeit eigentlich mit dem Alter?***

Sie ändert sich mit den Erfahrungen, die man macht. Ein Hobbysportler, der immer extrinsisch handelt, also äußerlich gesteuert, und keine echte Freude bei seinen Handlungen erlebt, wird im Alter beim Sporttreiben unglücklich sein, vielleicht sogar frustriert, die psychische Gesundheit leidet.

Dagegen wird jemand, der seine Bilder, seine Gespräche positiv auszurichten versucht, der das Schöne im Sport finden möchte – selbst wenn das Training manchmal anstrengend ist –, jemand also, der letztlich nach der eigenen Kompetenz oder nach Selbstbestimmung beim Sporttreiben sucht, auch im Alter positiv motiviert sein.

Das alles ist eine Frage der Entwicklung, des Lernens, der Erfahrung. Ob man sich zur Bewegung motivieren kann, spielt sich ganz allein im Kopf ab. Und davon hängt auch die Leistung ab, die man dann in diesem Sport erbringt. Das gilt für Hobbysportler ebenso wie für Spitzenathleten.

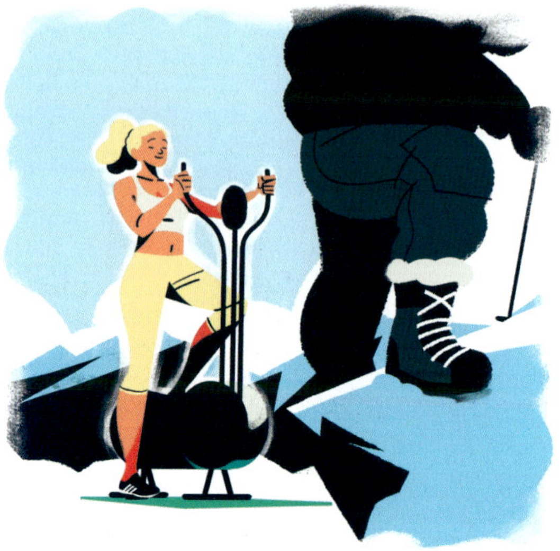

Ziele sind ein mächtiger Motivator: Wer sich etwa eine Bergtour im Geiste ausmalt, dessen Gehirn schüttet Belohnungsstoffe aus, die das Training erleichtern

***Sie sind ehemaliger Leistungssportler. Waren Sie selber schon in einer Motivationskrise?***

Oft sogar. Als Jugendlicher war ich Leistungsschwimmer. Ein Motivationsloch hat letztlich dazu geführt, dass ich das Schwimmen aufgegeben habe. Es hat mich nicht mehr erfüllt, nicht mehr befriedigt.

Im Nachhinein wünschte ich, ich hätte damals einen Betreuer gehabt, der mir gezeigt hätte, was außer Medaillen und Bestzeiten noch Schönes im Schwimmsport steckt.

Meine intrinsische Motivation lag aber zu wenig im Schwimmen selber, sondern immer mehr in der Mannschaft: Auf die habe ich mich gefreut, auf die kleinen Pausen, das Zusammensein, die kurzen Unterhaltungen zwischendurch.

Als mich mein Trainer dann aber von der Kurzstrecke auf die Langstrecke wechseln ließ, hatte ich mit einem Mal keine Freude mehr. Ein Kurzstreckler schwimmt Serien, hat zwischendurch immer mal eine halbe Minute, um zu plaudern. Das geht bei der Langstrecke nicht mehr, da ist man meistenteils allein. Ein halbes Jahr später habe ich aufgehört.

***Was haben Sie dann getan?***

Ich habe mir einen neuen Sport gesucht: Handball.

***Und heutzutage?***

Interessanterweise schwimme ich seit einiger Zeit wieder drei- bis viermal pro Woche, aber nicht in einer Mannschaft. Ich habe vielmehr gelernt, das Schwimmen selbst zu genießen. Mal ist es das körperliche Gefühl dabei, also im besten Sinne eine intrinsische Motivation, ein andermal aber auch das unmittelbare Erleben meiner Kompetenz.

Wenn ich zum Beispiel sehe, dass ich fünf Sekunden schneller auf 100 Meter schwimme als am Tag zuvor, ist das vielleicht nicht intrinsisch, aber doch in einem hohen Maße unmittelbare Bedürfnisbefriedigung. Immer wieder schwimme ich aber auch völlig unbeeinflusst von Zahlen, möchte einfach nur meine Muskeln spüren, das Wasser.

Es ist ungemein wichtig für einen Hobbysportler, dass er mehrere unterschiedliche Motivationsstufen in seinem Sport findet.

Mal macht er Sport vielleicht, weil er sich selbst drängt, weil er den „inneren Schweinehund" bekämpfen will. Weil er sich selber zeigen will, dass er sich selbst besiegen kann.

Dann wieder wird er aktiv, weil einfach nur die Bewegung schön ist, weil er das Ambiente genießt. Weil er seinen Körper spüren möchte.

Wenn der gleichen Aktivität ganz unterschiedliche Motivationsformen zugrunde liegen, dann besitzen wir eine enorme Flexibilität. Dann wird man – je nachdem, was man gerade braucht – auch das Richtige finden. ○

---

**PROF. DR. JENS KLEINERT**, Jg. 1964, forscht unter anderem zu Motivation in Sport-Teams. **TOMMY PARKER**, Jg. 1993, ist Illustrator in England.

# Fit durchs Leben: **die besten**

# Sportarten

**Welchen gesundheitlichen Nutzen haben die unterschiedlichen Disziplinen? Wie lassen sich Anfängerfehler vermeiden – und auf welche Weise können auch Fortgeschrittene profitieren? Elf Wege, das eigene Wohlergehen zu fördern**

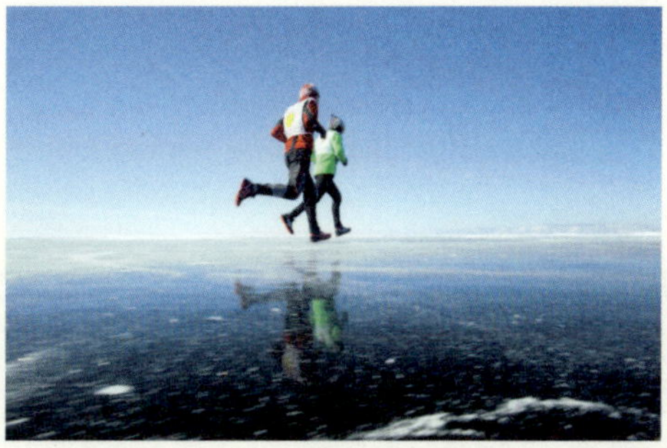

TEXTE: Tilman Botzenhardt, Jörn Auf dem Kampe, Stephan Knieps

ILLUSTRATIONEN: Mick Klaack, Eric Tscherne, Tim Wehrmann

Laufen

# So weit die Füße tragen

**Joggen ist unkompliziert und belohnt Anfänger mit schnellen Erfolgen – sofern sie einige Regeln beachten**

Für keinen Sport ist der Mensch besser geeignet als fürs Laufen: Seit die Vorfahren des *Homo sapiens* vor vermutlich rund sieben Millionen Jahren den aufrechten Gang hervorbrachten, haben unsere Ahnen die schnelle Fortbewegung auf zwei Beinen immer weiter perfektioniert.

Einst ein Mittel zum Zweck, ist das Laufen heute die am weitesten verbreitete Sportart der Welt – und aus naheliegenden Gründen denkbar unkompliziert: Man kann sofort damit anfangen, benötigt außer Schuhen kaum Ausrüstung und ist nicht zwingend auf die Expertise eines Trainers angewiesen. Allerdings: Wer von Beginn an und dann über Wochen falsch auftritt (siehe Illustrationen), bemerkt mögliche Überlastungen in den meisten Fällen zu spät. Besonders gefährdet sind Menschen mit Vorschäden wie etwa Fehlstellungen in den Gelenken.

Bei Anfängern gilt: Für eine effiziente Verbesserung der Ausdauer sollte das Lauftempo zunächst gemäßigt sein und allmählich gesteigert werden. Sie sollten in einem Tempo laufen, bei dem sie noch ganze Sätze verständlich aussprechen können. Selbst bei einer maßvollen Geschwindigkeit ist der Kalorienverbrauch recht hoch: Ein 70 Kilogramm schwerer Mann verbraucht in einer Stunde auf einer Distanz von acht Kilometern etwa 560 Kilokalorien (allerdings kann dieser Wert je nach Streckenbeschaffenheit und Umgebungstemperatur enorm schwanken). Weil eine gute Ausdauer die Grundlage fast aller Disziplinen ist, bildet Laufen die Basis für viele Sportarten.

**+ An fast jedem Ort und zu jeder Zeit realisierbar; relativ schnelle Trainingserfolge; ideal zur Verbesserung der Ausdauerleistungsfähigkeit.**

**– Nicht für jedermann geeignet: Menschen mit Bluthochdruck und/oder Übergewicht sollten sich erst medizinisch beraten lassen; Sportler mit orthopädischen Problemen etwa im Hüft- oder Kniebereich sollten einen Lauftrainer konsultieren, da Überlastungsschäden häufig nicht sofort erkannt werden, sondern sich schleichend manifestieren.**

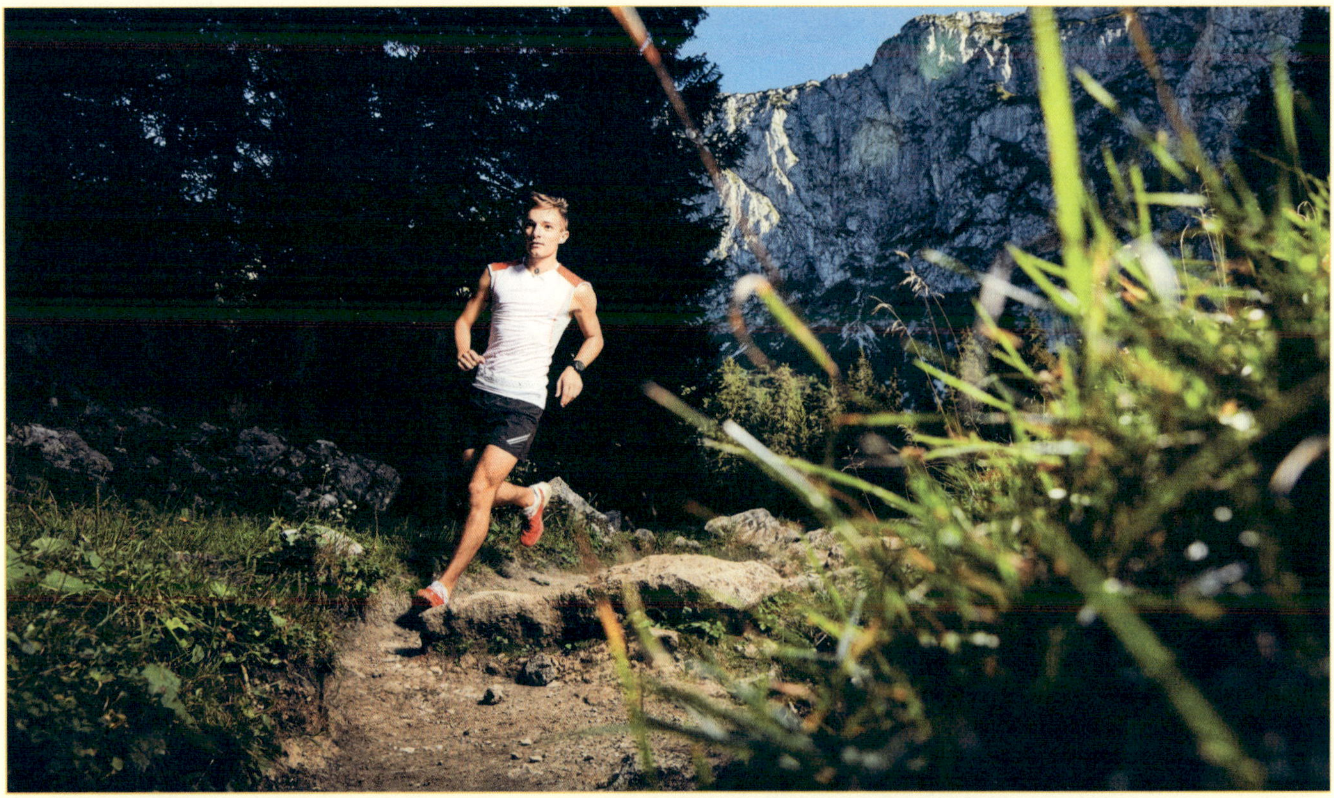

Je schöner die Strecke, desto größer der Genuss: Läufer können ihren Sport überall ausüben – vor der eigenen Haustür ebenso wie am Urlaubsort

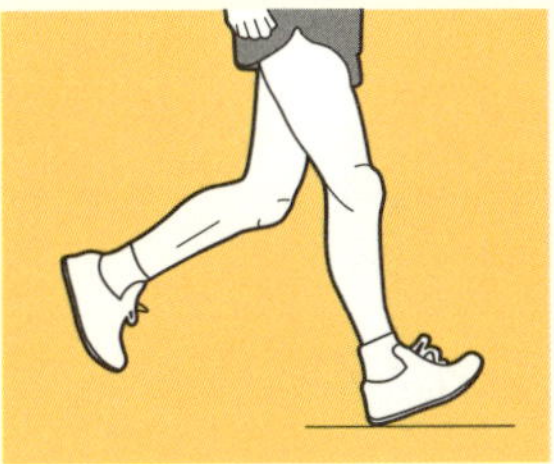

### Fersenlauf

Von dieser Lauftechnik ist abzuraten, da sie zu einer hohen Stoßbelastung der Gelenke führt und ein Abknicken des Fußes nach innen begünstigt. Dennoch weit verbreitet, bei Anfängern wie Fortgeschrittenen.

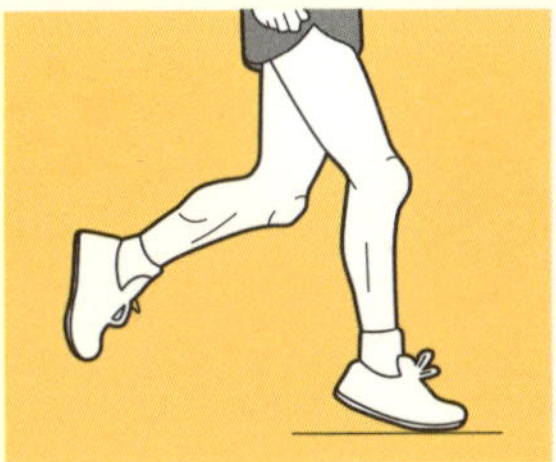

### Vorfußlauf

Geübte Läufer verwenden diese Technik bei kurzen, intensiven Läufen wie Sprints oder Bergauf-Läufen. Sie beansprucht Achillessehnen, Wadenmuskulatur und Sprunggelenke allerdings besonders stark.

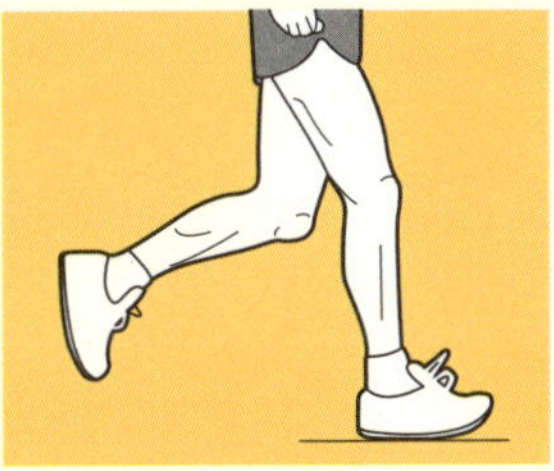

### Mittelfußlauf

Hat sich als Kompromiss für längere Strecken etabliert, verteilt die Belastungen gleichmäßig, schont Gelenke, Bänder und Sehnen mehr als die anderen Techniken; auch für Anfänger am besten geeignet.

## VERWANDTE DISZIPLINEN

### NORDIC WALKING

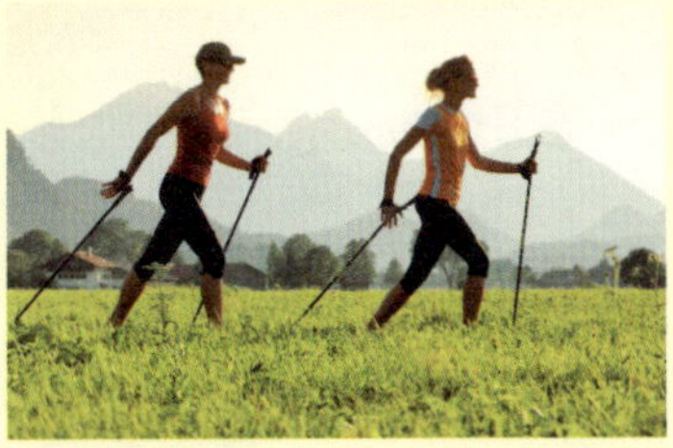

Gut geeignet für **Sportanfänger** oder Menschen, die lange keinen Sport betrieben haben, ebenso für **Übergewichtige**. Als Ausrüstung benötigen die Läufer neben Schuhen ein Paar Stöcke, deren Länge rund 70 Prozent der **Körpergröße** betragen sollte.

### WANDERN

Empfehlenswert für **Einsteiger**, **Wiedereinsteiger** und für ältere Menschen, die von der Steigerung der Ausdauer und der **positiven Herz-Kreislauf-Wirkung** des Wanderns profitieren. Bei Sportlern mit guter Kondition erhöht Wandern die Ausdauer jedoch kaum.

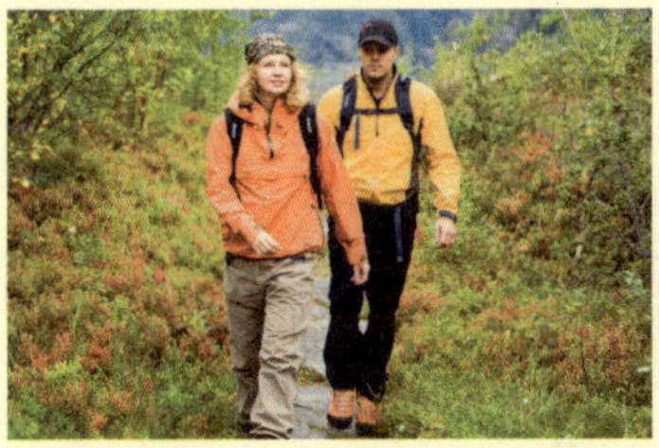

### TRAILRUNNING

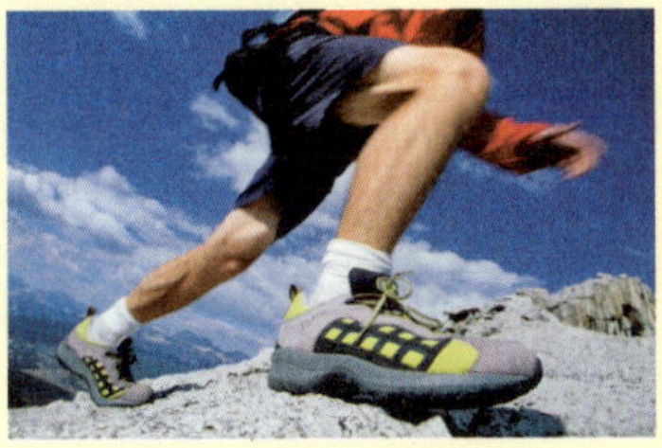

Laufen über **Pfade im Wald** oder im offenen **Gelände** und im **Gebirge**; zweckmäßige Abwechslung für geübte Straßenläufer, da infolge von **Höhenunterschieden** oder abwechselnder Bodenbeschaffenheit die Intensität der Beanspruchung steigt.

### AQUAJOGGING

Gute Alternative für **verletzte Läufer** oder **Übergewichtige**, da sie im Wasser die Laufbewegungen nachahmen, aber ihre **Gelenke schonen**. Allerdings können sich die langsamen Bewegungen auf Dauer negativ auf die Schnellkraft der Muskulatur auswirken.

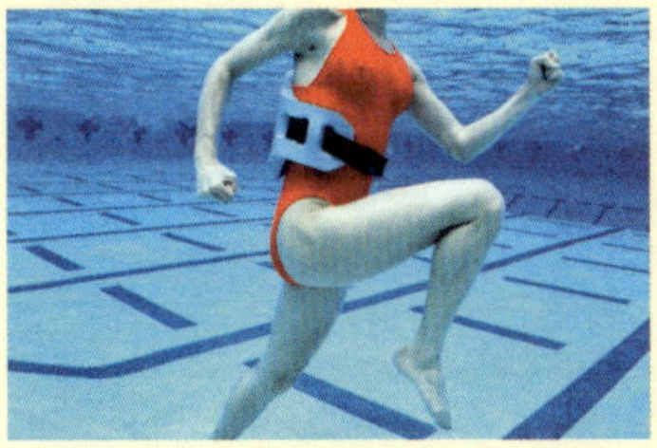

Laufen

# »Niemand gewinnt einen Lauf, weil er teurere Schuhe hat«

**Der Sportmediziner Dr. Matthias Marquardt gibt Trainingstipps für Einsteiger und Fortgeschrittene**

***GEO WISSEN: Welche Fehler machen Anfänger und Fortgeschrittene oft?***
**Dr. Matthias Marquardt:** Einsteiger trainieren meist zu schnell, zu viel und zu intensiv. Das führt zu Überlastungen im Bewegungsapparat oder gar zu Achillessehnen- und Knieproblemen. Und auch Fortgeschrittene machen oft die gleichen Fehler. Viele erfahrene Läufer trainieren zudem zu häufig im mittleren Tempobereich. Dadurch laufen sie einerseits nicht richtig lang und locker, andererseits aber auch nie kurz und schnell. Das verhindert die ersehnten Bestleistungen.

***Wie sollten Einsteiger trainieren, um erste Erfolge zu erzielen?***

Sie sollten zunächst nur zwei- bis dreimal pro Woche laufen, und zwar so langsam wie möglich. Um sich nicht zu überlasten, sollten Geh- und Laufphasen einander abwechseln. Ein guter Trainingsplan gibt nicht das Lauftempo, sondern eher die Belastungsdauer und die Ruhephasen vor – das hilft, die anfangs manchmal etwas zu große Motivation richtig zu kanalisieren. Wer das Training von Beginn an durch Kraft- und Koordinationsübungen ergänzt, kann dadurch typische orthopädische Probleme wie Sehnen- und Gelenkbeschwerden besser vermeiden.

***Worauf können Fortgeschrittene achten, um ihre Fähigkeiten zu verfeinern?***

Sie profitieren ebenso von Kraft- und Koordinationsübungen, dazu insbesondere auch von den als „Lauf-Abc" bekannten Technikübungen: Die machen den Schritt flüssiger, länger und effektiver – und den Läufer damit schneller. Bei ambitionierten Sportlern gewinnt daneben auch der ausgefeilte Trainingsplan mit den richtigen Streckenlängen und Geschwindigkeiten an Bedeutung.

***Ist ein Pulsmessgerät sinnvoll?***

Pulsbereiche sind sehr individuell. Ich hatte einen Trainingspartner, für den drei Stunden Laufen bei einem Puls von 183 tatsächlich locker waren. Andere sind schon bei 135 im roten Bereich. Ein Pulsmesser ist gut, wenn der Sportarzt Ihre Pulszonen in einem Leistungstest definiert hat – also anhand Ihrer Laktatwerte festgestellt hat, bei welchen Herzfrequenzen Sie optimale Trainingseffekte erreichen. Ansonsten ist es meist besser, sich auf sein Gefühl zu verlassen. Und für Anfänger gilt ohnehin erst mal: Laufen Sie so langsam wie möglich.

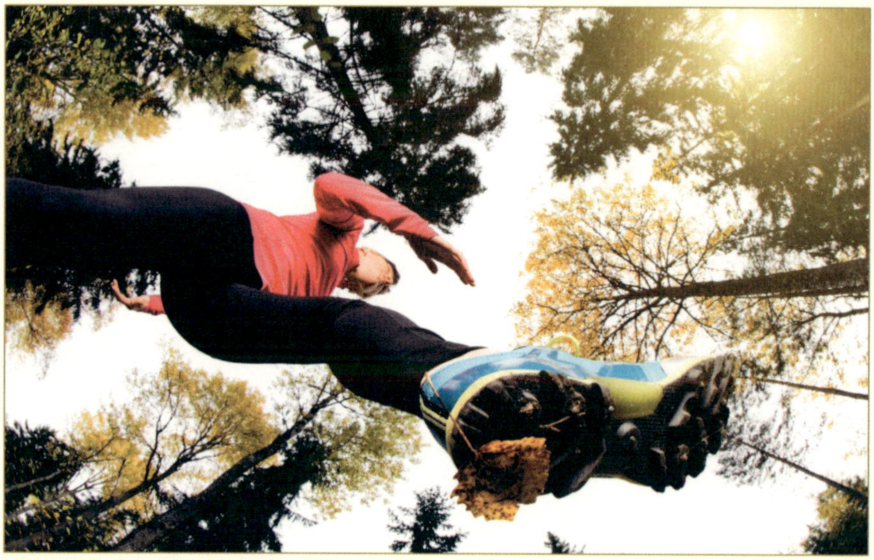

Wer regelmäßig läuft, verbessert schnell seine Ausdauer – und verschafft sich damit eine ideale Grundlage auch für andere Sportarten

***Worauf ist beim Laufschuh zu achten?***

Nicht nur auf den Fuß schauen, sondern vor allem auf die Beinachse! Das mag zunächst erstaunlich klingen, lässt sich aber leicht erklären: Der Fuß kompensiert Fehlstellungen der Beinachse. Beim O-Bein etwa kippt die Beinachse nach außen. Der Fuß kippt als Gegenregulation nach innen – und sollte dann durch den Schuh, anders als bei x-beinigen Läufern, nicht zusätzlich gestützt und daran gehindert werden. Wenn der Schuhverkäufer auf die Füße schaut, ist das gut. Besser ist es, er blickt auch auf die Beine.

***Welche Sportart eignet sich besonders gut als Ausgleichssport zum Laufen?***

Für zusätzliche Ausdauerübungen empfehle ich Skilanglauf, Radfahren oder Schwimmen: Mit ihnen können Läufer den Trainingsumfang erhöhen, ohne ihre Gelenke zu überlasten. Eine Temposteigerung erreichen Läufer mit diesen Sportarten aber nicht, weil sie die Laufbewegung nicht spezifisch trainieren. Wichtiger für Läufer mit wenig Zeit ist ein Kraft- und Koordinationstraining, das die Technik verbessert, über eine bessere Stabilität Verletzungen vorbeugt und so höhere Trainingsumfänge ermöglicht.

***Wie sinnvoll ist es, sich als Hobbyläufer für eine gewisse Zeit einen Trainer zu nehmen?***

Grundsätzlich ist das eine gute Idee. Es kommt allerdings darauf an, wie der Lauftrainer seine Aufgabe versteht. Wenn er seine Arbeit vor allem im Feilen von Trainingsplänen und der Kontrolle von Intervallzeiten sieht, dann ist das eher etwas für erfahrene Wettkämpfer. Einsteiger brauchen einen Trainer, der sich mit Athletikübungen und Lauftechnik auskennt.

***Ist ein Marathon auch für Einsteiger ein sinnvolles Trainingsziel?***

Im Prinzip schon. Sie müssen sich aber genug Zeit lassen. Ohne Vorerfahrungen und nach langer Inaktivität wären zwei Jahre Vorbereitung ideal. Wer schon eine gute Fitness hat, schafft es auch in einem Jahr. Die spontane Bierwette, die eine Zwölf-Wochen-Crash-Vorbereitung erfordert, ist dagegen sportmedizinisch nicht zu empfehlen. Allerdings muss ich gestehen, dass ich schon einige dieser Crash-Vorbereitungen als Sportarzt betreut habe. Es waren meist für alle Beteiligten sehr emotionale und intensive Erlebnisse. Auch das ist Laufsport.

***Was fasziniert Sie am Laufen, was macht den Reiz des Sports aus?***

Ich liebe lockere lange Läufe durch den hügeligen Wald, bei denen ich die Jahreszeiten erleben kann. Und manchmal kickt mich das Gefühl, bei einem Tempo von 3:45 Minuten pro Kilometer über den Asphalt zu fliegen. Laufen ist unverfälscht. Niemand gewinnt einen Lauf, weil er teurere Schuhe hat. Es geht nur um einen selbst. Auch das mag ich!

***Für welches Alter eignet sich Laufen, wann erziele ich Bestleistungen?***

Laufen geht immer. Am schnellsten sind Sie mit etwa 30 Jahren, möglicherweise erreichen Sie Ihren Zenit auch erst mit Ende 30. Aber das ist doch im Grunde gleichgültig. Hauptsache, Sie bleiben gesund und laufen ein Leben lang.

Der Internist und Sportmediziner

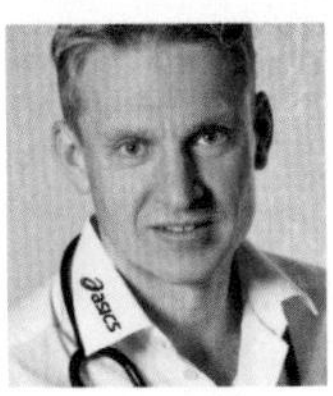

Dr. Matthias Marquardt, Jg. 1977, ist Triathlet und Autor von mehreren Sachbüchern zum gesunden Lauftraining.

## TRAININGSPLÄNE

### Für Anfänger (Nichtsportler)

**Ziel: einen Lauf von 30 Minuten Länge bewältigen, nach acht Wochen Training***

**1./2. Woche**

**Tag 1**: 30 Minuten Walking (gehen in flottem Tempo)
**Tag 2**: 10 Minuten Walking; 5 × 1 Minute laufen mit jeweils 2 Minuten Gehpause; 5 Minuten Walking

**3./4. Woche**

**Tag 1**: 10 Minuten Walking; 5 × 2 Minuten laufen mit jeweils 3 Minuten Gehpause
**Tag 2**: 10 Minuten Walking; 5 × 3 Minuten laufen mit 2 Minuten Gehpause

**5./6. Woche**

**Tag 1**: 4 × 5 Minuten laufen mit 3 Minuten Gehpause
**Tag 2**: 4 × 5 Minuten laufen mit 3 Minuten Gehpause
**Tag 3**: 3 × 8 Minuten laufen mit 3 Minuten Gehpause

**7. Woche**

**Tag 1**: 3 × 8 Minuten laufen mit 2 Minuten Gehpause
**Tag 2**: 2 × 12 Minuten laufen mit 3 Minuten Gehpause
**Tag 3**: 2 × 15 Minuten laufen mit 3 Minuten Gehpause

**8. Woche**

**Tag 1**: 2 × 15 Minuten laufen mit 2 Minuten Gehpause
**Tag 2**: 5 Minuten Walking, 20 Minuten laufen, 5 Minuten Walking
**Tag 3**: 30 Minuten laufen

* Zwischen den Trainingseinheiten sollten ein bis zwei Tage Pause liegen.
** In den ersten vier Wochen zwischen den drei Trainingstagen mindestens einen Regenerationstag einlegen. Beratung: Dr. Jan Schröder, Sportwissenschaftler, Universität Hamburg.

### Für Fortgeschrittene (Sportler, die zwei- bis dreimal pro Woche laufen)

**Ziel: Nach acht Wochen einen Halbmarathon bewältigen****

**1./2. Woche**

**Tag 1**: 10 Kilometer laufen
**Tag 2**: 8 Kilometer laufen, davon 4 × 2 Minuten Intervall (Wechsel zwischen intensiven Sprints und Erholungsphasen – jeweils 2 Minuten sprinten, dann mehrere Minuten traben)
**Tag 3**: 10 Kilometer laufen, lockeres Tempo (ca. 1 Stunde)

**3./4. Woche**

**Tag 1**: 10 Kilometer laufen
**Tag 2**: 10 Kilometer laufen, 5 × 3 Minuten Intervall
**Tag 3**: 10 Kilometer laufen, schnelleres Tempo (ca. 55 Minuten)

**5./6. Woche**

**Tag 1**: 10 Kilometer laufen
**Tag 2**: 10 Kilometer laufen, 5 × 3 Minuten Intervall
**Tag 3**: 12 Kilometer laufen, 5 × 3 Minuten Intervall
**Tag 4**: 15 Kilometer laufen

**7. Woche**

**Tag 1**: 10 Kilometer laufen
**Tag 2**: 10 Kilometer laufen, 4 × 4 Minuten Intervall
**Tag 3**: 12 Kilometer laufen, 5 × 3 Minuten Intervall
**Tag 4**: 18 Kilometer laufen

**8. Woche**

**Tag 1**: 10 Kilometer laufen
**Tag 2**: 10 Kilometer laufen, 5 × 2 Minuten Intervall
**Tag 3**: 12 Kilometer laufen, schnelleres Tempo (ca. 1 Stunde)
**Tag 4**: 21 Kilometer laufen

Schwimmen

# Die Kunst des kraftvollen Schwebens

**Schwimmen bietet ein umfassendes Training für den gesamten Organismus**

Ein Schwimmer hat es mit einem besonderen Medium zu tun: Aufgrund der Dichte des Wassers gleichen sich das Gewicht seines Körpers und der Auftrieb, der dem entgegenwirkt, etwa aus. Deshalb schwebt ein Mensch im Wasser, und das spart Energie. Aber: Wasser besitzt die rund 1000-fache Dichte der Luft. Somit ist der Widerstand für einen Schwimmer auch enorm hoch.

Als der Brasilianer César Cielo Filho 2009 die bis heute gültige Weltbestzeit über 100 Meter Freistil schwamm, erreichte er ein Durchschnittstempo von 7,7 km/h – der Sprint-Weltrekordler Usain Bolt aus Jamaika ist auf der gleichen Distanz zu Lande rund fünfmal so schnell. Wie bei vielen anderen Sportdisziplinen kommt es beim Schwimmen mithin auf die Technik an. Um sich voranzutreiben, presst ein Schwimmer das Wasser mit Armen und Beinen nach hinten – in einer möglichst flachen Wasserlage, die die Widerstandsfläche reduziert. Je präziser und gleichförmiger die Bewegungen sind, desto weniger Kraft muss ein Sportler aufwenden, desto länger hält er durch. Für Anfänger ist folglich ein Schwimmkurs mit Trainer sinnvoll, der einen der vier heute üblichen Stile vermittelt: Kraul, Brust, Schmetterling und Rücken.

Ein Vorteil ist allen vier Stilen gemein: Im Unterschied zu den meisten Sportarten an Land beansprucht das Schwimmen Ober- und Unterkörper gleichermaßen intensiv.

**+ Gesundheitsfördernd wie alle Ausdauersportarten. Im Zustand der Schwerelosigkeit werden zudem die Gelenke in Knien, Hüfte und Füßen entlastet. Aus medizinischer Sicht besonders für Menschen mit Adipositas oder Rheuma empfehlenswert, häufig auch bei Rückenproblemen. Geringe Verletzungsgefahr.**

**– Bei niedriger (bis 22 Grad Celsius) und hoher (über 30 Grad) Wassertemperatur für Herz-Kreislauf-Geschädigte nicht uneingeschränkt empfehlenswert.**

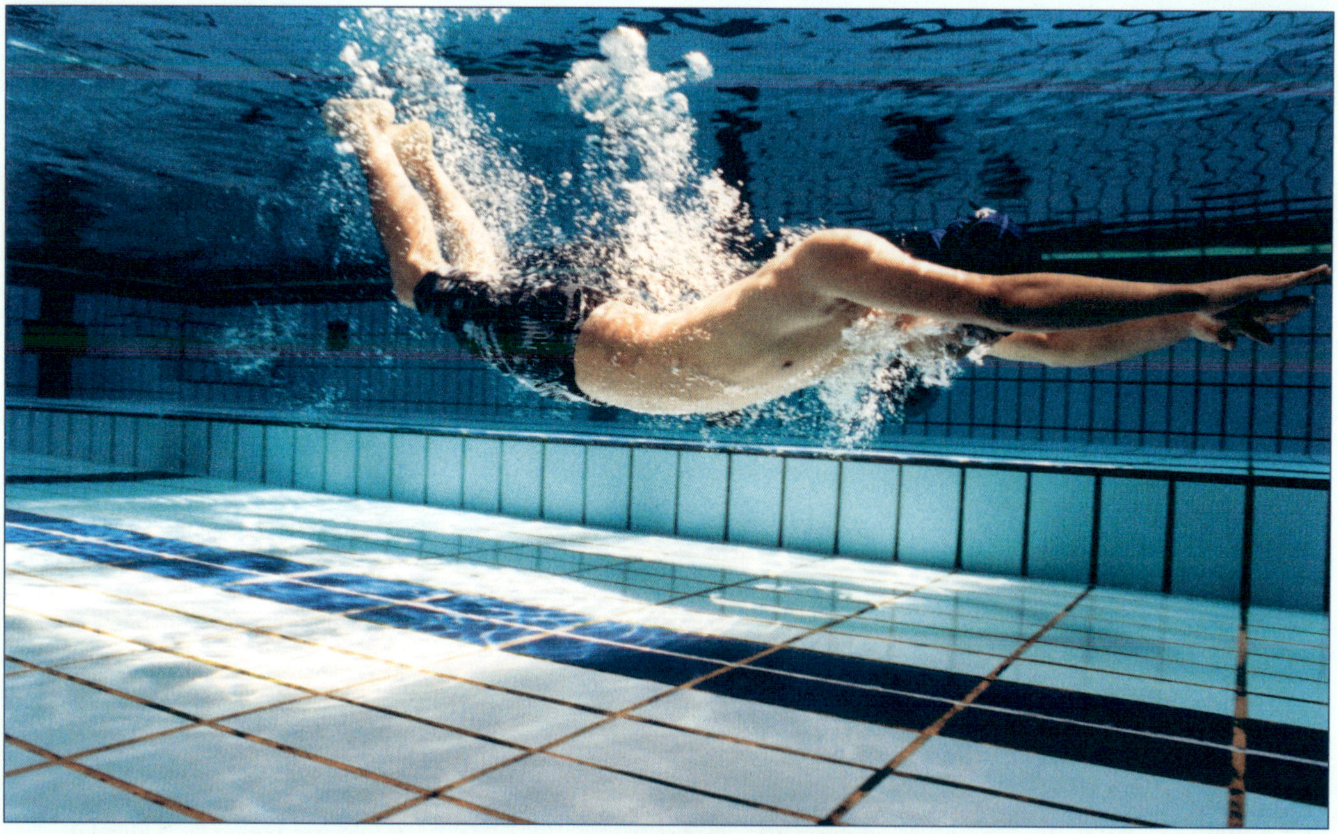

Schwimmen entlastet die Gelenke, weil das Wasser den Körper förmlich trägt. Es eignet sich daher gut für Menschen mit Rückenleiden

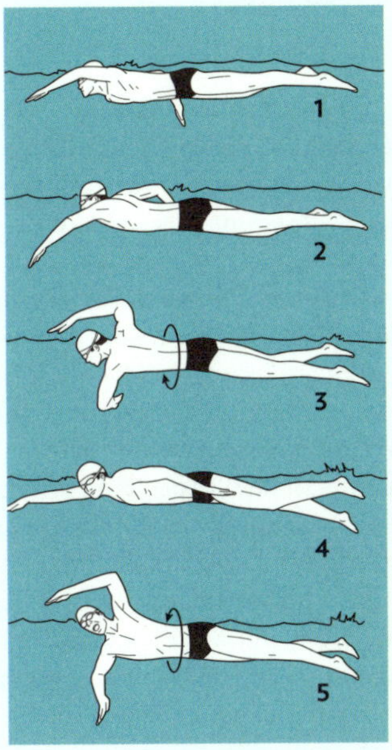


## Technik beim Kraulen

Der Kraulstil ermöglicht das höchste Tempo: Denn dabei gleitet der Körper besonders stromlinienförmig durchs Wasser. Beim Einatmen wird der Kopf zur Seite gedreht und nur durch den Mund Luft geholt. Ausgeatmet wird unter Wasser über Mund und Nase. Zuerst taucht die linke Hand ins Wasser, Handgelenk und Ellenbogen folgen, bis der Arm fast gestreckt ist. Währenddessen schiebt sich der rechte Arm nach hinten, Richtung Hüfte. Die Füße paddeln ständig auf und ab (1). Der rechte Ellenbogen tritt aus dem Wasser. Den linken Arm zieht der Schwimmer nun nach hinten und atmet ruhig über Mund und Nase aus (2). Der Körper dreht sich um die Längsachse (siehe Pfeil). Der linke Arm drückt kraftvoll nach hinten. Der rechte Arm ist angewinkelt und steht kurz davor, wieder einzutauchen. Immer noch atmet der Schwimmer aus (3). Er verdreht Kopf und Rumpf in Richtung seiner Einatmungsseite. Der Zug des linken Arms ist abgeschlossen (4). Die Arme rotieren weiter; der Schwimmer atmet energisch ein – sein Mund liegt nach leichter Anhebung frei (5).

## VERWANDTE TECHNIKEN

### BRUST

Brustschwimmen ist der hierzulande am **meisten verbreitete Stil** – und wird meist auch als Erstes erlernt. Das liegt zum einen an der simplen Atemtechnik: Während der Schwimmer ins **Wasser ausatmet**, hebt er seinen nach vorn ausgerichteten Kopf zum Einatmen aus dem Wasser. So fällt auch die Orientierung leicht. Zum anderen kann sich ein Brustschwimmer während der **Gleitphase** erholen, die Kraft lässt sich mithin gut einteilen. Daher bietet sich Brustschwimmen für viele Sportler als ideale Ausgleichsdisziplin an. Mediziner raten jedoch Menschen, die Probleme an der Lendenwirbelsäule haben, mit Vorsicht zu trainieren. Denn in einer Phase der Bewegung wird beim Brustschwimmen der untere Rücken gestaucht.

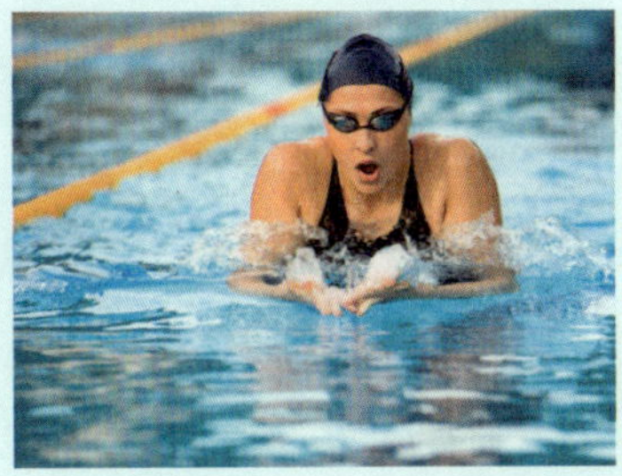

### RÜCKEN

Der **Kopf** bleibt beim Rückenschwimmen die ganze Zeit **über Wasser**, was die Atmung enorm erleichtert. Allerdings ist die **Orientierung** schlechter als bei den anderen drei Stilen, zudem erfordert das Rückenkraulen eine große Beweglichkeit im Schultergelenk. Da der Körper dabei waagerecht im Wasser liegt und auch der Kopf nicht rotiert, gilt dieser Stil als besonders **rückenschonend**. Zudem wird die Rückenmuskulatur gekräftigt, was Beschwerden im Kreuz vorbeugt und lindert.

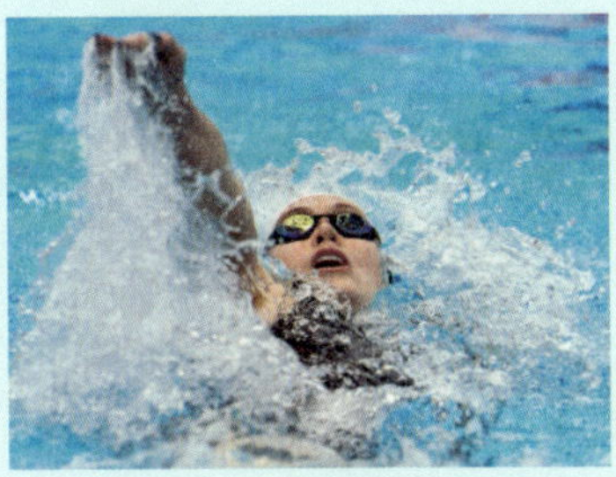

### SCHMETTERLING/DELFIN

Schmetterling (oder Delfin) ist die **kraftraubendste Schwimmtechnik**. Sie kommt **ohne die Längsrotation** des Körpers aus, stattdessen bewegt sich der Rumpf aus dem Wasser, angeschoben von Armen und Beinen. Dabei entsteht ein Hohlkreuz. Rückenpatienten sollten mit ihrem Arzt sprechen, bevor sie Delfin schwimmen. Es gilt – wegen der **Koordination von Armzug und Beinschlag** – als besonders schwierig. Anfänger sollten erst das Kraulen beherrschen, ehe sie sich an Delfin versuchen.

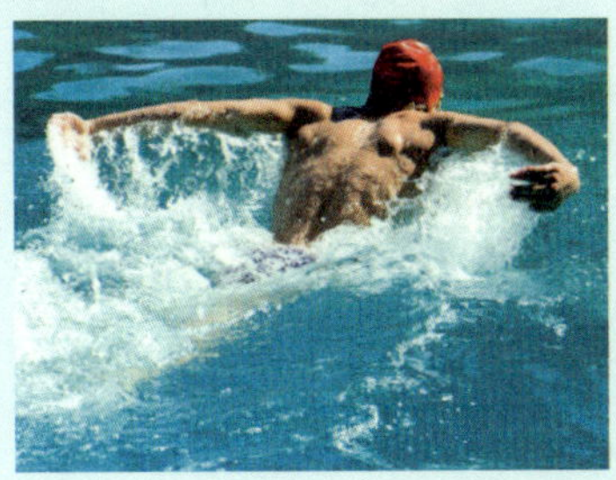

Schwimmen

# »Ein Technikkurs ist für jeden Schwimmer sinnvoll«

**Der Sportwissenschaftler Andreas Hahn über Fortschritte beim Training**

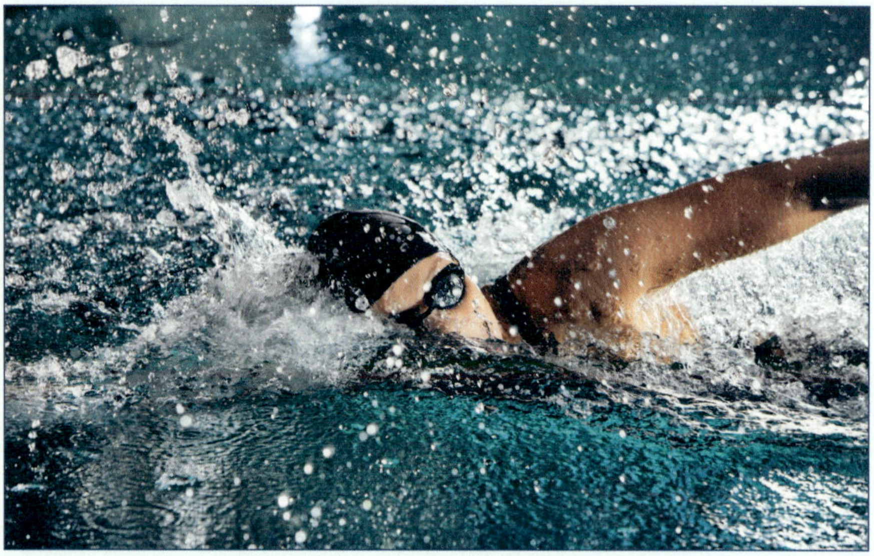

Vor allem der Kraulstil eignet sich ideal, um die Fitness zu steigern. Je sauberer die Technik ausgeführt wird, desto leichter fällt die Bewegung

***GEO WISSEN: Welche Schwimmtechnik ist besonders gut für die Fitness?***

DR. ANDREAS HAHN: Im Prinzip ist jede Schwimmtechnik geeignet, um gesund zu bleiben oder zu werden. Nur das technisch sehr anspruchsvolle Schmetterlingsschwimmen ist den Profis vorbehalten. Wichtig ist, dass der jeweilige Stil korrekt ausgeführt wird. Brustschwimmer zum Beispiel sollten den Kopf in der Streckphase absenken und ins Wasser ausatmen, um die Halswirbelsäule nicht zu überlasten. Die für die Fitness effizienteste Technik ist aber das Kraulen: Es trainiert viele Muskelgruppen gleichzeitig, das Herz-Kreislauf-System wird belastet, aber nicht überbelastet, der Stütz- und Bewegungsapparat in einem sinnvollen Maße beansprucht. Die Brustschwimmtechnik ist dafür nicht so geeignet.

***Wie lerne ich die richtige Technik?***

Man sollte sich zunächst auf Grundfertigkeiten wie das Atmen im Wasser sowie Gleiten und Schweben konzentrieren. Sehr viele Erwachsene haben Defizite, die ein Trainer aber in der Regel schnell behebt. Erst dann können Bein- und Armbewegungen einer Technik optimiert werden: anfangs separat, später in der koordinierten Gesamtbewegung.

***Worauf müssen Einsteiger achten?***

Sie schwimmen oft technisch unsauber, eben weil ihnen Grundfertigkeiten fehlen. Sie vernachlässigen zudem oft einzelne Lernphasen – etwa ein separates Training der Beinbewegung beim Kraulen. Daher ist es auf jeden Fall sinnvoll, einen Technikkurs zu belegen, wie ihn Hallenbad-Betreiber und Schwimmvereine anbieten. Die Beobachtung durch andere ist beim Schwimmen wichtig, da es sehr schwer ist, seine Fehler selbst zu erkennen und seine Technik zu verbessern.

***Und fortgeschrittene Schwimmer?***

Sie bleiben oft bei ihren Standard-Trainingsprogrammen. Doch sie sollten mehr variieren – also die Längen der Teilstrecken und die Gesamtstrecke einer Übungseinheit verändern oder auch mal eine andere Schwimmtechnik wählen. Dabei hilft es, wenn sie ihre Trainingsinhalte planen. Nach etwa sechs Wochen sollte ein Programm verändert werden.

***Worauf können Fortgeschrittene achten, um ihre Technik beim Kraulen zu verfeinern?***

Sie sollten versuchen, ihr Gleitvermögen in der Bewegung zu erhöhen – das spart eine Menge Kraft. Um Fortschritte zu machen, sollten sie zudem Einheiten mit Schwimmflossen einbauen, das verbessert oft die Beinbewegung. Und auch erfahrene Schwimmer atmen häufig nicht vollständig aus, dadurch ermüden sie zu schnell. Ein guter Prüfstein für die Schwimmtechnik ist die Zahl der Armschläge: Je weniger Sie für eine Strecke benötigen, desto besser ist es.

***Wie sinnvoll ist es, sich als Hobbyschwimmer für eine gewisse Zeit einen eigenen Trainer zu nehmen?***

Wer diese Möglichkeit hat, sollte sie nutzen! Besonders hilfreich ist ein persönlich angeleitetes Training, wenn der Schwimmer eine neue Technik erlernt. Aber auch zum Erstellen von Trainingsprogrammen und -plänen sind Anregungen von kompetenten Lehrern sehr sinnvoll. Ein Freund oder eine Freundin als Schwimmpartner kann ebenfalls motivieren und das Training unterstützen.

***Welche andere Sportart eignet sich besonders gut als Ausgleichssport zum Schwimmen?***

Schwimmen entwickelt primär die Ausdauerfähigkeit, sinnvoll wäre daher eine Kombination mit einem gesundheitsorientierten Krafttraining. Insgesamt sollten etwas ambitioniertere Sportler mindestens dreimal pro Woche trainieren. Sie könnten zweimal die Woche Schwimmen und einmal ein Krafttraining absolvieren oder einmal Schwimmen und zwei Einheiten Krafttraining machen – wobei dann eine dieser Einheiten auf die Kraftausdauer abzielen sollte.

***Ist es für die Fitness sinnvoll, auch im Freiwasser zu schwimmen?***

Prinzipiell können Sportler ihre Fitness auch in Seen oder Flüssen entwickeln. Aber in der Halle vermögen sie kontinuierlicher zu trainieren und Streckenlängen besser zu planen und auszuführen, zudem ist die Wassertemperatur konstant. Den Vorteil des Schwimmens im Freiwasser sehe ich mehr im Emotionalen: Zu schwimmen und die Landschaft zu genießen ist unvergleichlich.

***Was fasziniert Sie am Schwimmen, was macht den Reiz des Sports aus?***

Wer in ein Becken steigt, begibt sich in eine einzigartige Situation. Einerseits wirkt das Medium Wasser als eine Art Schutzwall gegenüber der pulsierenden Außenwelt – es erzeugt innere Harmonie und schafft in der Bewegung gleichzeitig die Möglichkeit zur Meditation. Andererseits spüre und erlebe ich durch die umfassende Belastung während des Schwimmens wie in keinem anderen Sport eine Art der körperlichen Sinnlichkeit.

***Für welches Alter eignet sich Schwimmen als Sport besonders gut?***

Da gibt es keinerlei Begrenzung: Von der vorgeburtlichen Phase im Mutterleib bis ins hohe Erwachsenenalter besitzt das Medium Wasser einen sehr engen Bezug zum menschlichen Leben. Schwimmen ist eine Sportart, in der Menschen jedes Alters ihre sportlichen Motive und Ziele verwirklichen können: Vom ausgelassenen Spiel zu athletischen Bestleistungen, von der Muße im Wasser bis hin zur Aquafitness.

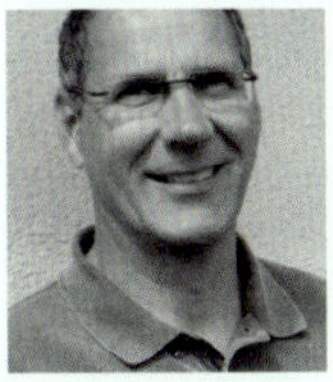

**Dr. Andreas Hahn, Jg. 1958, ist Sportwissenschaftler an der Universität Halle-Wittenberg und Sprecher der Kommission Schwimmen der Deutschen Vereinigung für Sportwissenschaft.**

TRAININGSPLAN

**Für Anfänger. Ziel: 500 Meter Kraulen1)**

**1. Woche**

**Tag 1**: Test: Kraulen, solange es geht. Wer nach wenigen Metern Atemnot verspürt, sollte zuerst an seiner Technik arbeiten.
**Tag 2** (nach mind. 1 Tag Pause): 100 m Einschwimmen2), 4–6 × 25 m Kraul*, 100 m Brust, 4–6 × 25 m Kraul*, 100 m Ausschwimmen

**2. Woche**

**Tag 1**: 100 m Einschwimmen, 50 m Kraul, 2–4 × 25 m Kraul*, 100 m Brust, 50 m Kraul, 2–4 × 25 m Kraul*, 100 m Ausschwimmen
**Tag 2**: 100 m Einschwimmen, 50 m Kraul, 4–6 × 25 m Kraul*, 150 m Brust, 50 m Kraul, 2–4 × 25 m Kraul*, 100 m Ausschwimmen

**3. Woche**

**Tag 1**: 100 m Einschwimmen, 50 m Kraul, 4–6 × 25 m Kraul*, 150 m Brust, 50 m Kraul, 2–4 × 25 m Kraul*, 100 m Ausschwimmen
**Tag 2**: 100 m Einschwimmen, 50 m Kraul, 4–6 × 25 m Kraul*, 200 m Brust, 50 m Kraul, 4–6 × 25 m Kraul*, 100 m Ausschwimmen

**4. Woche**

**Tag 1**: 100 m Einschwimmen, 150 m (25 Kraul/50 Brust/50 Kraul/25 Brust), 150 m Brust, 8–12 × 25 m Kraul*, 100 m Ausschwimmen
**Tag 2**: 100 m Einschwimmen, 150 m (50 Kraul/25 Brust/50 Kraul/25 Brust), 150 m Brust, 4–6 × 50 m Kraul*, 100 m Ausschwimmen

**5. Woche**

**Tag 1**: 100 m Einschwimmen, 100 m Kraul, 2–4 × 25 m Kraul*, 100 m Brust, 100 m Kraul, 2–4 × 25 m Kraul*, 100 m Ausschwimmen
**Tag 2**: 100 m Einschwimmen, 100 m Kraul, 4–6 × 25 m Kraul*, 100 m Brust, 100 m Kraul, 4–6 × 25 m Kraul*, 100 m Ausschwimmen

**6. Woche**

**Tag 1**: 100 m Einschwimmen, 100 m Kraul, 2–4 × 50 m Kraul*, 100 m Brust, 100 m Kraul, 2–4 × 50 m Kraul*, 100 m Ausschwimmen
**Tag 2**: 100 m Einschwimmen, 200 m Kraul, 100 m Brust, 150 m Kraul, 100 m Brust, 50 m Kraul, 100 m Ausschwimmen

**7. Woche**

**Tag 1**: 100 m Einschwimmen, 300 m Kraul, 4–6 × 25 m Kraul*, 100 m Brust, 100 m Kraul, 2–4 × 50 m Kraul*, 100 m Ausschwimmen
**Tag 2**: 100 m Einschwimmen, 400 m Kraul, 100 m Brust, 100 m Kraul, 200 m Brust, 100 m Ausschwimmen

**8. Woche**

**Tag 1**: 100 m Einschwimmen, 100 m Kraul, 200 m Brust, 10–12 × 50 m Kraul**, 100 m Ausschwimmen **Tag 2**: 100 m Einschwimmen, 12–14 × 50 m Kraul**, 200 m Brust, 8–12 × 25 m Kraul***, 100 m Ausschwimmen

**9. Woche**

**Tag 1**: 100 m Einschwimmen, 5–6 × 100 m Kraul***, 200 m Brust, 4–6 × 50 m Kraul**, 100 m Ausschwimmen **Tag 2**: 100 m Einschwimmen, 6–8 × 100 m Kraul**, 200 m Brust, 8–12 × 25 m Kraul***, 100 m Ausschwimmen

**10. Woche**

**Tag 1**: 100 m Einschwimmen, 5–6 × 100 m Kraul***, 200 m Brust, 4–6 × 50 m Kraul**, 100 m Ausschwimmen **Tag 2**: 100 m Einschwimmen, 6–8 × 100 m Kraul***, 200 m Brust, 8–12 × 25 m Kraul****, 100 m Ausschw.

**11. Woche**

**Tag 1**: 100 m Einschwimmen, 200 m Kraul, 2–4 × 100 m Kraul**, 4–6 × 50 m Kraul***, 100 m Ausschwimmen **Tag 2**: 100 m Einschwimmen, 300 m Kraul, 45 Sek. Pause, 200 m Kraul, 100 m Kraul, 100 m Ausschwimmen

**12. Woche**

100 m Einschwimmen, 500 m Kraul, 100 m Ausschwimmen

1) Ein weiterer Trainingsplan (für Fortgeschrittene) findet sich auf: www.geo-wissen.de. 2) Ein- und Ausschwimmen in beliebigem Stil. * Jeweils 30 Sekunden Pause zwischen den Teilstrecken; ** 15 Sekunden Pause; *** 20 Sekunden Pause; **** 10 Sekunden Pause. Ansonsten gilt: Zwischen den einzelnen, abgeschlossenen Strecken mindestens 30 Sekunden Pause einlegen. Beratung: Dr. Sebastian Zeller, Sportwissenschaftler an der Deutschen Sporthochschule in Köln.

Radfahren

# Im Rhythmus der Pedale

**Radfahren bietet ein hervorragendes Ausdauertrainig und schont die Gelenke**

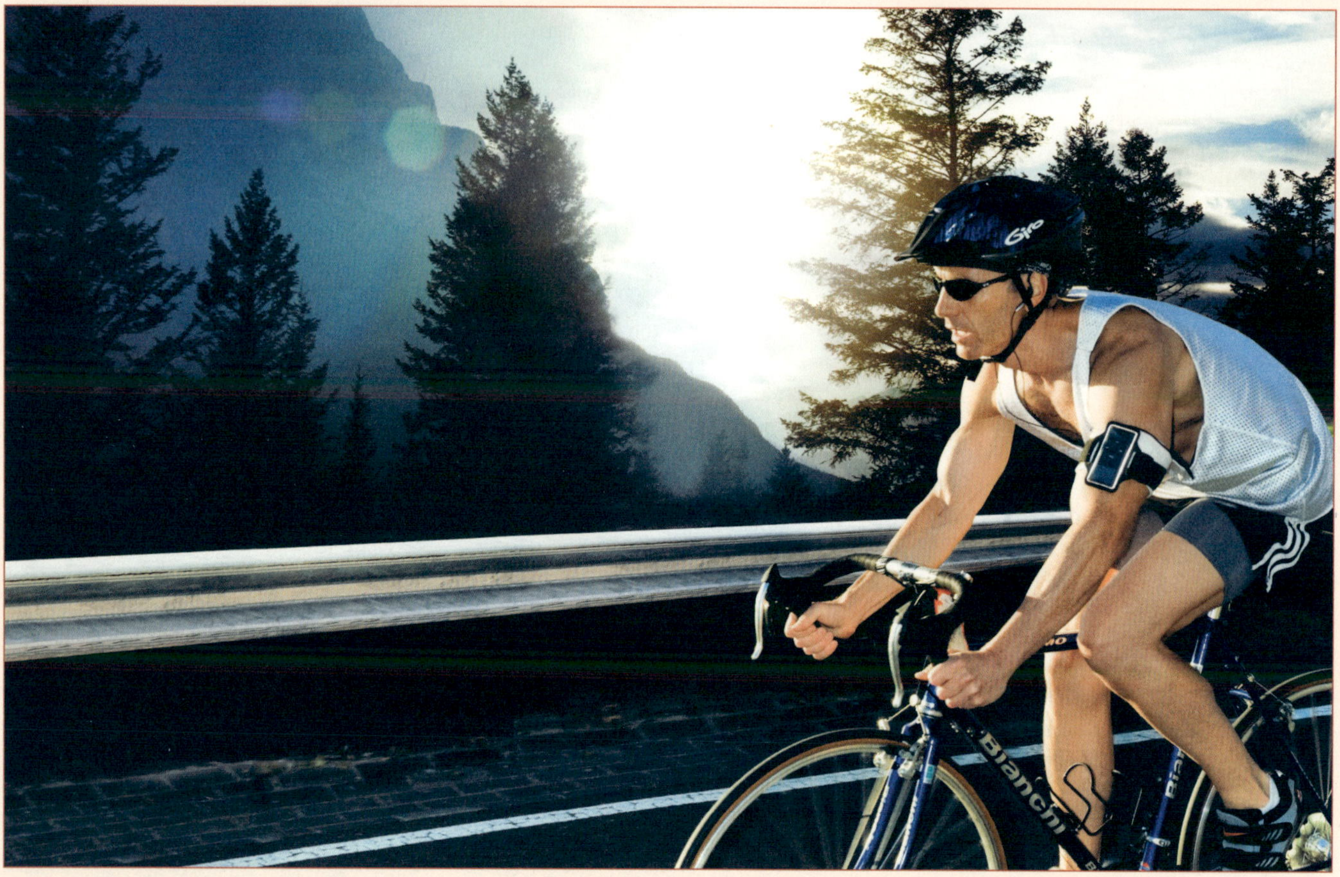


Auf einem Rennrad erreichen auch Einsteiger hohe Geschwindigkeiten – und fordern dabei vor allem die Muskeln von Beinen und Gesäß

Als Erfinder des Fahrrads gilt der französische Tüftler Pierre Lallement, der mit einem per Tretkurbel angetriebenen Zweirad 1863 erstmals durch die Straßen von Paris fuhr. Heute gibt es weltweit rund 1,5 Milliarden Velos – doch Lallements Innovation hat sich nicht nur zu einem Massenfortbewegungsmittel entwickelt, sondern auch zu einem Hightech-Sportgerät. Ausgerüstet mit elektronisch gesteuerten Schaltungen, luftgefüllten Stoßdämpfern und hocheffizienten Scheibenbremsen, werden moderne Sporträder für spezielle Einsatzzwecke und unterschiedliche Terrains gebaut. Das Spektrum reicht von speziellen Mountainbikes, die nur für rasante Talabfahrten verwendet werden, über Tourenräder, die sich für Radwanderungen mit Gepäck eignen, bis hin zu Zeitfahrmaschinen, auf denen sich besonders hohe Geschwindigkeiten erreichen lassen.

Rennräder sind durchaus auch für Anfänger sinnvoll: Der gebogene Lenker erlaubt viele Griffpositionen und damit auch unterschiedliche Haltungen. Geht es um ein hohes Tempo, muss der Radler eine geduckte Position einnehmen. Bei Rennrädern sollte der Lenker drei bis vier Zentimeter tiefer liegen als der Sattelrücken. Die Radschuhe sind auf den Pedalen fixiert, da nur so ein kraftsparender Tritt gelingt. Trotz der recht starren Körperhaltung beansprucht Radeln fast die gesamte Muskulatur. Auch wenn Beine und Gesäß am stärksten gefordert sind, wird zur Stabilisierung der unteren Körperhälfte ebenso Kraft in Bauch, unterem Rücken, Schultern und Armen gebraucht – was auch den Oberkörper trainiert.

**+ Radfahren ist so sinnvoll wie fast jeder Ausdauersport: Bei regelmäßigem Training arbeitet das Herz ökonomischer, die Fettverbrennung steigt. Der Sport eignet sich gut für den Wiedereinstieg nach Verletzungen wie auch für Über-**

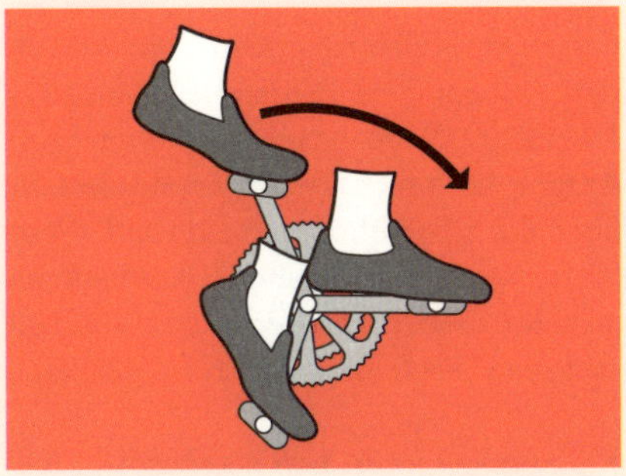

### Der runde Tritt

Diese Technik unterscheidet den Rennradfahrer vom Alltagsradler. Dabei wird die Kraftausübung nicht auf das Drücken beschränkt, sondern das Pedal wird mit dem Fuß auch geschoben und gezogen. Gleichmäßig und flüssig ausgeführt erholen sich bei dieser Bewegung die Muskeln. Voraussetzung für den runden Tritt ist – neben sehr beweglichen Sprunggelenken – eine Befestigung der Füße an den Tretkurbeln mithilfe von Klickpedalen, in die spezielle Vorrichtungen unter den Sohlen des Radschuhs einrasten. Trainieren lässt sich der runde Tritt am besten einseitig: In die Pedale eingeklickt, macht zunächst nur ein Bein – auf kurzen Distanzen und bei einem leichten Gang – die Tretbewegungen.

gewichtige und Ältere, da das Rad Stöße dämpft und so die Gelenke entlastet.

**Anfänger haben** oft Nackenschmerzen, da ihre Muskulatur in der Regel noch nicht an die gestreckte Haltung des Kopfes gewöhnt ist und versteift. Hier helfen Massagen. Und: Die relativ starre Sitzhaltung kann zu Taubheitsgefühlen führen, wenn etwa auf Nerven in den Armen oder im Gesäß ein hoher Druck lastet. Ärzte empfehlen, bei längeren Touren alle zehn Minuten die Sitzposition zu ändern, auch mal im Stehen zu treten sowie Pausen einzulegen; zudem sollte die Sattelspitze minimal nach unten geneigt sein.

## ERGÄNZENDE DISZIPLINEN

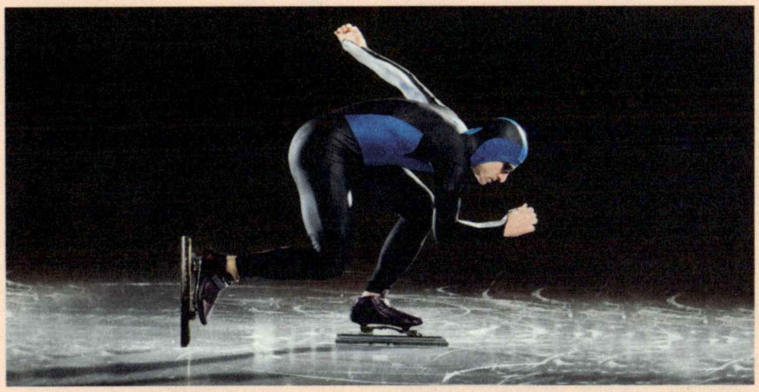

### EISLAUFEN

Für Radfahrer eine interessante Variante. Zum einen **bewegen sich die Oberschenkel beim Eislaufen ganz ähnlich** wie beim Radeln, nämlich auf und ab; zum anderen trainiert der Sport intensiv die Fähigkeit für einen schnellen Antritt: Denn in Kurven muss sich ein Eisläufer **regelmäßig besonders kraftvoll** bewegen. Darüber hinaus schult die Wintersportdisziplin auch das **Balancegefühl**. Daher empfiehlt sich Eislaufen als Ergänzung für das Trainingspensum ambitionierter Radsportler.

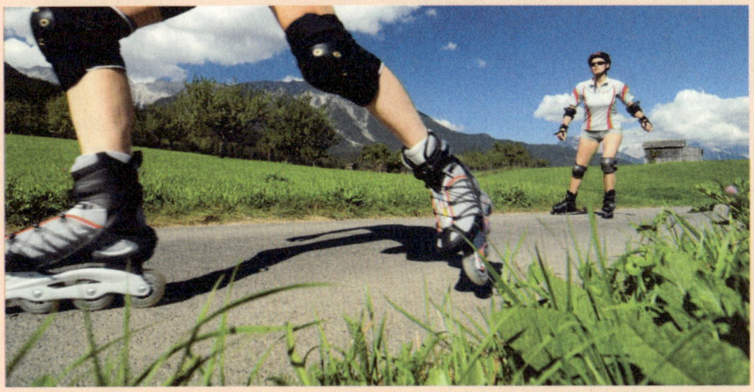

### INLINESKATING

**Verbessert die Ausdauer** vergleichbar effizient wie Radsport, ist zudem ähnlich gelenkschonend. Stärkt wie das Eislaufen besonders die Muskulatur in den Oberschenkeln. Hat eine ebenso stabilisierende Wirkung auf die Rumpfmuskulatur. Um **Überlastungen zu vermeiden**, ist ein **regelmäßiges Krafttraining** für den Rücken empfehlenswert. Wer seine Kondition beim Inlineskaten verbessern will, muss dafür eine konstant hohe Geschwindigkeit aufrechterhalten – was im Stadtverkehr oft problematisch ist. Ausweichmöglichkeiten sind eigens dafür angelegte Bahnen, zu erfragen etwa beim Deutschen Rollsport- und Inline-Verband.

Radfahren

# »Viele wählen eine zu niedrige Trittfrequenz«

**Radsport-Bundestrainerin Katharina Fischer über die richtige Fahrtechnik und das beste Training**

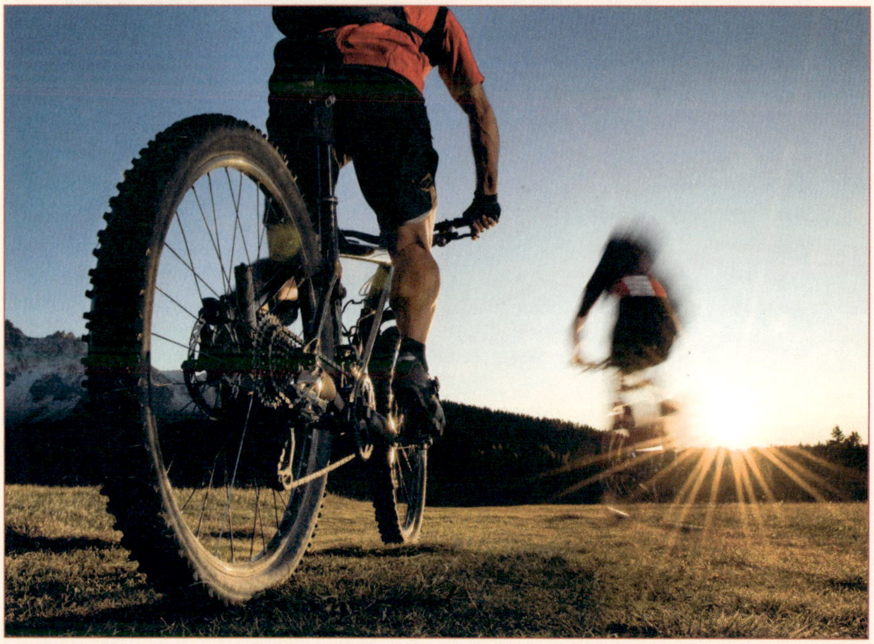

Wer mit dem Mountainbike in unebenem Gelände fährt, trainiert neben der Ausdauer auch Koordination und Gleichgewichtssinn

***GEO WISSEN: Rennrad, Mountainbike, Fitnessrad – was ist besonders gut für die Gesundheit?***

KATHARINA FISCHER: Jeder dieser Fahrradtypen eignet sich gut, um die Ausdauerleistung zu verbessern. Wenn Sie in erster Linie Rad fahren, um gesund zu bleiben, können Sie als Einsteiger mit einem Fitnessrad wenig falsch machen. Mit seinem geraden Lenker und seinen dünnen Reifen lässt es sich recht schnell in praktisch jeder Umgebung fahren.

Wer höhere Geschwindigkeiten bevorzugt, sollte eher auf ein Rennrad setzen – was aber nur dann sinnvoll ist, wenn Sie außerhalb der Stadt ein gut geteertes und wenig befahrenes Straßennetz nutzen können.

Mountainbike-Fahrer trainieren zusätzlich auch die Koordination – diese Räder sind eine gute Alternative, wenn Sie lieber im Wald, auf Feldwegen und im Gelände fahren wollen.

***Wie sollten Einsteiger trainieren, um erste Erfolge zu erzielen?***

Wer seine Leistung verbessern will, muss vor allem regelmäßig fahren – und sich dafür auch gewisse Zeiten frei halten. Je nach Fitnesszustand sollten Einsteiger zwei- bis viermal die Woche fahren und sich dabei langsam steigern, bis sie pro Ausfahrt 60 bis 90 Minuten unterwegs sind. Das fühlt sich zunächst anstrengend an. Wer dranbleibt, wird aber bald merken, dass eine Ausfahrt zunehmend leichterfällt. Wer will, kann die Belastung dann steigern, indem er die Trainingsdauer erhöht oder schneller fährt.

***Welche typischen Fehler beobachten Sie bei Anfängern?***

Einsteiger fahren anfangs oft zu schnell. Viele wählen zudem einen zu hohen Gang mit zu niedriger Trittfrequenz: Das ist sehr kraftfordernd, der Sportler fühlt sich dann schnell müde und ausgepowert. Freizeitsportlern empfehle ich daher eine höhere Trittfrequenz von etwa 80 bis 90 Umdrehungen pro Minute. Am Anfang fühlt sich das oft ungewohnt an, aber die Muskulatur arbeitet auf diese Weise besonders ökonomisch. Leistungssportler streben Trittfrequenzen von 100 und sogar noch mehr Umdrehungen an.

***Wie sinnvoll ist es, sich als Hobby-Radler für eine gewisse Zeit einen Trainer zu nehmen?***

Einen persönlichen Trainer brauchen Radfahrer nur im Leistungssport. Freizeitradler und ambitionierte Hobbysportler finden zahlreiche Tipps und Trainingspläne in Zeitschriften oder im Internet, was für den Anfang oftmals ausreichend ist. Wer sich auf ein Jedermann-Rennen vorbereitet, sollte vorher unbedingt einen Belastungscheck machen, am besten bei einem Sportmediziner oder in einer Einrichtung, die Leistungsdiagnostik anbietet: Oft können diese dann auch individuelle Trainingsempfehlungen geben.

***Welcher Ausgleichssport eignet sich für Radfahrer besonders gut?***

Sinnvoll sind insbesondere Kraftübungen, um vor allem im Bereich des Rumpfes gezielt Muskulatur aufzubauen. Auch Schwimmen ist hierfür geeignet. Als ergänzendes Training für die beim Radfahren geforderten Muskeln eignen sich Sportarten wie Skilanglauf und Inlineskaten – die im Gegensatz zum Radfahren zudem eine freie Bewegung des Oberkörpers ermöglichen.

***Was macht für Sie persönlich den Reiz des Radfahrens aus?***

Die Geschwindigkeit! Ich liebe es, draußen in der Natur bei hohem Tempo die Landschaft vorbeiziehen zu sehen. Selbst Stadtbewohner gelangen auf dem Rad meist schnell ins Grüne. Zudem ist der Sport unkompliziert: Wer Rad fährt, muss sich nicht an bestimmte Uhrzeiten halten, ist nicht auf andere Sportler angewiesen, sondern kann einfach losfahren.

***Sind Spinning und Rollentraining gute Alternativen zum Radfahren draußen?***

Rollentraining ist im Winter auf jeden Fall zu empfehlen – und geradezu unersetzlich für alle, die in der kalten Jahreszeit draußen nicht fahren mögen. Idealerweise wird dafür das eigene Fahrrad verwendet und in den Rollentrainer eingespannt, dann ist vor allem die Sitzposition wie gewohnt.

Auch das Spinning auf stationären Rädern im Fitness-Studio ist zu empfehlen. Entscheidend ist auch hier, dass ich mir eine gute Sitzposition einstelle, die der auf dem eigenen Fahrrad möglichst ähnlich sein sollte, sonst kann es schnell zu Überlastungssymptomen und Schmerzen, besonders im Knie und unteren Rückenbereich kommen.

***Worauf sollte ich beim Kauf eines Fahrrads besonders achten?***

Das Herzstück des Rads ist der Rahmen; die Rahmengröße sollte genau auf die Körpergröße und Beinlänge abgestimmt werden. Wer viel fährt, braucht einen perfekt passenden Sattel: Fachgeschäfte haben sogenannte Messhocker, die den Abstand der Sitzknochen im Gesäß bestimmen. Sportlichere Sättel sind meist härter, langfristig aber bequemer.

Ein besonders leichtes Fahrrad macht sicherlich viel Freude, noch wichtiger als das Gewicht ist jedoch die Qualität der mechanischen Komponenten, etwa der Kugellager und der Schaltung. Es lohnt sich auf jeden Fall, in Qualität zu investieren: Wer ein gutes Rad möchte, sollte bereit sein, dafür etwa 800 bis 1200 Euro auszugeben.

**Katharina Fischer, Jg. 1991, ist Sportwissenschaftlerin an der Universität Leipzig und Juniorinnen-Radsport-Bundestrainerin für Straße und Bahn.**

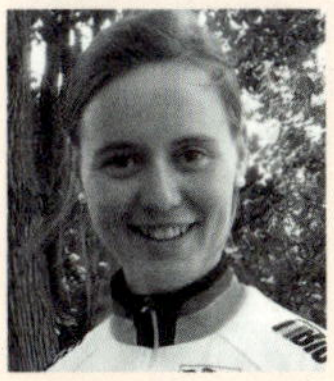

## TRAININGSPLÄNE

### Für Anfänger

**Ziel:** 90 Minuten zügiges Radeln. Dabei das Tempo so wählen, dass man nicht außer Atem kommt.

**1. Woche:** an 2 Tagen* je 2 × 15 Min. radeln, dazwischen 5 Min. Pause einlegen, am Wochenende eine halbstündige Radtour absolvieren

**2. Woche:** an 2 Tagen* je 2 × 20 Min. radeln, dazwischen 5 Min. Pause, Dehnübungen (der Beine) durchführen. Am Wochenende 45-minütige Radtour

**3. Woche:** an 2 Tagen* je 2 × 20 Min. radeln, dazwischen 5 Min. Pause, Dehnübungen. Am Wochenende 45 Min. am Stück radeln

**4. Woche:** an 2 Tagen* je 2 × 30 Min. radeln, zum Ende der ersten 30 Min. 2-3 Sprints über 20 Sek. absolvieren. Dazwischen 5 Min. Pause mit Dehnübungen. Am Wochenende: 60 Min. Radtour

**5. Woche:** an 2 Tagen* je 2 × 40 Min. radeln, dazwischen 5 Min. Pause, dehnen, 20 weitere Min. fahren. Am Wochenende 60 Min. am Stück

**6. Woche:** an 2 Tagen* je 60 Min. am Stück, zwischendurch 3-4 Sprints (ca. 20 Sek.) einbauen. Am Wochenende 90 Min. radeln, zügiges, gleichmäßiges Tempo

### Für fortgeschrittene Fahrer**

**Ziel:** Teilnahme an einem Jedermann-Rennen (ca. 100 km). Zwischen den Trainingstagen sollte stets ein Pausentag liegen, außer an den Wochenenden.

**1. Woche:** drei Trainingseinheiten (TE) zu je 2-2,5 Std. (ruhiges Tempo, Trittfrequenz: 100 Umdrehungen pro Minute)

**2. Woche:** drei TE à 2,5-3 Std. (ruhiges Tempo, Trittfrequenz beachten: 100)

**3. Woche:** drei bis vier TE à 2,5-4 Std. (ruhiges Tempo, möglichst welliges Profil), zwei der Fahrten Samstag und Sonntag

**4. Woche:** lockere Woche mit 2 × 1-2 Std. Ausfahrt, ruhiges Tempo, eine längere Einheit (am Wochenende, 3 Std

**5. Woche:** drei TE à 2,5-3 Std. (möglichst auf welligem bis bergigem Profil), in einer Einheit nach ca. 1 Std. Sprint-Intervalle: 8 × 20 Sekunden Sprint, 40 Sek. Pause, ruhiges bis zügiges Tempo

**6. Woche:** drei TE zu je 2,5-3 Std. (idealerweise auf bergigem Profil, in einer Einheit nach ca. 1 Std. Sprint-Intervalle (8 × 20 Sek. Sprint/40 Sek. Pause), ruhiges bis zügiges Tempo

**7. Woche:** drei Trainingseinheiten à 3-4 Std. (ruhiges Tempo, auf Trittfrequenz achten: 100)

**8. Woche:** lockere Woche mit 2 × 2 Std. Ausfahrt und Testwettkampf (Wochenende, 60-80 km, zügiges Tempo)

**9. Woche:** drei TE à 2,5-3 Std. (welliges bis bergiges Profil, eine Einheit mit Sprint-Intervallen: 8 × 30 Sek. Sprint/30 Sek. Pause), ruhiges bis zügiges Tempo

**10. Woche:** drei TE à 2,5-3,5 Std. (bei zwei Einheiten je zwei Intervalle im angestrebten Renntempo über 5 Min. fahren, dazwischen 15 Min. locker rollen)

**11. Woche:** vier TE à 2,5-4 Std. (zwei kürzere Einheiten in der Woche mit je drei Intervallen im angestrebten Renntempo über 5 Min. fahren, dazwischen 15 Min. locker rollen; ruhige, lange Doppeleinheit am Wochenende, Profil wie beim Rennen wählen)

**12. Woche:** Regenerationswoche, zwei lockere Ausfahrten (ca. 2 Std.), am Tage vor dem Wettkampf eine kurze einstündige Einheit mit 2-3 Sprints absolvieren

* Ein Tag Pause ** Sportler mit einer Jahrestrainingsleistung von 3000 bis 6000 Kilometern.
Quelle für beide Pläne: Markus Schellenberger, Landestrainer Radsportverband NRW.

**Fußball**

# Die Entdeckung der Spielintelligenz

**Beim Fußballtraining hat sich in den letzten Jahrzehnten vieles verändert**

Fußball ist ein spezieller Ausdauersport – denn nach der Statistik herrscht zu einem großen Teil einer Partie auf dem Platz fast Stillstand: Die Spieler stehen in dieser Zeit, bewegen sich gehend oder höchstens gemächlich laufend vorwärts.

Den Rest des Matches sind allerdings zumindest die Profis in hohem Tempo unterwegs – sie legen bis zu 14 Kilometer pro Partie zurück und müssen auch in der Nachspielzeit noch Kraft für einen schnellen Antritt mobilisieren können.

Vor allem dieser ständige Wechsel zwischen Ruhe- und Höchstleistungsphasen stellt hohe Anforderungen an die Fitness. Dabei hat sich die Sportart seit Mitte des letzten Jahrhunderts durch den extrem hohen Wettbewerbsdruck ohnehin immer stärker professionalisiert. Zunächst legten die Trainer ihr Hauptaugenmerk auf die Technik am Ball, dann auf die Kondition. In der folgenden Dekade stand die Taktik stark im Vordergrund.

In den Jahren nach dem Jahrtausendwechsel kam es zu einer zunehmenden wissenschaftlichen Fundierung des Trainings von Technik, Taktik und insbesondere der Kondition. Seit einiger Zeit ist das Thema Spielintelligenz in den Fokus der Sportwissenschaftler gerückt; dabei geht es um das Beherrschen des Raums, der Zeit und des Balls. Das hat die Praktik abgelöst, viele Aktionen allein auf Anweisung des Trainers auszuführen, was nicht sehr effizient ist in einem Spiel, in dem es gilt, flexibel auf Situationen zu reagieren.

Für Hobbysportler, die auch aus Gesundheitsgründen Fußball spielen, sind aber vor allem andere Fähigkeiten wichtig: zum einen das Ausdauervermögen, um auf häufige und schnelle Tempowechsel reagieren zu können. Dies lässt sich am besten durch intervallartige Trainingseinheiten optimieren (beispielsweise vier-

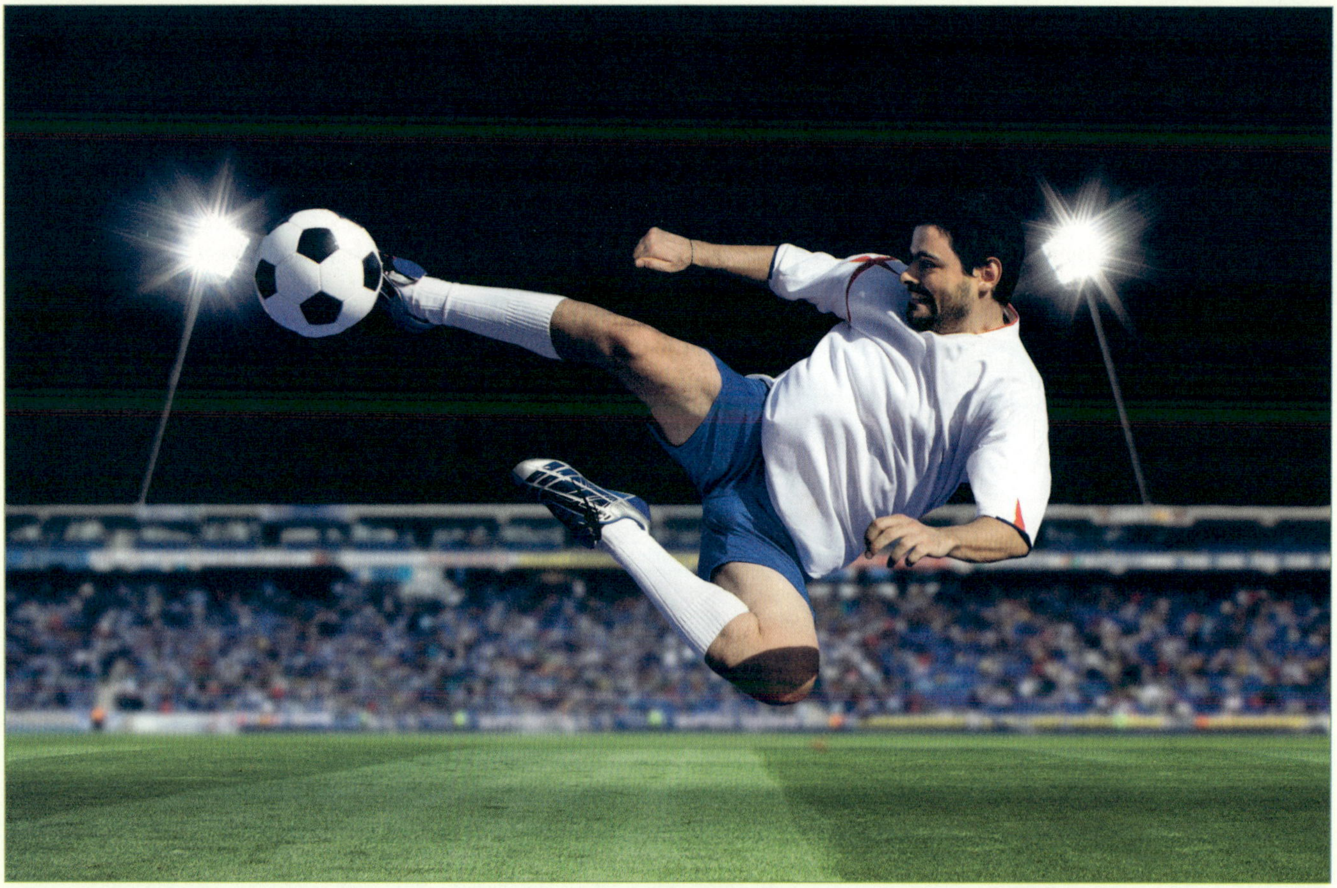

Voller Einsatz bis zur letzten Minute: Die Vielfalt der Aktionen beim Fußball erfordert neben Ausdauer auch eine gute Körperbeherrschung

mal 1000 Meter laufen, dazwischen kurze Pausen einlegen). Zum anderen sollten Spieler an ihrer Schnelligkeit arbeiten, was bereits mit einfachen Übungen (siehe Seite 83) zum Antritt und zur Verbesserung der Höchstgeschwindigkeit gelingt.

**+ Körperfettanteil und das Risiko für Herzerkrankungen sinken, zudem verbessert sich die Körperbeherrschung.**

**− Fußball ist relativ risikoreich (16 bis 35 Verletzungen pro 1000 Spielstunden). Am häufigsten sind Verletzungen der Beine, wie etwa Muskelfaserrisse in den Oberschenkeln. Eine gut trainierte Ausdauer beugt jedoch Blessuren vor und verringert die Regenerationszeit nach einer Verletzung.**

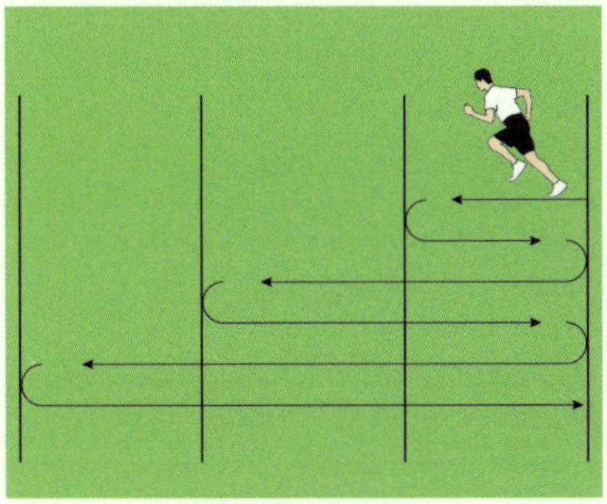

### Übung zum Richtungswechsel

Fußballspieler müssen im Laufe einer Partie immer wieder abrupt die Laufrichtung wechseln und dann explosiv lossprinten. Um diese Fähigkeit zu trainieren, empfiehlt sich der sogenannte Linienlauf. Dabei werden auf dem Feld in wachsenden Entfernungen Wegmarkierungen festgelegt. Zunächst zur ersten Markierung sprinten, dann zum Ausgangspunkt zurücklaufen, um nun zur nächstentfernteren Markierung zu rennen – und so weiter. Am besten mit mehreren Läufern gegeneinander antreten, um den Wettkampfgeist zu stärken.

## VERWANDTE DISZIPLINEN

### HANDBALL

Dieser Sport erfordert **schnelle Richtungswechsel** im Höchsttempo. Entscheidend ist eine **präzise Wurftechnik**, die es Spitzenspielern ermöglicht, den Ball mit bis zu 130 km/h aufs Tor zu werfen. Anfänger müssen sich die richtige Technik meist erst aneignen, sie neigen zu weit ausholenden, gelenkbelastenden Würfen. Wie beim Fußball kommt es beim Handball zu komplexen Spielsituationen, in denen ein Spieler viele Dinge zugleich bewältigen muss: Fangen des Balls im Sprint, **Wahrnehmung der Mit- und Gegenspieler** unter Zeitdruck und Vorausschau der kommenden Geschehnisse. Das trainiert die Handlungsschnelligkeit und Konzentration – zumal im Handball kein Mittelfeldspiel stattfindet: Es gibt fast nur Angriff und Verteidigung.

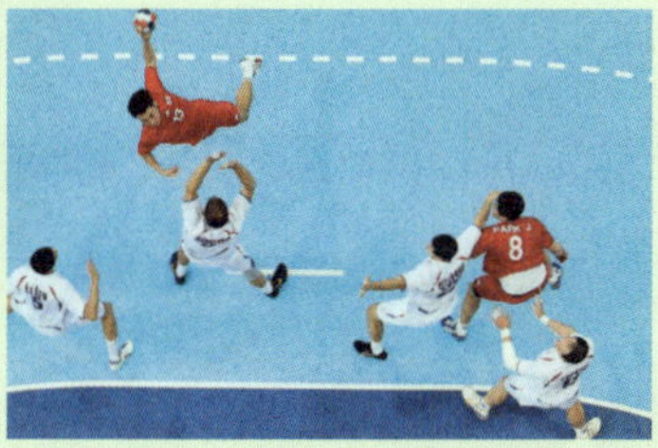

### BASKETBALL

Auch Basketball stellt hohe Anforderungen an **Sprintfähigkeit und Beweglichkeit** der Spieler. Charakteristisch ist zudem der rasante Wechsel zwischen Angriff und Verteidigung. Im Schnitt legen Profi-Basketballer **pro Spiel rund fünf Kilometer** zurück, davon nur ein Viertel in langsamem Tempo. Sprunggelenksverletzungen treten im Basketball rund sechsmal häufiger auf als bei anderen Mannschaftsdisziplinen. Spezielle Übungen, zum Beispiel auf Wackelbrettern, **stärken die Gelenke** und wirken präventiv.

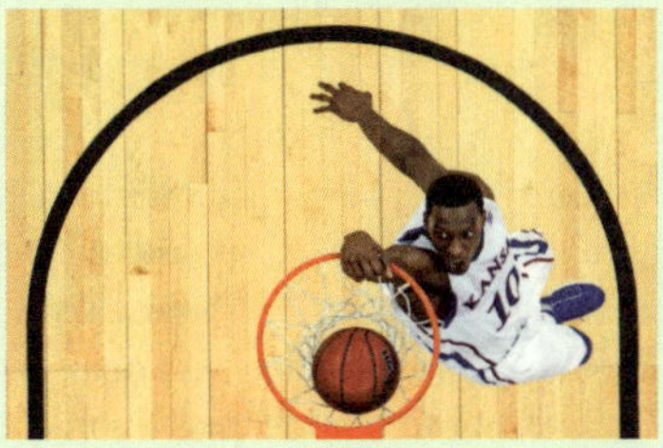

### VOLLEYBALL

Nur beim Springen am Netz kommen Volleyballspieler in direkten **Kontakt mit dem Gegner,** am häufigsten verletzen sie sich bei der Landung. Die meisten Aktionen finden im **Luftraum zwischen 2,20 und 3,70 Metern** statt. Hochgewachsene Spieler sind bei diesem Sport daher logischerweise im Vorteil – wie auch solche mit guter Sprungkraft. Volleyballer setzen sich **hohen Fußgelenk- und Schulterbelastungen** aus, ein gezieltes Krafttraining kann Problemen vorbeugen.

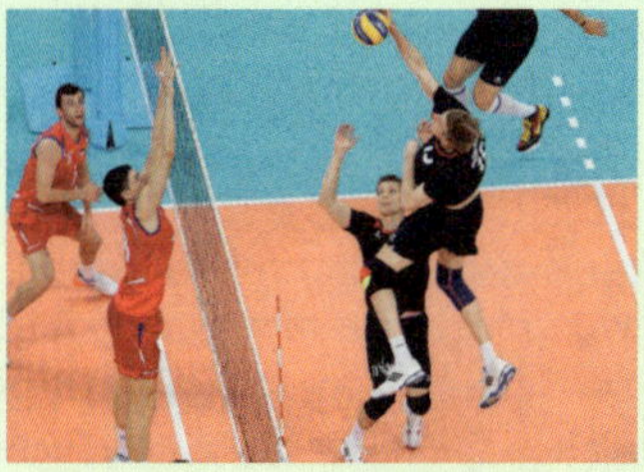

Fußball

# »Freizeitfußballer sollten nur das trainieren, was Freude bereitet«

**Der Experte Matthias Lochmann über Methodenwandel und die Hallenfußball-Variante Futsal**

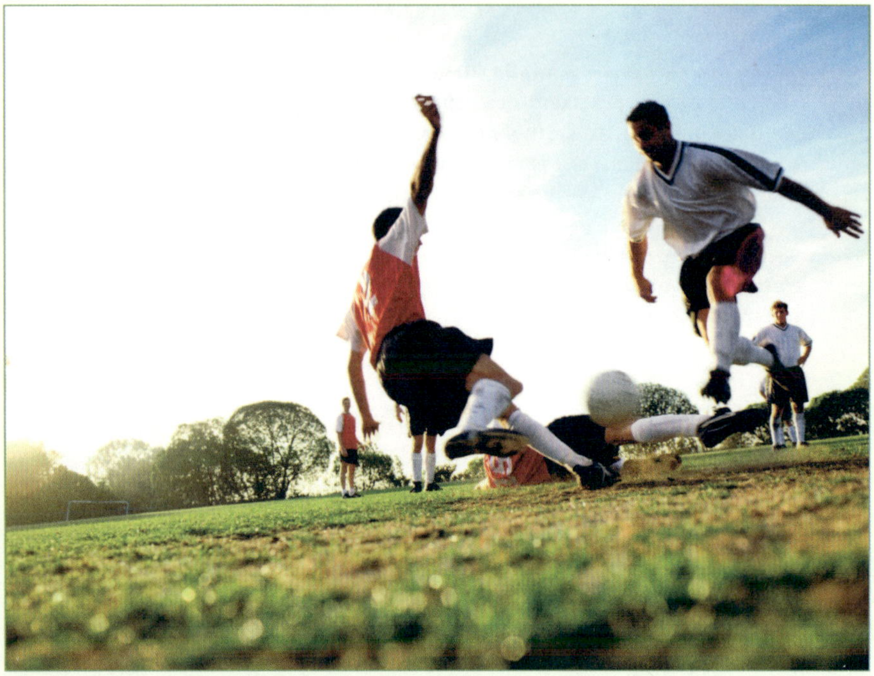

Um im Team zum Erfolg zu kommen, müssen Fußballer oft in kürzester Zeit Spielsituationen einschätzen und kluge Entscheidungen treffen

***GEO WISSEN: Fußball ist die beliebteste Sportart in Deutschland. Wie gut ist das Spiel für die Gesundheit?***

**PROF. MATTHIAS LOCHMANN:** Wer regelmäßig Fußball spielt, stärkt damit vor allem sein Herz-Kreislauf-System und das Muskel- und Skelettsystem. Die Einbindung in eine Mannschaft fördert darüber hinaus auch die psychosoziale Gesundheit. Um Verletzungen vorzubeugen, sollten ambitionierte Fußballer den Sport aber durch zusätzliche Übungen ergänzen. Vorschläge hierfür finden sich im Internet, etwa das Programm „FIFA 11+“.

***Welches Training empfehlen Sie Kickern, die sich verbessern wollen?***

Eine sehr gute Methode hierfür bieten Trainingsspiele mit unterschiedlichen Zielen auf verkleinerten Feldern. Diese auch als „Small Sided Games“ bekannte Trainingsform eignet sich bestens, um mit vertretbarem Aufwand sowohl die Kondition als auch Technik und Taktik zu verbessern. Und sie entspricht dem aktuellen Schwerpunkt vieler Trainingsexperten: der Förderung der Spielintelligenz.

***Was genau ist damit gemeint?***

Fußballer müssen in jedem Spiel Hunderte Aktionen abschließen. Dabei durchlaufen sie stets vier Phasen: Sie müssen die Spielsituation wahrnehmen, sie verstehen, eine Entscheidung treffen und dann die Aktion ausführen. Früher lag der Schwerpunkt im Training oft nur auf dem Umsetzen von Aktionen, nicht selten auf Anweisung durch den Trainer. Im Spiel aber gilt es, flexibel auf Situationen zu reagieren, selbstständig wahrzunehmen, zu verstehen und zu entscheiden. Moderne Trainingsmethoden versuchen, diese Fähigkeiten zu stärken.

***Welche andere Sportart eignet sich als Ausgleich zum Fußball – oder um die eigene Leistung zu steigern?***

Da gibt es keine bestimmte Disziplin. Wer besser werden und auch gesund bleiben will, muss aber auf ausreichende Erholungsphasen achten. Trainiert ein Spieler zu viel und zu intensiv, steigt sein Verletzungsrisiko, und die Leistungsfähigkeit nimmt ab.

***Stellt Futsal, die offizielle Spielart des Hallenfußballs, andere Anforderungen als Feldfußball?***

Futsal ist wesentlich dynamischer und damit intensiver als Feldfußball draußen. Weil die Teams und auch das Feld kleiner sind, ist jeder Spieler viel öfter in Aktionen eingebunden. Dadurch entwickeln die Spieler besonders gut technische Fertigkeiten mit dem Ball.

Trotz dieser Unterschiede ist Futsal dem Feldfußball ähnlicher als der früher übliche Hallenfußball: Denn der sprungreduzierte Futsal-Ball hat eine Dämpfung aus Filz unter der äußeren Hülle, er spielt sich ähnlich wie ein Ball auf dem Rasenplatz.

***Wie unterscheiden sich Halle und Feld bezüglich der Fitness und der Verletzungsgefahr?***

In der Halle ist die Belastungsintensität meist höher, weil das Spiel schneller ist; andererseits ist die Trainingsdauer dort meist geringer. Sowohl in der Halle als auch auf Kunstrasen- und Aschеplätzen ist das Risiko für Hautverletzungen durch Abschürfungen erhöht. Ansonsten lässt sich das Verletzungsrisiko nicht pauschal vergleichen – es kann draußen je nach Wetter und Zustand des Platzes höher oder geringer ausfallen.

***Welches Training empfehlen Sie Fußballern außerhalb von Vereinen?***

Diesen Fußballern geht es nur um die Freude am Spiel – Ergebnisse, Platzierungen oder sportliche Ziele spielen meist keine Rolle. Dass die Bewegung gleichzeitig der Gesundheit dient, ist dabei sozusagen eine positive Nebenwirkung. Wer mit dieser Motivation spielt, sollte nur das trainieren, was ihm Freude bereitet. Dazu können auch Sprintübungen oder Ausdauerläufe zählen – aber nicht mit dem Ziel, Zeiten oder Ergebnisse zu optimieren.

***Gibt es eine Altersgrenze für Fußball – etwa, um die Gelenke zu schonen?***

Nein, das Alter per se ist kein Limit. Erfahrene Fußballer können sich mit zunehmenden Jahren immer besser selbst einschätzen, sodass die Verletzungsgefahr eher gering ist. Anders ist das aber bei älteren Personen, die keine Vorerfahrungen mit Fußball haben und zudem eher untrainiert sind: Für sie trägt der Sport tatsächlich ein erhöhtes Verletzungsrisiko.

***Was begeistert Sie am Fußball, was macht seinen besonderen Reiz aus?***

Mir ging es immer um die Freude am Spiel. Als Vater eines achtjährigen Sohnes erlebe ich diese Freude heute an ihm wieder. Und als Sportwissenschaftler fasziniert mich das Potenzial, das der Massensport Fußball zur Förderung der Kindergesundheit in sich trägt.

Um es voll auszuschöpfen, müsste der Spielbetrieb in den Vereinen aber entwicklungsgerechter organisiert werden: Die meisten Kinder hören ja nach ein paar Jahren auf mit dem Vereinsfußball.

Dies zu ändern hätte einen erheblichen Effekt auf die Gesundheit breiter Schichten der Bevölkerung – und langfristig auch auf die Wettbewerbsfähigkeit des deutschen Fußballs.

Prof. Dr. Matthias Lochmann, Jg. 1971, ist Sportbiologe an der Universität Erlangen-Nürnberg. Als Trainingsexperte arbeitet er mit Profi-Fußballklubs und Spitzenverbänden im In- und Ausland zusammen.

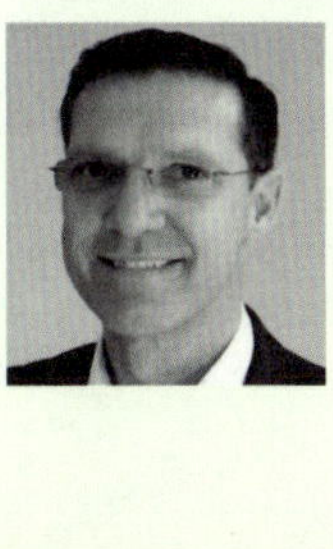

## ÜBUNGEN ZUR SCHNELLIGKEIT

**Tempo ist zentral** für den Erfolg in vielen Spielsituationen – etwa um Steilpässe zu erreichen oder Gegenspieler beim Pressing anzulaufen. Fußballspieler sollten daher nach dem Aufwärmen mit einfachen Methoden ihre Geschwindigkeit und ihren Antritt trainieren. Dafür eignen sich unter anderem diese Übungen:

### Tiefsprung und Seitwärtsschritt

Auf eine Box stellen, Füße einen Spalt breit auseinander, Hände neben dem Körper halten. Dann von dem Kasten herunterspringen und nach dem Aufsetzen sofort einen weiten Schritt seitwärts machen. Trainiert den Antritt beim Sprint.

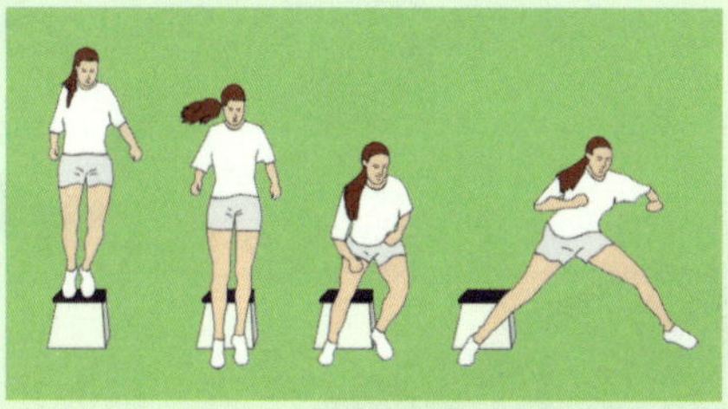

### Sprung von Box zu Box

Von einem Kasten springen und nach dem Aufsetzen ohne Zwischenschritt auf einen zweiten springen. Die Boxen stehen in einem Abstand von 90 bis 100 Zentimetern. Wer es schwerer haben will, stellt mehrere Boxen hintereinander.

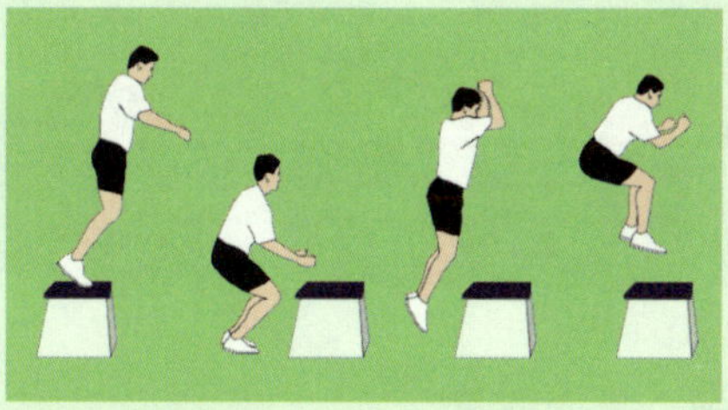

### Seitwärtssprung

Auf ein Bein stellen, das andere anwinkeln. Leicht in die Hocke gehen, abspringen, dabei einen kräftigen Satz nach vorn und zur Seite machen und auf dem anderen Bein landen. Zur Unterstützung der Bewegung die Arme nach vorn schwingen.

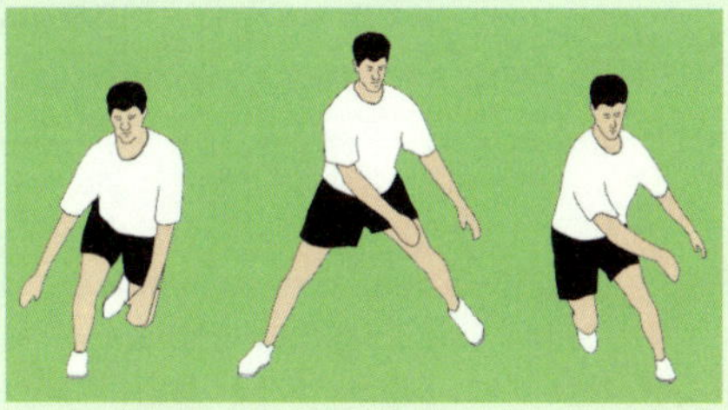

### Partnersprint mit Widerstand

Gurt mit einem Latexband umlegen, ein Partner hält das Ende des Bandes. Lossprinten. Sobald sich das Band strafft, läuft auch der Partner los – aber etwas langsamer, sodass der Widerstand steigt. Den Körper stets aufrecht halten.

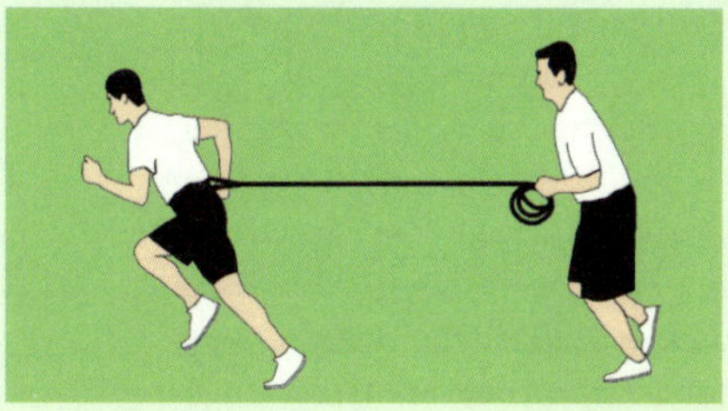

Tennis

# Schlagabtausch bei hohem Tempo

**Vielseitig und technisch anspruchsvoll: Das Spiel mit der Filzkugel fördert Antritt und Reaktionsvermögen**

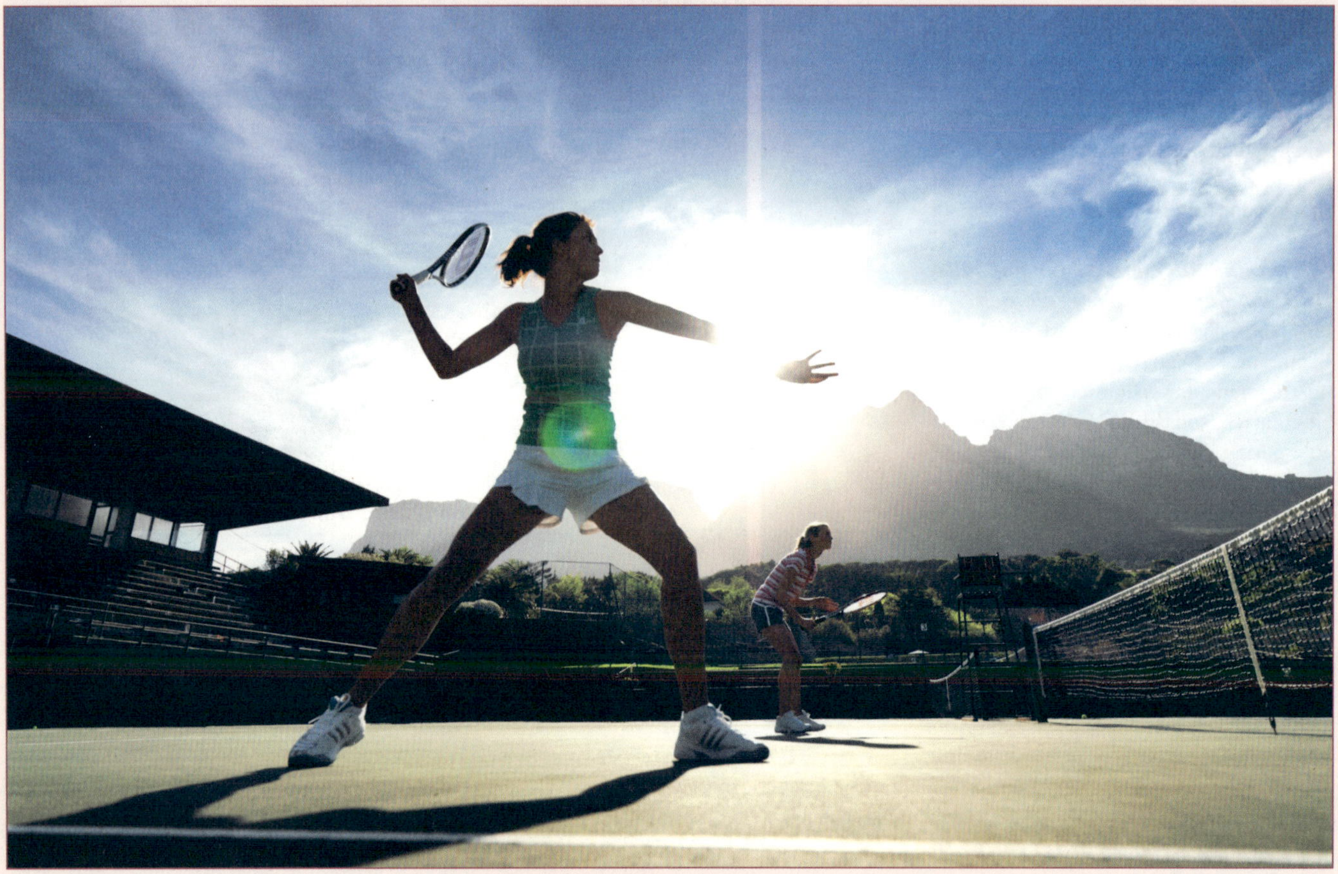

Ballwechsel erfordern Kondition und präzise Technik – die Laufwege und Schlagtechniken beanspruchen zudem alle großen Muskelgruppen

Das längste Tennismatch aller Zeiten fand 2010 in Wimbledon statt, zog sich über drei Tage hin, und am Ende gewann der Amerikaner John Isner gegen den Franzosen Nicolas Mahut. Die Spielzeit betrug elf Stunden und fünf Minuten – in schneller Bewegung waren die beiden Athleten jedoch nur über eine weitaus geringere Spanne. Denn beim Profitennis beträgt die reine Spielzeit nur zehn bis 30 Prozent eines Matches, mit meist kurzen, intensiven Ballwechseln.

Daher müssen Tennisspieler Ausdauer wie Schnelligkeit trainieren. Präzision beim Schlag ist naturgemäß ebenso wichtig. Viele Experten raten Anfängern jedoch, sich nicht sofort ein breites Spektrum an Techniken anzueignen. Denn auch Tennisprofis nutzen oft nur eine kleine Auswahl ihres Repertoires – diese Schläge üben sie dann bis zur Perfektion ein. Und da die Filzkugeln mit bis zu 250 km/h über den Platz geschlagen werden, ist neben gutem Reaktionsvermögen auch Antizipation wichtig: die Fähigkeit, zu erahnen, welchen Weg der nächste vom Gegner geschlagene Ball nehmen könnte.

Tennis beansprucht alle großen Muskelgruppen in Beinen, Rumpf und Armen. Der Körpermitte kommt dabei die stabilisierende Rolle zu: Beim Aufschlag und einer jeden Vor- und Rückhand rotiert der Rumpf. Je geschmeidiger und kräftiger die Rumpfmuskulatur, desto besser wird der Schlagarm gestützt – ein Effekt, der sich bereits mit simplen Übungen erreichen lässt (siehe die Illustrationen auf der folgenden Doppelseite). Das Training zum Kraftaufbau hat eine weitere positive Folge: Gut ausgebildete Muskeln schützen auch vor Verletzungen.

**+ Tennisspielen trainiert** Sprintqualitäten wie auch Sprung- und Ausdauerfähigkeiten. Es verbessert die Reaktionsgeschwindigkeit, die Koordination der Gliedmaßen und schult die blitzschnelle

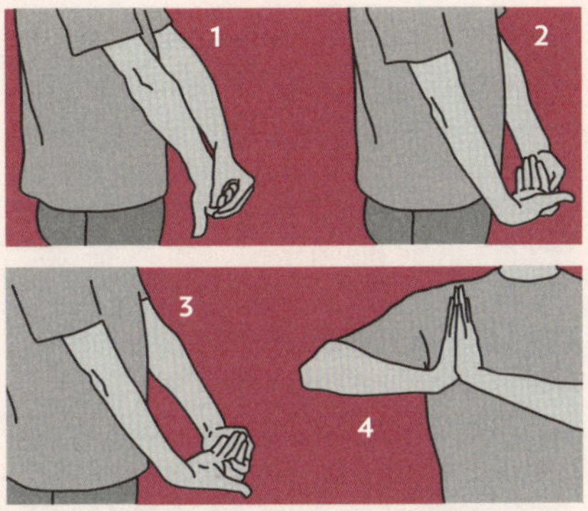


### Übungen gegen den Tennisarm

Eine falsche Schlagtechnik kann zu Reizungen der Sehnen im Ellenbogenbereich führen. Das effektivste Mittel gegen akute Schmerzen sind Dehnübungen. Arme durchstrecken, die Handflächen zeigen nach oben. Dann mit einer Hand die vier Finger der anderen umfassen und nach oben ziehen (1). Nach zehn Sekunden die nach oben gezogene Hand zum Körper rotieren und erneut dehnen (2). Anschließend die Hand festhalten und bei gestrecktem Arm den Ellenbogen nach außen drehen (3). Nun den anderen Arm dehnen. Zum Schluss beide Hände für mindestens 20 Sekunden vor dem Körper flach gegeneinanderdrücken (4).

Erfassung einer Spielsituation – ein Vorteil, der auch im Alltag nützlich sein kann, etwa im Straßenverkehr.

**–** **Tennis ist einseitig** belastend: Der Schlagarm und die entsprechende Oberkörperhälfte werden weitaus stärker beansprucht als die passive Seite. Abhilfe dagegen verschaffen Ausgleichsübungen. Typisch sind die „Tennisarm" genannten Ellenbogenbeschwerden (siehe Illustration oben). Für ein erhöhtes Verletzungsrisiko sorgen vor allem ungeeignete Bodenbeläge, die jeden Rutschversuch abrupt abstoppen, sowie schlecht gepflegte oder schadhafte Plätze.

## VERWANDTE DISZIPLINEN

### BADMINTON

Für Sportler, die sich mit Ball und Schläger versuchen wollen, gilt Badminton als **idealer Einstieg**. So ist der Aufprall, dem das Handgelenk bei einem Schlag standhalten muss, schwächer als beim Tennis. Zudem genügt ein universeller Griff, während ein Tennisspieler verschiedene Griffhaltungen erlernen muss. Allerdings ist Badminton **äußerst anstrengend**. Ein Badminton-Spieler schlägt im Schnitt alle zwei bis vier Sekunden, die Laufstrecke pro gespielte Zeit kann bis zu **sechsmal länger sein als beim Tennis**. Und das Spielgerät kann ein höheres Tempo erreichen als jeder Tennisball. Den Weltrekord in einem Wettkampf stellte 2017 ein Spieler aus Dänemark auf: Er brachte den Federball auf 426 km/h.

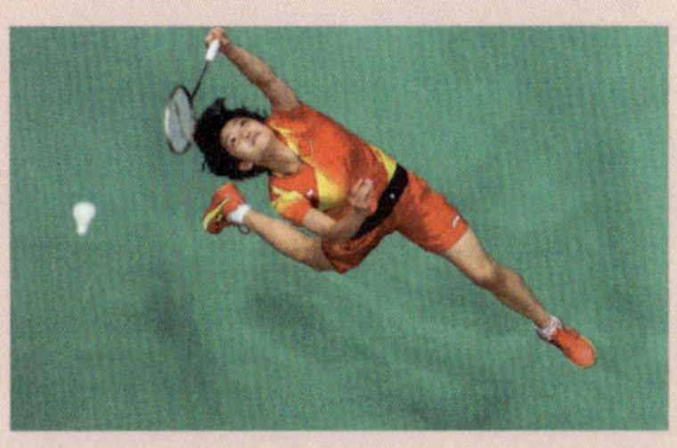

### TISCHTENNIS

Hier sind **Reaktionsvermögen und Antizipation** eines Spielzugs extrem wichtig, da oft nur eine Zehntelsekunde zwischen dem Schmettern des Balls und seinem Aufschlagen in der gegnerischen Hälfte vergeht. Obwohl die **Laufwege kurz** sind, ist die Kondition wichtig: Je **besser die Ausdauer**, umso weniger verletzungsanfällig ist ein Spieler. Wie beim Tennis sind die Belastungen auf der Seite des Schlagarms höher; und auch hier kommt der Rumpfmuskulatur eine entscheidende Bedeutung zu.

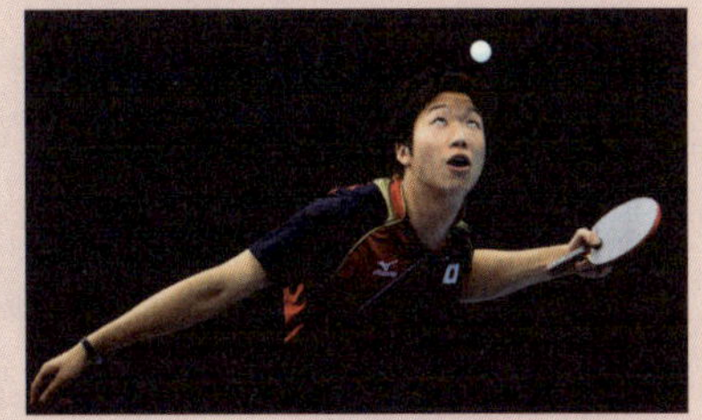

### SQUASH

Squash fördert als **Hochgeschwindigkeitsspiel** die gleichen Fähigkeiten wie Tennis, Tischtennis oder Badminton. Die Spieler leiden jedoch **überdurchschnittlich häufig an Beschwerden** der Wirbelsäule; zudem werden **Sehnen in Knie** und Unterschenkel durch die schnellen Drehbewegungen und die häufigen abrupten Richtungswechsel stark beansprucht. Neben gründlichem Aufwärmen empfiehlt sich für Squash-Spieler daher ein Krafttraining, das vor allem die Beine und den Rücken stärkt.

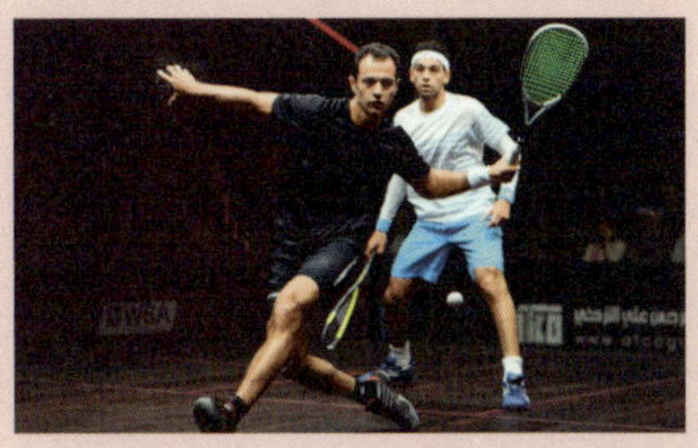

Tennis

# »Taktik, Technik und Kondition müssen ineinandergreifen«

**Der Trainingswissenschaftler Alexander Ferrauti über Fallstricke und Erfolgsrezepte im Tennis**

***GEO WISSEN: Squash, Badminton oder Tennis – was ist am besten für die Gesundheit?***

**PROF. ALEXANDER FERRAUTI:** Alle drei Rückschlagspiele eignen sich im Freizeitsport grundsätzlich zur Verbesserung der Gesundheit. Große Muskelgruppen im Bereich von Beinen, Gesäß, Rumpf und Schultern werden funktionell beansprucht, Muskelstoffwechsel und Energieumsatz deutlich gesteigert. Gleichzeitig ist die Verletzungsgefahr recht gering, sodass die Sportarten auch im höheren Lebensalter noch betrieben werden können. Die Auswirkungen auf das Herz-Kreislauf-System und die Ausdauerleistung sind beim Tennisanfänger aber etwas geringer als bei Badminton und Squash.

***Woran liegt das?***

Durch die hohen technischen Anforderungen unterlaufen den Spielern mehr Fehler, wodurch sie die erforderliche Trainingsintensität im Wettspiel anfangs nicht immer erreichen. Dafür absolvieren Tennisspieler vor allem in den Sommermonaten deutlich höhere Trainingsumfänge. Um die Wirkung des Trainings zu steigern, sind Anfängern aus gesundheitlicher Sicht neben dem Wettspiel zusätzliche Trainingsformen auf dem Tennisplatz zu empfehlen, die das Herz-Kreislauf-System anregen und die Ausdauer verbessern, etwa Cardio-Tennis.

***Was sollten Anfänger trainieren, um erste Erfolge zu erzielen?***

Sie sollten vor allem die Grundlinienschläge Vorhand und Rückhand in einfachen Spielsituationen fehlerfrei und ohne grobe technische Mängel anwenden können und frühzeitig auch den schwierigen, für das Punktspiel aber herausragend wichtigen Aufschlag lernen. Das gelingt nur mit einem gut ausgebildeten Tennistrainer.

Ebenso wichtig ist es aber, von Beginn an mit ähnlich spielstarken Partnern regelmäßig im freien Spiel zu üben – und dabei etwa zu versuchen, den Ball möglichst oft fehlerfrei über das Netz hin- und herzuspielen.

***Welche typischen Fehler unterlaufen Einsteigern und Fortgeschrittenen?***

Einsteiger gewöhnen sich oftmals eine falsche Griffhaltung an und verwenden beispielsweise den Vorhandgriff beim Aufschlag. Anfangs erzielen sie dadurch raschere Lernerfolge und es unterlaufen ihnen weniger Doppelfehler, aber ihr Spiel bleibt zwangsläufig recht limitiert. Häufige taktische Mängel sind ein fehlerhaftes Stellungsspiel auf dem Spielfeld und ein schlechtes Timing bei der Schlagvorbereitung. Speziell Jugendliche wollen den Spielerfolg oft vor allem über die Schlaghärte erreichen. Erfolgreicher ist es jedoch, wenn sie die Zahl der eigenen Fehler minimieren: also tendenziell höher über das Netz spielen und nicht zu nahe an die Linien platzieren.

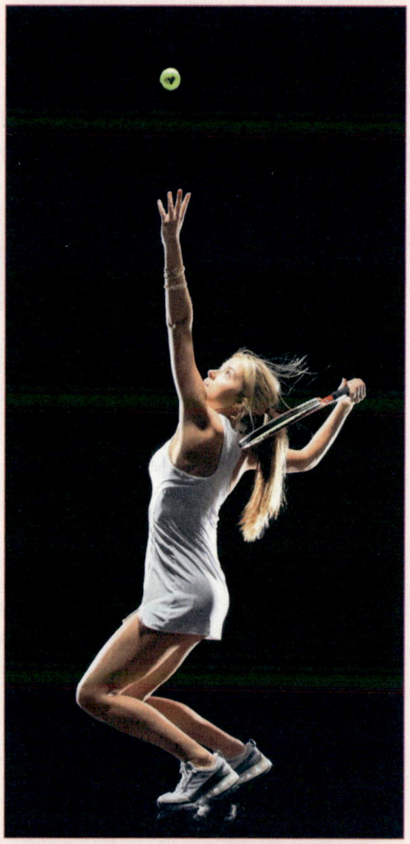

Der Aufschlag ist für das Punktspiel von herausragender Bedeutung – und sollte bei einem qualifizierten Trainer erlernt werden

***Wie können Fortgeschrittene ihre Fähigkeiten verfeinern?***

Der fließende Übergang vom Anfänger zum Fortgeschrittenen besteht darin, die Grundtechniken in möglichst vielen variablen Situationen zu beherrschen, etwa Schläge aus dem Lauf und bei verschiedenen Treffhöhen. Zusätzlich gilt es, das eigene Schlagrepertoire zu erweitern. Hierzu zählen unter anderem die Drallvarianten der Grundschläge, die Schlagrichtungen *cross* und *longline*, aber auch Flugbälle, Stoppschläge und Schmetterbälle. Erst wenn ein Spieler die Schlagvarianten sicher beherrscht, sollte er versuchen, das Schlagtempo zu erhöhen. Ebenso wichtig ist die taktische Weiterentwicklung – etwa gezielt dem Gegner auf die meist schwächere Rückhand zu spielen oder ihn mit einem Winkelschlag zum Laufen zu bringen.

***Welcher Bodenbelag ist für die Gesundheit und den Spaß am Spiel der beste?***

Am besten sind Sandplätze, zumeist aus roter Asche aus Ziegelmehl. Deren Oberfläche erlaubt kontrollierte Drehbewegungen des Fußes, ohne das Kniegelenk nennenswert zu belasten. Der Ball wird beim Auftreffen auf diesen Boden etwas gebremst, und er springt höher ab; das erleichtert die Schlagkontrolle und fördert das Spielerlebnis.

Leider ist die Pflege dieser Plätze sehr aufwendig, sodass sich international Hartplätze mit einem rutschfesten Anstrich immer mehr durchsetzen. In der Halle werden alternativ auch Teppichböden ohne oder mit eingestreutem Gummigranulat verwendet. Letztere ähneln den Sandböden, bei zu viel Granulat aber wird das Rutschen unkontrollierbar, und die Verletzungsgefahr steigt.

***Worauf kommt es bei der Wahl des Schlägers an?***

Freizeitspieler sollten eher leichte Schläger unter 290 Gramm wählen. Diese haben oft einen breiteren Rahmen, absorbieren die Schwingungen beim Aufprall und schonen damit den Schlagarm des Spielers. Turnierspieler bevorzugen schwerere Schläger ab 320 Gramm: Die größere Masse ermöglicht höhere Schlaggeschwindigkeiten, der meist schmalere Rahmen liefert ein präziseres Feedback über den Treffpunkt des Balls, was für das Feintuning der Schläge bedeutsam ist. Die Materialien der Schläger unterscheiden sich heute kaum noch.

***Was fasziniert Sie persönlich am Tennis, was macht den Reiz des Sports aus?***

Ich empfinde die strategische und körperlich belastende Auseinandersetzung mit dem Spielpartner während eines Ballwechsels als in höchstem Maße spannend: Unter größtem Zeitdruck müssen Taktik, Technik und Kondition ineinandergreifen. Gute Spieler schalten dann alle anderen Gedanken aus, im Idealfall geraten sie in einen „Flow".

Ich mag auch die soziale Einbindung: Als Spieler der Altersklasse Herren 50 fiebere ich am Spielfeldrand mit meinen Mannschaftskameraden mit und genieße es, die Saison im Frühjahr gemeinsam mit einem Trainingslager in sonniger Umgebung zu beginnen. Zudem verfolge ich intensiv und mit hoher Bewunderung das internationale Spitzentennis. Die spannungsgeladene Zählweise ohne Unentschieden und Zeitlimit führt stets zu dramatischen Auseinandersetzungen.

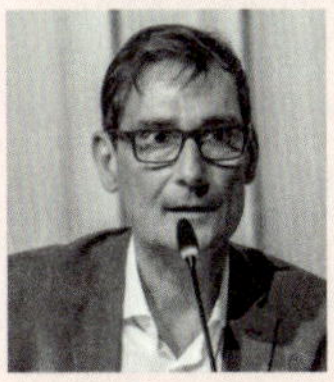

**Prof. Dr. Alexander Ferrauti, Jg. 1960, ist Leiter des Lehrstuhls für Trainingswissenschaft an der Ruhr-Universität Bochum und Autor zahlreicher Bücher zum Tennistraining.**

## ÜBUNGEN ZUM KRAFTAUFBAU

**Die Rumpfmuskulatur** ist stark gefordert. Daher empfiehlt es sich, diese Körperpartien mithife eines Medizinballs zu stärken.*

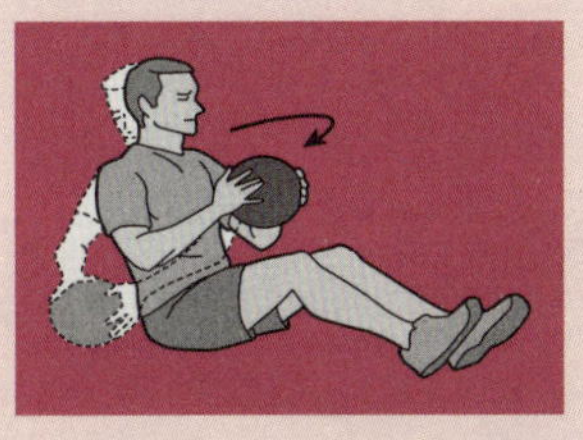

### Russischer Twist

Im Sitzen den Oberkörper zur Seite drehen, dabei den Medizinball zu Boden führen. Die Beine sind während der Bewegung leicht angewinkelt; der Rücken ist gestreckt.

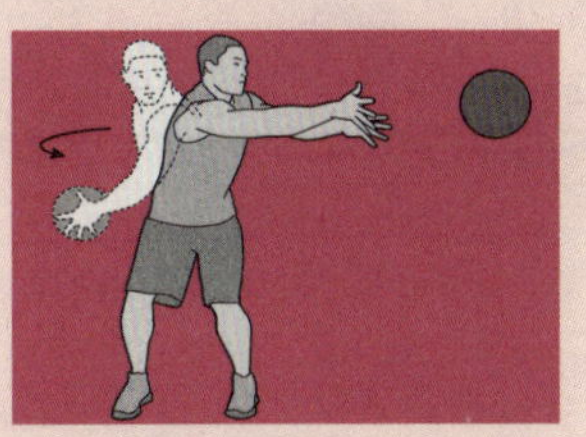

### Medizinball werfen

Aus der Drehung des Rumpfes heraus den Medizinball einem Partner zuwerfen; dabei stehen die Füße etwa hüftbreit, und die Knie sind leicht gebeugt.

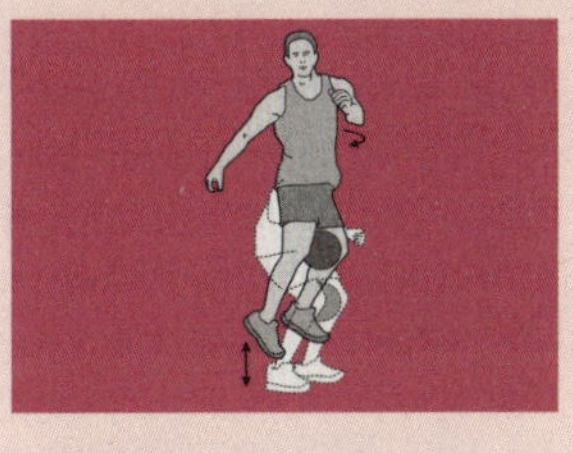

### Drehung im Sprung

Den Medizinball fest zwischen die Beine klemmen, dann aus dem Stand hochspringen und dabei mit fixem Oberkörper den Unterkörper hin- und herdrehen.

**Starke Arm- und Schultermuskeln** ermöglichen einen kraftvollen Schlag. Sie lassen sich mit einem dehnbaren Latexband trainieren.*

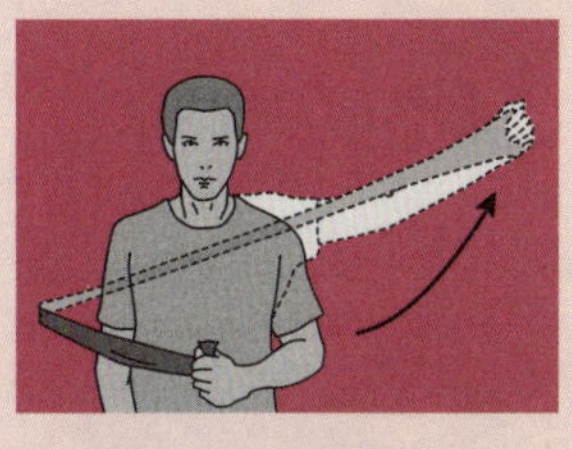

### Rückhandübung

Mit der Hand ein Ende des Latexbands festhalten, dann den Arm (ähnlich wie bei einem Rückhandschlag) kräftig nach außen und nach oben ziehen.

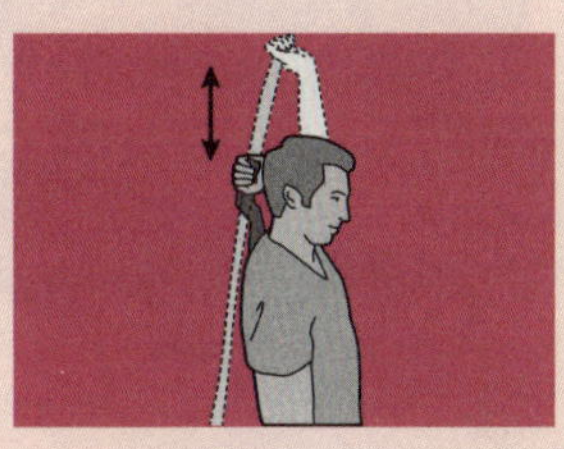

### Aufschlagübung

Den Arm vom Nacken aus senkrecht nach oben ziehen (was die Bewegung beim Aufschlag nachahmt). Der Ellenbogen sollte sich bei dieser Übung nicht bewegen.

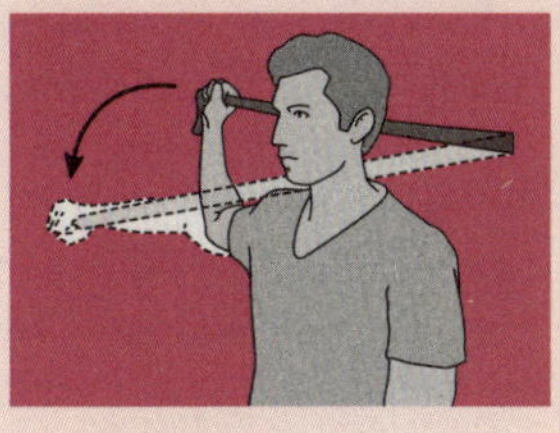

### Schulterrotation

Den senkrecht stehenden Unterarm in die Waagerechte drehen. Dabei den Ellenbogen und den Oberarm während der gesamten Übung auf Höhe der Schulter halten.

* Alle Übungen sollten schnell und kräftig ausgeführt werden.

Skifahren

# Mit Schwung durch verschneite Landschaften

**Ob Piste, Tiefschnee oder Loipe: Skifahren stärkt den Körper und bietet einzigartige Naturerlebnisse**

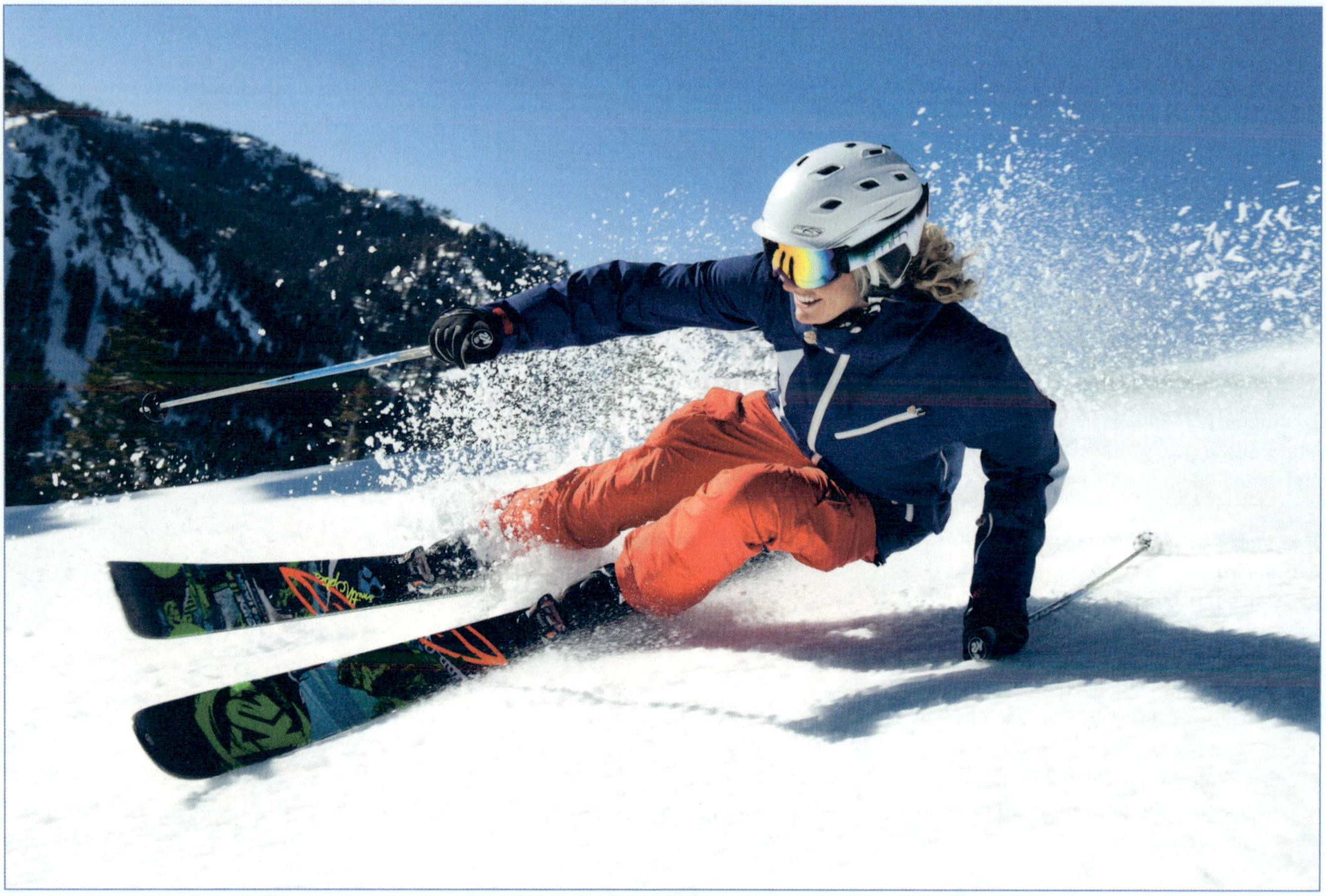

Rasante Abfahrten im Schnee trainieren die Bein- und Rumpfmuskulatur, die Reaktionsschnelligkeit und den Gleichgewichtssinn

Bereits vor mehr als 4500 Jahren fügten Menschen in Norwegen Äste zu flachen Gebilden zusammen, die sie sich unter die Füße banden. So ließ sich vermeiden, dass sie in verschneiten Wäldern zu tief einsanken. Jahrtausendelang nutzten Jäger solche Schneeschuhe, bis eine weitere Innovation ein ungleich schnelleres Fortkommen im Winter ermöglichte: simple, glatt geschliffene Holzplanken. Damit gerüstet, konnten Kuriere große Distanzen im Schnee zurücklegen. Erst im 19. Jahrhundert fand das Fortbewegungsmittel eine völlig neue Verwendung: Damals entwickelte Skifahren sich – vor allem in Norwegen – zum Sport.

Heute nutzen die meisten der alpinen Skifahrer sogenannte Allmountain-Ski, welche durch spezielle Bauweise auch abseits präparierter Pisten oder bei nicht optimalen Schneebedingungen gut zu fahren sind. Easycarver oder Ladycarver erleichtern Einsteigern das Erlernen der Abfahrtstechnik.

Generell erfordert Alpin-Ski ein gutes Reaktionsvermögen, eine präzise Koordination der Beine und Arme wie auch ein feines Gleichgewichtsgefühl. Da schon eine geringe Vor- oder Rücklage ein Schlingern auslösen kann, lernen Anfänger in der Skischule, wie sie ihren Körperschwerpunkt positionieren.

Der gängigste Unfall im Skisport ist ein Sturz ohne Fremdbeteiligung, und oft hat er Knieverletzungen zur Folge. Neben einer ungenügenden Technik zählt vor allem mangelnde Fitness zu den Hauptursachen für derartiges Missgeschick: die stark beanspruchte Bein- und Rumpfmuskulatur ermüdet ohne Training rasch. Daher raten Experten, sich frühzeitig mit Skigymnastik vorzubereiten und stets – auch wenn nicht vorgeschrieben – einen Helm zu tragen.

1

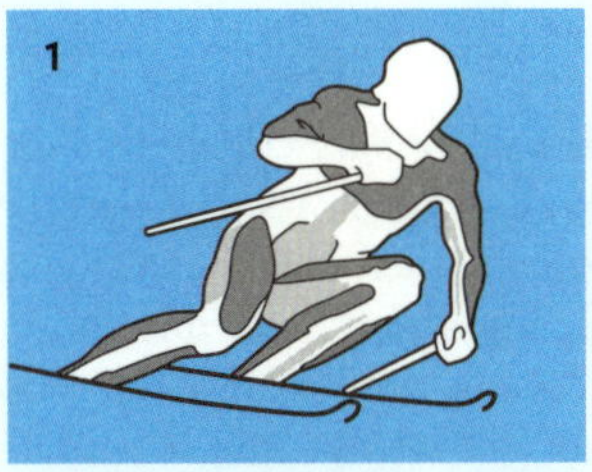

2

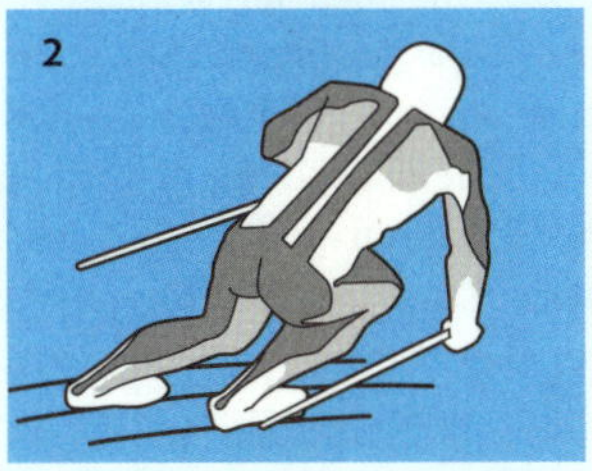

### Alle Muskeln sind aktiv

Bei der alpinen Abfahrt werden fast alle Muskelgruppen beansprucht. Mit seinem Oberkörper muss der Sportler permanent die Neigung des Hanges ausgleichen, um das Gleichgewicht zu halten (1). Mit Armen, Schultern und Brustmuskeln fixiert er die Skistöcke vor dem Körper. Die Gesäßmuskulatur muss zugleich Oberschenkel und Hüftgelenk stabilisieren (2). Gut für die Fitness ist der ständige Wechsel der Belastung bei kurvenreicher Fahrt: In jeder Biegung sind die Muskeln des äußeren Beines stärker gefordert als die des inneren Beines.

+ **Eine gute Technik** vorausgesetzt, trainiert Skifahren vor allem die Ausdauer wie auch die Hüft- und Beinmuskulatur, schult Gleichgewichtssinn, Reaktionsschnelligkeit und Koordination.

− **Skifahren ist recht risikoreich**: Von 1000 Aktiven verletzen sich Schätzungen zufolge während einer Saison mehr als zehn. Wegen der Belastung von Beinmuskulatur und Kniegelenk ist alpine Abfahrt nicht geeignet für Menschen mit labilen Knien wie auch für Patienten mit Kreuzbandverletzungen, deren Operation weniger als sechs Monate zurückliegt.

## VERWANDTE DISZIPLINEN

### SNOWBOARD

Snowboarden stellt **hohe Anforderungen** an das Gleichgewichtsgefühl: Beide Füße sind auf einem Brett fixiert, anders als ein Skifahrer vermag man eine Schieflage nicht mit einem Bein auszugleichen. Snowboarder erleiden zudem häufiger als Skisportler **schwere Verletzungen**. Und die Abfahrt kostet insgesamt mehr Kraft, da der Fahrer durchgehend die Knie anwinkelt und fast ständig eine Kante des Bretts belastet. Wer ausdauernd Snowboard fahren will, sollte daher **intensiv Gymnastik** betreiben.

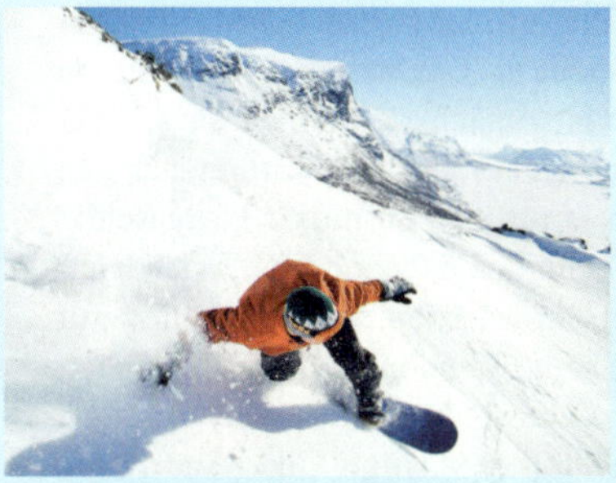

### LANGLAUF

Skilanglauf ist aufgrund seiner **schonenden Bewegungsabläufe** weniger verletzungsträchtig als alpines Skifahren. Daher eignet es sich besonders für Menschen mit **Gelenkproblemen** wie auch für **Senioren**. Man unterscheidet grob zwei Techniken: **Skating** und **Klassik**. Der Skatingstil erlaubt ein höheres Tempo und ähnelt technisch dem Schlittschuhlaufen. Leichter zu erlernen ist der klassische Stil, bei dem die Ski parallel geführt werden – in einer speziell präparierten Spur im Schnee, der Loipe.

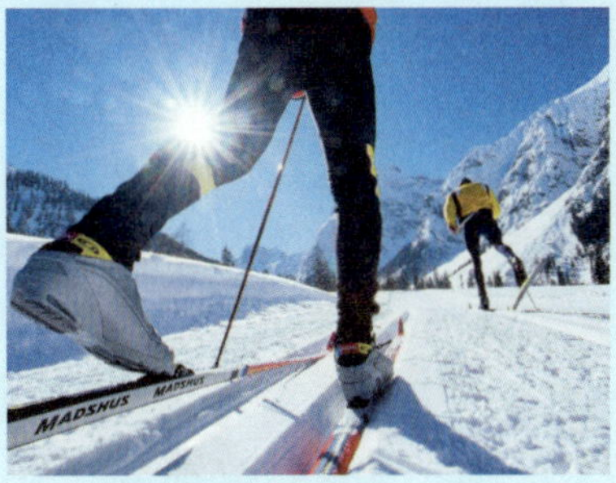


### ROLLSKI

1924 entwickelten Tüftler den Rollski als **Langlauf-Trainingsgerät** für den Sommer. Die Bewegung auf den mit zwei Rädern versehenen Brettern ähnelt der auf Langlaufski. Auch Rollski lassen sich im **klassischen** Stil oder in der **Skatingtechnik** fahren und sind eine **gute Alternative**; sie können auch der Vorbereitung auf die Wintersaison dienen. Wer die klassische Lauftechnik zuerst auf dem Rollski erlernen will, braucht aber auf der Straße meist mehr Zeit als im Schnee, da die Loipenspur fehlt.

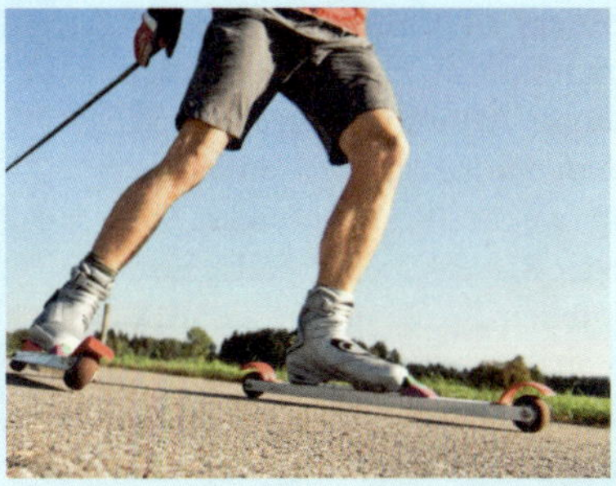

Skifahren

# »Viele Sportler haben zu wenig Kontrolle über ihre Ski«

**Der Experte Dieter Bubeck über Reiz und Gefahren des Wintersports – und das beste Training im Sommer**

***GEO WISSEN: Was ist leichter zu erlernen: Snowboard- oder Skifahren?***

**Dr. Dieter Bubeck:** Erste Erfolge erzielen Jugendliche und Erwachsene meist schneller auf dem Snowboard: Sie kommen leicht ins Gleiten, und auch Kurven fahren ist zunächst einfacher als auf Ski, weil der Fahrer nur ein Sportgerät an den Füßen kontrollieren muss. Fortgeschrittene Techniken dagegen lassen sich leichter auf Ski erlernen, weil der Fahrer auf diesen seine Standbreite und -fläche leichter variieren kann und so über eine größere Stabilität verfügt. Und Kindern bis ins Grundschulalter fällt das Snowboardfahren wegen der fest eingebundenen Beine oft schwer. Ihnen gelingt der Einstieg besser auf Ski.

***Bei den Skimodellen gibt es zahllose Typen: Rocker und Racecarver, Freerider und Slalomcarver. Worauf sollten Anfänger achten?***

Für Einsteiger eignen sich drehfreudige Modelle, die einfache Fahrfehler verzeihen. Dazu gehören insbesondere Easycarver oder die leichten Ladycarver. Aber auch Allroundcarver oder die eigentlich für den Tiefschnee entwickelten Rocker-Ski lassen sich gut handhaben. Kürzere Ski eignen sich für Anfänger grundsätzlich besser als Längere.

***Und welcher Skityp macht fortgeschrittenen Fahrern am meisten Freude?***

Das hängt von den Vorlieben des Fahrers ab. Ein etwas breiterer Allmountain-Ski zum Beispiel ist ein wahrer Allround-Künstler, mit ihm kann der Fahrer problemlos das Terrain wechseln. Ein reiner Slalom- oder Riesenslalom-Ski dagegen bringt jenen Spaß, die ihren Kick im Tempo finden, Beschleunigungskräfte in der Kurve und Laufstabilität schätzen. Ich würde Fortgeschrittenen immer empfehlen, Ski vor dem Kauf Probe zu fahren und zu testen, wie gut sie zu ihrem eigenen Fahrverhalten passen.

***Wie sinnvoll ist es, sich als Hobby-Skifahrer für eine gewisse Zeit einen Skilehrer zu nehmen?***

Jeder Skifahrer profitiert, wenn er gelegentlich einen Lehrer heranzieht. Auch für Fortgeschrittene gibt es in fast jedem Skigebiet gute Kurse mit kleinen Teilnehmerzahlen, in Deutschland etwa über die Profi-Skischulen des Berufsskilehrerverbands. Diese Kurse zu belegen ist absolut sinnvoll. Auf den und abseits der Pisten sind zu viele Fahrer mit zu wenig Kontrolle und zu hohem Tempo unterwegs. Sie würden nach einer Schulung sicherer fahren und mehr Spaß haben.

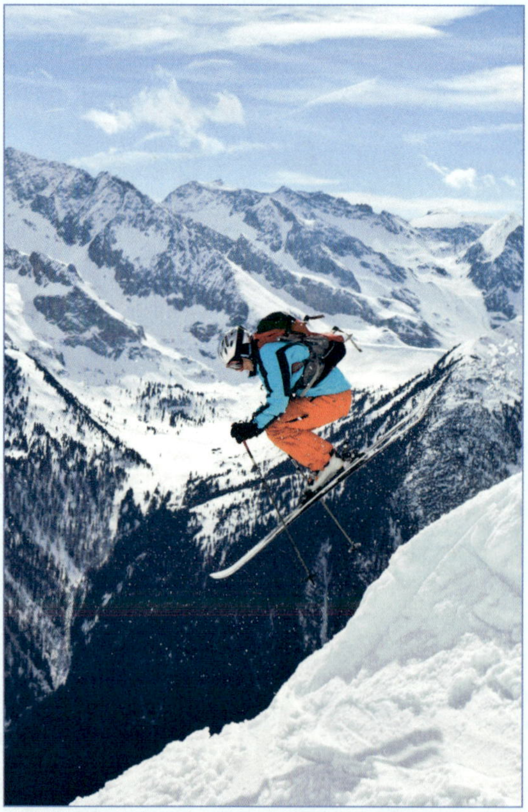

Touren abseits der Piste erfordern Können und Gefahrenkenntnis. Ratsam ist es, sich dabei erfahrenen Bergführern anzuvertrauen

***Welche andere Sportart eignet sich als Ausgleichssport zum Skifahren?***

Wichtig ist vor allem ein allgemeines Kräftigungs- und Ausdauertraining als Vorbereitung, um für die Wintersaison fit zu sein: Nur wenige Menschen fahren ja das ganze Jahr über Ski. Je nach Vorliebe können Sie das im Fitness-Studio machen, zu Hause oder mit Übungen im Park.

Ähnliche Anforderungen an den Körper wie Skifahren stellt zudem das Mountainbiken: Es stärkt die Beinmuskulatur, und der Fahrer muss das Rad in schneller Fahrt auf wechselndem Untergrund im Gleichgewicht halten. Im Sommer gelegentlich einen Singletrail mit so einem Rad herunterzufahren ist auf jeden Fall ein hilfreiches Training.

***Was fasziniert Sie persönlich am Skifahren, was macht den Reiz des Sports für Sie aus?***

Die Bewegung in der freien Natur, noch dazu in diesem einzigartigen Medium Schnee. Die Leichtigkeit des Gleitens, der Glanz einer rundherum weißen Landschaft im Sonnenschein, die Beschleunigung, das Freiheitsgefühl bei einer Abfahrt vor dem Panorama der Berge: Das ist schon sensationell. Dazu der soziale Aspekt: Ich kann mit Kindern, Senioren und Rennläufern gemeinsam unterwegs sein, über alle Altersstufen und Unterschiede im Können hinweg. Jeder kann sich konditionell auslasten, sich zwischendurch aber auch gemütlich unterhalten. Oder einfach die Stille genießen, die sich an einem sonnigen Tag über der verschneiten Natur ausbreitet.

***Wie gut sollte jemand Ski fahren, um auf Skitouren zu gehen?***

Auf eigene Faust darf das nur machen, wer die Berge im Allgemeinen und das Gelände im Besonderen gut kennt – also weiß, wo Lawinen drohen, wo verborgene Felsen liegen, wo Absturzgefahr herrscht. Und wer mit den Ski in jeder Art von Schnee zurechtkommt und Notfallgeräte besitzt und benutzen kann: also ein Lawinen-Verschütteten-Suchgerät, eine Schaufel, eine Sonde und einen Airbag-Rucksack. Moderne Freeride-Ski ermöglichen heute fast jedem, auch abseits der Pisten relativ leicht nach unten zu kommen. Aber zu viele Menschen fahren im Gelände, ohne ansatzweise über die Gefahren Bescheid zu wissen. Wer das erste Mal eine Skitour machen möchte, sollte auf jeden Fall einen erfahrenen Tourguide dabei haben.

***Ist Langlauf gesünder als Alpinabfahrt?***

Langlauf bietet ein herausragendes Ausdauertraining: Es fordert und kräftigt das Herz-Kreislauf-System, die Stöcke beteiligen den ganzen Körper an der Bewegung, die gleichmäßigen, gleitenden Bewegungen schonen die Gelenke, die Verletzungsgefahr ist gering. Daher lässt sich durchaus sagen, dass Langlauf die gesündeste Variante des Skisports ist. Abfahrtski ist deswegen aber natürlich keineswegs ungesund.

***In welchem Alter sollte ich mit dem Skifahren aufhören?***

Da gibt es überhaupt keine Einschränkungen. Mein früherer Skischulleiter ist inzwischen mehr als 80 Jahre alt und fährt immer noch begnadet Ski, er braucht allenfalls etwas Hilfe beim Anziehen der Schuhe. Und auch mit künstlichen Gelenken lässt der Sport sich oft noch hervorragend ausüben. Solange jemand sich die Abfahrten zutraut, spricht nichts dagegen, weiterzufahren.

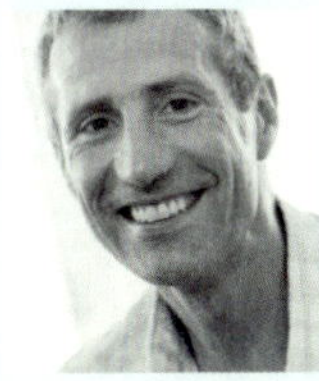

**Dr. Dieter Bubeck, Jg. 1966, ist Trainingswissenschaftler an der Universität Stuttgart und Vizepräsident für Schneesport an Schulen und Hochschulen im Dachverband Interski Deutschland.**

## SKIGYMNASTIK

**Mindestens vier Wochen** vor dem Urlaub sollten Skisportler beginnen, Bein- und Rumpfmuskulatur auf die Abfahrt in den Bergen vorzubereiten

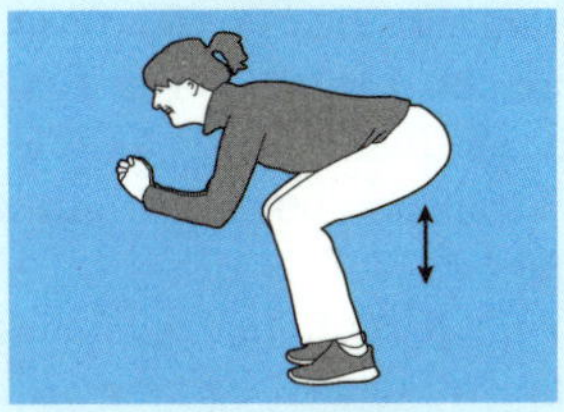

### Abfahrtshocke

Im hüftbreiten Stand die Knie bis maximal 90 Grad beugen. Das Gesäß dabei nach hinten schieben. Diese Position eine Zeit lang einhalten und nach Pausen wiederholen.

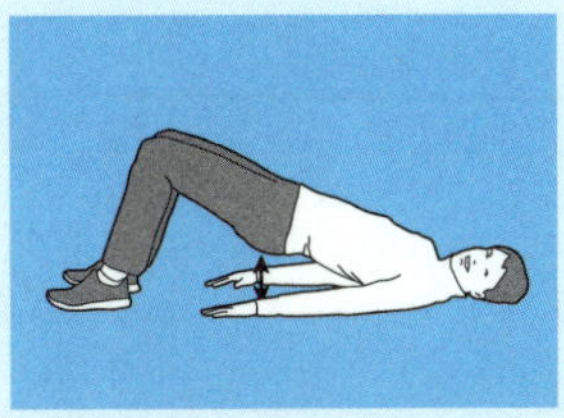

### Rumpfheben

In Rückenlage die Beine rechtwinklig aufstellen, die Arme neben den Körper legen. Das Gesäß anspannen und heben, bis die Oberschenkel und der Rumpf eine gerade Linie bilden.

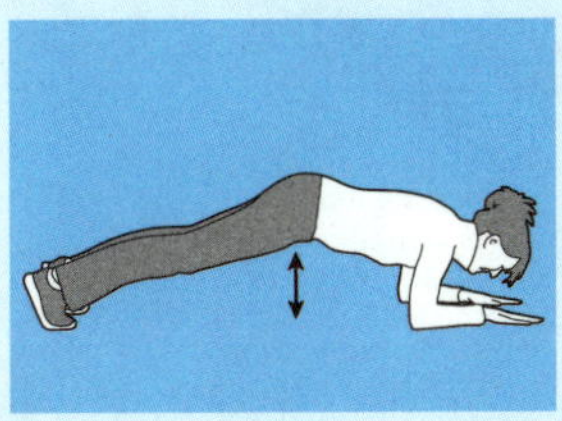

### Brücke

In Bauchlage auf die Unterarme und die Zehenspitzen stützen und das Becken nach oben drücken. Als Variation kann zusätzlich im Wechsel jeweils ein Bein angehoben werden.

**Nach einem langen Skitag** ist die Lockerung und Dehnung der Beine sinnvoll; das beschleunigt die Regeneration.

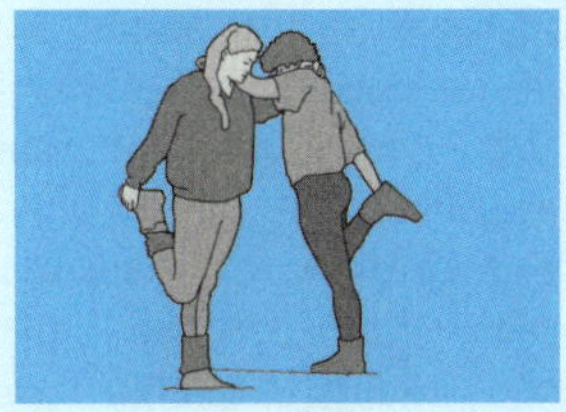

### Beine dehnen I

Ein Bein am Fuß zum Gesäß ziehen, bis ein leichtes Stechen im vorderen Oberschenkel zu spüren ist. Den Stand dabei mit einem Partner durch gegenseitiges Halten stabilisieren.

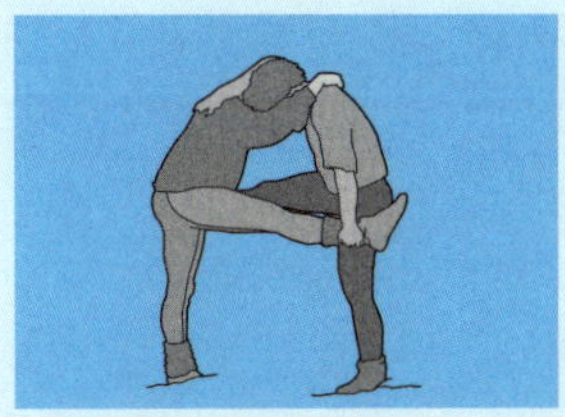

### Beine dehnen II

An einem Partner oder an einer Säule abstützen und ein Bein gestreckt nach vorn anheben, bis ein Ziehen in der Rückseite von Schenkel und Wade spürbar wird. Seiten wechseln.

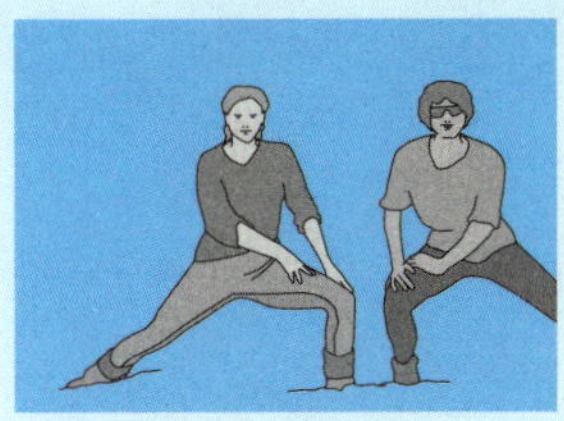

### Beine dehnen III

Mit weit gespreizten Beinen einen sicheren Stand suchen. Dann ein Knie tief und sanft beugen, bis die Innenseite des gestreckten Beines leicht zu schmerzen beginnt.

Judo

# Zweikampf mit klaren Regeln

**Sportarten wie Judo, Karate und Taekwondo schulen Kraft und Koordination, Respekt und Disziplin**

Das japanische Wort „Judo" bedeutet frei übersetzt: „sanfter Weg". Das Ziel dieses Kampfsports besteht darin, den Gegner so auf die Matte zu werfen, dass er rücklings liegen bleibt. Dabei gilt es, die Bewegungen des Kontrahenten geschickt auszunutzen – ihn etwa, wenn er einen Vorstoß wagt, mit Händen und Füßen aus dem Gleichgewicht zu bringen. Stürzen beide, setzen sie ihren Kampf dann in Ringermanier auf dem Boden fort. Es gewinnt etwa derjenige, der seinen Widersacher für 25 Sekunden in der Rückenlage festzuhalten vermag – oder durch Würgen oder schmerzhaftes Verdrehen der Gelenke zur Aufgabe zwingt.

Schläge sind verboten, dennoch hat ein Judoka zahlreiche Möglichkeiten, einen Kampf für sich zu entscheiden: Mehr als 60 Wurfvarianten sieht das Regelwerk vor, zudem diverse Halte- oder Würgegriffe und Armhebel. Darüber hinaus erlernt ein Judoschüler eine Vielzahl von Falltechniken, um sicher auf der Matte zu landen.

Die reine Kampfzeit beträgt nur bis zu fünf Minuten, die physische Belastung ist dennoch enorm – je nach Intensität des Duells. Denn während einer Auseinandersetzung stehen die Kämpfer unter Zeitdruck: In kurzen Abständen muss laut Reglement ein Angriff erfolgen. Bis zum Schluss muss ein Judoka seine Würfe und Griffe daher sicher und präzise ausführen können, die Anforderungen an Konzentration, Kraft und Ausdauer sind hoch. Ebenso wichtig sind die Fähigkeit zur Antizipation und ein gutes Reaktionsvermögen; beides lässt sich mit einfachen Übungen verbessern.

Wer sein Gegenüber zu Boden werfen will, benötigt letztlich vor allem eines: einen festen Stand, also ein gut ausgeprägtes Balancegefühl. Und das kann jeder daheim selber trainieren.

**+ Judo schult** die körperliche Gewandtheit wie kaum eine andere Sportart, zudem kann es bei Heranwachsenden die Persönlichkeitsentwicklung positiv beein-

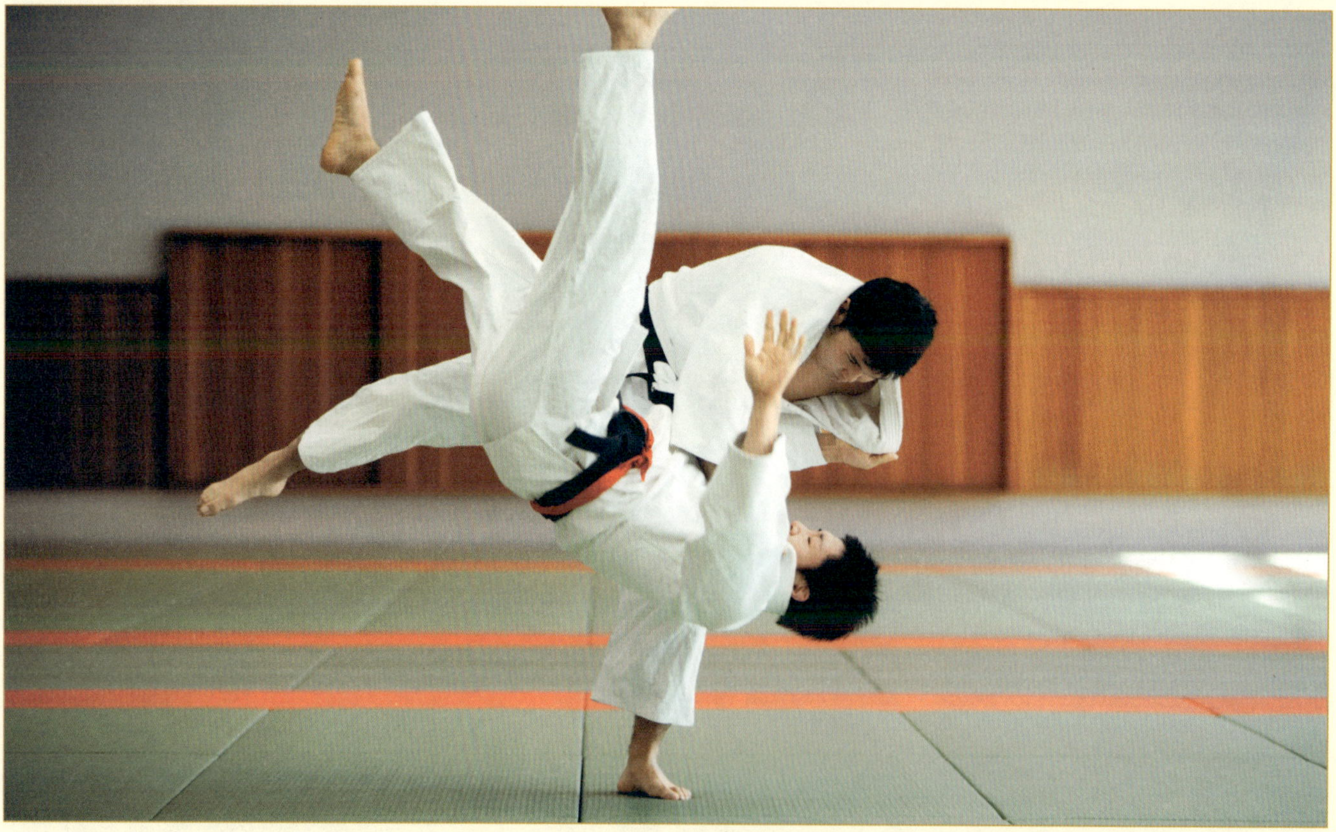

Bis zu fünf Minuten haben Judoka Zeit, ihr Gegenüber zu Boden zu werfen; das erfordert Konzentration, um den richtigen Moment zu erkennen

flussen, denn die Regeln schreiben einen respektvollen Umgang mit dem Gegner vor. Das kontrollierte Sich-fallen-Lassen verhindert Verletzungen während eines Kampfes – eine Fähigkeit, die auch in alltäglichen Situationen nützlich sein kann, besonders für Kinder.

**Judoka leiden häufig** an Rückenschmerzen, da sie im Kampf ihre Muskeln verspannen; wer die Würfe jahrelang falsch ausführt, riskiert den Verschleiß von Gelenken, etwa in den Armen. Zudem werden durch den kraftvollen Körpereinsatz und den direkten Kontakt mit dem Gegner die Extremitäten, etwa Finger, Knie oder Sprunggelenke, besonders gefordert.

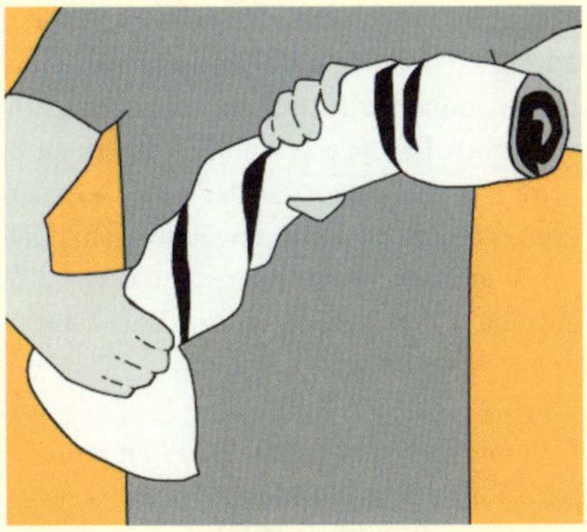

### Kraft für die Finger

Immer wieder krallen sich Judoka in der Kleidung des Gegners fest oder packen ihn an Armen und Beinen, um ihn aus dem Gleichgewicht zu bringen und auf die Matte zu schleudern. Die vielfältigen Wurftechniken erfordern neben einer guten Koordination einen festen und sicheren Griff. Der sollte deshalb mit gezielten Übungen trainiert werden. Etwa indem man die Finger spreizt und dann schnell zur Faust schließt. Oder mithilfe eines Handtuchs: das Tuch aufrollen und so kräftig wie möglich in sich verdrehen (oben) – gerade so, als wollte man Wasser aus ihm herauswringen.

## VERWANDTE DISZIPLINEN

### KARATE

Neben **Selbstverteidigungstechniken** lernen Kämpfer bei dem ebenfalls aus Japan stammenden Karate („leere Hand") einen umfangreichen **Verhaltenskodex**, der viele Regeln vorschreibt, aber auch auf Tugenden wie Bescheidenheit, Aufrichtigkeit oder Selbstbeherrschung setzt. Charakteristisch sind **Fußtritte und Schläge mit der Hand**, die gegen imaginäre Kontrahenten geführt oder in einem realen Duell angewandt werden.

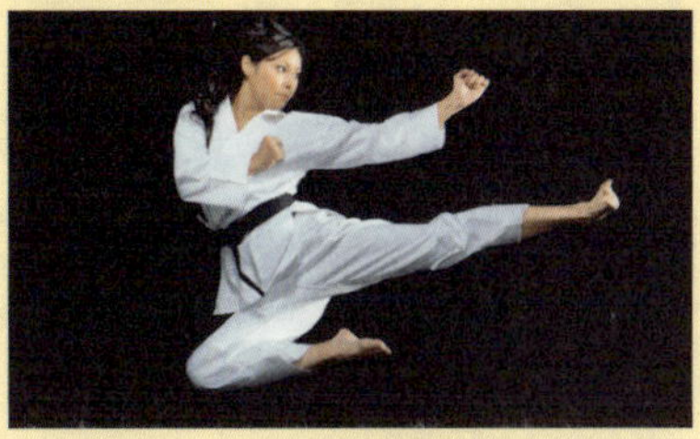

### TAEKWONDO, JIU-JITSU UND KICKBOXEN

**Taekwondo-Kämpfer** tragen anders als Judoka beim Wettstreit eine Montur, zu der unter anderem eine **gepolsterte Weste, Kopfschutz** sowie Arm- und Schienbeinschoner gehören. Haltegriffe sind bei der aus Korea stammenden Selbstverteidigungskunst nicht erlaubt, wohl aber Fußtritte, oft im Sprung ausgeführt, und Schläge in Bauch- und Kopfhöhe. Das japanische, einem Samurai-Kampfstil entlehnte **Jiu-Jitsu** („sanfte Kampfkunst") umfasst Tritte und Schläge sowie Wurf- und Würgetechniken. Dagegen verbindet das noch recht junge **Kickboxen** Elemente aus asiatischen Kampfsportarten und dem Boxen. Typisch sind vor allem **Tritte aus dem Stand** gegen den – durch einen Helm geschützten – Kopf; Kickboxer müssen hierfür eine besonders große Gelenkigkeit in der Hüfte aufweisen.

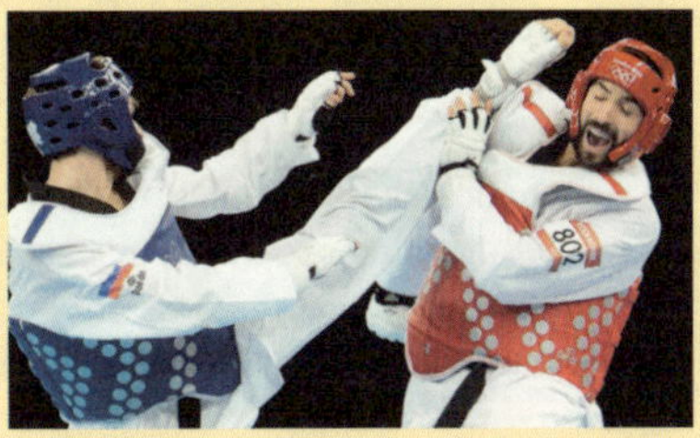

### BOXEN

Boxer benötigen **Schnelligkeit, Ausdauer und Muskelkraft**. Um einen Kampf zu überstehen, muss ein Athlet über eine **gute Kondition** verfügen und zudem die Schlag- und Abwehrbewegungen so beherrschen, dass er sie automatisiert ausführen kann. Einsteiger sollten daher zunächst die Techniken gründlich erlernen, ehe sie sich duellieren. Doch auch ohne die Teilnahme an Kämpfen gilt Boxen als vorzügliche **Ganzkörperschulung**.

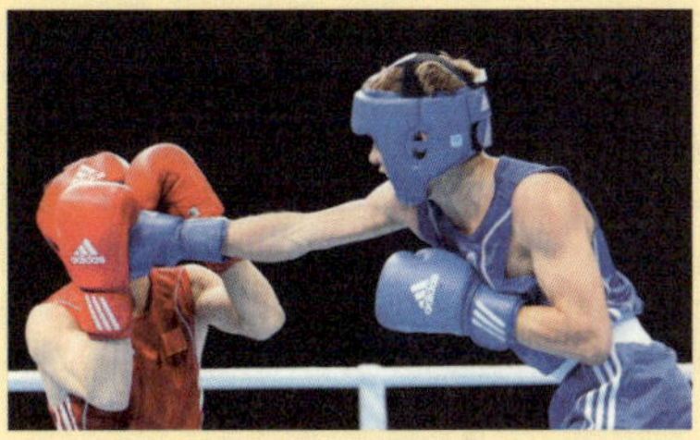

Judo

# »Anfänger sollten früh das richtige Fallen lernen«

**Die Kampfkunst-Expertin Fabienne Ennigkeit über gute Trainer und den Reiz von Duellen**

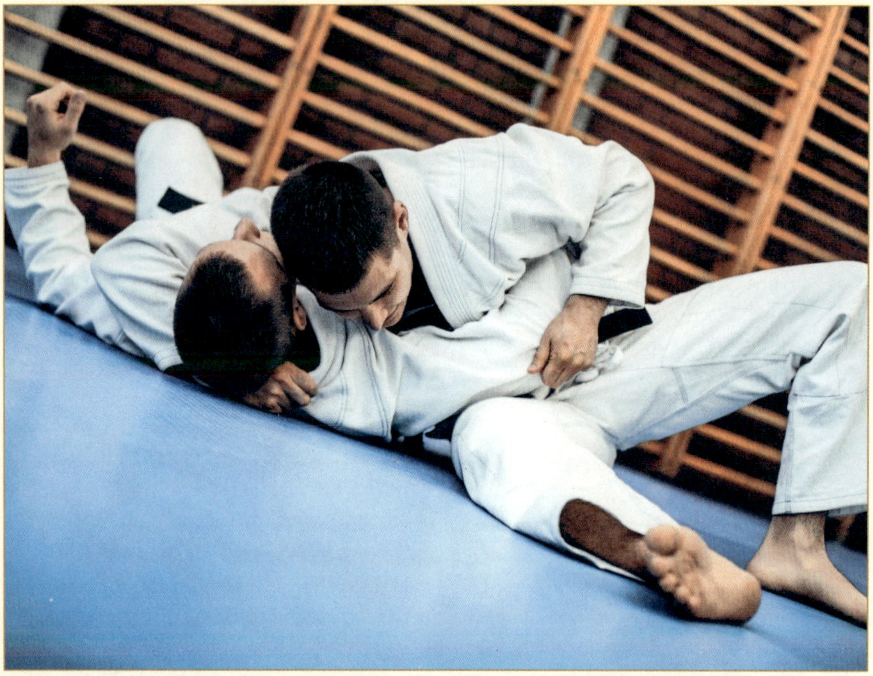

Enger Körperkontakt gehört beim Judo dazu: Wer ihn nicht scheut, macht im Bodenkampf schon als Einsteiger meist rasche Fortschritte

***GEO WISSEN: Welche Kampfsportarten sind gut für die Gesundheit?***

FABIENNE ENNIGKEIT: Entscheidend ist nicht so sehr, welche Kampfkunst ein Sportler wählt, sondern ob er von einem qualifizierten Ausbilder gut angeleitet wird. Ein Training, in dem die Schüler immer nur aggressiv gegeneinander kämpfen, ist für die Gesundheit weniger förderlich als ein ganzheitliches und abwechslungsreiches Übungsprogramm.

***Wie erkenne ich qualifizierte Trainer?***

Ist die Kampfsportart im Deutschen Olympischen Sportbund organisiert, ist die Mitgliedschaft in der entsprechenden Dachorganisation ein erster Hinweis – also etwa im Deutschen Judobund oder im Deutschen Karate-Verband. Diese Sportarten haben geregelte Ausbildungen für Trainer. Aber das heißt keinesfalls, dass andere Ausbilder schlecht qualifiziert sind. Negativ ist allerdings, wenn der Trainer die eigene Kampfkunst als „beste“ oder „einzig wahre“ herausstellt und stark hierarchisch oder gar abwertend agiert.

***Ist die Verletzungsgefahr im Judo höher als bei anderen Sportarten?***

Sicher nicht höher als bei manchen Ballsportarten – wobei Studien zur Häufigkeit von Sportverletzungen grundsätzlich schwer zu vergleichen sind. Ich kenne auch keine Statistik, nach der Verletzungen im Wettkampf häufiger auftreten als im Training.

***Was macht für Sie den besonderen Reiz von Judo aus?***

Die Vielseitigkeit! Judo erfordert Kraft, Koordination, Schnelligkeit, Beweglichkeit, Ausdauer. Durch die Vielzahl der Techniken im Stand und am Boden gibt es auch motorisch immer Neues zu lernen. Viele Sportler erfüllt bereits dieses Training – es gibt sogar eigene Wettkämpfe, die nur auf bestimmte Abfolgen von Techniken fokussieren. Mich reizt aber auch die direkte Auseinandersetzung mit dem Gegner – das Gefühl, den richtigen Moment für einen Wurf im Übungs- oder Wettkampf erwischt zu haben. Mit- und Gegeneinander gehen im Kampfsport dabei stets eine wechselseitige Beziehung ein: Ohne gute Gemeinschaft und kooperative Partner im Training kann niemand erfolgreich gegen jemanden kämpfen.

***Was sollten Einsteiger im Judo trainieren, um erste Erfolge zu erzielen?***

Sie sollten möglichst früh das richtige Fallen lernen, damit sie Würfe angstfrei ausführen können. Schnelle Fortschritte machen Einsteiger oft auch im Bodenkampf. Mit ein paar Tricks lassen sich hier schon nach zwei bis drei Wochen sichtbare Erfolge erzielen. Für erwachsene Neueinsteiger ist der enge Körperkontakt allerdings oft gewöhnungsbedürftig. Wer starke Berührungsängste hat, für den ist eine andere Kampfkunst möglicherweise besser geeignet.

***Welche typischen Fehler machen Anfänger und Fortgeschrittene?***

Viele Einsteiger wollen zu viel; vor allem, wenn sie früher sehr aktiv waren und nach einer langen Pause wieder Sport treiben. Wer sich dann übernimmt, verletzt sich leicht und verliert durch Überlastung und Misserfolge vielleicht sogar wieder die Lust am Sport. Ein typischer Fehler von Fortgeschrittenen ist es, möglichst schnell die jeweils nächste Technik lernen zu wollen, um etwa eine höhere Gürtelprüfung ablegen zu können – dabei aber die vorherigen Techniken nicht wirklich verinnerlicht zu haben.

***Was können Fortgeschrittene tun, um ihre Fähigkeiten zu verfeinern?***

Erfahrenen Sportlern empfehle ich, immer mal wieder in anderen Trainingsgruppen in der Umgebung zu üben – das geht oft recht unkompliziert. Judo-Kämpfer können sich nur verbessern, wenn sie mit unterschiedlichen Partnern üben. Zudem setzt jeder Trainer andere Schwerpunkte, das erweitert Wissen und Können.

***Welcher Sport eignet sich als Ergänzung?***

Judo ist grundsätzlich gut für den ganzen Körper. Trotzdem kommt dabei manchmal die aerobe Ausdauer etwas zu kurz – also die Energiebereitstellung bei ausreichender Sauerstoffzufuhr. Deshalb kann es sinnvoll sein, das Training durch entsprechende Sportarten wie Laufen, Radfahren oder Schwimmen zu ergänzen. Als zusätzliches leistungsförderndes Training eignen sich etwa Klettern oder Bouldern: Das beansprucht ähnliche Muskelgruppen. Und natürlich kann auch ein gezieltes Krafttraining die Leistung steigern – das betrifft aber vor allem ambitionierte Sportler, die in Wettkämpfen erfolgreich sein wollen.

***In welchem Alter ist Judo besonders gut für die Gesundheit?***

In jedem! Für Kinder ist Judo ein idealer Einstiegssport, weil es den Körper umfassend trainiert, Erwachsene profitieren davon aber genauso. Viele Vereine bieten Kurse auch für erwachsene Neu- und Wiedereinsteiger an. Und wer mag, kann an Ü30-Wettkämpfen teilnehmen, bei denen die Teilnehmer nicht nur nach Gewicht, sondern auch nach Altersklassen eingeteilt werden. Wer sein Training anpasst und gesundheitlich in der Bewegung nicht eingeschränkt ist, kann Judo bis ins hohe Alter betreiben.

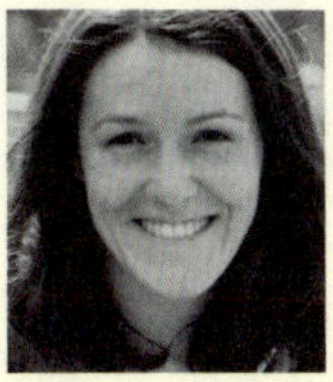

**Die Sportwissenschaftlerin Fabienne Ennigkeit, Jg. 1985, war Judo-Kämpferin in der 2. Bundesliga und ist Stellvertretende Sprecherin der Kommission Kampfkunst und Kampfsport der Deutschen Vereinigung für Sportwissenschaft.**

## BALANCE UND REAKTION

**Gleichgewichtstraining:** Judoka üben, auch bei Bewegung nicht den sicheren Stand zu verlieren. Dafür nehmen sie Sportzubehör zu Hilfe:

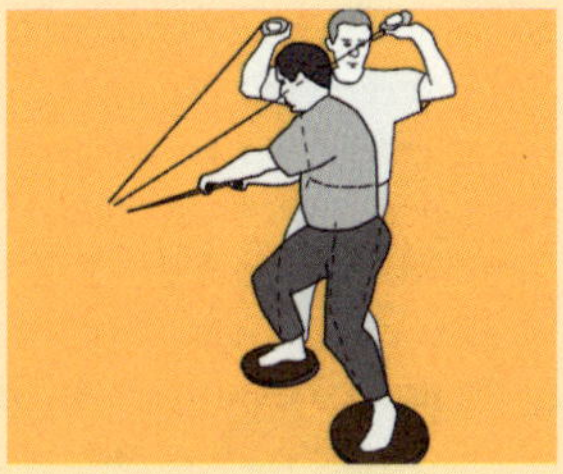

**Rumpfdrehen**

Auf Balancebretter stellen und mit gestreckten Armen an einem Latexband ziehen. Den Oberkörper von rechts nach links drehen.

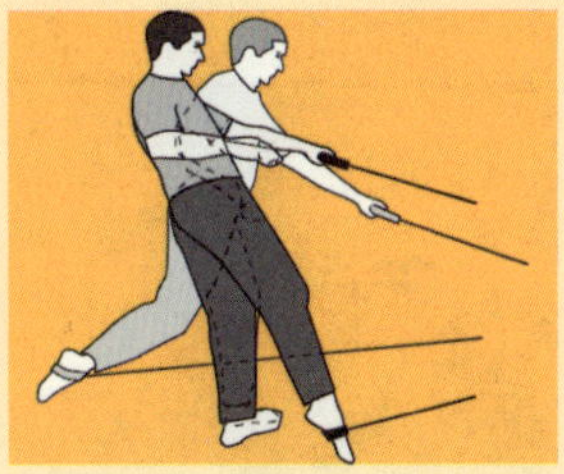

**Sichelschwung**

Das eine Bein steht fest, das andere schwingt von vorn nach hinten. Eine Variante: Bein und Arme ziehen zugleich an einem Latexband.

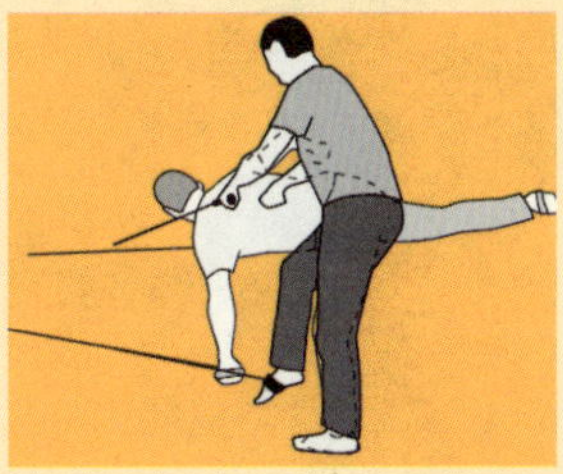

**Beinschwung**

Aus sicherem Stand auf einem Bein mit dem anderen nach hinten schwingen – bis in die Waagerechte. Auch mit Latexband möglich.

**Antizipation und Reaktion:** Judoka müssen Angriffe vorausahnen und blitzschnell parieren. Diese Übungen können dabei helfen:

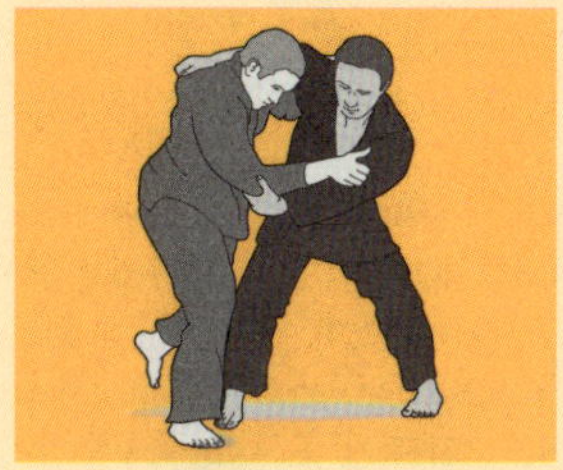

**Antizipation**

Die Partner fassen sich gegenseitig an den Armen. Nun versuchen sie, auf die Füße des anderen zu treten, dabei selbst aber nicht getroffen zu werden.

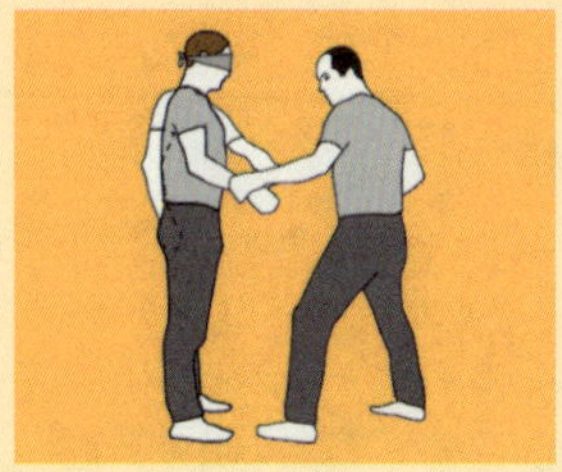

**Intuitive Abwehr**

Ein Partner mit verbundenen Augen wird vom anderen ohne Ankündigung am Körper berührt – und versucht, diesen daraufhin blitzartig zu packen.

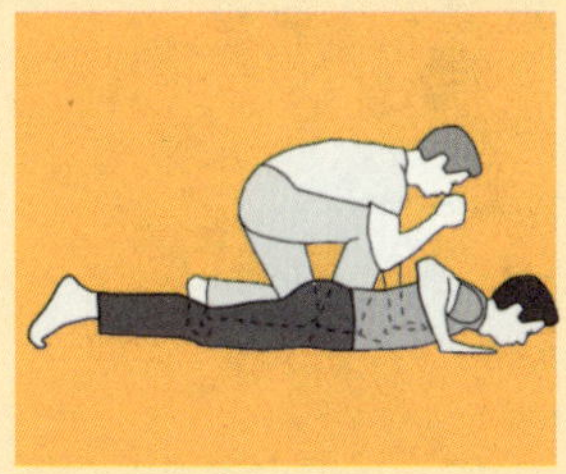

**Schnelligkeit**

Flach auf den Boden legen, die Hände neben den Schultern. Dann auf Kommando so schnell wie möglich auf die Füße springen und lossprinten.

**Klettern**

# Training für den gesamten Organismus

**Klettern erfordert Beweglichkeit und ein gutes Körpergespür – Kraft allein hilft an der Wand nur selten**

Einst eine Natursportart für Abenteurer, hat sich Klettern in den letzten Jahren zu einem Massensport entwickelt: Der Deutsche Alpenverein schätzt die Zahl der aktiven Kletterer in Deutschland auf rund 500 000, in Europa auf zwei Millionen. Zahlreiche Kletterhallen und künstliche Kletterwände ermöglichen es, den Sport ganzjährig, bei jedem Wetter und unabhängig von Bergerfahrung auszuüben.

Den schnellsten Einstieg verspricht dabei das „Bouldern", also das Klettern ohne Hilfsmittel in sicherer Absprunghöhe. Das Ziel bei dieser Variante ist nicht, den höchsten Punkt eines Felsens oder einer Wand zu erklimmen, sondern eine markierte Route bis zum Ende zu durchklettern, ohne abspringen zu müssen.

Sportler benötigen hierfür außer Kletterschuhen und etwas Magnesia für einen besseren Halt der Hände keine weitere Ausrüstung: Im Vordergrund steht die Klettertechnik – also die Suche nach einer Bewegungsabfolge, die das Durchsteigen der Route ermöglicht. Dafür setzen die Sportler unterschiedliche Methoden des Greifens, Ziehens, Ausbalancierens, Verklemmens oder Schiebens des Körpers ein, bei denen fast alle Muskelpartien auf abwechslungsreiche Art zum Einsatz kommen. Die fortwährende Suche nach der passenden Methode, den nächsten Tritt oder Griff zu erreichen und halten zu können, fordert auch den Kopf – und motiviert, immer neue Bewegungsmuster auszuprobieren und zu erlernen.

Kletterer treten auch bei Meisterschaften an, bei denen etwa vorgegebene Routen so schnell wie möglich durchklettert werden. Klettern ist aber nicht primär Wettkampfsport: Die Herausforderung liegt darin, Routen überhaupt oder auf eine bestimmte Art zu durchklettern: etwa als „Flash" (erfolgreiches Durchsteigen einer Freikletter-Route im ersten Versuch ohne Belasten der Sicherung) oder „Solo", also ohne Sicherung durch Partner.

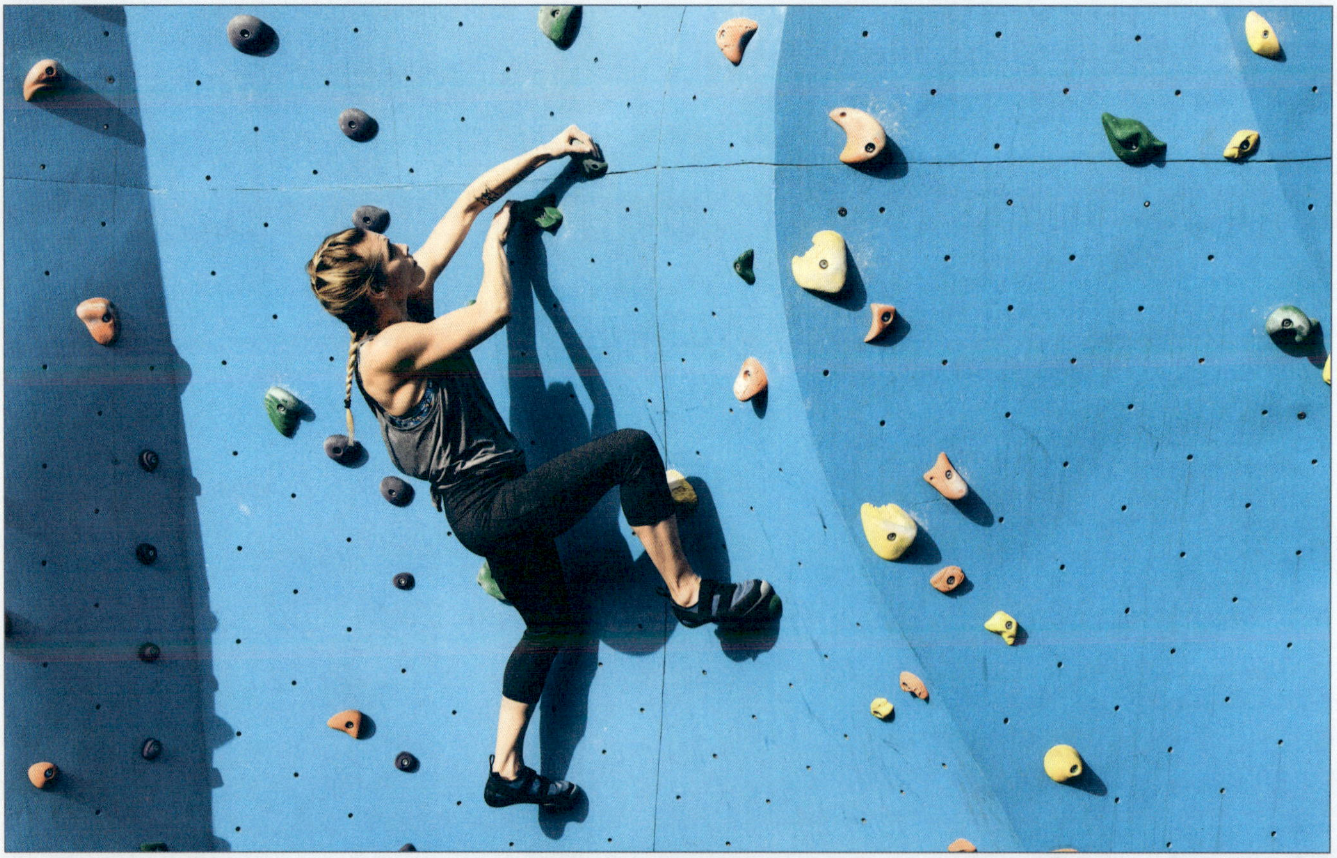

Greifen, Drücken, Ziehen, Verkeilen: Kletterern genügen oft kleinste Strukturen, um den Körper geschickt an der Wand zu bewegen

**Klettern fördert** die Koordination und das Gleichgewicht, beansprucht eine Vielzahl von Muskeln in abwechslungsreicher Art und Weise und fördert die Kraftausdauer. Der Sport ermöglicht einen kreativen und vielseitigen Umgang mit der eigenen Beweglichkeit.

**Überschätzen Kletterer** ihre Fähigkeiten, kann es zur Überlastung von Bändern, Sehnen und Muskeln kommen. Boulderer können sich nach unkontrollierten Absprüngen verletzen. Unfälle beim Klettern im Seil sind selten, können aber bei Stürzen aus großer Höhe zu schweren Verletzungen führen.

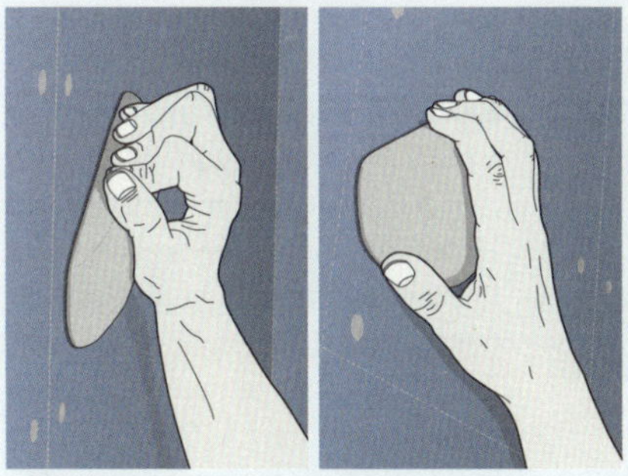

### Grifftechnik: Leisten greifen

Für perfekten Halt sollten Kletterer versuchen, die Hand und die Finger optimal an die Struktur eines Griffs anzupassen. Als „Leisten" bezeichnen Boulderer Griffe, die Platz für drei bis vier nebeneinander aufliegende Finger bieten. Ein solcher Griff kann mit hängenden (oben rechts) oder aufgestellten (oben links) Fingern gehalten werden. Das Aufstellen erlaubt höheren Krafteinsatz, belastet aber die Ringbänder, die die Beugesehnen an den Fingerknochen halten – bei Überlastung drohen Verletzungen. Die meiste Kraft übt der Daumen aus: An Leisten kann dieser seitlich der anderen Finger (oben rechts) sowie über oder unter dem Zeigefinger (oben links) eingesetzt werden.

## VERWANDTE TECHNIKEN

### ALPINKLETTERN

Das Ziel der klassischen Variante des Kletterns ist meist das **Erklimmen eines Gipfels** oder **hoher Felswände**. Die oft langen Routen werden in Seilschaften aus zwei oder drei Kletterern begangen. Geklettert wird **frei** (Hilfsmittel nur zur Sicherung) oder **technisch** (Hilfsmittel auch zur Fortbewegung verwendet). Alpines Klettern erfordert **Körperbeherrschung**, Kondition sowie umfassende Kenntnis der Sicherungstechnik und der natürlichen **Gefahren der Bergwelt**.

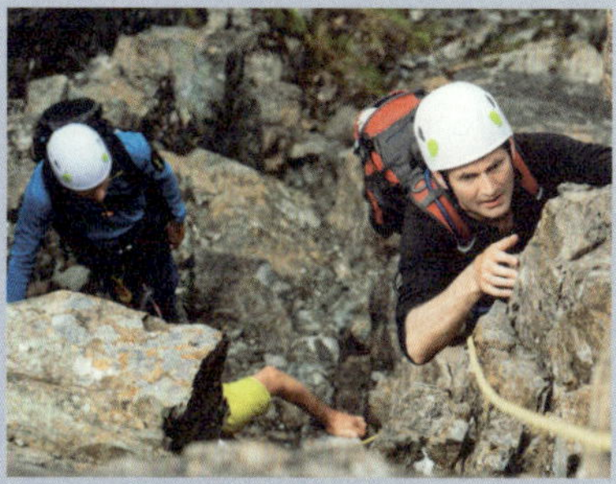

### SPORTKLETTERN

Diese Form des Freikletterns stellt nicht das Erreichen eines Gipfels, sondern das **Überwinden von Kletterproblemen** am Fels oder in der Halle in den Mittelpunkt. Hilfsmittel wie Seile oder Haken werden dabei nur zur Sicherung der Beteiligten, nicht aber zur Fortbewegung eingesetzt. Die Routen sind meist eher kurz, **technisch aber oft recht anspruchsvoll.** Varianten des Sportkletterns sind das **Bouldern** am Naturfels in geringer Höhe oder das **Free-Solo-Klettern**, bei dem keinerlei Sicherungstechnik eingesetzt wird.

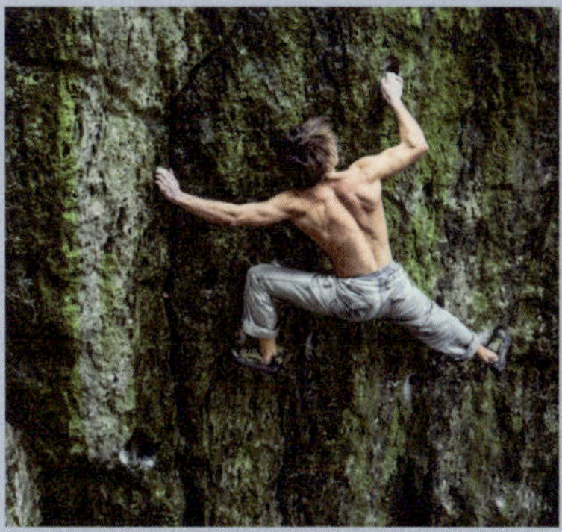

### KLETTERSTEIGGEHEN

Unverzichtbar sind beim Klettersteiggehen Helm, Anseilgurt und Klettersteigset mit zwei Karabinern zum Einhängen in das **im Fels verankerte Stahlseil**. Schwierige Passagen sind meistens mit **Tritten und Griffen** versehen. Anfänger sollten einen **Kurs belegen**, um Gefahren einschätzen zu können und die Sicherungstechnik zu erlernen.

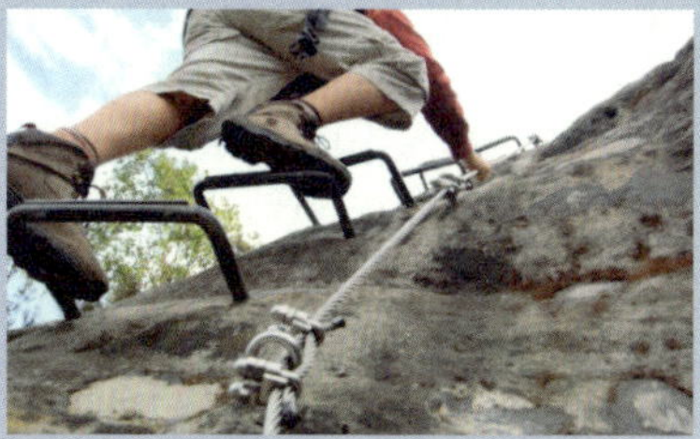

Klettern

# »Ein guter Kletterer greift weich«

**Die Expertin Andrea Eisenhut über kraftsparende Bewegung und die Vorzüge von Training am Fels**

***GEO WISSEN: Wo lernen Anfänger Klettern am besten – in der Halle beim Bouldern oder draußen beim Klettern mit Seil?***
ANDREA EISENHUT: Jede Variante ist möglich. Den einfachsten Einstieg bietet wohl das Bouldern in der Halle. Anfänger können hier witterungsunabhängig grundlegende Klettertechniken einüben und dabei Kraft, Beweglichkeit, Bewegungskoordination sowie ihr Gleichgewicht trainieren. Die Kletterwege sind leicht erkennbar durch gleichfarbige Griffe und Tritte markiert, jede Bewegung kann an der Wand vielfach wiederholt werden. Und im Gegensatz zum Seilklettern muss man die Sicherungstechnik nicht beherrschen, braucht keinen Partner.

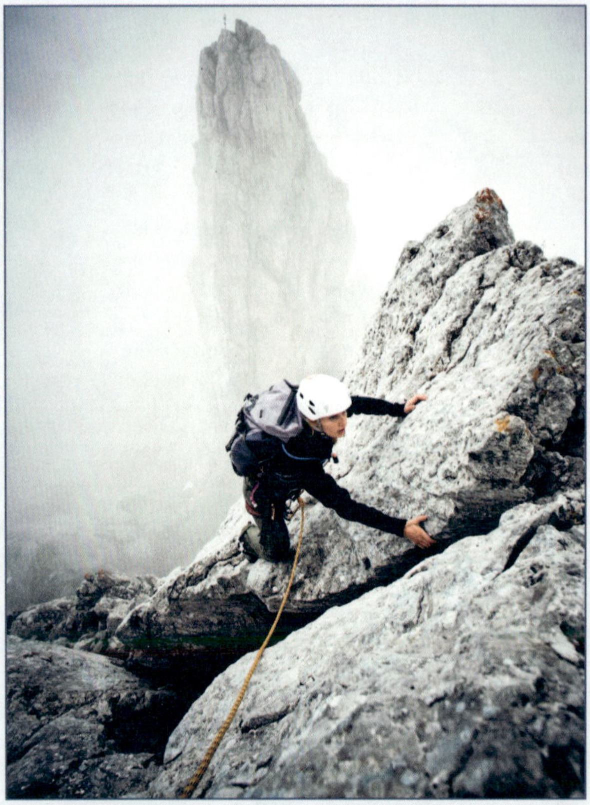

Den nächsten Griff schon im Blick: Kletterer nutzen die Strukturen im Gestein, um sich am Fels zu bewegen

***Welche typischen Fehler machen Einsteiger beim Klettern?***
Einsteiger legen den Fokus oft zu sehr auf die Kraft – und hoffen, durch besser trainierte Muskeln ihre Kletterleistung zu steigern. Oftmals ziehen sie sich dann mit großer Anstrengung von Griff zu Griff hoch. Wer sich aber geschickt nah an der Wand positionieren und bewegen kann, muss diese Kraft oft gar nicht erst aufbringen. Der gute Kletterer greift „weich" – er hält jeden Griff nur so fest wie unbedingt nötig.

***Was sollten Anfänger stattdessen üben?***
Sie sollten an ihrem Körpergefühl arbeiten – also eine gute Wahrnehmung dafür entwickeln, wie die Schwerkraft auf ihren Körper wirkt, welche Muskeln sie mit welcher Stärke anspannen müssen, um den Körper kraftsparend an der Wand zu halten. Für die Fortbewegung muss der Körperschwerpunkt so verlagert werden, dass eine Hand oder ein Fuß von der Wand gelöst und weiterbewegt werden kann. Der Könner ist in der Lage, die jeweils folgenden Kletterpassagen geistig vorzuplanen und die Bewegungen dann genau wie durchdacht auszuführen.

***Worauf können Fortgeschrittene achten, um ihre Fähigkeiten zu verbessern?***
Sie sollten versuchen, beim Klettern möglichst viele unterschiedliche Erfahrungen zu sammeln: Nur so können sie ihr Bewegungsrepertoire und ihr Können entscheidend erweitern. Wer drinnen klettert, sollte regelmäßig verschiedene Hallen besuchen, da die Kletterrouten sehr unterschiedlich angelegt sind. Noch besser aber ist es, öfter auch am Fels zu klettern.

***Was zeichnet Klettern in der Natur aus?***
Am Fels gibt es keine festgeschriebenen Tritte und Griffe – und daher mehr Optionen, eine Route zu durchsteigen. Jede Gesteinsart, jeder Fels birgt andere Probleme und Möglichkeiten. Für Hallenkletterer ist das anfangs eine Herausforderung, oft gelingt ihnen zunächst weniger. Letztlich erweitern sie ihr Bewegungsrepertoire am Fels aber enorm. Wer in der Natur klettert, erlebt intensiver seine Umwelt, ihre Schönheit und ihre Gefahren: Wie ist der Fels beschaffen, wie entwickelt sich das Wetter, wie ist meine Route abgesichert? Bin ich ihr physisch und psychisch gewachsen? Viele empfinden das Klettern draußen daher als intensivere, bewusstere Erfahrung als den Sport in der Halle.

***Kann ich auch klettern, wenn ich Höhenangst empfinde?***
Viele Menschen verwechseln Höhenangst mit Höhenschwindel. Letzterer entsteht, wenn der Körper zwar auf festem Boden steht, die Augen aber in tiefe Abgründe blicken und dem Gehirn Gefahr melden. Dieses unangenehme Gefühl kennt jeder Kletterer, aber es ist kognitiv beherrschbar und lässt durch Gewöhnung meist etwas nach. Wer an echter Höhenangst leidet, bekommt dagegen oft schon in geringen Höhen Symptome wie Herzrasen, Zittern und Panikgefühle. Bodennahes Klettern kann dann vielleicht Teil einer Therapie sein – als Sport würde ich es Betroffenen aber nicht empfehlen.

***Welches Training eignet sich als Ausgleich zum Klettern?***
Freizeitkletterer brauchen im Allgemeinen keine speziellen Ausgleichsübungen – es reicht, wenn sie gelegentlich auch einmal einen anderen Sport betreiben. Wer sehr viel klettert, sollte ein ausgewogenes Ganzkörper-Krafttraining machen und gezielt die Hüft- und Schulterbeweglichkeit trainieren.

*Für welches Alter ist Klettern besonders geeignet?*

Da gibt es keine Grenzen. Schon kleine Kinder lieben Klettern, weil sie sich dabei kreativ und vielfältig bewegen und ihre Neugier befriedigen können. Aber auch unter älteren Menschen wird Klettern immer populärer. Es fördert nicht nur Gleichgewichtssinn, Koordination und Kraft, sondern es ist auch kognitiv anspruchsvoll. Der Kletterer muss abhängig vom Griff- und Trittangebot Bewegungen finden, die er mit seinen körperlichen Fähigkeiten auch ausführen kann. Er schult daher ganz nebenbei viele Fähigkeiten, die ihm helfen, im Alter lange selbstständig und fit zu bleiben. So gibt es hochbetagte Kletterer, die noch Felswände durchsteigen.

*Was fasziniert Sie persönlich am Klettern, was macht den besonderen Reiz des Sports aus?*

Für mich ist es die unglaubliche Vielfalt des Kletterns. Nicht nur in den Bewegungen, auch im Kopf: Jede neue Route ist ja wie ein Rätselspiel, das zu lösen mir Freude macht.

Auch das intensive Miteinander in diesem Sport ist einzigartig: Beim Sichern übernimmt jeder viel Verantwortung für den Partner. Eingespielte Teams gehen durch dick und dünn, oft entstehen dabei regelrechte Kletter-Ehen. Und ich liebe das Naturerlebnis, den direkten Kontakt mit dem Fels. In einem einsamen Gebiet im Lechtal zu klettern, danach mit Schlafsack und Isomatte direkt unter dem Sternenhimmel zu übernachten: Das ist ein unbezahlbares Erlebnis.

**Andrea Eisenhut, Jg. 1961, ist Dozentin an der Fakultät für Sport- und Gesundheitswissenschaften der TU München und ehemalige Deutsche Meisterin im Sportklettern.**

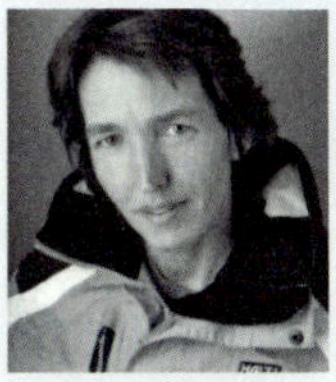

## ÜBUNGEN FÜR KLETTERER

**Die Muskulatur aufbauen**

Neben einer guten Technik erfordern die Bewegungen beim Klettern auch Kraft. Die unten dargestellten Übungen trainieren die Muskeln dreier zentraler Körperpartien:

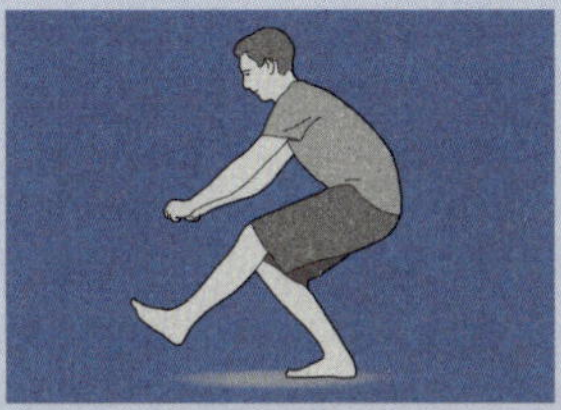

**Beinkraft**

Aufrecht hinstellen, die Arme nach vorn nehmen. Nun ein Bein vom Boden lösen und auf dem Standbein in die Hocke hinuntergehen.

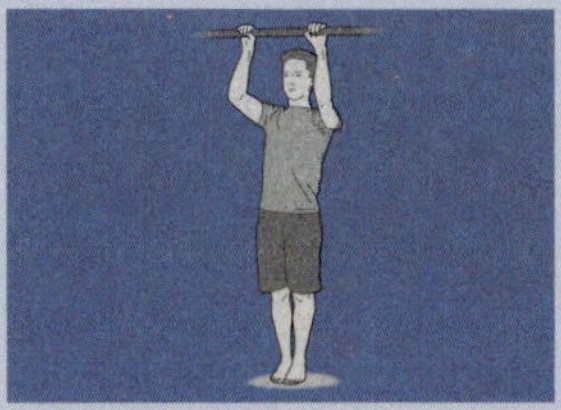

**Armzugkraft**

An einer Reckstange Klimmzüge machen. Dabei gelegentlich die Griffweite und -richtung variieren, um einseitige Belastungen zu vermeiden.

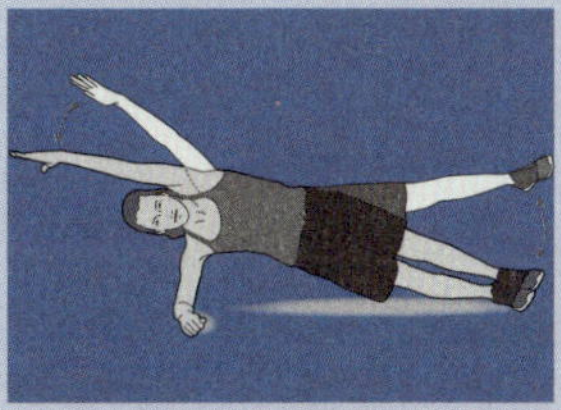

**Rumpfkraft**

Auf einen Unterarm stützen, zweiten Arm strecken. Hüfte anheben, bis Beine, Rumpf, Arm eine Linie bilden. Nun oberes Bein und oberen Arm heben.

**Die Mobilität verbessern**

Eine hohe Beweglichkeit erleichtert Kletterern, sich gut an der Wand zu positionieren und entfernte Griffe zu erreichen. Diese Übungen trainieren wichtige Gelenke:

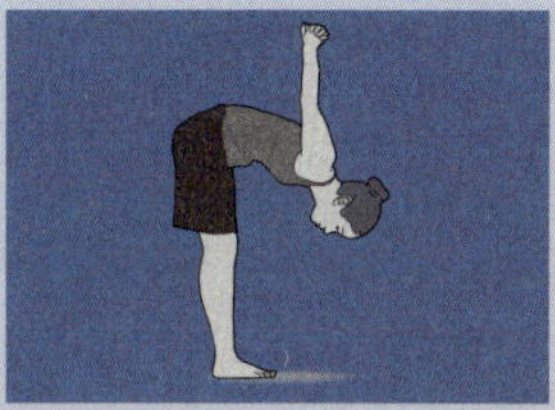

**Für Hüfte und Schulter**

Die Beine strecken, den Oberkörper mit geradem Rücken vorbeugen. Nun die Arme mit verschränkten Händen hinter dem Rücken nach vorn ziehen.

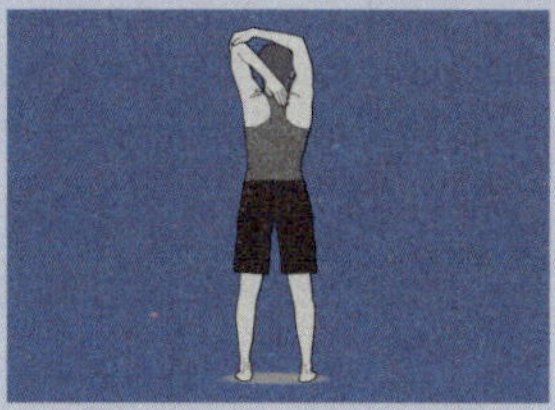

**Für Schulter und Arme**

Einen Arm heben und die Hand hinter den Rücken führen. Mit der anderen Hand den Ellenbogen nach unten drücken. Beidseitig wiederholen.

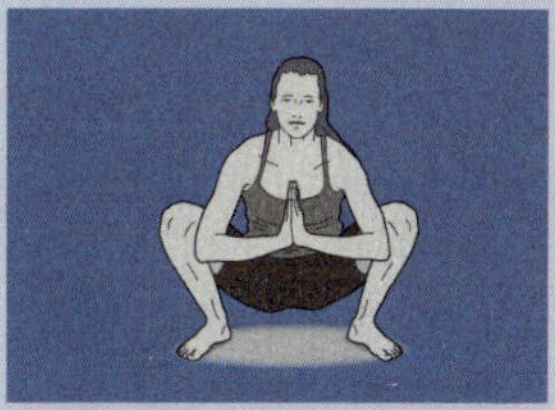

**Für die Hüfte**

Mit breiten Beinen aufstellen und tief in die Hocke gehen. Die Handflächen aneinanderlegen und mit den Ellenbogen die Knie auseinanderdrücken.

Hockey

# Auf der Jagd nach dem Ball

**Hockey schult Reaktionsvermögen und Körperbeherrschung, Tempo und Ausdauer**

Eine der ersten bekannten Stockballspielszenen der Weltgeschichte ist auf einem Relief aus dem Niltal dargestellt: Es zeigt zwei mit Schlägern ausgerüstete Männer, die um einen Ball kämpfen. Hockey wird heute, mehr als 4000 Jahre später, auf allen Kontinenten ausgetragen und meist in zwei Varianten gespielt: Feldhockey findet stets im Freien zumeist auf Kunst-, seltener auf Naturrasen statt, Hallenhockey auf einem von einer Bande umgebenen Platz unter dem Dach einer Turnhalle. Die beiden Varianten des Sports unterscheiden sich zudem hinsichtlich der Mannschafts- und Spielfeldgröße: Auf dem Feld treten elf gegen elf Spieler auf einem Platz von gut 91 Meter Länge gegeneinander an, in der Halle sechs gegen sechs auf einem wesentlich kleineren Spielfeld. Anfängern fällt der Einstieg beim Hallenhockey gewöhnlich leichter als beim Feldhockey, weil sie in den kleineren Teams meist mehr ins Spiel einbezogen werden und daher schneller die Schlägertechnik erlernen können.

Hockeyspieler brauchen eine gute Ausdauer, müssen sprintstark und reaktionsschnell sein. Und sie sollten ein spezielles Rückentraining absolvieren: Denn die Schlagtechnik und auch die Ballführung mit dem kurzen Schläger zwingen sie während des Spiels immer wieder in eine gebückte Haltung. Gerade Anfängern wird daher geraten, im Training auch die Rückenmuskulatur zu kräftigen, um Überlastungen und Schäden vorzubeugen (geeignete Übungen dafür sind auf der folgenden Doppelseite dargestellt). Für einen strammen Schlag sind hingegen gut trainierte Arm- und Brustmuskeln wichtig. Sie lassen sich mit einfachen Übungen stärken. Da der Hockeyball – mit aller Kraft beschleunigt – ein Höchsttempo von bis zu 160 km/h erreichen kann, ist Vorsorge angeraten: Spieler sollten neben Schienbein- und Gelenkschonern unbedingt auch einen Gebissschutz tragen.

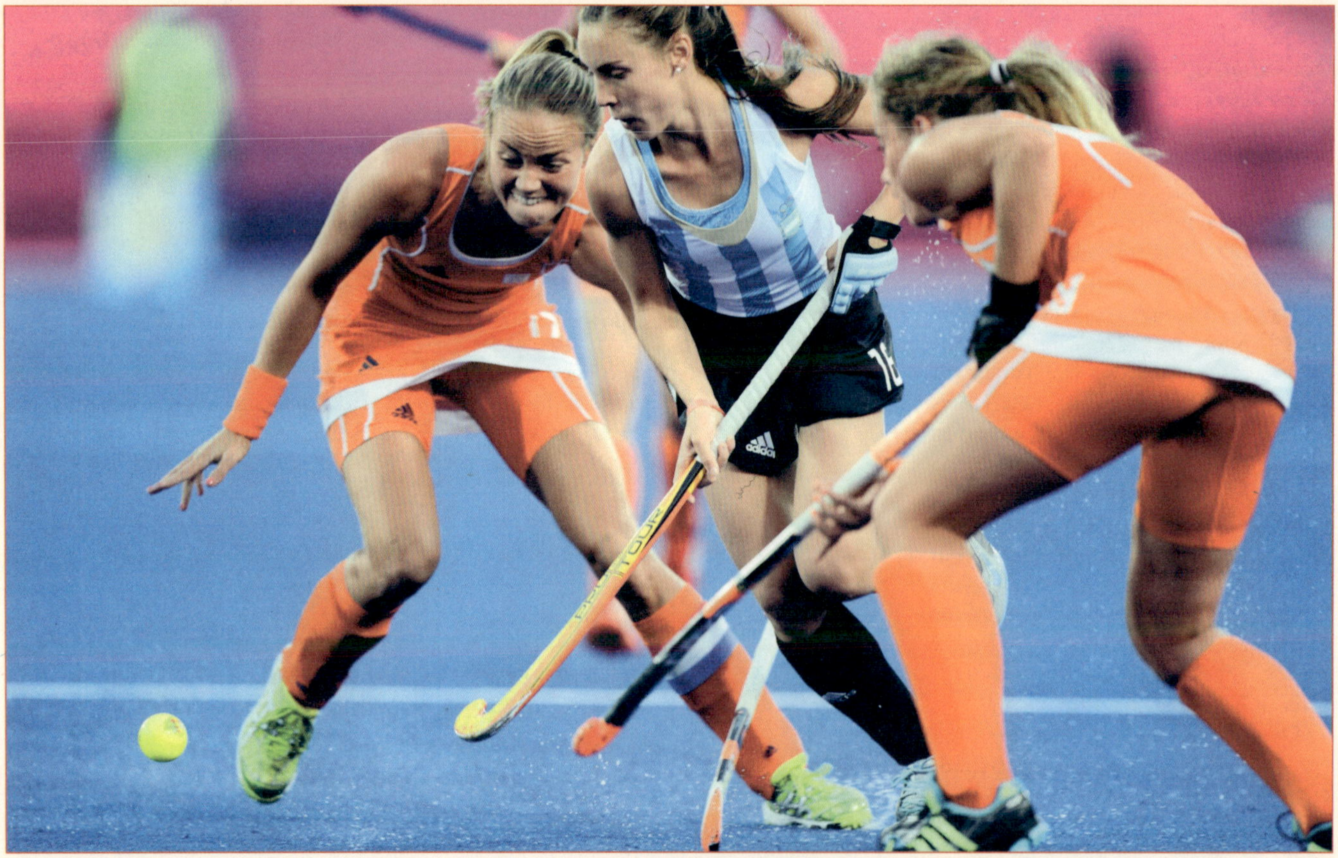

Die schmalen Schläger mit ihrer kleinen Schlagfläche erfordern in Zweikämpfen präzise Bewegungen und ein gekonntes Stellungsspiel

**Hockey beansprucht** viele Muskelgruppen, schult das Reaktionsvermögen und die Körperbeherrschung; zwar können Ball und Schläger hin und wieder Platzwunden und Prellungen verursachen, schwere Verletzungen wie etwa beim Fußball sind dennoch eher selten, da meist der Hockeyschläger und nicht der Spieler getroffen wird.

**Sportler mit Vorschäden** an der Wirbelsäule (insbesondere in der Lendenregion) sollten auf Hockey verzichten. Wer an Knieproblemen leidet, sollte Kunstrasen meiden, da dieser Untergrund die Gelenke stärker belastet als Naturrasen.

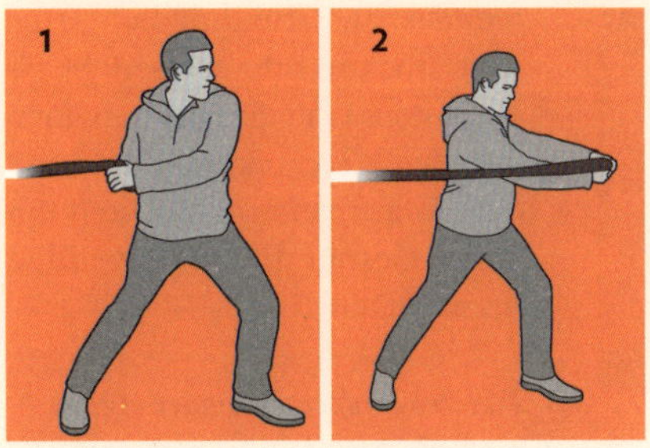


### Training für einen kraftvollen Schlag

Mit dem Hockeyschläger lässt sich ein Ball enorm beschleunigen. Doch dafür müssen die Arm- und Brustmuskeln des Spielers gut trainiert sein, um ihre Kraft mit hoher Geschwindigkeit entfalten zu können. Das lässt sich etwa mit einem elastischen Latexband üben: Das Band in Höhe der Ellenbogen an einer Wand oder Säule befestigen. Breitbeinig einen sicheren Stand suchen und das Band seitlich mit beiden Händen greifen (1). Dann die Arme vor dem Körper zur anderen Seite bewegen, bis der äußere Arm gestreckt ist (2). Wichtig: Die Bewegung muss mit einem schnellen Ruck ausgeführt werden – das trainiert die Schnellkraft der beteiligten Muskulatur.

## VERWANDTE DISZIPLINEN

### EISHOCKEY

Im Gegensatz zum Hockey ist beim Eishockey **Körperkontakt** erlaubt (etwa beim Bodycheck, dem Stoppen des Gegners mit Hüfte oder Schulter). Eishockey ist deshalb **wesentlich aggressiver und verletzungsträchtiger**, belastet die Gelenke weit mehr. Eishockey erfordert eine gute **Körperbeherrschung** und sehr viel Kraft, vor allem in den **Oberschenkeln**. Es ist zudem mit Geschwindigkeiten von über 40 km/h weitaus schneller als Hockey.

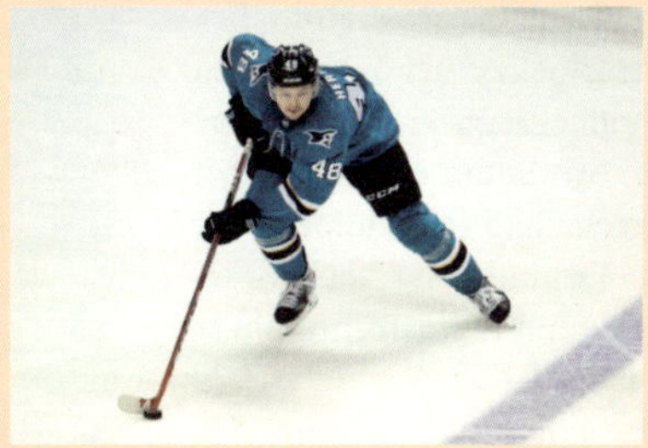

### ROLLHOCKEY

Hockey auf Rollen hat sich mittlerweile in mehreren Disziplinen etabliert: **Rollhockey auf Rollschuhen, Inline-Hockey sowie Inlineskater-Hockey auf Inlineskates**. Roll- und Inline-Hockey sind wegen ihrer Spielweise ohne Körperkontakt dem klassischen Hockey recht ähnlich, wobei Rollhockey mit einem Ball und Inline-Hockey mit einem **Puck** gespielt wird. Nur beim Inlineskater-Hockey ist der **Körperkontakt zulässig**, dafür wird hier wiederum mit einem Ball gespielt. Die Beanspruchungen sind bei allen ähnlich wie beim Eishockey: Um den Körper bei **hohem Tempo** stabilisieren zu können, brauchen Spieler eine gut ausgebildete Oberschenkel- und Rumpfmuskulatur.

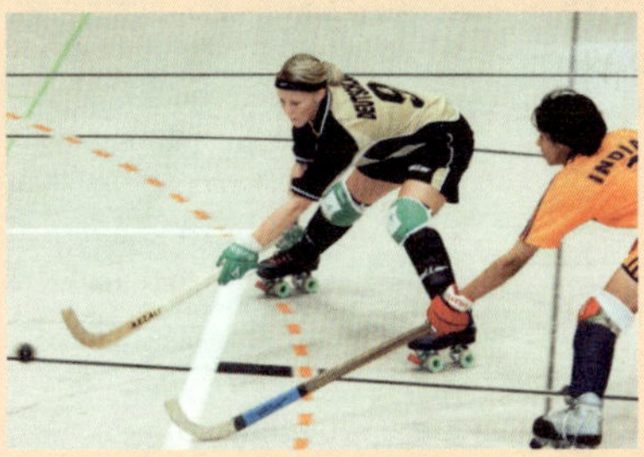

### LACROSSE

Diese Disziplin ist in Kanada eine Art **Nationalsport**, seit Siedler das Spiel von den Ureinwohnern übernommen haben. Mittels eines Stocks, an dessen Ende ein **Fangnetz hängt**, versuchen die Spieler, durch Fangen und Werfen den Ball ins gegnerische Tor zu befördern. Die Bälle werden mit bis zu 160 km/h geschleudert. Erforderlich sind **Ausdauer und gutes Reaktionsvermögen**. Die Herren spielen mit **Helm und Schutzausrüstung**, Bodychecks sind bei ihnen erlaubt – bei den Damen dagegen nicht.

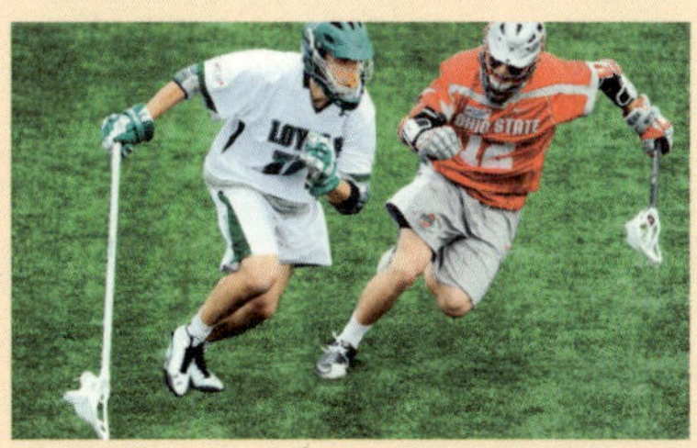

Hockey

# »Das Miteinander in einer Mannschaft ist einzigartig«

**Hockey-Weltmeisterin Fanny Cihlar über Teamgeist, Technik und den Spaß am gemeinsamen Spiel**

***GEO WISSEN: Hockey wird auf dem Feld und in der Halle gespielt, dort unter anderem auch als Floorball. Welche Variante eignet sich für wen?***

**FANNY CIHLAR:** Hallenhockey und Feldhockey gehören zusammen und eignen sich für jedermann. Im Sommer treten wir draußen an und im Winter in der Halle. Drinnen ist das Spiel schneller und sprintintensiver, weil das Feld kleiner und die Zahl der Spieler geringer ist, draußen braucht man mehr Ausdauer. Die grundsätzlichen Techniken unterscheiden sich jedoch nicht. Floorball, auch Unihockey genannt, ist eine softe Variante von Hockey, bei der auch hinter den Toren gespielt wird – mit einem sehr leichten Plastikball und Plastikschlägern. Der Sport kann daher eine Alternative für Spieler sein, die vor dem harten Hockeyball Respekt haben.

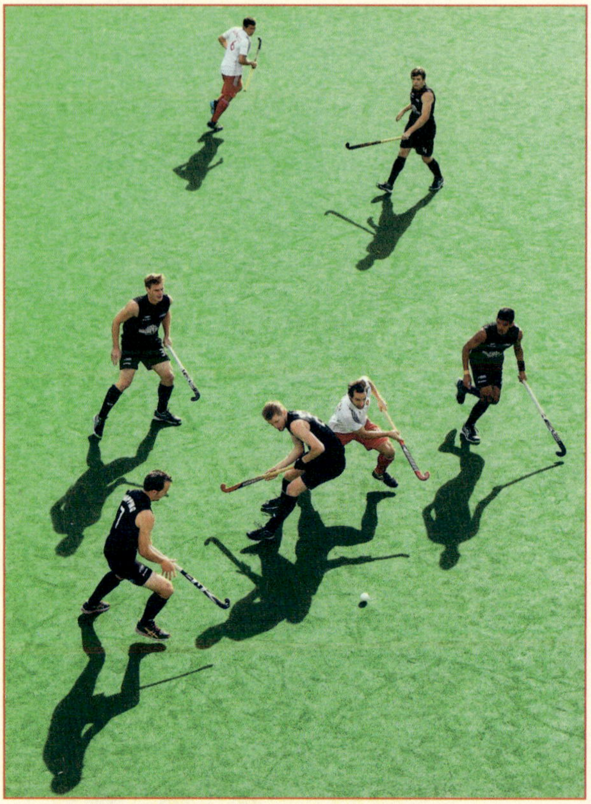

Hockeyspieler müssen sprintstark und reaktionsschnell sein, um in jeder Spielsituation angemessen reagieren zu können

***Was ist wichtig beim Hockeytraining für Einsteiger, um erste Erfolge zu erzielen?***

Das Training wird sich am Anfang vor allem auf den Umgang mit dem Schläger und die wichtigsten Grundtechniken konzentrieren – also den Ball sicher zu stoppen und kontrolliert zu einem Mitspieler zu passen. Das ist anspruchsvoll, denn die Fläche des Schlägers ist viel kleiner als beim Tennis oder Eishockey; und sie kann nur auf einer Seite genutzt werden. Je nach Spielsituation muss der Spieler den Ball also umlaufen oder den Schläger drehen und die Rückhand nutzen. Diese Techniken zu beherrschen ist die Grundlage für spätere Erfolge im Spiel.

***Welche typischen Fehler machen Anfänger beim Hockey?***

Sie achten nicht auf ihre Körperhaltung: Viele stehen mit durchgedrückten Knien und gebeugtem Oberkörper auf dem Feld – das führt recht schnell zu Schmerzen im Rücken. Stattdessen sollten sie in die Knie gehen: Das entlastet den Oberkörper und verschafft ihnen gleichzeitig eine bessere Sicht auf das Feld.

Oft wollen Anfänger auch sehr schnell ihren Ehrgeiz im Spiel zeigen, beherrschen aber noch nicht die Grundtechniken. Es kommt dann zu Zweikämpfen, und die Gefahr von Zusammenstößen steigt. Dennoch steht der Spaß im Vordergrund, ernste Zwischenfälle sind sehr selten. Verletzungen treten im Hockey meist nicht durch Gegnereinwirkung auf, weil Schiedsrichter und Spieler sehr auf Fairness achten.

***Was können fortgeschrittene Spieler trainieren, um ihre Fähigkeiten zu verfeinern?***

Wer auf dem Platz besser werden möchte, für den ist ein zusätzliches Ausdauer- und Krafttraining sinnvoll. Wer jeden Morgen ein paar Übungen absolviert und regelmäßig laufen geht, wird im Spiel bald besser. Hilfreich ist insbesondere eine stabile Rumpfmuskulatur: Sie ermöglicht unter anderem einen schnelleren Antritt. Es kann zudem sinnvoll sein, vorhandene Stärken gezielt auszubauen: Ein technisch brillanter Spieler etwa ist für ein Team wertvoll, auch wenn er kein Laufwunder ist. Grundsätzlich erfordert Hockey sehr vielseitige Fähigkeiten: Gute Spieler zeichnen sich durch Technik, Ausdauer und Tempo aus, aber auch durch ein gutes Gespür für die jeweilige Spielsituation.

***Welche andere Sportart eignet sich als Ausgleichssport zum Hockey?***

Auf dem Feld und in der Halle erfordern Richtungswechsel, Sprints oder plötzliches Abstoppen immer wieder abrupte Bewegungen. Als Ausgleich eignen sich daher klassische Ausdauersportarten mit gleichmäßigen Belastungen wie Schwimmen oder Radfahren. Yoga ist eine gute Ergänzung als ganzheitliches Training für die Beweglichkeit und Stabilität. Und Kraftübungen für den Rumpf erleichtern es, der Belastung beim Hockey standzuhalten.

***Was fasziniert Sie persönlich am Hockey, was macht den Reiz des Sports aus?***

Ich liebe Teamsport! Zusammen mit anderen Spielern gemeinsam ein Ziel zu verfolgen, dabei seine jeweiligen Stärken einzubringen, strategisch zu denken und sich gegenseitig zu helfen: Dieses Miteinander in einer Mannschaft ist eine einzigartige Erfahrung, die mich sehr tief geprägt hat. Vor allem die Vielseitigkeit hat mich immer motiviert und vorangetrieben. Individuelle Charaktere mit ihren jeweiligen Stärken zu einer funktionierenden Mannschaft zu formen, das hat einen besonderen Reiz – und kann einen unglaublichen Teamspirit erzeugen, der wiederum die einzelnen Spieler beflügelt und auf ein höheres Leistungsniveau zu katapultieren vermag.

***Für welches Alter ist Hockey besonders geeignet?***

Für jedes. Schon Vier- bis Fünfjährige können mit der Sportart beginnen. Für Jugendliche und junge Erwachsene ist sie geradezu ideal, und in Seniorenteams treten selbst über 60-Jährige noch immer mit großer Lust am Spiel gegeneinander an. Wer im Leistungsbereich erfolgreich werden möchte, muss aber rechtzeitig einsteigen, in einem Alter von fünf bis zwölf Jahren. Wer erst etwas später zum Hockey findet, wird zwar kaum noch zum Nationalspieler, hat aber mit Sicherheit trotzdem viel Freude an diesem Sport.

***Kann ich die Sportart auch noch als Erwachsener anfangen?***

Auf jeden Fall. Viele Vereine haben sogenannte Elternmannschaften, in denen sich Mütter und Väter hockeyspielender Kinder zusammentun, um den Sport zu erlernen. Auf diese Weise haben auch meine Eltern zum Hockey gefunden. In solchen Mannschaften steht dann meist nicht die Leistung im Vordergrund, sondern die Lust an der Bewegung und am Miteinander.

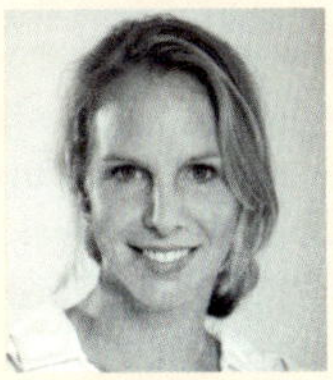

**Fanny Cihlar (ehemals Rinne), Jg. 1980, ist Sportwissenschaftlerin und Unternehmerin; mit der deutschen Hockey-Nationalmannschaft wurde sie Weltmeisterin, Europameisterin und Olympiasiegerin.**

## ÜBUNGEN FÜR DEN RÜCKEN

**Latexband**
Die gebückte Haltung beim Hockey belastet den Rücken. Spezielle Übungen mit einem Latexband beugen Verletzungen vor:

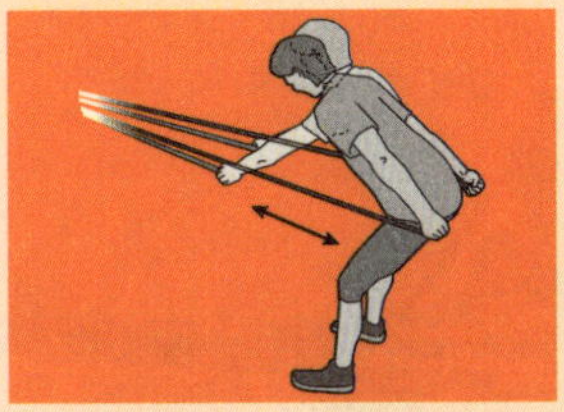

**Gebeugtes Rudern**

Oberkörper neigen, Knie leicht beugen. Arme strecken und gegen den Widerstand des Latexbandes langsam nach hinten ziehen.

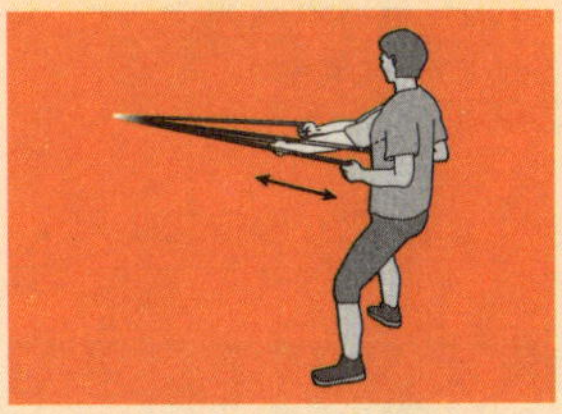

**Stehendes Rudern**

Das Gymnastikband fassen und die Arme von vorn nach hinten ziehen. Ober- und Unterarm bilden dabei einen rechten Winkel; der Rücken ist aufgerichtet.

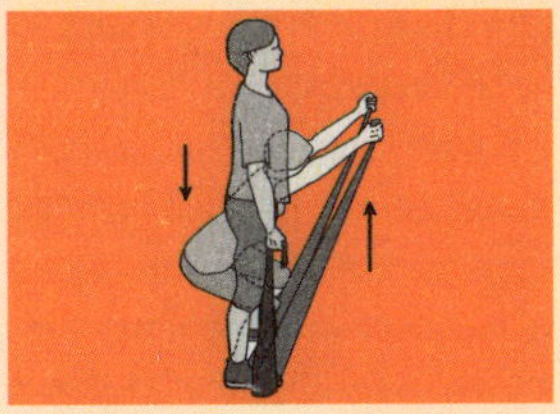

**Kniebeuge mit Armen**

Das Band unter den Füßen platzieren und sanft nach oben ziehen. Mit geradem Rücken in die Hocke gehen, die Arme dabei nach vorn oben strecken.

**Gymnastikball**
Diese Übungen trainieren jene Rückenmuskeln, die den Rumpf stabilisieren und ständig die Ballbewegung ausgleichen müssen:

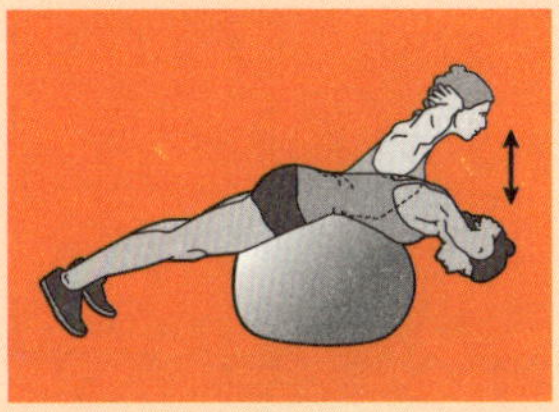

**Rumpfstrecken**

Brust auf den Ball legen, mit den Händen den Hinterkopf fassen und Beine anspannen. Den Oberkörper heben; die Position möglichst lange halten.

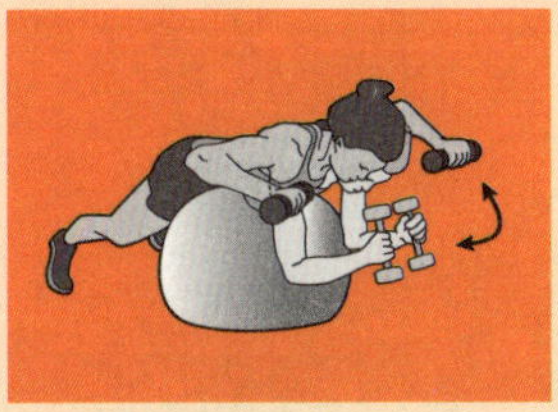

**Schulterdrehen**

Ober- und Unterarme bilden vor dem Körper einen rechten Winkel. Leichte Hanteln seitlich nach oben führen, bis die Oberarme waagerecht stehen.

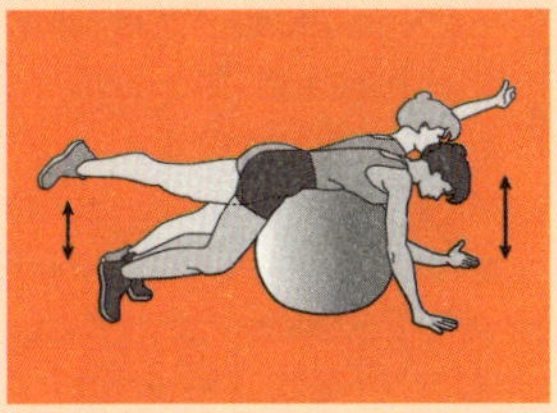

**Arm-Bein-Balance**

Rechten Arm und linkes Bein anheben, dann linken Arm und rechtes Bein. Dabei mit dem Rumpf die Bewegung des Balls stabilisieren.

Kanufahren

# Aus eigener Kraft über Flüsse und Seen

**Kanu fahren ist recht leicht zu erlernen – und fordert den Körper auf vielfältige Weise**

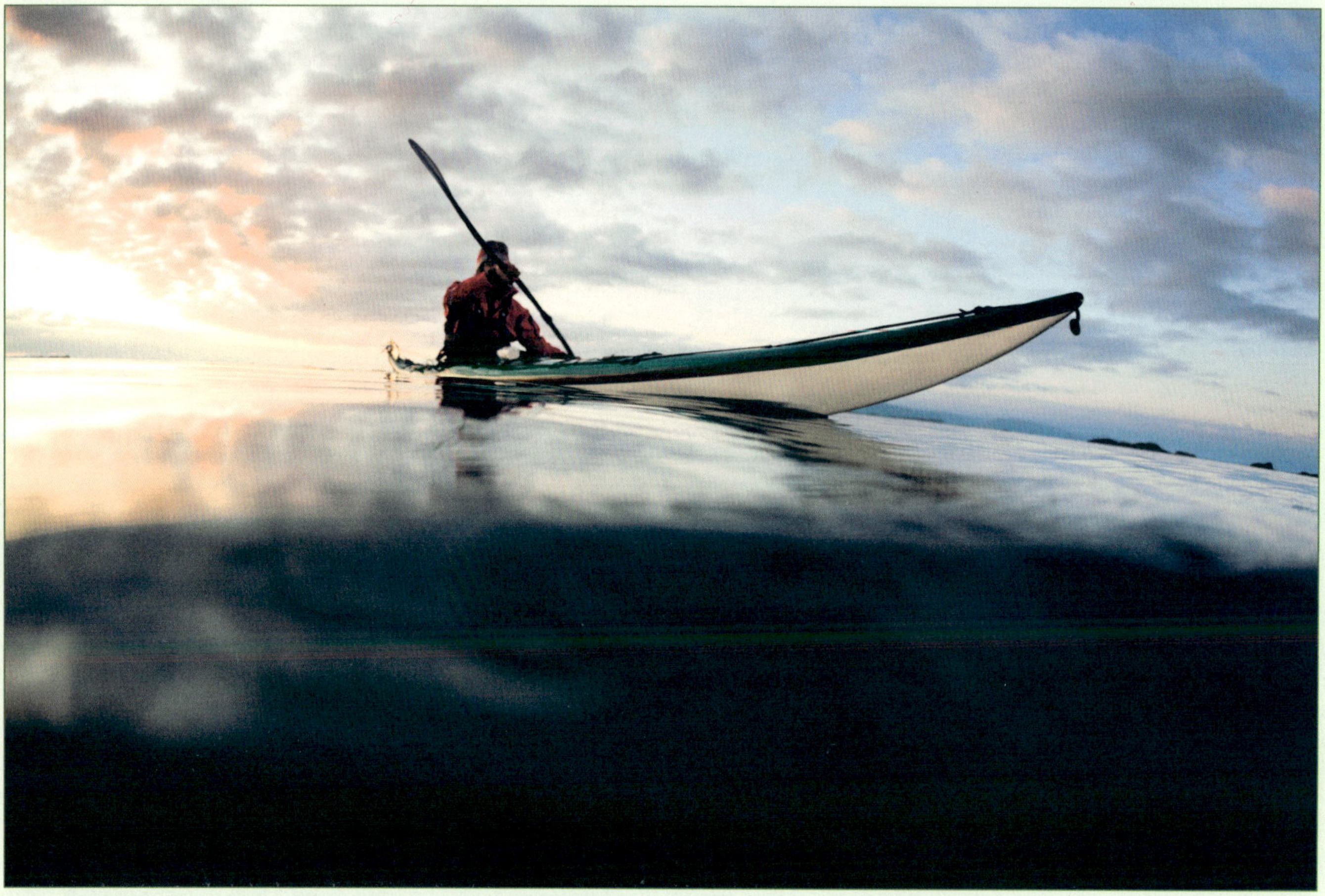

Kanuwandern zeichnet sich durch schonende, gleichmäßige Bewegungen aus. Schon Anfänger können dabei relativ lange Strecken bewältigen

Das Wort „Kanu" geht auf den karibischen Begriff „canaoua" (Baumkahn) zurück und ist, genau genommen, der Oberbegriff für zwei untererschiedliche Typen von Paddelbooten: Kanadier und Kajak. Der größte Unterschied besteht im zugehörigen Paddel: Im Kanadier wird ein einblättriges Stechpaddel genutzt, im Kajak ein Doppelpaddel.

Der Kanusport umfasst verschiedene Wettkampfdisziplinen wie Rennen auf gerader Strecke, Slalom, Wildwasserrennen, Drachenboot oder Kanu-Polo. Die unter Breitensportlern weltweit populärste Form ist jedoch das Kanuwandern, das Befahren eines Gewässers ohne Wettkampfgedanken.

Kanuwandern ist aufgrund seiner rhythmischen, gleichbleibenden Bewegungen relativ schonend. Die konditionelle Beanspruchung hängt – naheliegend – von den individuellen Zielen des Fahrers ab. Wer sich auf einem Fluss nicht nur vom Wasser treiben lässt, sondern selber paddelt, beansprucht seine Muskulatur auf vielfältige Weise: Die meiste Arbeit verrichten zwar die Arm- und die Schultermuskeln, aber von fast ebenso großer Bedeutung für den Vortrieb ist die Kraft der Brust-, Bauch- und Rückenmuskeln, die den Torso stabilisieren.

Die Oberschenkel und das Becken werden zudem gebraucht, um leichte Schwankungen des Boots auszugleichen. Auf vollendete Manövrierkünste kommt es beim Kanuwandern hingegen nicht an. Dem Anfänger genügen ein paar Grundkenntnisse.

**+ Kanusport, gleich in welcher Disziplin, trainiert Muskelgruppen, die im Alltag sonst wenig beansprucht werden – etwa Schulter- und Rumpfmuskulatur. Kanuwandern ist eine Sportart, die auch von Gehörlosen, Gehbehinderten und Blinden (in Begleitung) ohne große Einschränkungen ausgeübt werden kann.**

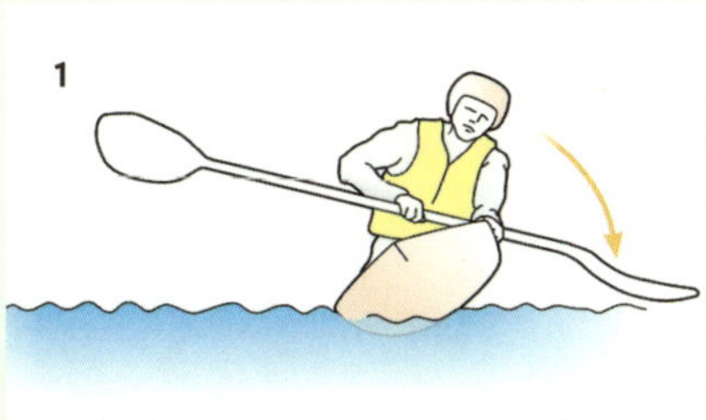


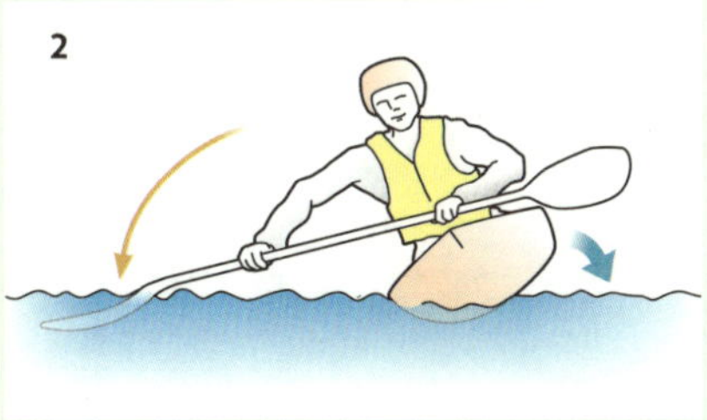


### Technik gegen das Kentern

Kippt das Boot auf eine Seite, neigen Anfänger instinktiv dazu, ihren Oberkörper auf die entgegengesetzte Seite zu wuchten (1). Dadurch wird das Kanu jedoch noch instabiler und droht zu kentern. Erfahrene Kanuten behelfen sich mit der sogenannten Paddelstütze (2). Dabei muss sich der Fahrer kontraintuitiv leicht in Kipprichtung des Bootes lehnen und das Paddel mit seiner flachen Seite auf die Wasseroberfläche pressen. So vermag er das Kanu in Ruhe wieder aufzurichten.

**Wer Kajak oder Kanadier fährt,** ohne die richtige Technik zu beherrschen, riskiert Fehl- und Überbelastungen. Das gilt insbesondere für Anfänger, die ohne Einweisung einfach lospaddeln und gleich längere Touren unternehmen wollen. Vor allem Einsteiger überlasten oft ihre Gelenke, weil sie das Paddel mit zu viel Kraft durchs Wasser ziehen – auf Dauer drohen ihnen dann etwa Sehnenscheidenentzündungen. Menschen mit Schulter- oder Wirbelsäulenproblemen sollten mit ihrem Arzt abklären, ob Kanusport für sie geeignet ist und auf jeden Fall eine geeignete Paddelschulung in Anspruch nehmen.

## VERWANDTE DISZIPLINEN

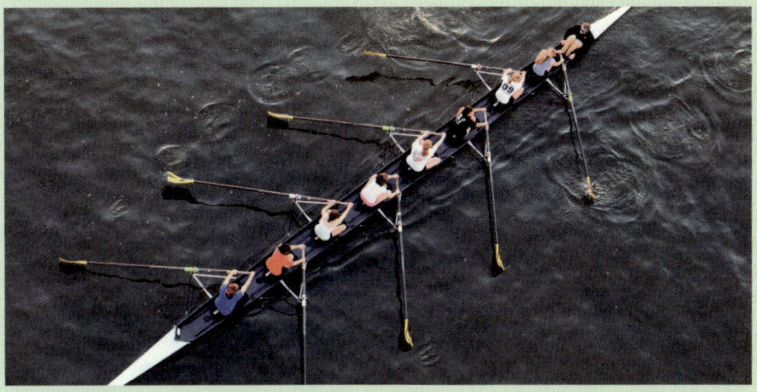

### RUDERN

Der offensichtlichste Unterschied zum Kanusport ist die **Blickrichtung**: Beim Rudern bewegt man sich **mit dem Rücken in Fahrtrichtung** voran. Gerudert wird entweder mit zwei Skulls (je eines links und rechts) oder mit einem Riemen (links oder rechts, siehe Foto). Aufgrund seiner kontinuierlichen Bewegungen ist Rudern geeignet zur **Prävention von Herz-Kreislauf-Erkrankungen**. Und gilt zudem – wegen der immer gleich ablaufenden Bewegung – als gute Alternative bei Gelenk- und Rückenproblemen.

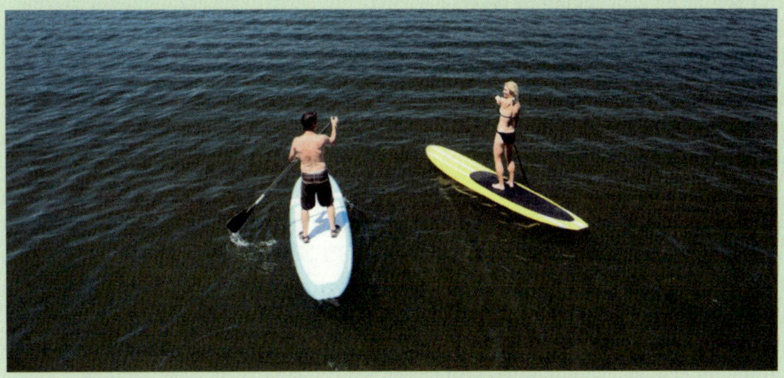

### STAND-UP-PADDLING

Stehpaddeln vereint **Elemente aus dem Wellenreiten** und den Kanudisziplinen: Der Paddler steht auf einem Board und treibt es mithilfe eines langen Stechpaddels voran. Dabei gilt: **Je breiter das Board, desto stabiler** liegt es im Wasser. Und desto einfacher gelingen die ersten Stehversuche; die Einstiegsbreite für Anfänger liegt bei ungefähr 85 Zentimetern. Wer über geübte Technik und sicheren Stand verfügt, kann Stand-up-Paddling nicht nur als Freizeitvergnügen betreiben, das zudem die **Körperkoordination** stärkt, sondern auch seine **Ausdauer** trainieren. Anspruchsvollere Varianten des Stehpaddelns auf ruhigen Binnengewässern sind Wellenreiten im Meer und Wildwasserpaddeln auf Flüssen (auf kürzeren Brettern).

Kanufahren

# »Das Paddel immer schön locker halten«

**Kanu-Experte Edwin Jakob über die richtige Technik, Bootstypen und die Faszination von Wildwasser**

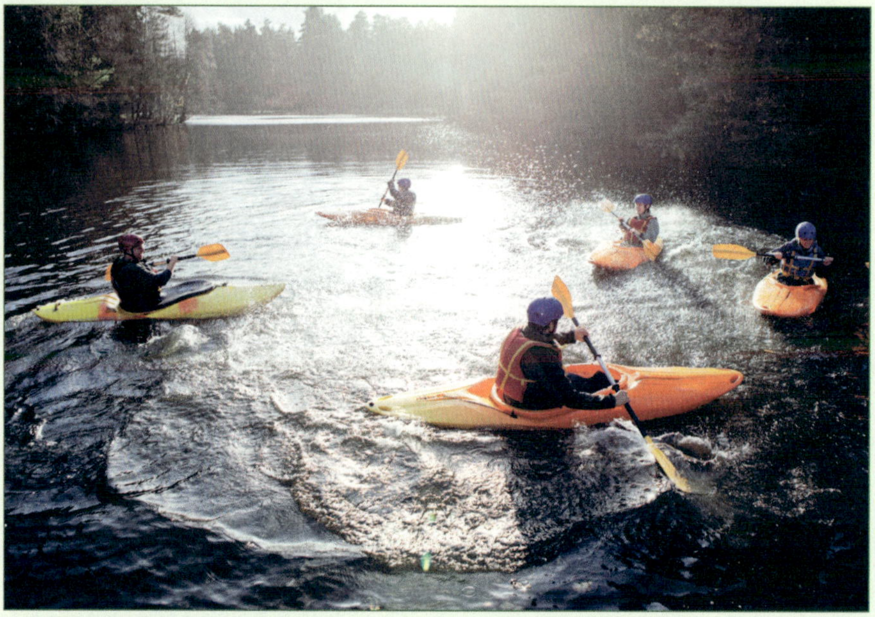

Kajakfahren erlaubt ein intensives Training der Arm- und Schultermuskulatur – wer es ruhiger mag, kann sich aber auch einfach treiben lassen

***GEO WISSEN: Rudern, Kajak, Kanadier – was ist am besten für die Fitness?***

**EDWIN JAKOB:** Alles trainiert das Herz-Kreislauf-System. Gegenüber anderen Ausdauerdisziplinen haben Rudern und Paddeln den Vorteil, dass bereits Anfänger recht lange Strecken bei niedriger Intensität zurücklegen können – das ist ideal im Sinne des Gesundheitssports.

Wer ambitionierter trainiert, kann im Boot gut seine Kraftausdauer verbessern: Beim Rudern stammt die Kraft für den Vortrieb dabei zu großen Teilen aus den Oberschenkeln, Paddeln stärkt insbesondere die Schultern, Arme und den Rumpf.

Beim Kanadier muss für ein ausgeglichenes Training regelmäßig die Körperseite gewechselt werden, das erübrigt sich im Kajak und Ruderboot. Alle drei Sportarten trainieren die Muskeln zudem ganzheitlich – es kommen also immer ganze Muskelgruppen zum Einsatz.

***Erreiche ich diese Effekte auch beim Stand-up-Paddling?***

Fortgeschrittene können damit ihre Ausdauer trainieren. Anfängern dagegen gelingt es meist nicht, das Brett mit der für so ein Training notwendigen Schlagfrequenz zu bewegen. Dafür fördert Stand-up-Paddling hervorragend das Gleichgewicht und die Stabilisation des Körpers.

***Was sollten Kanu-Einsteiger trainieren, um erste Erfolge zu erzielen?***

Elementar ist, Paddeln richtig zu lernen – einmal eingeschliffene Fehler lassen sich nur mühsam korrigieren. Paddeln gelingt zudem nur gut, wenn ich aufrecht sitze, Rumpf und Schultern durch Rotation im Schlagzyklus mit einsetze und die Kraft des Paddelzugs auch über Gesäß, Knie und Füße aufs Boot übertrage.

***Welche typischen Fehler machen Anfänger beim Kanufahren?***

Sie umklammern oft krampfhaft den Paddelschaft. Dabei sollten sie ihn locker halten und in einer Hand vor dem Eintauchen des Paddelblattes drehen, sodass das Blatt im 90-Grad-Winkel zur Bootslängsachse eintaucht. Wer den Schaft dauernd umklammert, bekommt irgendwann Schmerzen oder gar Entzündungen im Handgelenk. Erfahrene Paddler nutzen den Schultergürtel und den Rumpf, um Vortrieb zu erzeugen: Je nach Paddel und Bootstyp sollten diese Körperpartien einen großen Anteil der Arbeit übernehmen.

***Worauf können Fortgeschrittene achten, um ihre Fähigkeiten zu verfeinern?***

Wer Wander- oder Wildwasserboote beherrscht, kann nach und nach auf schmalere und schnellere Boote umsteigen. Dabei sollte man auch verschiedene Typen fahren, das fördert das Bootsgefühl – also die Fähigkeit, das Sportgerät mit dem Körper im Gleichgewicht zu halten und dabei optimal voranzukommen.

Für die Paddeltechnik hilft es enorm, sich auch einmal in anderen Disziplinen zu versuchen: Seekajakfahrer profitieren davon, wenn sie ab und an auch Wildwasser fahren, Wildwasserfahrer lernen zum Beispiel durch Slalomtraining dazu.

***Welche andere Sportart eignet sich als Ausgleichssport zum Kanufahren?***

Laufen, Skilanglaufen, Schwimmen und Radfahren, weil sie die Ausdauer und auch im Kanusport weniger genutzte Muskeln trainieren. Wer regelmäßig fährt, sollte zusätzlich Übungen zur Mobilisation der Gelenke und Dehnung der Muskulatur machen und dabei besonders auf die Oberschenkelrückseite und den unteren Rücken achten. Wichtig sind zudem Übungen für die Stabilität der Rotatorenmanschette der Schulter, zum Beispiel mit einem Latexband, wobei insbesondere die beim Paddeln nicht benötigten Bewegungsrichtungen trainiert werden sollten.

***Wie sinnvoll ist es, sich beim Paddeln einen Trainer zu nehmen?***

Das würde ich jedem empfehlen. Eine Grundausbildung erspart Zeit und Irrwege und vermittelt Wissen, das für die eigene Sicherheit unverzichtbar ist. Wer selbstständig paddeln will, sollte dafür zumindest den „Europäischen Paddel- Pass“ Stufe II erwerben.

***Was fasziniert Sie am Kanusport, was macht seinen besonderen Reiz aus?***

Draußen unterwegs sein zu können und dabei ohne Straße und Weg aus eigener Kraft lange Strecken zurückzulegen. Auch die Vielfalt des Sports begeistert mich: Ich habe erst als Student angefangen zu paddeln, wollte zunächst nur lernen, wie man einen Fluss befährt – und fand mich dann bald im Wildwassersport wieder. Diese Energie und Wucht in so einem kleinen Boot zu beherrschen, ist schon ein besonderer Kick. Der Sport führt einen an abgelegene Orte und in grandiose Landschaften. Sie können mit kleinem Budget wochenlang unterwegs sein, dabei im Auto oder am Fluss schlafen, Gleichgesinnte treffen und gemeinsam eine schöne Zeit erleben.

***Ab wann sollte man daran denken, sich ein eigenes Boot zuzulegen?***

Wenn Sie wissen, ob Sie im Wildwasser oder auf ruhigen Gewässern paddeln wollen, ob Sie lange Touren unternehmen, bei Rennen antreten oder nur genüsslich auf dem Baggersee herumfahren wollen. Einsteiger können zunächst ein gebrauchtes Boot kaufen: Meist ist das erste Boot nicht das letzte, viele erwerben mehr als ein Kanu. In Vereinen können Mitglieder oft vereinseigene Boote nutzen. Man darf aber nicht erwarten, dass immer für jeden ein passendes Boot bereitsteht.

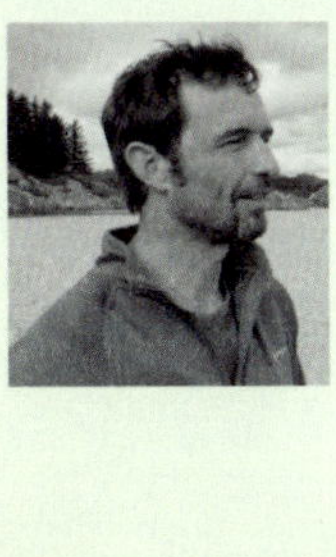

Der Biologe Edwin Jakob, Jg. 1969, ist Kanulehrer und Lehrkraft für besondere Aufgaben an der Deutschen Sporthochschule Köln.

## SCHLAGTECHNIKEN

**Der Vortrieb beim Kajakfahren** und die Richtung der Fortbewegung hängen vor allem von der Technik ab, mit der das Doppelpaddel durchs Wasser gezogen wird.

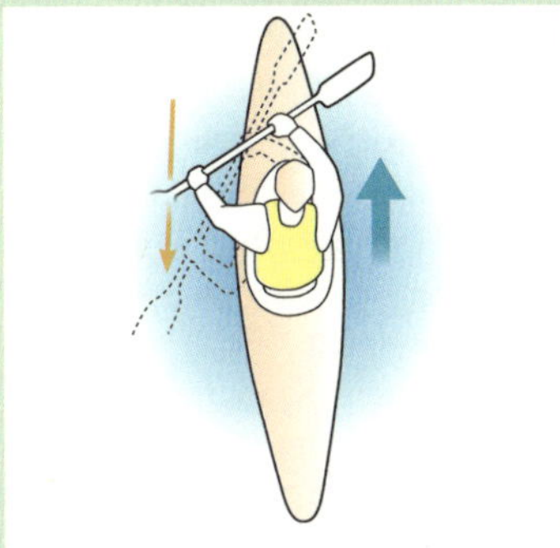

### Grundschlag

Um gerade voranzukommen, muss man das Paddel seitlich am Boot entlangführen und nach hinten ziehen. Dabei sollte man nicht nur den Arm benutzen, sondern den ganzen Oberkörper einbeziehen. Danach das Paddel auf Hüfthöhe aus dem Wasser heben und die Seite wechseln.

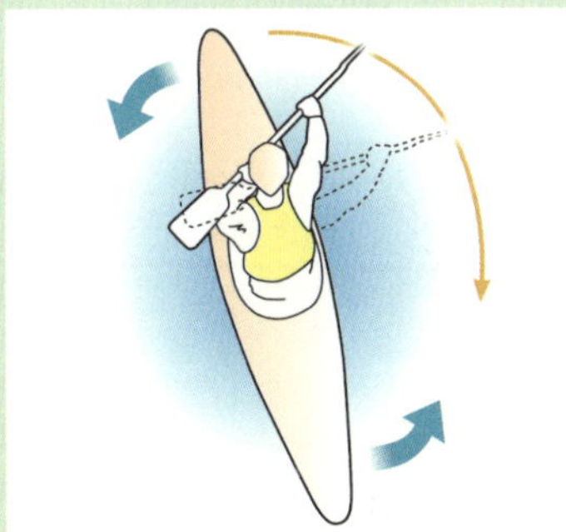

### Bogenschlag

Um eine Drehung des Bootes einzuleiten, muss man das Paddel mit ausgestrecktem Arm durchs Wasser ziehen und dabei den Rumpf drehen. In der Endphase des Zuges das Paddel zum Boot heranziehen. Die gesamte Bewegung sollte die Form eines Halbkreises haben.

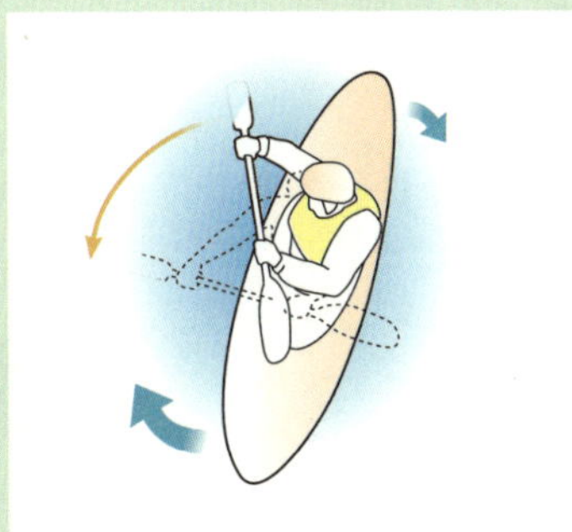

### Bogen rückwärts

Mit einem rückwärts ausgeführten Bogenschlag lässt sich die Fahrt verlangsamen oder der Kurs korrigieren. Auch hier gilt: Man muss den Oberkörper stets mit drehen. Je dynamischer der zweite Teil des Zugs ausgeführt wird, desto größer ist der Effekt.

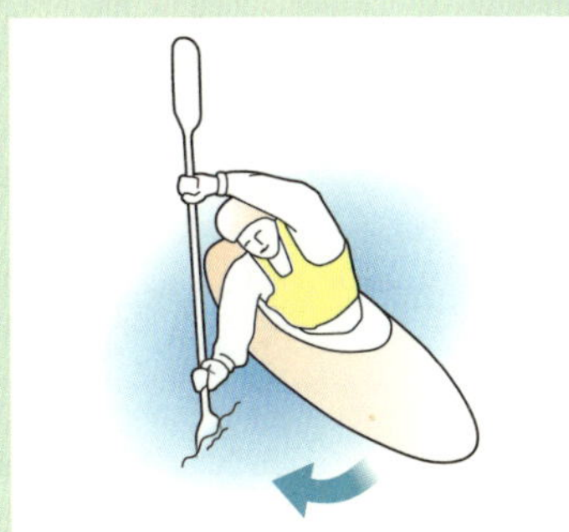

### Ziehschlag

Um ohne Geschwindigkeitsverlust eine scharfe Kurve zu fahren, das Paddel senkrecht ins Wasser tauchen und mit beiden Händen fixieren. Anschließend schwingen Körper und Boot um die Paddelachse herum. Das Manöver eignet sich eher für fortgeschrittene Kanuten.

Fitness

# Bis an die Grenze und darüber hinaus

**Beim funktionellen Training werden mehrere Muskeln und Muskelgruppen gleichzeitig trainiert**

Aus der Perspektive eines Ingenieurs ist Kraft, simpel ausgedrückt, eine physikalische Größe, die eine Masse beschleunigen oder deformieren kann. Ein Sportwissenschaftler versteht darunter dagegen das Vermögen, mithilfe von Muskeln gegen einen Widerstand anzuarbeiten, ihn zu überwinden oder ihm standzuhalten – Kraft ist mithin die Voraussetzung für alle Bewegungen des Menschen. Und sie lässt sich auf unterschiedliche Weise steigern: Wer etwa das klassische Bodybuilding betreibt, vergrößert in der Regel den Querschnitt seiner Muskelfasern – beispielsweise indem er Hanteln in der immer gleichen Art und Weise stemmt, mit der Zeit deren Gewichte erhöht und so Muskeln wie etwa die in der Brust oder im Oberarm zum Wachstum stimuliert.

Doch dieses Konzept hat einen Nachteil. Zwar nimmt das Volumen eines einzelnen Muskels gewöhnlich zu, doch sein Plus an Kraft beschränkt sich vornehmlich auf die einseitige Vor- und Zurückbewegung – die aber im Sportalltag selten eine Rolle spielt.

Wer mehr Kraft für eine bestimmte Disziplin gewinnen will, ist daher auf andere Übungen angewiesen. Deshalb hat sich besonders im Leistungssport eine Methode etabliert, die auf diese Erkenntnisse Rücksicht nimmt. Dieses „funktionelle" Training erhöht die Kraft, indem es das Zusammenspiel zwischen verschiedenen Muskeln und Gelenken fördert. Da ein Sportler Bewegungen miteinander kombiniert – etwa Liegestütze mit einer Körperdrehung – werden stets mehrere Muskelgruppen beansprucht.

Das Prinzip ist nicht neu: Bei den meisten Yogaübungen werden ebenfalls mehrere Muskeln simultan trainiert. Die chinesische Heilgymnastik Qigong kräftigt den Körper auf gleiche Weise. Ähnliches gilt für das ganzheitliche Körpertraining Pilates: Die Übungen sehen vor, komplette Bewegungsabfolgen zu absol-

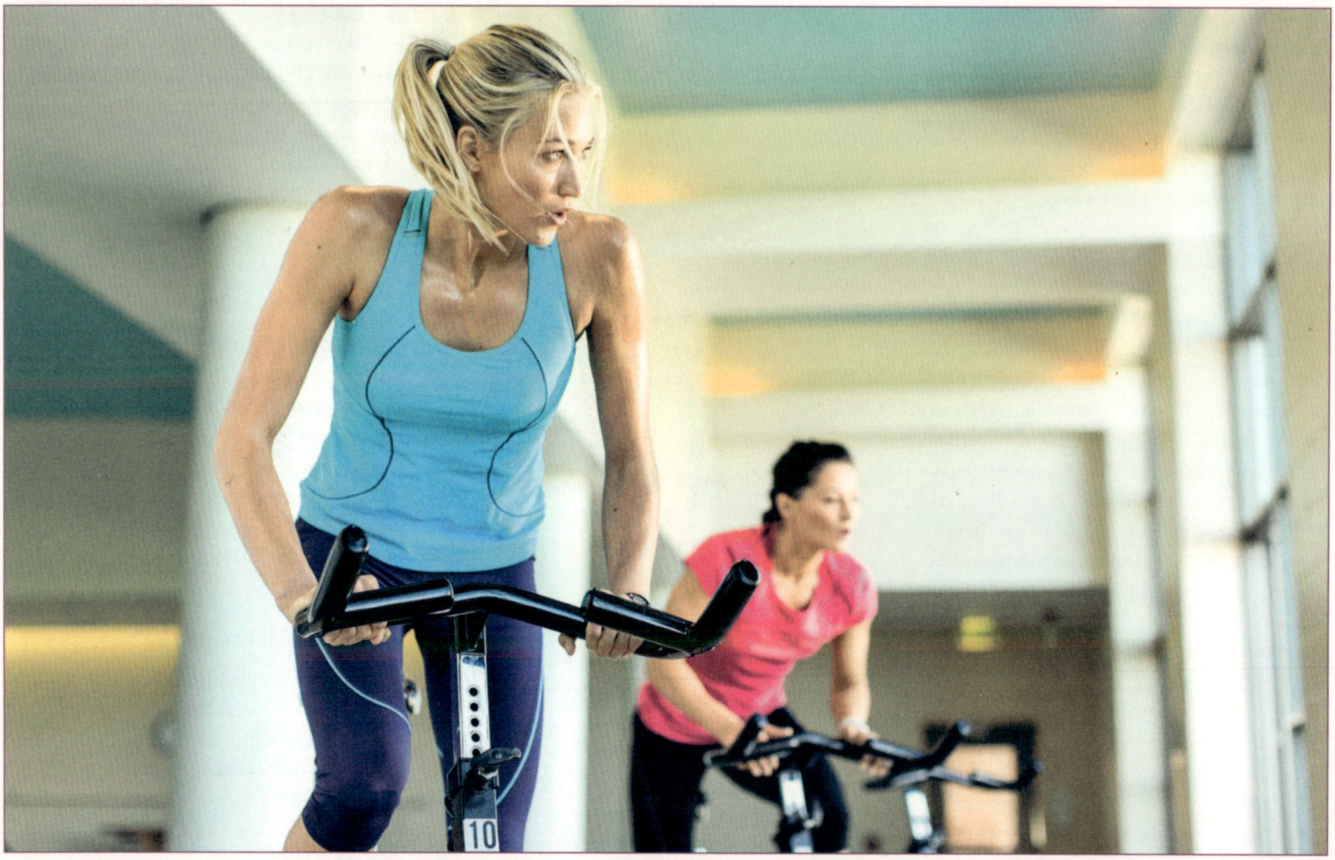

Auf vielen Fitnessgeräten, etwa Spinning Bikes, lassen sich Trainingsreize genau dosieren und kontrolliert steigern

vieren und nicht bloß einzelne Muskeln anzuspannen. Auch Yoga, Qigong und Pilates können daher das Programm vieler Sportarten sinnvoll ergänzen.

**+ Funktionelles Training erhöht die Kraft und die Mobilität erheblich. Es stabilisiert die Gelenke und vermindert damit das Verletzungsrisiko.**

**– Je besser trainiert jemand ist, desto höher muss der Belastungsreiz sein. Das stößt bei funktionellem Training irgendwann an Grenzen – anders als beim klassischen Bodybuilding lässt sich die zu bewegende Last kaum steigern.**

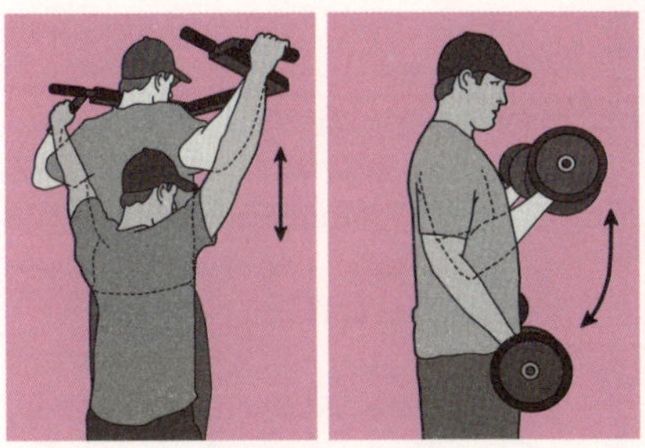

### Effizient trainieren

Manche Kraftübungen sind für die Fitness ergiebiger als andere. Bei einem Klimmzug etwa (oben links) reizt ein Sportler mehrere Muskelgruppen gleichzeitig: Neben dem Bizeps, dem großen Muskel im Oberarm, trainiert er dabei die Muskulatur von Nacken und Rücken. Je weiter die Hände an der Stange voneinander entfernt sind, desto stärker ist der Rücken beansprucht; je enger der Griff, desto kräftiger wird der Bizeps trainiert. Wer beim Hochziehen zusätzlich die Beine langsam zur Seite schwingt, fordert auch noch Rumpf- und Bauchmuskeln. Hantelstemmen (oben rechts) ist dagegen weitaus weniger effizient. Denn die Gewichte fordern vornehmlich den Bizeps – andere Muskeln entwickeln sich kaum.

## TRAININGSMETHODEN

### HIT/HIIT

Wer wenig Zeit zum Muskelaufbau hat, kann ein **Hochintensitätstraining** absolvieren. Diese Methode sieht eine sehr kurze, aber besonders hohe Beanspruchung der Muskeln vor. Zum Beispiel stemmt ein Sportler Hanteln, bis die Muskeln versagen; die Anstrengung signalisiert dem Organismus, dass die Muskeln überfordert sind – und die legen zum Ausgleich rasch an Masse zu. Das **Hochintensitätsintervalltraining** eignet sich **für Ausdauersportler**: Radler etwa absolvieren das HIIT, indem sie (beispielsweise beim sogenannten Spinning) acht bis zwölf Einheiten von jeweils 60 Sekunden im Höchsttempo fahren und dazwischen jeweils Erholungspausen von 60 bis 75 Sekunden einlegen. Beachten sollten Sportler aber: HIT/HIIT-Einheiten **verlängern die Regenerationszeit** des Körpers – Anfänger sollten nach einem intensiven Training vier bis fünf Tage, Fortgeschrittene zwei Tage pausieren, da sonst die Gefahr von Schäden besteht.

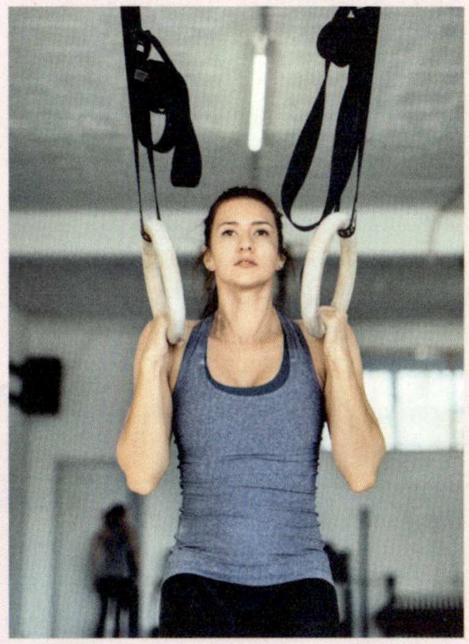

### VIBRATIONEN

Eine vibrierende Platte versetzt den Körper in winzige, **sehr schnelle Schwingungen**, was reflexartig Muskelkontraktionen hervorruft. Dies hat etliche positive Effekte: Die Vibration steigert etwa Dehnfähigkeit, Beweglichkeit und Knochendichte des Sportlers, trägt – in Maßen – zum Muskelaufbau bei und schult den **Gleichgewichtssinn** wie auch das **Reaktionsvermögen**. Besonders ältere Menschen können bei dieser (je nach Anbieter etwa „Power Plate“ oder „Galileo“ genannten Methode) ohne Überlastungserscheinungen ihre Muskelkraft verbessern. Auch als **Ergänzung zu einem konventionellen Trainingsprogramm** kann die Stimulation zweckmäßig sein. Und die Vibrationen wirken wohltuend bei Verspannungen – gleichsam wie eine Massage.

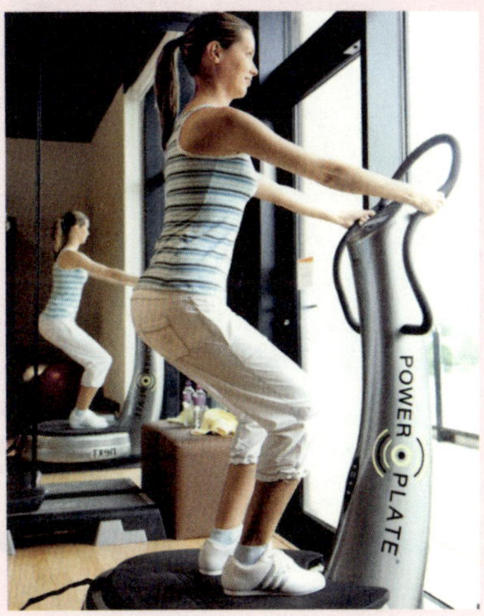

Fitnesstraining

# »Krafttraining ist die perfekte Grundlage für jeden Sport«

**Der Sportwissenschaftler Jürgen Gießing über den richtigen Muskelaufbau**

***GEO WISSEN: Wie viel Anleitung ist für einen guten Kraftaufbau sinnvoll, ab wann kann ich für mich trainieren?***
**Prof. Jürgen Giessing:** Anfänger sollten am besten ein Studio mit gut ausgebildeten Trainern besuchen und dort unter Betreuung lernen, die relevanten Übungen korrekt auszuführen. Wer sich sicher fühlt, kann nach sechs bis zwölf Monaten allein weitertrainieren, entweder im Studio – das dann vielleicht auch einfach ein Gerätepark sein kann – oder zu Hause. Wer daheim trainiert, braucht aber eine gewisse Kompetenz, denn anders als im Fitness-Studio habe ich zu Hause keinen Trainer und meist keine Spiegel, um meine Körperhaltung zu überprüfen.

***Worauf sollten Anfänger achten, um erste Erfolge zu erzielen?***

Sinnvoll ist es, zwei- bis dreimal in der Woche ein Muskeltraining zu absolvieren und ergänzend die Ausdauer zu verbessern – oder sich zumindest ausreichend zu bewegen, etwa 10 000 Schritte am Tag zu gehen. Für die Kraft empfehle ich ein Muskeltraining aus zehn Übungen für den ganzen Körper: mit Gewichten, deren Masse dem Sportler jeweils zehn bis 15 sehr saubere und sehr langsam ausgeführte Wiederholungen jeder Übung erlaubt. Um ihre Kondition zu verbessern, können Einsteiger etwa 20 bis 30 Minuten bei 60 bis 80 Prozent ihrer maximalen Herzfrequenz laufen.

***Welche Fehler machen Einsteiger oft beim Fitnesstraining?***

Viele Sportler legen zu viel Augenmerk auf möglichst schwere Gewichte beim Muskeltraining und möglichst große Umfänge beim Ausdauertraining. Viel wichtiger als die Quantität der Übungen aber ist deren Qualität. Für das Muskeltraining bedeutet das: auf eine lehrbuchmäßige Technik zu achten, mit langsamen und sauberen Wiederholungen der Übungen. Für das Ausdauertraining: eine Belastung in einer Intensität beizubehalten, bei der sich der Sportler noch angenehm unterhalten kann.

***Mit welchen anderen Sportarten lässt sich Fitness-Sport gut kombinieren?***

Jede ist geeignet, denn Muskeltraining bietet eine perfekte Grundlage für alle anderen Sportarten. Denn ob Fußballer, Handballer, Schwimmer oder Triathlet: Es gibt heute kaum einen ambitionierten Athleten, der kein zusätzliches Muskeltraining betreibt.

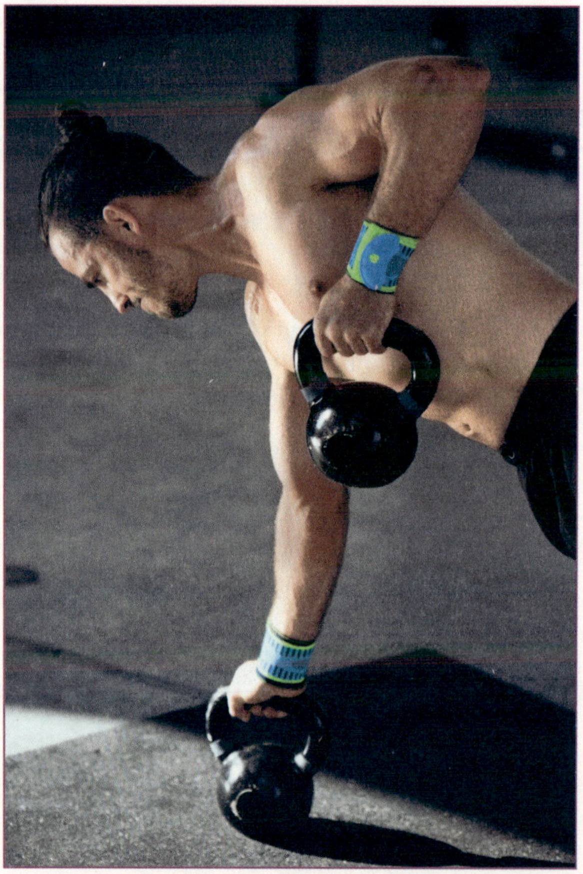

Für ein effizientes Training sollten die Gewichte so schwer sein, dass zehn bis 15 exakte, langsam ausgeführte Wiederholungen jeder Übung möglich sind

***Gibt es Nahrungsergänzungsmittel, die das Training sinnvoll unterstützen?***

Einen klaren Nutzen für den Muskelaufbau hat Kreatin, und zwar vor allem bei älteren Menschen und bei leistungsorientierten Sportlern. Kreatin fördert die Energieversorgung der Muskeln, und der Körper benötigt für ein optimales Muskeltraining etwa drei bis vier Gramm dieses Nährstoffs pro Tag. Eine gewisse Menge davon stellt der Organismus selbst her, weiteres Kreatin nimmt er über die Nahrung auf, vor allem aus Fleisch und Fisch.

Je nach Ernährung bleibt aber dennoch ein Restbedarf von einem bis höchstens drei Gramm, die über ein Nahrungsergänzungsmittel aufgenommen werden können. Sportler sollten dabei allerdings auf die größtmögliche Reinheit und Qualität achten – etwa, indem sie ein Produkt wählen, das nach deutschen Qualitätsstandards hergestellt wurde und entsprechende Prüfsiegel aufweist.

***Was halten Sie von den beliebten Eiweißkonzentraten?***

Der Proteinbedarf eines Menschen liegt bei einem Muskelaufbau-Training bei etwa 1,5 bis zwei Gramm pro Kilogramm Körpergewicht. Sportler können diese Menge normalerweise vollständig über die Nahrung abdecken, etwa über Fleisch, Milch, Eier oder Magerquark. Wer über die Ernährung aus irgendeinem Grund zu wenig Protein aufnimmt, profitiert tatsächlich von der Einnahme eines Nahrungsergänzungsmittels. Dabei sollten Sportler auf ein hochwertiges Produkt auf der Basis von Milchproteinen zurückgreifen, das möglichst Bioqualität hat.

***Was fasziniert Sie persönlich am Kraftsport?***

Das Großartige am Muskeltraining ist der individuelle Charakter: Ein gutes Trainingsprogramm ist genau auf die Bedürfnisse und Ziele der jeweiligen Person ausgerichtet. Und dennoch kann ich den Sport gemeinsam mit anderen ausüben. Muskeltraining ist deshalb auch nicht langweilig oder eintönig, wie oft behauptet wird.

Ich kann zum Beispiel eine Zeit lang Volumentraining betreiben und oft und umfangreich, aber dafür weniger intensiv trainieren. Oder ich trainiere nur zwei- bis dreimal die Woche, aber dann kurz und sehr intensiv.

***Für welches Alter ist ein Fitnesstraining besonders geeignet?***

Ein altersangemessenes Training ist eigentlich immer sinnvoll, auch schon für Kinder. Die volle Trainierbarkeit setzt allerdings erst gegen Ende der Pubertät ein. Noch wichtiger als für junge Menschen ist regelmäßiges Training aber am anderen Ende des Altersspektrums.

***Was ist der Grund dafür?***

Wer sich nicht bewegt und trainiert, verliert einer gängigen Faustregel zufolge bis zu drei Prozent seiner Muskelmasse pro Jahr. Dieser Prozess verläuft unbemerkt – doch der Effekt addiert sich im Laufe der Jahre. Im Alter hat ein unsportlicher Mensch dann oft nur noch die Hälfte seiner früheren Muskelmasse.

Bei regelmäßig trainierenden Senioren dagegen messen wir in Studien Körperfett- und Muskelanteile, die denen von untrainierten 20-Jährigen entsprechen. Mit gutem Fitnesstraining können Sie also durchaus 50 Jahre lang 20 Jahre alt bleiben. ○

**Prof. Dr. Jürgen Gießing, Jg. 1967, ist Geschäftsführender Leiter des Instituts für Sportwissenschaft an der Universität Koblenz-Landau und Autor zahlreicher Bücher zum High-Intensity-Training.**

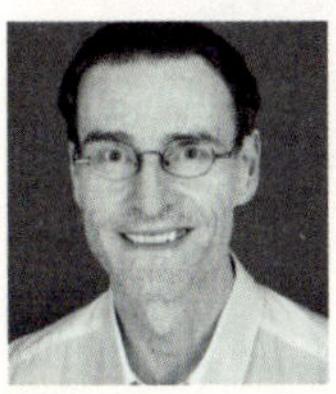

## ABGESTUFTES KRAFTTRAINING

**Eher statisch:** Übungen im Sitzen, Liegen oder auf Knien trainieren mehrere Muskelgruppen; der Rumpf ändert seine Position dabei nur wenig.

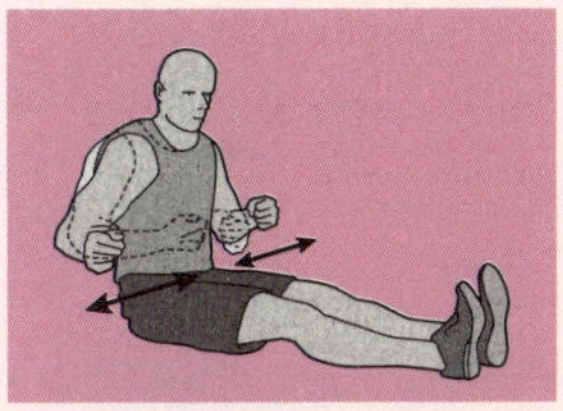

**Sitzender Läufer**

Mit ausgestrecken Beinen und geradem Oberkörper sitzen und die Arme 90 Grad anwinkeln. Dann Arme und Schultern wie beim Joggen vor- und zurückbewegen.

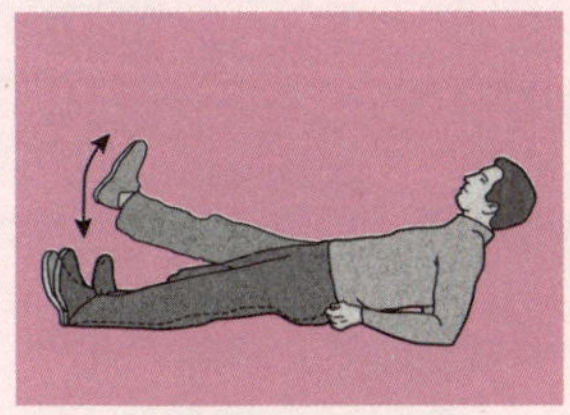

**Körperbrett**

In Rückenlage nur auf die Unterarme und die Fersen stützen. Der durchgestreckte Rumpf berührt den Boden nicht. Anschließend die Beine abwechselnd langsam anheben.

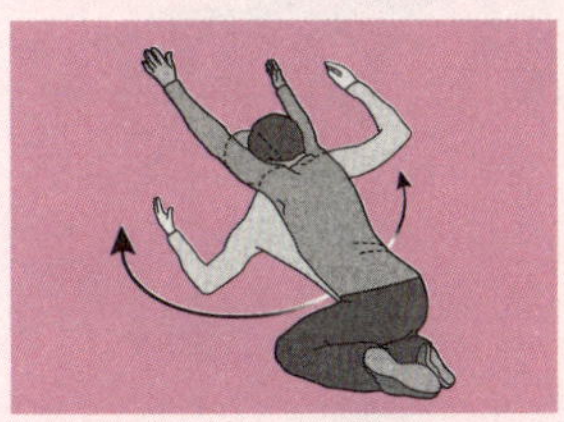

**Rumpfdrehen**

Auf den Boden knien, das Gesäß ruht auf den Fersen. Nun die Arme seitlich anwinkeln und den Oberkörper leicht nach vorn beugen. Anschließend den Rumpf langsam hin und her drehen.

**Dynamischer:** Bei diesen Übungen wird der Rumpf stärker bewegt (wem das zu anstrengend ist, der kann Teile der Bewegung weglassen).

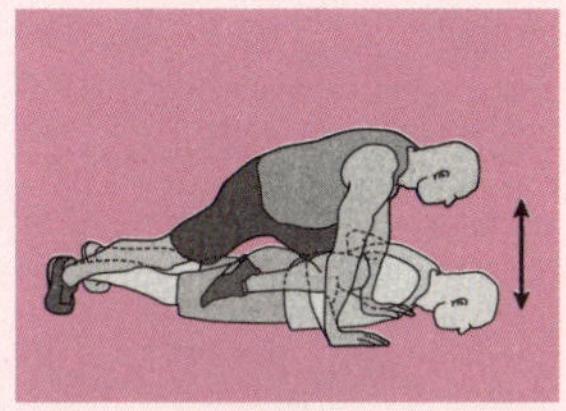

**Kniehub**

Wie ein klassischer Liegestütz, aber dabei zusätzlich abwechselnd jeweils ein Bein so weit nach vorn zur Brust ziehen, dass das Knie zwischen die gestreckten Arme gelangt.

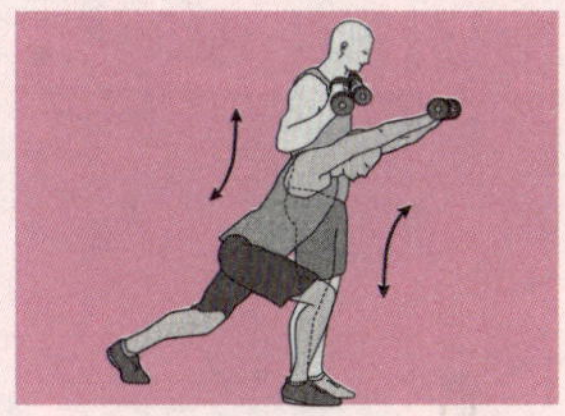

**Supermann**

Leichte Hanteln auf Schulterhöhe halten; dabei weisen die Handflächen nach vorn. Nun mit einem Bein nach hinten gleiten und dabei die Arme nach vorn oben recken.

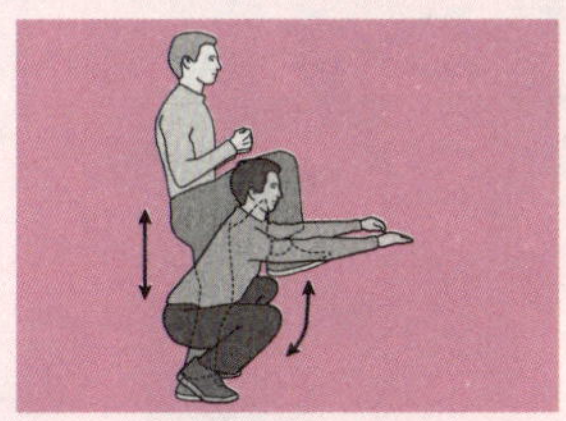

**Kniebeuge**

Eine Kniebeuge machen, also mit nach vorn gestreckten Armen in die Hocke gehen, zurück in den Stand und dann nacheinander jeweils ein Knie zum Körper hochziehen.

Fitness

# Was macht ein GUTES STUDIO aus?

Fitness-Studios unterscheiden sich oft erheblich in der Qualität ihrer Trainer, der technischen Ausstattung, der Vertragsbedingungen. Neueinsteiger und Wechselwillige, die eine passende Trainingsstätte finden wollen, sollten sich Fragen stellen

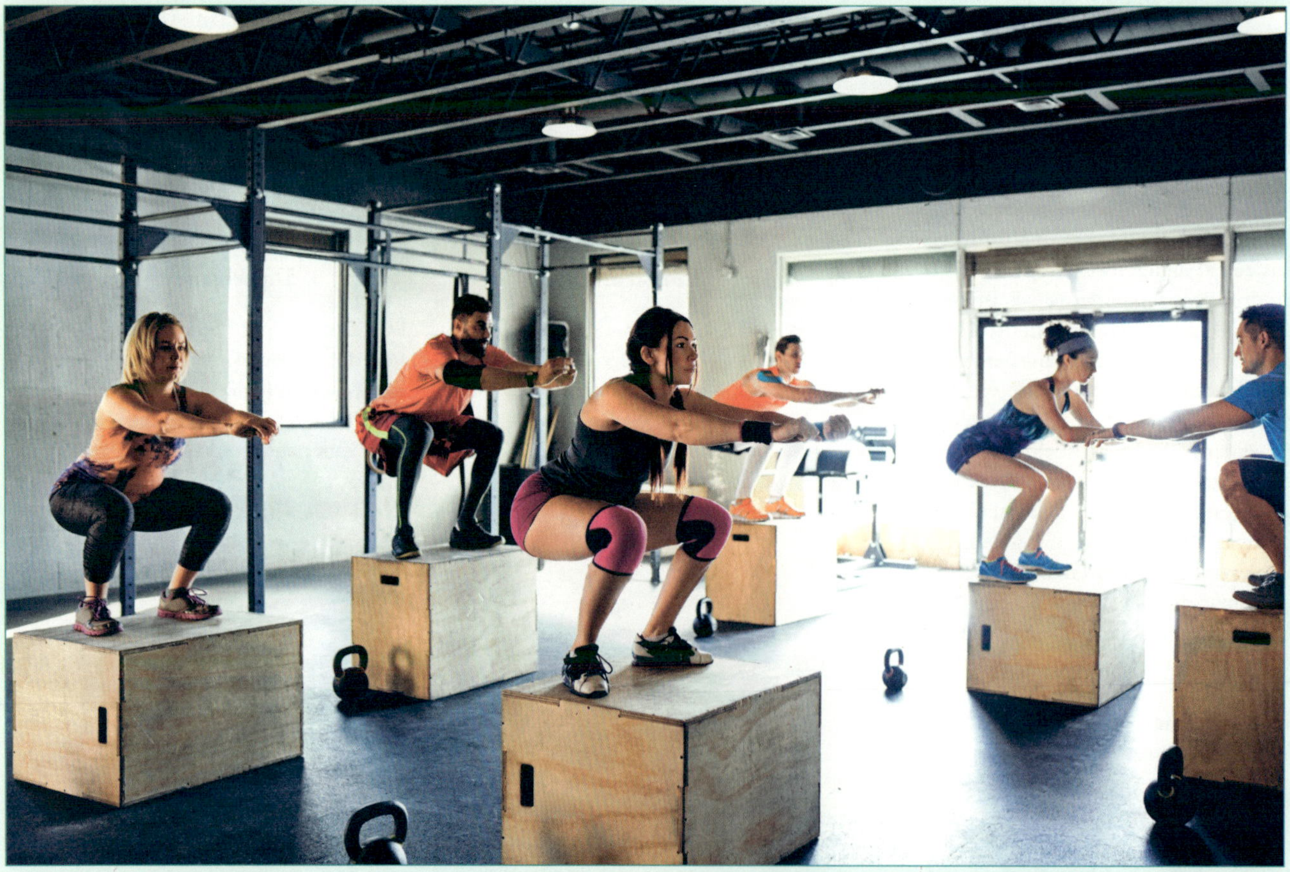

CrossFit wird inzwischen von zahlreichen Studios angeboten: ein abwechslungsreiches und anstrengendes Trainingsprogramm in Kleingruppen

Text: **Dominik Bardow**

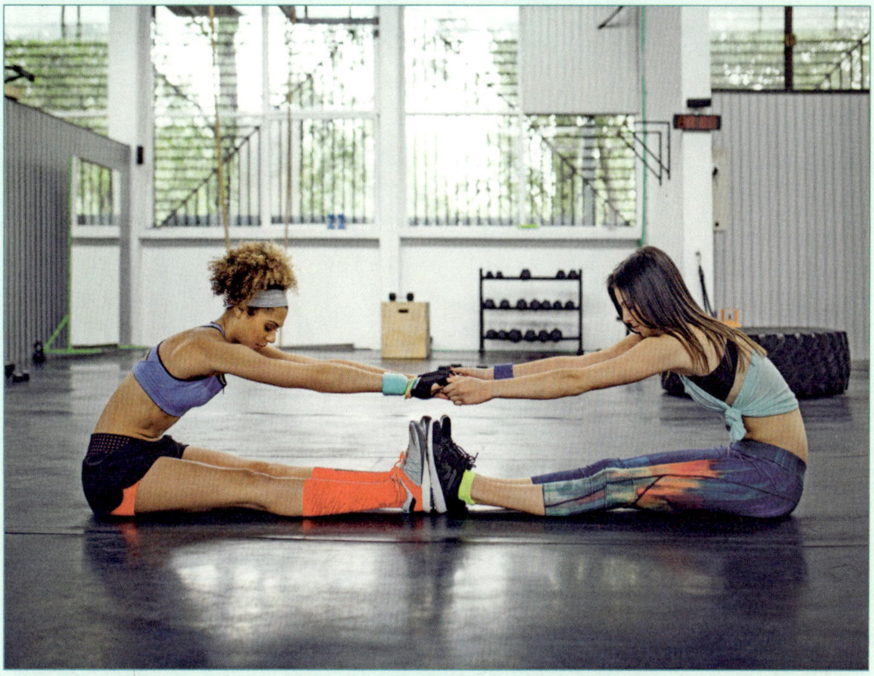

Es müssen nicht immer kommerzielle Anbieter sein: Auch viele Sportvereine haben eigene, meist günstigere Fitness-Studios

## 1. Was will ich erreichen?

Wichtig ist es, sich darüber klar zu werden, welche Ziele man hat. Denn das Angebot hat sich stark ausdifferenziert: Wer vor allem Muskeln aufbauen möchte, sollte auf eine große Auswahl an Gewichten und Geräten zum Krafttraining achten – wer eher seine Ausdauer verbessern will, auf entsprechende Ausrüstung wie Laufbänder, Rudergeräte und Crosstrainer. Wer ein Training in der Gruppe bevorzugt, sollte nicht nur auf Kursangebote schauen, sondern auch darauf achten, ob die Zeiten passen. Wer gezielt gesundheitliche Mängel ausgleichen will (etwa unter Rückenschmerzen leidet), sollte das Augenmerk auf intensive Betreuung legen.

## 2. Welche Unterschiede gibt es zwischen den Studios?

Es gibt vier Typen von Fitness-Studios. Discount-Anbieter wie „McFIT“ oder „clever fit“ kosten in der Regel weniger als 30 Euro im Monat, stellen aber oft nur Geräte zur Verfügung und bieten nur begrenzte Betreuung; Trainer, Gruppenkurse oder Wellness-Angebote finden sich selten. Mittelgroße Studios sind häufig inhabergeführte Einzelbetriebe; sie wirken oft etwas persönlicher, sind aber auch eingeschränkt im Angebot. Premium-Studios wie „Holmes Place“ oder „Meridian Spa“ bieten eine moderne Ausstattung, hohe Trainerdichte und große Wellness-Bereiche, kosten dafür aber auch 60 Euro und mehr im Monat. Mikrostudios (auf einer Fläche von meist weniger als 200 Quadratmetern) haben ein spezialisiertes Angebot, zum Beispiel Elektromyostimulation. Die Stiftung Warentest untersuchte 2017 Studioketten aller Preisklassen: Alle boten gute und hygienische Trainingsbedingungen, wiesen aber große Unterschiede in der Betreuung auf. Nur eine Kette bekam für die Einführung und Betreuung durch Fitness-Trainer das Prädikat „gut“: „Kieser Training“. In ihren Studios bietet sie aber ausschließlich Krafttraining an.

## 3. Wie sollte ich bei der Suche vorgehen?

Im Internet gibt es einige Bewertungsportale wie „find-fitness.de“ oder „fitnessstudios-online.de“. Viele Anbieter ermöglichen ein kostenloses Probetraining (Achtung: Die meisten Sportstätten sind nach Büroschluss am vollsten). Wer ein Studio länger ausprobieren möchte, kann häufig eine Zehnerkarte erwerben.

## 4. Woran erkenne ich Qualitätsunterschiede der Studios?

Mittlerweile müssen sich Interessenten nicht nur auf optische Eindrücke verlassen, um ein Studio einzuschätzen. Die DIN-Norm 33961 zertifiziert, dass der Betrieb einen von der Fitness-Branche festgelegten Standard einhält, etwa bei Mitarbeiterqualifikation, Betreuungskonzepten, Ausstattung, Kundenverträgen, Sicherheit und Hygiene. Obwohl viele Studios die Norm erfüllen würden, ist das 2013 eingeführte, kostenpflichtige Zertifikat noch nicht weitverbreitet. Da zahlreiche, auch wenig seriöse Zertifikate im Umlauf sind, sollten Kunden zumindest darauf achten, dass eine unabhängige Institution wie der TÜV Rheinland oder BSA-Zert die Gerätesicherheit geprüft hat. Hängt kein Siegel an der Wand, empfiehlt es sich, danach zu fragen.

## 5. Wie erkenne ich einen guten Trainer?

Neben dem persönlichen Eindruck zählt vor allem seine Ausbildung. Allerdings: Manche Trainer haben firmeninterne Lehrgänge besucht, andere sind ausgebildete Fitness-Kaufleute, -lehrer oder -fachwirte, inzwischen gibt es sogar Bachelor- und Master-Abschlüsse in Ge-

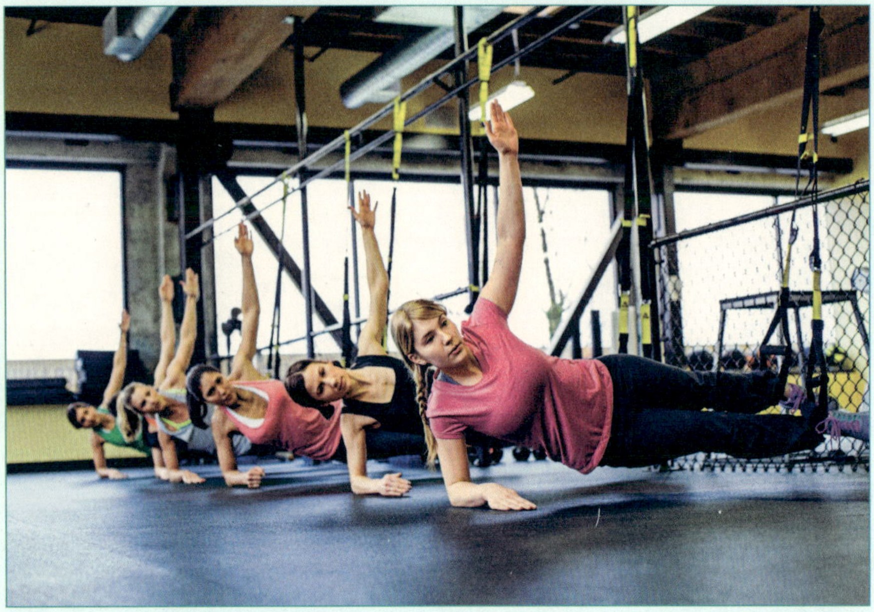

Manche Fitness-Studios nehmen immer wieder Trends auf, wie etwa funktionelles Training an sogenannten TRX-Schlaufen

sundheitsmanagement oder Prävention. Die Qualität der Abschlüsse ist jedoch schwer vergleichbar. Weitverbreitet sind auch Fitness-Trainerscheine. Eine A- oder B-Lizenz sollte vorliegen, um Trainierende mit genügend Fachwissen anzuleiten. Ein guter Trainer geht auf die Wünsche und körperlichen Beschwerden der Kunden ein, beobachtet genau und korrigiert. Dafür braucht er Zeit, was nicht in jedem Studio gegeben ist. Experten empfehlen, dass Trainer nicht mehr als 20 bis 25 Sportler betreuen. Interessenten sollten nach der Betreuungsrelation fragen.

## 6. Worauf muss ich beim Vertragsabschluss achten?

Die Vertragslaufzeit umfasst häufig ein Jahr, zulässig sind bis zu 24 Monate. Die Kündigungsfrist sollte nicht länger als drei Monate betragen. Lange Vertragslaufzeiten sind meist zwar deutlich günstiger und geben Zeit für Trainingserfolge, aber wer sich nicht sicher ist, ob er einen langen Atem hat, sollte eine kürzere Laufzeit bevorzugen. Einige Studios sind auch monatlich kündbar oder erlauben es, die Mitgliedschaften zeitweise ruhen zu lassen. Zu beachten sind Zusatzkosten für spezielle Kurse und Wellness-Angebote sowie die Möglichkeit, in Studios derselben Kette in anderen Städten zu trainieren. Bei einigen Anbietern sind Getränke inklusive, bei anderen ist das Mitbringen von Getränken sogar verboten. Bisweilen haben Krankenkassen oder Arbeitgeber Sonderkonditionen für bestimmte Studios ausgehandelt.

## 7. Was ist beim Trainingsplan zu beachten?

Experten halten nichts von standardisierten Vordrucken. Trainingspläne sollten individuell angepasst werden und persönliche Interessen und Ziele ebenso berücksichtigen wie körperliche Einschränkungen. Wer längere Zeit keinen Sport getrieben hat, älter als 45 ist oder chronische Beschwerden hat, ist gut beraten, sich zunächst ärztlich untersuchen zu lassen. Beim Erstellen des Trainingsplans ist dies abzufragen.

Gerade in der Anfangszeit sollte ein Coach immer wieder die Übungen überwachen und gegebenenfalls korrigieren. Nach einigen Wochen, spätestens nach drei Monaten sollte der Plan dann an den Trainingsfortschritt angepasst werden. Zu jedem Trainingsplan gehören eine Aufwärmphase sowie eine Haupttrainings- und Erholungsphase.

## 8. Wie erhalte ich mir meine Motivation?

Nach der Vertragsunterzeichnung folgt auf die anfängliche Euphorie, wie Experten festgestellt haben, meist nach sechs bis acht Wochen ein Motivationsloch – das ist ganz normal. Ein Trainingsplan sollte daher kurzfristige Ziele enthalten, die in sechs bis acht Wochen zu erreichen sind. Danach sollten neue Ziele für eine neue Motivation gesetzt werden.

Einige Studios erinnern Mitglieder, etwa per SMS, ans Training oder beloh-

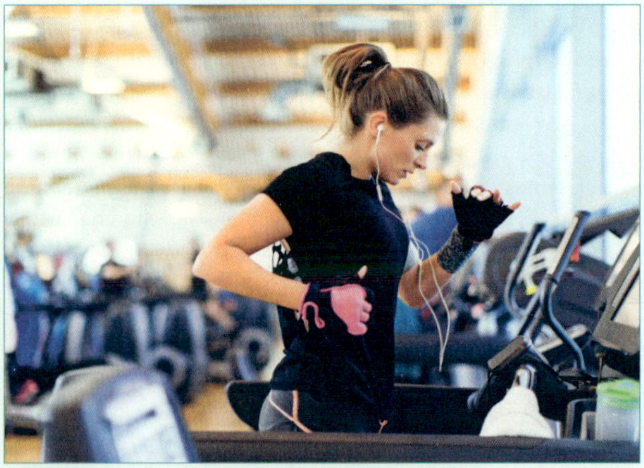

Wer lieber allein trainiert als in der Gruppe, sollte darauf achten, das genügend Geräte zur Verfügung stehen

nen regelmäßige Besuche mit Gutschriften. Die Annahme, dass Fitness-Studios es gern sähen, wenn Kunden zwar zahlen, aber nur selten trainieren, ist nach Aussage des Deutschen Sportstudio-Verbandes falsch: Bevorzugt würden eher Stammgäste, die ihre Verträge dann auch verlängern.

### 9. Welche neuen Trends gibt es in Fitness-Studios?

Generell sind Trainer heute besser ausgebildet als vor einigen Jahren, rund jeder fünfte Mitarbeiter in der Fitness-Branche verfügt über einen akademischen Abschluss. Es gibt vermehrt Angebote für ältere Menschen, vor allem Krafttraining gegen den Muskelabbau, ebenso ganzheitliches Fitnesstraining (Functional Fitness), Faszientraining und Reha-Sport. Außerdem nimmt die Digitalisierung zu: Beim Zirkeltraining beispielsweise kann eine Chipkartensteuerung die individuellen Körpermaße und Trainingsziele des Kunden berücksichtigen; elektronische Widerstände ersetzen Gewichte; verschiedene Trainingsgeräte lassen sich vom Kunden immer häufiger über eine einzige App dokumentieren und steuern; tragbare Apparate („Wearables") speichern Trainingsfortschritte. Und künftig leiten virtuelle Trainer womöglich per Videoleinwand ihre Kurse an.

### 10. Gibt es Alternativen zum klassischen Studio?

Viele Sportvereine haben mittlerweile eigene Fitness-Studios – die sind oft eine günstigere Alternative. Wer zeitlich ungebunden von zu Hause aus Kurse absolvieren möchte, kann sich auch bei Online-Fitness-Studios anmelden und vor dem Bildschirm mitmachen. Wer eine intensivere Betreuung wünscht, kann einen Personal Trainer engagieren, der eine eigene Sportanlage betreibt oder ins Haus kommt; die Kosten liegen zwischen 40 und 150 Euro pro Stunde, je nach Art des Angebots und Qualifikation des Trainers.

Und nun: Auf geht's! ○


## IMPRESSUM

**Gruner + Jahr GmbH & Co KG**
**Am Baumwall 11, 20459 Hamburg. Postanschrift der Redaktion: Brieffach 24, 20444 Hamburg, Telefon 040/37 03-0, Telefax 040/37 03 56 48, Internet: www.geo-wissen.de**

**CHEFREDAKTEUR**
Michael Schaper

**STELLVERTRETENDE CHEFREDAKTEURE**
Claus Peter Simon (Konzept dieser Ausgabe), Rainer Harf

**ART DIRECTION**
Torsten Laaker

**TEXTREDAKTION**
Tilman Botzenhardt, Maria Kirady, Bertram Weiß, Sebastian Witte

**BILDREDAKTION**
Ulrike Jürgens, Josephine Kaatz, Carolin Kuest, Carla Rosorius, Katrin Trautner

**VERIFIKATION**
Regina Franke, Dr. Götz Froeschke; Susanne Gilges, Stefan Sedlmair, Bettina Süssemilch

**LAYOUT**
Lena Uphoff

**CHEF VOM DIENST / SCHLUSSREDAKTION**
Ralf Schulte, Antje Poeschmann

**TECHNISCHER CHEF VOM DIENST**
Rainer Droste

**REDAKTIONSASSISTENZ**
Ümmük Arslan, Anastasia Mattern, Helen Oqueka, Saskia Patermann, Thomas Rost

**HONORARE/SPESEN**
Angelika Györffy

**GESCHÄFTSFÜHRENDE REDAKTEURIN**
Maike Köhler

**VERANTWORTLICH FÜR DEN REDAKTIONELLEN INHALT**
Michael Schaper

**PUBLISHER**
Dr. Gerd Brüne

**EXECUTIVE DIRECTOR DIRECT SALES**
Heiko Hager/G+J Media Sales

**VERANTWORTLICH FÜR DEN ANZEIGENTEIL**
Daniela Krebs, Director Brand Solutions, G+J e|MS, Am Baumwall 11, 20459 Hamburg. Es gilt die jeweils aktuelle Preisliste. Infos hierzu unter: www.gujmedia.de

**DIRECTOR DISTRIBUTION & SALES**
Torsten Koopmann, DPV Deutscher Pressevertrieb

**MARKETING**
Pascale Victoir

**HERSTELLUNG**
G+J Herstellung, Heiko Belitz (Ltg.), Oliver Fehling

Der Export der Zeitschrift GEO WISSEN GESUNDHEIT und deren Vertrieb im Ausland sind nur mit Genehmigung des Verlages statthaft.
GEO WISSEN GESUNDHEIT darf nur mit Genehmigung des Verlages in Lesezirkeln geführt werden.

**BANKVERBINDUNG:**
Deutsche Bank AG Hamburg, BLZ 200 700 00, IBAN DE30200700000032280000, BIC DEUTDEHH.
Heft-Preis: 11,50 Euro (mit DVD: 16,50 Euro);
ISBN 978-3-652-00798-6 (978-3-652-00800-6).

 ISSN 2364-3617
Litho: Peter Becker GmbH, Würzburg
Druck: Neef + Stumme premium printing, Wittingen
Printed in Germany

**GEO-LESERSERVICE**
**Fragen an die Redaktion**
Tel.: 040/37 03 20 84 Fax: 040/37 03 56 48
E-Mail: briefe@geo.de

**EINZELHEFT-BESTELLUNG**
**Kundenservice und Bestellungen**
Anschrift: GEO-Kundenservice, 20080 Hamburg
E-Mail: geo-service@guj.de
Tel.: +49/40/55 55 89 90
Telefax: 040/55 55 78 03


## BILDNACHWEIS/COPYRIGHT-VERMERKE

Anordnung im Layout: l. = links, r. = rechts, o. = oben, m. = Mitte, u. = unten

**TITEL**
Corey Jenkins/Image Source/plainpicture

**EDITORIAL**
Benne Ochs für GEO WISSEN: 3 o.

**INHALT**
siehe entsprechende Seiten

**MITARBEITER**
Markus Linden: 6 l. o.; Gisela Franzke: 6 r. o.; Sebastian Bahr: 6 l. u.; David Haase: 6 r. u.; Lars Baron/Bongarts/getty images: 7 l. o.; Daniel Müller: 7 r. o.; Probst/ ullstein bild: 7 l. u.; Medical Park AG Amerang: 7 m. u.; Bildschön/Georg Thieme Verlag: 7 r. u.

**VON DER LUST AN DER LEISTUNG**
Michael Neumann: 8/9; Peter Bender: 10/11; Frank Bauer für GEO WISSEN: 12/13; Manuel Brunn: 14/15; Sebastian Kahner/dpa Picture Alliance: 16/17; Dominik Briselat: 18/19; Benno Kraehahn für GEO WISSEN: 20/21; Lêmrich (Kien Hoang Lee und Alina Emrich) für GEO WISSEN: 22/23

**ERFOLG BEGINNT IM KOPF**
Peter Bender für GEO WISSEN: 24–28

**DIE HEILKRAFT DES SPORTS**
Sciepro/getty images: 30, 39; Eraxion/getty images: 32 o.; Sebastian Kaulitzky/Science Photo Library/getty images: 32 u., 33, 34 o., 35, 36, 37, 38; Sebastian Kaulitzky/getty images: 34 u., 41

**WIE BEWEGUNG DER SEELE GUTTUT**
Malte Jäger/laif: 42, 43 o.; Lumina/Stocksy: 43 u.; Margaret Vincent/ Stocksy: 44; Jonkmanns/laif: 45

**DIE FITNESS-FORMEL**
Illustrationen: Danae Diaz für GEO WISSEN: 48–53

**DAS RICHTIGE ESSEN FÜR OPTIMALE LEISTUNG**
Adam Voorhes/Gallery Stock: 55; Sam Kaplan/Trunk Archive: 56–57; Levi Brown/Trunk Archive: 58–59; Shana Novak/The Licensing Project: 61

**WARUM LOSLEGEN LEICHTER IST, ALS VIELE DENKEN**
Illustrationen: Tommy Parker/Synergy für GEO WISSEN: 62–66; außer: Deutsche Sporthochschule Köln: 63

**FIT DURCHS LEBEN: DIE BESTEN SPORTARTEN**
Louise Murray/Science Photo Library: 67
Laufen: LPF/Plainpicture: 68; Illustrationen: Eric Tscherne für GEO WISSEN: 69; Guenter Standl/Laif: 69 l. o.; Terje Rakke/Plainpicture: 69 r. o.; Corey Rich/Aurora/Laif: 69 l. u.; Tracy Frankel/Getty Images: 69 r. u.; Hans Berggren/Johnér/Mauritius Images: 70; Inger Diederich: 71
Schwimmen: DAJ/Amana Images/Getty Images: 72, Illustrationen: Eric Tscherne für GEO WISSEN: 73; Technotr/Getty Images: 73o.; Maja Hitij/dapd/ddp images: 73 m.; Pete Saloutos/Blend Images/ Getty Images: 73 u.; Thomas Tolstrup/Iconica/Getty Images: 74; privat: 75
Radfahren: Laura Barisonzi/Gallery Stock: 76; Illustration: Eric Tscherne für GEO WISSEN: 77; Erik Isakson/Tetra Images/Getty Images: 77 o.; go-images/Mauritius Images: 77 u.; Gorfer/Getty Images: 78; privat: 79
Fußball: Photo und Co/Getty Images: 80; Illustrationen: Eric Tscherne für GEO WISSEN: 81, 83; Chris Mc Grath/Getty Images: 81 o.; Doug Pensinger/Getty Images: 81 m.; Christian Charisius/dpa picture-alliance: 81 u.; Ryan Mc Vay/Photodisc/Getty Images: 82; privat: 83
Tennis: Poby: 84; Illustrationen: Mick Klaack für GEO WISSEN: 85, 87; Chris Mc Grath/Getty Images: 85 o.; Feng Li/Getty Images: 85 m.; Jordan Mansfield/Getty Images: 85 u.; Thomas Northcut/Getty Images: 86; Thomas Hauss: 87
Skifahren: Poby: 88; Illustrationen: Mick Klaack für GEO WISSEN: 89, 91; Hakan Hjort/Plainpicture: 89 o.; Wolfgang Ehn/Look-foto/Getty Images: 89 m.; ARachau/stock.adobe.com: 89 u.; Henry Georgi/ Aurora/Laif: 90; privat: 91
Judo: Plainpicture: 92; Illustration: Eric Tscherne für GEO WISSEN: 93; John Lund/Sam Diephuis/Blend Images/Gallery Stock: 93 o.; Ryan Remiorz/empics/dpa: 93 m.; Paul Cunningham/Corbis/ Getty Images: 93 u.; Shutterstock: 94; privat: 95; Illustrationen: Mick Klaack für GEO WISSEN: 95
Klettern: Matt Dutile/Plainpicture: 96; Illustrtationen: Mick Klaack für GEO WISSEN: 97, 99; Design Pics/Lookphotos: 97 o.; Tobias Leipnitz/Plainpicture: 97 m.; R. Mohr/Plainpicture: 97 u.; Moritz Attenberger/Lookphotos: 98; Archiv Eisenhut: 99
Hockey: Xinhua/eyevine: 100; Illustrationen: Mick Klaack für GEO WISSEN: 101, 103; Marcio Jose Sanchez/dpa picture-alliance: 101 o.; Bongarts/Getty Images: 101 m.; John Middlebrook/dpa picture-alliance: 101 u.; Robert Cianflone/Getty Images: 102; Alex Grüber: 103
Kanufahren: Elli Thor Magnusson/Plainpicture: 104; Illustrationen: Mick Klaack für GEO WISSEN: 105, 107; Keith Ladzinski/Aurora/Laif: 105 o.; King Lawrence/Getty Images: 105 u.; Nick Daly /Plainpicture: 106; privat: 107
Fitness: Lori Adamski-Peek/Gallery Stock: 108; Illustrationen: Mick Klaack für GEO WISSEN: 109, 111; Lars Hollander/ Folio Images/Plainpicture: 109 o.; Your Photo Today: 109 u.; Sonja Mueller für Bauerfeind AG: 110; privat: 111

**WAS MACHT EIN GUTES STUDIO AUS?**
Gallery Stock: 112; Cavan Images/Plainpicture: 113, 114 o.; Paul Bradbury/Caiaimages/Plainpicture: 114 u.

**DER PERFEKTE AUSGLEICH**
NYG, www.nudeyogagirl.com: 116–123

**WELCHER SPORT FÜR WELCHES ALTER?**
Illustrationen: Claudia Meitert für GEO WISSEN: 124–127

**FIT FÜR EIN LANGES LEBEN**
Christian Kerber für GEO WISSEN: 128–132

**DER MARATHON-MANN**
Illustrationen: Carolin Löbbert für GEO WISSEN: 134–137

**WIE KANN ICH MEINE LEISTUNG STEIGERN?**
Bertrand Desprez/VU/Laif: 138; Colin Handerson: 138/139, 141 o.; Daniel Jakel: 139 u.; Espen Rasmussen/Panos: 141 u.; Corey Jenkins/ Image Source: 142

**DIE HÄUFIGSTEN BLESSUREN BEIM SPORT**
Illustrationen: Karl Wesker: 144, 146, 147 u., 148, 149 o., 150–152, 154–155; Medical Park AG Amerang: 145; Illustrationen: Karl Wesker für GEO WISSEN: 147 o., 149 u., 153, 156

**3 MÄNNER AM LIMIT**
Merlijn Doomernik: 158; Nyk Ink: 159, 161; Markus Tedeskino: 163; Patrick Fraser/Contour by Getty Images: 164; Peter Peitsch/ Fotofinder: 167; Philip Haynes/Getty Images: 169

**DAS ETWAS ANDERE HOBBY**
Benno Kraehahn für GEO WISSEN: 170–184

**HAND GREIFT GROSSEN ZEH**

Eine klassische Balanceübung, stärkt die Beinmuskeln

*(utthita hasta padangusthasana)*

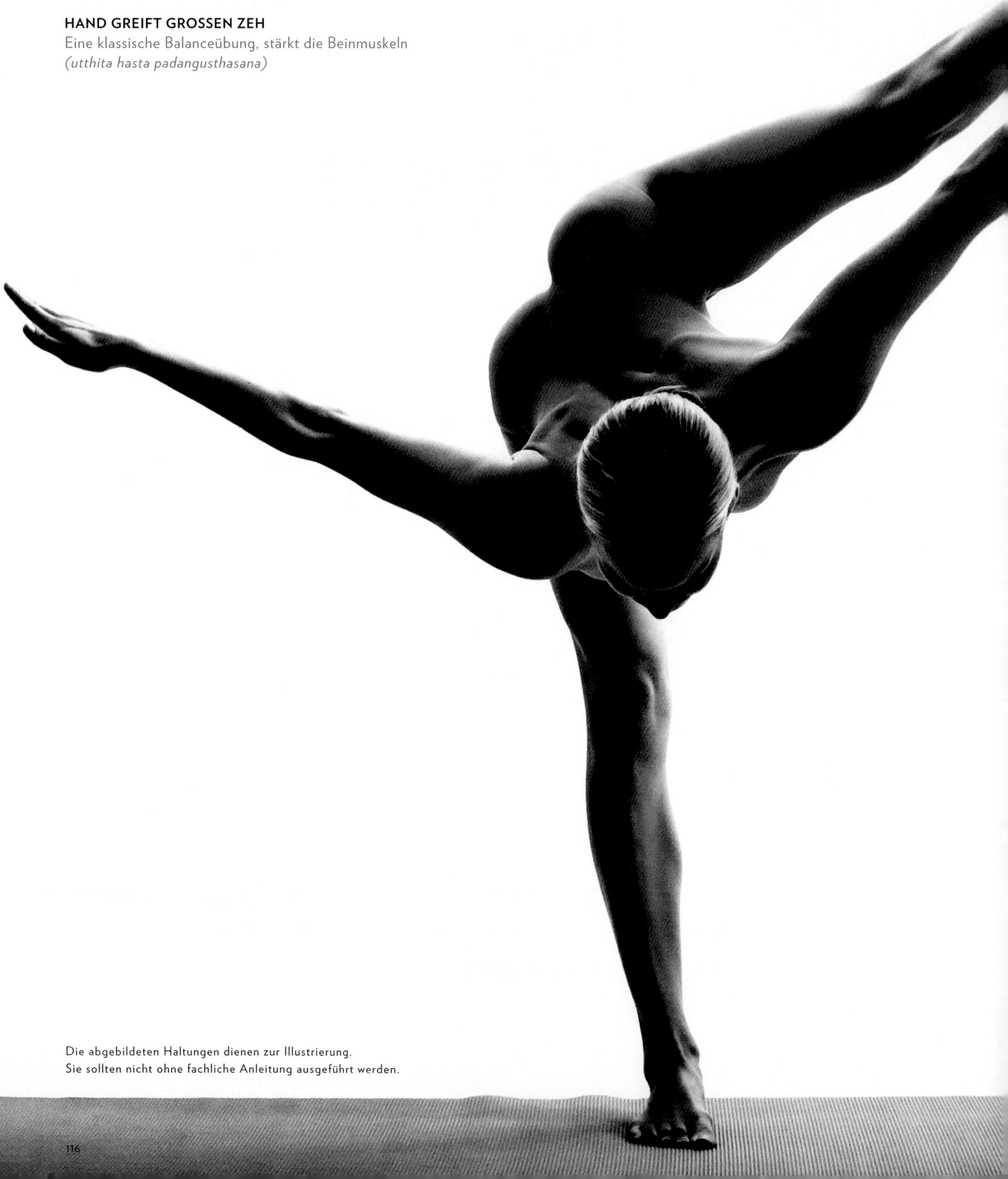

Die abgebildeten Haltungen dienen zur Illustrierung.
Sie sollten nicht ohne fachliche Anleitung ausgeführt werden.

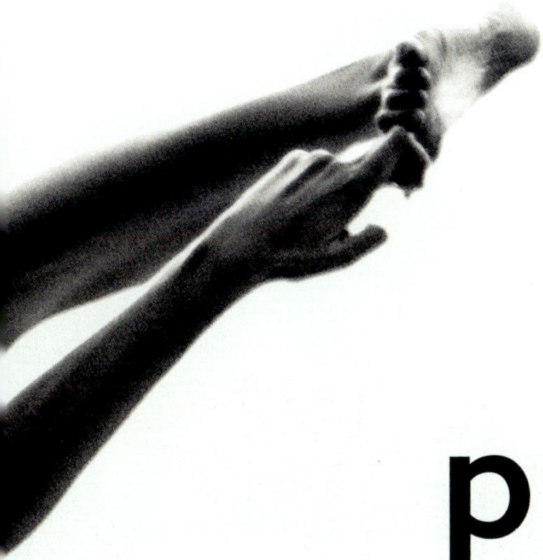

Fotos: **NYG**

Text: **Anna Trökes und Ute Eberle**

# Der perfekte Ausgleich

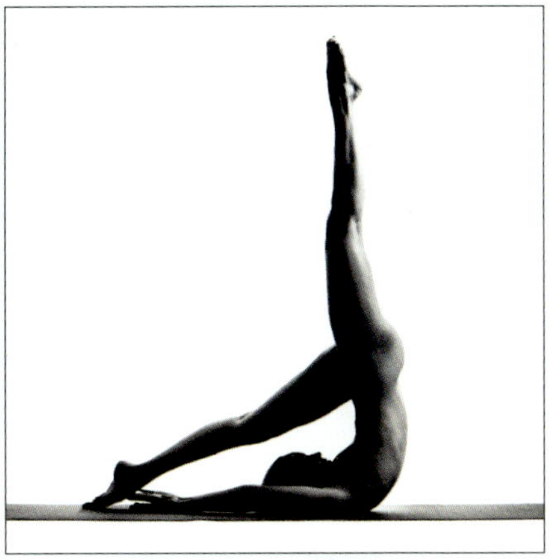

**SCHULTERSTAND-VARIATION**
Löst Nackenverspannungen durch Dehnen der Rückenmuskulatur *(sarvangasana)*

Viele Athleten machen die Erfahrung, dass sie mithilfe von Yogaübungen schnell von sportlichen Belastungen regenerieren und ihre Konzentration schulen. Die zehn hier vorgestellten Yogastile eignen sich besonders für Freizeitsportler

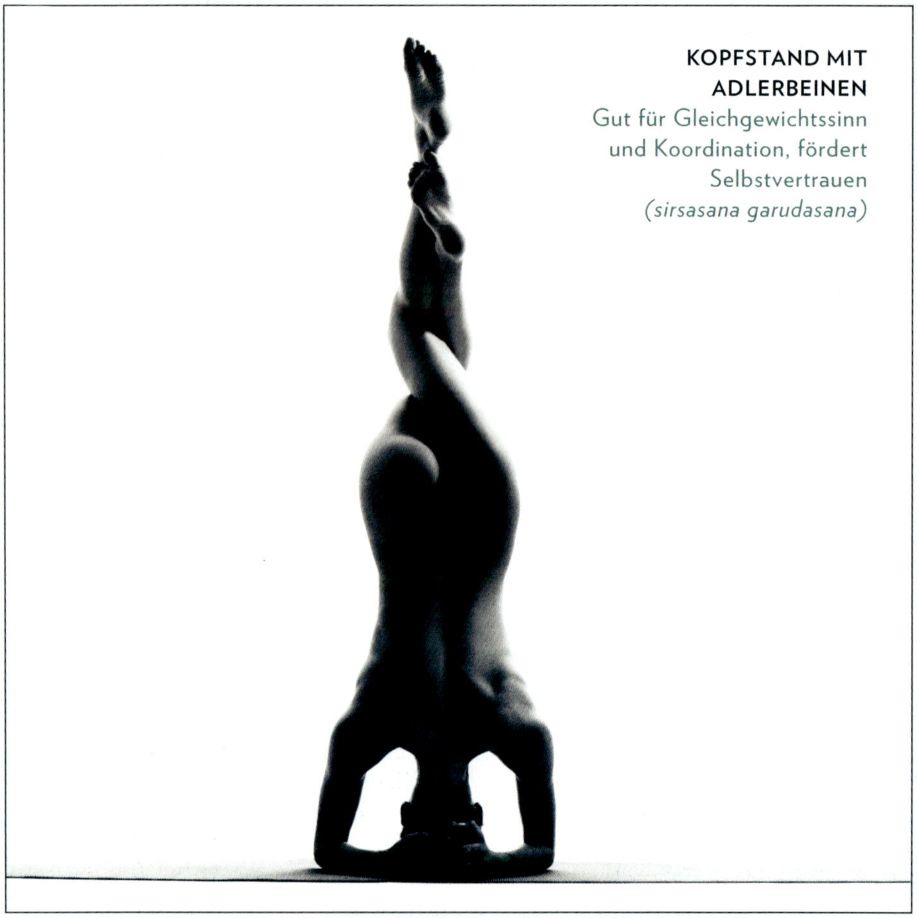

**KOPFSTAND MIT ADLERBEINEN**
Gut für Gleichgewichtssinn und Koordination, fördert Selbstvertrauen *(sirsasana garudasana)*

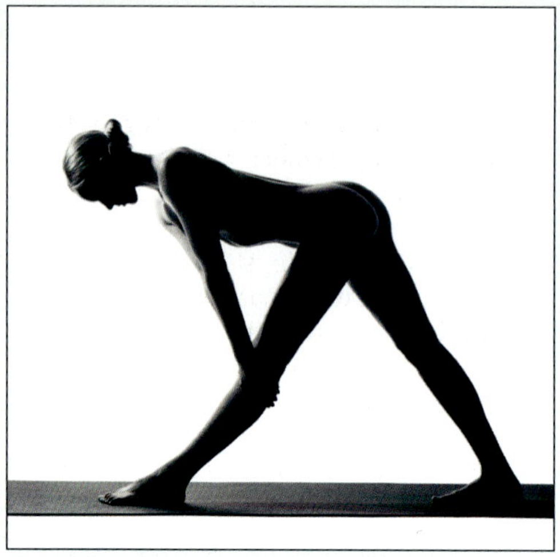

**PYRAMIDE**
Stärkt Lendenmuskeln, Oberschenkel, Hüfte und Schultern *(parsvottanasana)*

**HALBES KAMEL**
Für die Beweglichkeit der Wirbelsäule; Brustkorb wird gedehnt *(ardha ustrasana)*

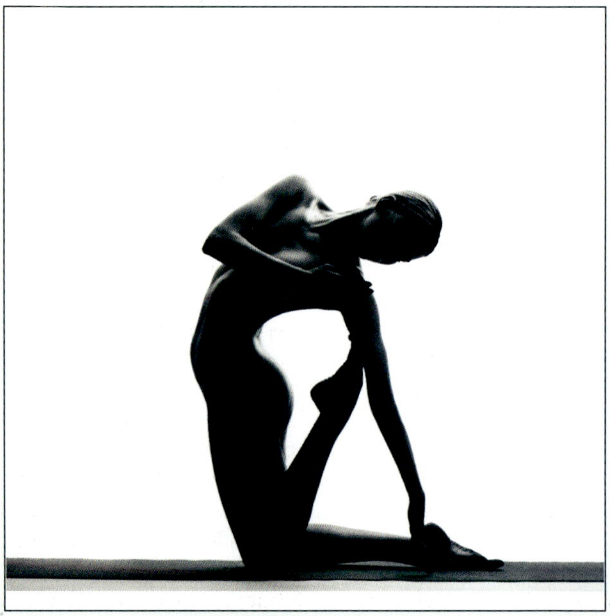

D

Der Basketballer Dirk Nowitzki praktiziert es, der Golfer Martin Kaymer, der Fußballer Bastian Schweinsteiger und das American-Football-Team der Seattle Seahawks: All diese Sportler haben Yoga für sich entdeckt.

Die fernöstliche Kombination aus Körperübungen, Atmung und Meditation ist auch im Westen längst weitaus mehr als nur ein spirituelles Wellness-Programm für Bewegungsfaule. Gerade für Sportler bietet Yoga einen gesunden Ausgleich für ein hartes Training, es kann einseitige Belastungen vermeiden helfen und die Konzentrationsfähigkeit bei Wettbewerben stärken.

Schon seit Langem wissen Trainer und Ärzte von Spitzenathleten, dass sich Yogahaltungen gut dazu eignen, den Körper zu dehnen. Die Übungen wirken vor allem auf das beim Sport oft sehr beanspruchte Bindegewebe, also etwa die Bänder, Sehnen und Faszienhüllen der Muskeln. Dadurch können Aktive schneller regenerieren.

Zudem ist längst klar, dass sich Sportler mit den theoretischen Konzepten des Yoga, mit den Atem-, Konzentrations- und Meditationsübungen auch mental trainieren lassen – etwa um Nervosität und Angst abzubauen und Fehlschläge besser zu verarbeiten.

Aber was genau macht Yoga aus, was bewirkt es, und welche der zahlreichen Yogastile eignen sich für welche Sportarten?

**Als Yoga** vor vermutlich 3500 Jahren in Indien erfunden wurde, suchten seine Anhänger nach einer Lebensphilosophie, die ihnen spirituelle Erleuchtung bringen würde. Vermutlich experimentierten sie damals schon mit ihrem Atem, um die Bedürfnisse des Körpers etwa nach Nahrung zu beherrschen und ihren Geist sowie ihre Emotionen besser zu kontrollieren.

Westliche Forscher ignorierten das auf den ersten Blick ein wenig esoterisch anmutende Yoga lange Zeit fast vollständig. Erst vor einigen Jahren haben Ärzte und Therapeuten ihre Vorbehalte abgelegt und begonnen, systematisch zu untersuchen, was bei den typischen Haltungen (oder *asana*) wie der „Heuschrecke“ oder dem „Krieger“ im Körper abläuft. Zudem erforschen sie, wie sich die Psyche von Menschen verändert, wenn sie sich der uralten Bewegungskunst hingeben.

Offenbar haben die frühen Anhänger dieser Denkschule bei ihren Versuchen, sich zu transzendieren, instinktiv Techniken entwickelt, die tatsächlich die „Kraft nach innen lenken“, wie es heißt – sie fanden also Methoden der Bewegung, Atmung und Meditation, die sich besonders wohltuend auf Körper und Geist auswirken.

Yoga ist ein **wirksames** Mittel, um die Beweglichkeit zu **verbessern**

Denn bei Yoga geht es über die reine Körperbeherrschung hinaus um spezielle Atemtechniken *(pranayama)*: Im Verlauf dieser Übungen holen die Aktiven langsam und tief Luft, oder sie atmen schnell und stoßweise ein und aus. Bei manchen Techniken soll man gezielt durch nur eines der beiden Nasenlöcher Luft holen.

Dieses Konzentrieren auf den Atem ist eines der meditativen Elemente, für die Yoga gerühmt wird. Nicht allein seinen Körper soll ein Aktiver trainieren – sondern auch lernen, in seinen Gedanken innezuhalten, seinen Geist im Hier und Jetzt zu verankern.

Gerade dieses Zusammenspiel von Übungen, Atemtechnik und Meditation macht Yoga so außergewöhnlich – auch in seiner Wirkung auf Körper und Geist. So haben Experten festgestellt, dass es ein sehr gutes Mittel gegen Rückenschmerzen ist. Zwei Drittel der Betroffenen fühlen sich binnen Tagen oder Wochen deutlich besser, wenn sie Yoga betreiben. Ihre Schmerzen lassen nach, ihr Körper wird beweglicher.

Hierbei spielt es offenbar eine wichtige Rolle, dass beim Yoga die Fasern des Bindegewebes gedehnt und Muskeln gestärkt werden – und zudem die Konzentration auf die Atmung und die geistige Versenkung in der Meditation Veränderungen im zentralen Nervensystem auslösen. Denn Yoga-Übungen kurbeln die Produktion eines wohltuenden Neurotransmitters an, der Schmerzgefühle dämpft.

Umgekehrt sinkt der Spiegel des Stresshormons Kortisol. Studien haben ergeben, dass Yoga die Prozesse abmildert, die bei Stress im Körper ablaufen. Darauf hat das konzentrierte Ein- und Ausatmen offenbar einen entscheidenden Einfluss.

Zudem scheint Yoga sogar die Produktion von Wirkstoffen zu steigern,

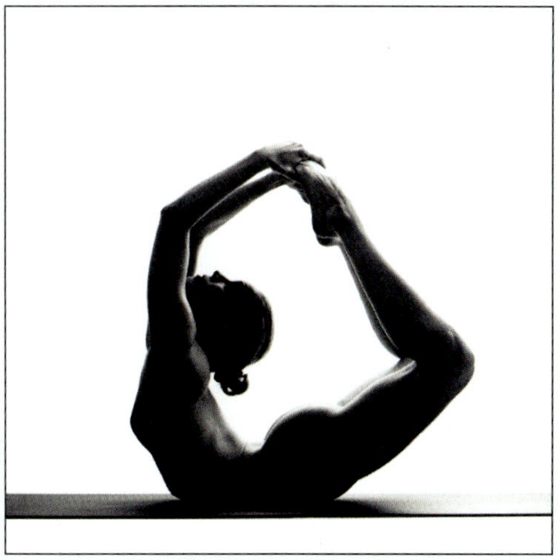

**BOGEN**
Massiert die Bauchorgane und dehnt diverse Muskelgruppen *(dhanurasana)*

die den Alterungsprozess bremsen. In einer Studie erhöhte sich durch Übungen unter anderem die Aktivität eines Enzyms namens Telomerase, das die Zellalterung verlangsamt.

Etliche Studien belegen mittlerweile die vielen positiven Effekte von Yoga. So verbessert regelmäßiges Training die Blutzuckerwerte bei Diabetikern, es beruhigt den Schlaf, stärkt vermutlich die Immunabwehr und vermag den Blutdruck ebenso stark zu senken wie manches Medikament.

Allerdings stimmt nicht alles, was dem vermeintlichen Wundersport Yoga nachgesagt wird. So behaupten manche Fans, dass man bei einer Trainingsstunde mehr als 600 Kilokalorien verbrenne – tatsächlich aber verbraucht der Körper beim meditativen Dehnen und Bewegen kaum mehr Kalorien als bei einem gemütlichen Stadtbummel (bei einem 60 Kilogramm wiegenden Menschen wären das gut 200 Kilokalorien in der Stunde).

Überdies ist Yoga nicht in all seinen Varianten für jeden gesund. Wer es falsch betreibt oder gerade zu Anfang überehrgeizig ist, riskiert mitunter Verletzungen. So setzen bestimmte Stellungen den Körper großen mechanischen Kräften aus.

US-Forscher in Kalifornien haben mit Hochgeschwindigkeitskameras Probanden aufgenommen, die Yogaübungen praktizierten. Anhand des Filmmaterials konnten sie genau ana-

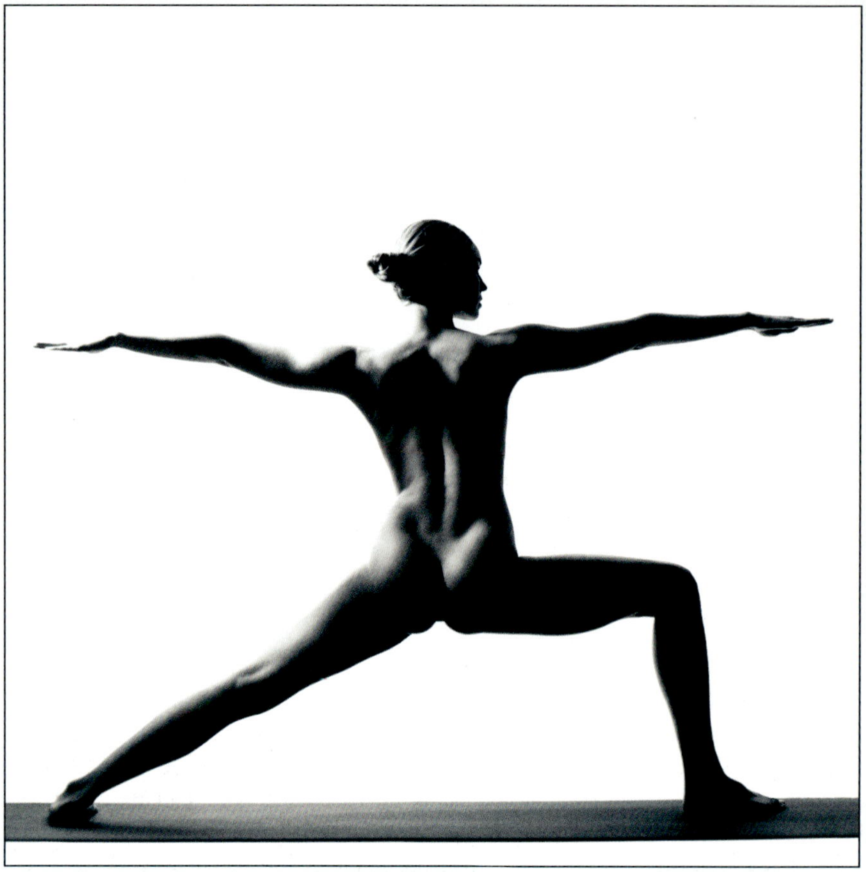

**DER KRIEGER II**
Stärkt Balance und Standfestigkeit, öffnet Schultern und Brust *(virabhadrasana II)*

lysieren, welche Muskeln und Gelenke in welcher Phase am stärksten zum Einsatz kommen.

Dabei erkannten die Wissenschaftler, dass die Gelenke und Gliedmaßen in der Regel gar nicht während der Übungen belastet werden, sondern vielmehr dann, wenn die Aktiven von einer Pose zur nächsten wechseln.

Gerade in diesen Augenblicken (die viele Praktizierende als eher unwichtig wahrnehmen dürften) droht ein erhöhtes Verletzungsrisiko.

Tatsächlich sind unter den Praktizierenden manche Verletzungen – etwa Muskelzerrungen und Bänderrisse – recht verbreitet. Und auch Gelenke und Wirbel können überlastet werden.

Bedenklich sei zudem, so eine Warnung des „Deutschen Ärzteblatts", dass Übende solch drohende Schäden in der Regel zunächst nicht erspürten. Stellten sich die Schmerzen jedoch einmal ein, sei es meist zu spät – und der Schaden chronisch.

Leichter Dehnungsschmerz, der auch beim Stretching auftritt und als ein Ziehen beschrieben werden kann, ist allerdings nicht bedenklich, sondern ein erwünschtes Phänomen.

Mithilfe der von den kalifornischen Forschern gewonnen Daten können Yogalehrer nun noch viel präziser auf die körperlichen Besonderheiten einzelner Schüler Rücksicht nehmen.

Ein gut ausgebildeter Übungsleiter, der Fehlhaltungen individuell erkennt und korrigieren kann, ist ohnehin der beste Schutz vor Blessuren. Da die Berufsbezeichnung jedoch nicht geschützt ist, sollte man die Qualifikationen genau prüfen. Wenn ein Kursleiter zum Beispiel Mitglied im Berufsverband der Yogalehrenden in Deutschland ist, bedeutet das im Normalfall, dass er eine mindestens zweijährige Ausbildung aufweisen kann.

Ein guter **Yogalehrer** ist der beste **Schutz** vor Fehlhaltungen

Zudem sollte man sich nicht (etwa von anderen Kursteilnehmern) dazu verleiten lassen, seine Glieder zu schnell oder zu stark zu verbiegen. Denn falscher Ehrgeiz ist eine der Hauptursachen für Verletzungen.

Neue Erkenntnisse legen nahe: Eher mildes, regelmäßiges Stretching, kombiniert mit Muskeltraining, erhöht die körperliche Beweglichkeit weitaus besser als übertriebenes Zerren an den Sehnen bis über die Schmerzgrenze.

Die positiven Effekte des Yoga lassen sich für Sportler vor allem mittels Hatha-Yoga und den von ihm abgeleiteten Stilen nutzen. Hatha-Yoga ist eine Variante, die sich vom 10. Jahrhundert an in Indien entwickelt hat. Seither wurde sie immer wieder erneuert und die Posen den Bedürfnissen der Übenden angepasst.

Das heutige Hatha-Yoga vereint die seit Jahrhunderten überlieferten Körperhaltungen und Atemübungen mit indischer Kampfkunst, deutscher Atemlehre aus den 1920er Jahren sowie moderner Physiotherapie. Eine enge Beziehung besteht auch zur altindischen Heilkunst Ayurveda. In beiden Disziplinen soll der Energiefluss im Körper auf eine Weise angeregt werden, die den gesamten Stoffwechsel aktiviert und so die Gesundheit des ganzen Organismus fördert.

Die Übungspraxis des Hatha-Yoga umfasst neben den Bewegungen und Haltungen auch viele Elemente, die der Konzentration und Meditation dienen. Die folgenden zehn Stile sind für Sportler besonders interessant.

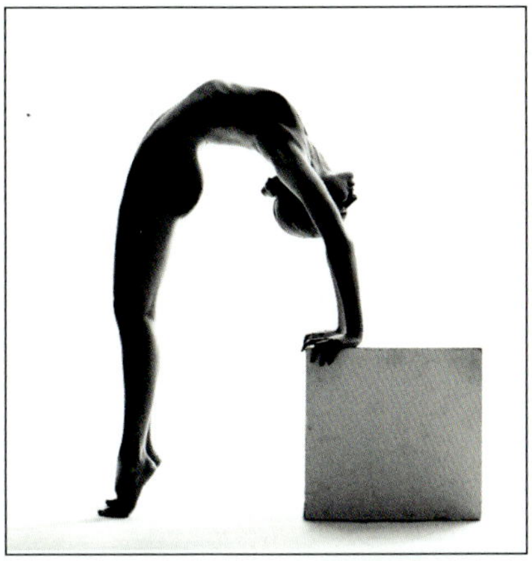

**RÜCKWÄRTSBEUGE**
Ermöglicht ein tiefes Einatmen, löst Schulterverspannungen *(anuvittasana)*

## ANASURA-YOGA

### Neue Kraft für Büromenschen

Ein junger, kraftvoller Yogastil, der sich aus dem Iyengar-Yoga (siehe Seite 122) entwickelt hat. Großer Wert wird auf präzise Anweisungen gelegt, sowohl für das Einnehmen einer Position als auch das Herauskommen aus der jeweiligen Stellung. Anasura-Yoga orientiert sich an der Biomechanik des meist sitzenden Menschen und kann daher Büroarbeitern helfen, sich wieder besser aus- und aufzurichten; ein kräftigender Muskelaufbau und eine gute Dehnfähigkeit sind das Ziel. Festgefahrene Denk- und Bewegungsmuster sollen aufgebrochen werden. Positionen, Atemübungen und Entspannungsphasen sind so aufeinander abgestimmt, dass Atmung und Energie möglichst wieder ungehindert fließen können. Anasura-Yoga ist besonders geeignet für Sportarten, bei denen Koordinationsfähigkeit, exakte Bewegungsabläufe oder ein hoher Grad an Konzentration wichtig sind, wie beim Golf, beim Schwimmen und Laufen.

## ASHTANGA-YOGA

### Tanz des Atems

Diese körperlich sehr dynamische Übungspraxis folgt dem Rhythmus des Atems und wird daher auch „Tanz des Atems mit dem Körper" genannt. Eine Reihe verschiedener Positionen *(asana)* sind dabei zu schrittweise schwerer werdenden, genau strukturierten Übungssequenzen (den Serien) zusammengefasst. Jeder Teilnehmer praktiziert nach seinen eigenen Möglichkeiten und wird vom Lehrer individuell angeleitet. Die fließend ausgeführten Sequenzen fördern auf eine harmonische Weise nicht nur Flexibilität und Koordination, sondern auch Kraft und Ausdauer. Jede Stunde endet mit einer Entspannungsphase. Ashtanga-Yoga gilt als Grundlage für das noch dynamischere Power-Yoga (oder Dynamic-Yoga). Durch die Entwicklung aller körperlichen Grundfertigkeiten eignet es sich als Ausgleich zu unterschiedlichsten Sportarten; besonders beliebt ist es bei Kletterern, Surfern und Läufern.

**HERABSCHAUENDER HUND**
Dehnt Bänder und Sehnen, hilft bei Erschöpfung *(adho mukha svanasana)*

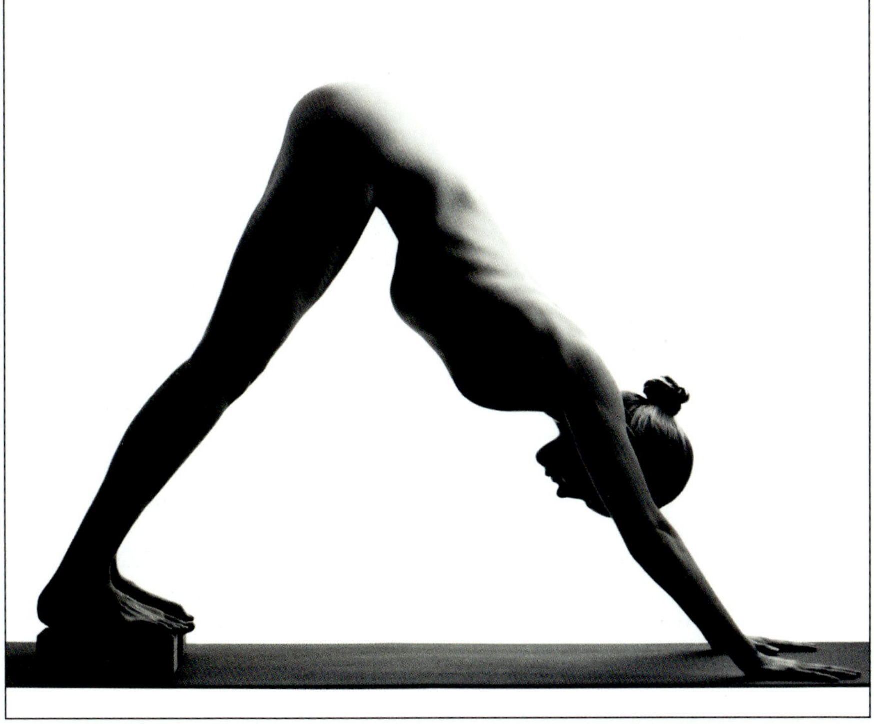

## FASZIEN-YOGA

### Elastizität für das Bindegewebe

Bei diesen Übungen verharren die Teilnehmer nicht längere Zeit in einer bestimmten Pose – stattdessen wird der Körper ständig in verschiedene Winkel gedehnt, um insbesondere das Bindegewebe zu aktivieren – jenes System aus Fasern, Zellen in geleeartiger Masse, das all unsere Organe, Muskeln und Knochen umschließt. In die fließenden Übungen sind auch wippende, federnde und schwunghafte Elemente eingebaut, um Faszien überall im Körper anzusprechen und Verspannungen zu lösen. Auf diese Weise soll das Bindegewebe spannkräftig und elastisch bleiben – und somit den Körper geschmeidiger machen. Faszien-Yoga ist besonders geeignet zum Ausgleich von Sportarten, bei denen Bindegewebe und Muskulatur Gefahr laufen, sich durch einseitige (Golf, Tennis, Radfahren) oder abrupte Bewegungen (Fußball, Handball, Squash) zu verhärten und zu verkürzen.

**DER KRIEGER** Diese Variante dehnt Bauch und Schultern, macht die Hüfte flexibel *(virabhadrasana)*

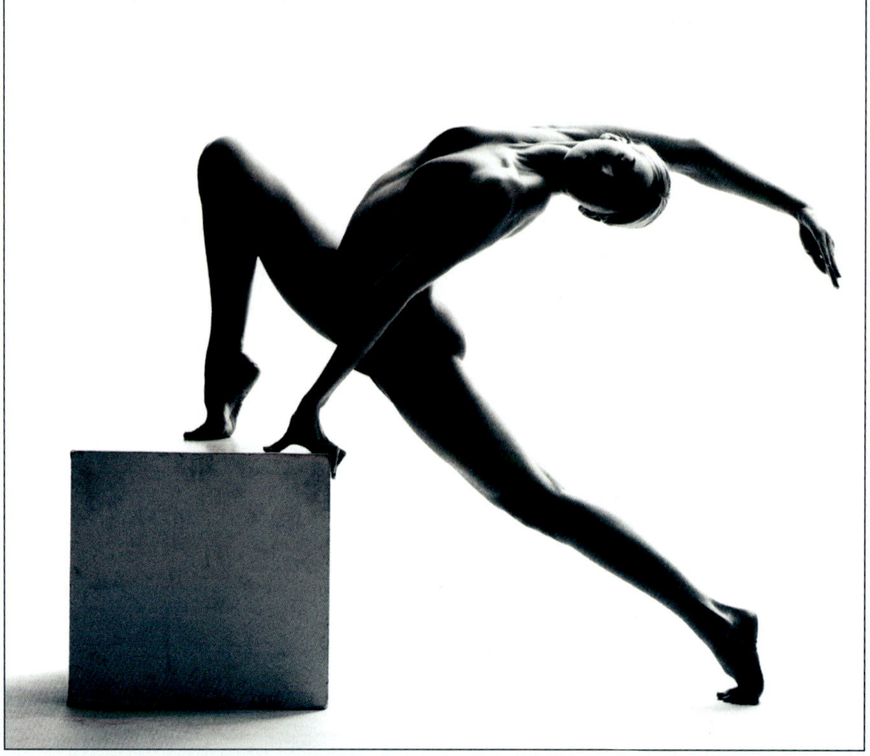

## FLOW-YOGA

### Bewegung im Fluss

Ein Yogastil, bei dem eine Haltung anmutig fließend in die nächste übergeht, Bewegung und tiefe Atmung gleichsam miteinander verschmelzen sollen. Die „Flows" können wechselweise eher dynamisch, meditativ oder kraftvoll ausgeführt werden. Die Übungen sollen Präsenz und Konzentration schulen, Ziel ist ein intensiveres Körpergefühl, der Abbau von Stress und eine Erhöhung der Belastbarkeit. Durch die fließenden Bewegungen und das mehrfache Hinein- und Herausgleiten in die und aus den Positionen soll zudem das muskuläre Zusammenspiel verbessert werden. Flow-Yoga ist damit ein guter Ausgleich für alle schnellen Sportarten mit abrupten Bewegungen wie etwa Fußball, Handball, Basketball oder Squash – und eine ideale Vorbereitung für Sportarten mit fließenden Bewegungen wie Gymnastik, Tanz oder Schwimmen.

## IYENGAR-YOGA

### Für den Energiefluss im Körper

Dieser wenig spirituelle Yogastil verlangt eine sehr genaue Ausführung der Körperhaltungen und eine exakte Ausrichtung der Gelenke. Daher legt der Entwickler, der Inder Bellur Krishnamachar Sundararaja Iyengar, Wert auf eine langjährige Ausbildung der Lehrenden. Die einzelnen Stellungen werden nicht nur akkurat eingenommen, sondern auch längere Zeit gehalten. Das soll eine optimale Dehnung der Faszien bewirken und den Energiefluss im Körper verbessern. Anders als bei anderen Stilen werden Hilfsmittel wie rutschfeste Matten, Decken, Gurte und Klötze eingesetzt. Durch die langsamen und genauen Anleitungen wirkt Iyengar-Yoga insbesondere auf die Balance von Agonisten und Antagonisten in der Muskulatur (etwa auf das Zusammenspiel von Beuger und Strecker im Oberarm). Das fördert die Harmonisierung von Bewegungsabläufen und das Körperbewusstsein, während das Risiko von Verletzungen vermindert wird. Iyengar-Yoga eignet sich besonders für Sportarten, in denen die Präzision der Bewegung wichtig ist, wie Bogenschießen oder Reiten, aber auch für Kraftsport. Es ist zudem hilfreich als begleitende Therapie bei der Behandlung von Sportverletzungen.

## MEDICAL YOGA

### Zusammenspiel der Gelenke

Dieser Yogastil verbindet das klassische Hatha-Yoga mit dem Konzept der Spiraldynamik, einer speziellen Haltungs- und Bewegungstherapie. Eine präzise Ausrichtung in den Haltungen soll Fehl- und Überbelastungen aufdecken und den Übenden zu günstigeren Bewegungsmustern verhelfen. Einer Überbelastung der Lendenwirbelsäule (etwa infolge einer verminderten Drehfähigkeit der Brustwirbelsäule) wird beim Medical Yoga nicht durch den beim Yoga oft praktizierten, bandscheibengerechten Sonnengruß entgegengewirkt, sondern durch eine Mobilisierung des Brustkorbs. Im Mittelpunkt der Übungen steht das Ausrichten des gesamten Körpers – vor allem das Zusammenspiel der Gelenke, um muskuläre Dysbalancen auszugleichen, wie sie bei eher einseitigen Sportarten wie Handball oder Badminton auftreten. Damit ist dieser Stil eine geeignete Prävention und Ergänzung für Sportarten, die mit hohem Druck oder Schwung Wirbelsäule und Gelenke belasten. Zudem ist das präzise Einüben von Drehungen ideale Vorbereitung für das Golfspiel.

## SIVANANDA-YOGA

### Meditation und Mantren

Dieser Stil lehrt nicht nur bestimmte Positionen, sondern vermittelt darüber hinaus eine Lebensweise, zu der auch vegetarische Ernährung sowie Meditation gehören. Die Positionen mit Rück- und Vorbeugen, Drehungen und Umkehrhaltungen werden in der Regel traditionell unterrichtet – also stets ergänzt durch Atemübungen, Tiefenentspannung und Meditation, zum Teil auch mit dem Aufsagen oder Singen von Mantren. Typisch ist die sogenannte Rishikesh-Reihe, die aus einer Grundformel von zwölf festgelegten Grundübungen und Atemtechniken besteht, die vielfach variiert werden können. Die Abfolge der Bewegungen kann ein guter Ausgleich zu all jenen Sportarten sein, die bestimmte Muskelgruppen eher einseitig fordern, etwa Tennis oder Fußball.

## VINI-YOGA

### Gut bei Verletzungen

Ein wesentlicher Grundsatz des Vini-Yoga lautet, dass sich die Übungen dem Menschen anzupassen haben und nicht umgekehrt. Daher ist Vini-Yoga weniger ein eigener Stil, sondern die Kunst, die Haltungen individuell auf die Bedürfnisse des Einzelnen auszurichten, frei von Akrobatik und religiösen Bezügen. Im Unterricht liegt der Fokus auf der Einzelarbeit – zunächst angeleitet durch einen Lehrer, dann über einige Wochen eigenständiges Üben. Vini-Yoga ist ein eher therapeutisch ausgerichteter Stil, der sich auch an Ältere richtet, aber zudem besonders für Menschen geeignet ist, die sich im Training verletzt haben.

*Gut zu wissen*

**Herkunft**

Das in Indien erdachte Yoga sollte ursprünglich der spirituellen Erleuchtung dienen.

**Entwicklung**

Die heutigen Stile sind meist eine Kombination aus Bewegung, Atmung und Meditation.

**Heilung**

Zahlreiche Körperstellungen (asana) können bei Rücken- oder Gelenkproblemen hilfreich sein.

Außerdem ist er empfehlenswert für all jene Athleten, die bei ihrer Sportart an Grenzen stoßen: Denn die individuellen Übungen können dabei helfen, Bewegungsabläufe neuer Disziplinen einzuüben – und zu erkennen, was einem guttut und was nicht.

## YIN-YOGA

### Für mehr Geschmeidigkeit

Yin-Yoga ist ein sehr ruhiger, nach innen gerichteter, eher meditativer Yogastil. Geübt wird mit viel Zeit und Hingabe, nicht „Machen und Tun" steht im Vordergrund sondern das „Präsentsein" – die körperliche und mentale Innenwahrnehmung dessen, was ist. Die Stellungen werden am Boden geübt und dort einige Minuten lang möglichst entspannt und mit wenig Krafteinsatz passiv gehalten, oft unterstützt durch Hilfsmittel. Die Übungen wirken insbesondere auf die Faszien ein und sollen den Körper geschmeidiger machen, dessen Bewegungsmöglichkeiten kontinuierlich und schonend erweitern und die Gelenke und Bandscheiben entlasten. Daher eignet sich Yin-Yoga insbesondere für alle Sportler mit starken Verkürzungen der Faszien und Muskeln wie etwa Fußballer, Rennradfahrer, Läufer und Kraftsportler. Außerdem ist der Stil ein perfekter Ausgleich für Sportarten mit abrupten Bewegungen wie Squash, Badminton, Tennis oder Handball.

## YOGA DER ENERGIE

### Die Wahrnehmung verbessern

Dieser Stil vereinigt alle Techniken des Hatha-Yoga: Körperhaltungen, Atemübungen, Mantras und Meditation. Er zeichnet sich durch fließende Bewegungsabläufe aus, wobei die Übungen den Schwerpunkt auf das Aktivieren und Lenken des Energieflusses legen. Im Fokus steht dabei vor allem die äußerst genaue Synchronisierung von Atem und Bewegung. Durch stete Übung soll es zu einer Verfeinerung der Wahrnehmung des Körpers als Ganzem kommen. Besonders die Innenwahrnehmung etwa

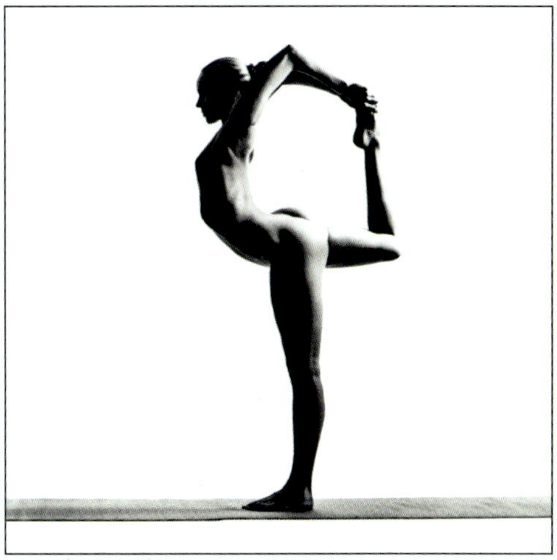

**DER TÄNZER** Stärkt die Rumpfmuskulatur *(natarajasana)*

von Muskeln, Sehnen und Gelenken soll sich verbessern, ebenso die Konzentrationsfähigkeit. Yoga der Energie ist besonders geeignet für Sportarten, die große Präzision und mentale Kraft erfordern, wie etwa Klettern, Tanzen, aber auch Tauchen (besonders Apnoetauchen), (Extrem-)Bergsteigen und alle Arten von Wettkampfsport.

**Angeboten werden Kurse** in den jeweiligen Yogastilen vor allem in Fitness-Studios, an Volkshochschulen sowie in privaten Yoga-Instituten. Bei der Wahl des Stils gilt es, auf mehrere Dinge zu achten: Ist der Anbieter qualifiziert? Welche Art der Bewegung – sanft oder eher dynamisch – sagt mir am meisten zu? Ist mir der spirituelle Faktor wichtig?

Doch letztlich muss niemand schon Sportler sein, um von den positiven Effekten der fernöstlichen Bewegungskunst zu profitieren. Yoga kann auch der Einstieg in eine sportlich aktivere Lebensweise sein – noch dazu ein ausgesprochen gesunder. ○

**ANNA TRÖKES** ist eine der profiliertesten Yogalehrer-Ausbilderinnen im deutschsprachigen Raum und Autorin u. a. von »Yoga für den Rücken« und »Das große Yogabuch«. **UTE EBERLE** ist Wissenschaftsjournalistin in Baltimore, USA. Hinter dem Kürzel **NYG** (für »Nude Yoga Girl«) verbirgt sich eine junge Engländerin, die auf Instagram Selbstporträts beim Yoga veröffentlicht.

# Welcher Sport für welches Alter?

Bewegung ist lebenslang wichtig, doch 20-Jährige bringen dafür andere Voraussetzungen mit als 80-Jährige. Der Gesundheitsexperte **Prof. Dr. Ingo Froböse** erklärt, welche Sportart sich für welche Lebensphase besonders eignet

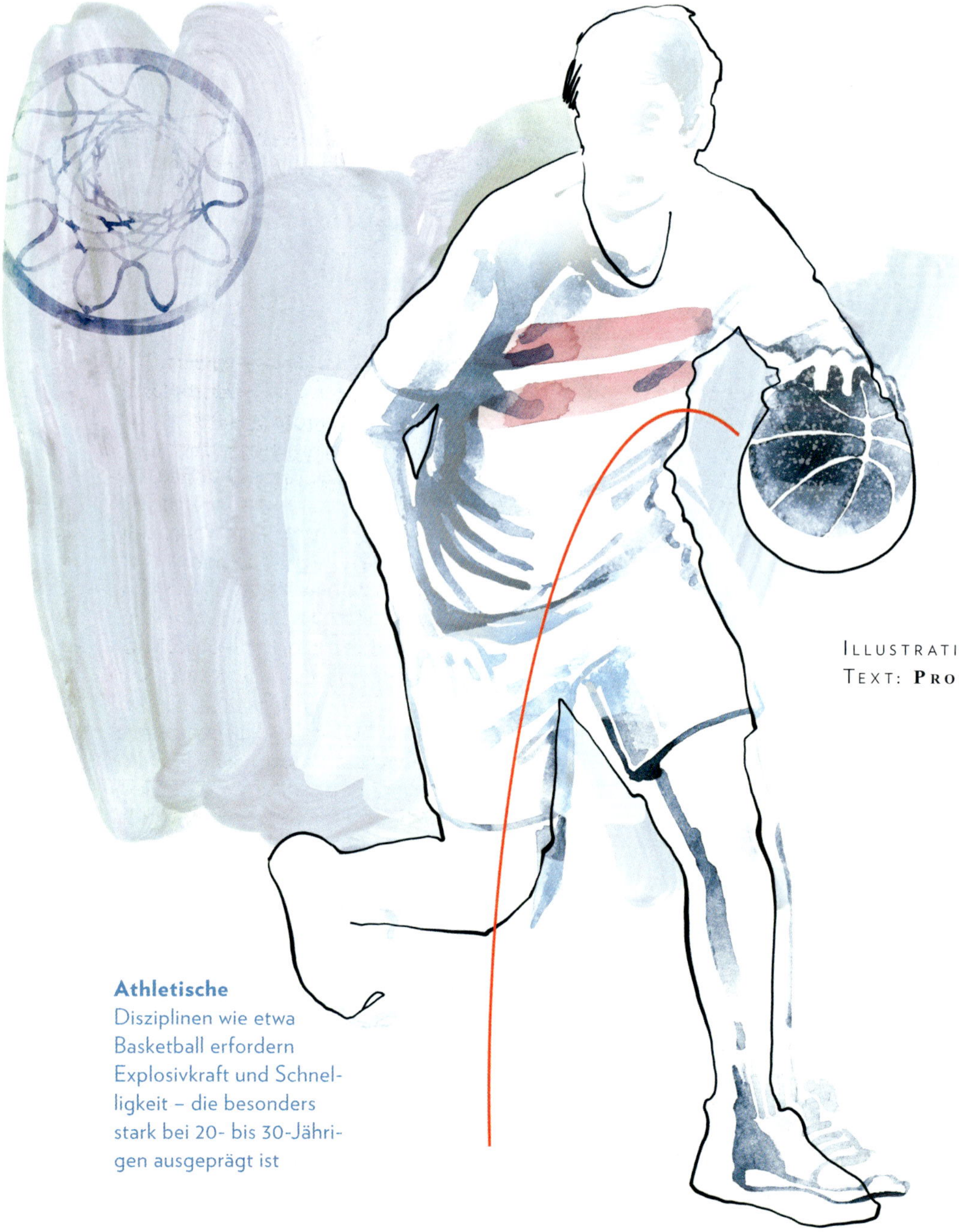

**Athletische** Disziplinen wie etwa Basketball erfordern Explosivkraft und Schnelligkeit – die besonders stark bei 20- bis 30-Jährigen ausgeprägt ist

ILLUSTRATIONEN: CLAUDIA MEITERT
TEXT: PROF. DR. INGO FROBÖSE

## 20 BIS 30 JAHRE

Mit dem 20. Lebensjahr haben Männer und Frauen in allen Bereichen ihre volle Leistungsfähigkeit erreicht. Das folgende Jahrzehnt zeichnet sich vor allem durch die optimale Trainierbarkeit von Schnelligkeit, Explosivität und Kraft aus. Denn der Anteil jener Muskelfasern, die schnell und kräftig arbeiten, ist nun – gemes-

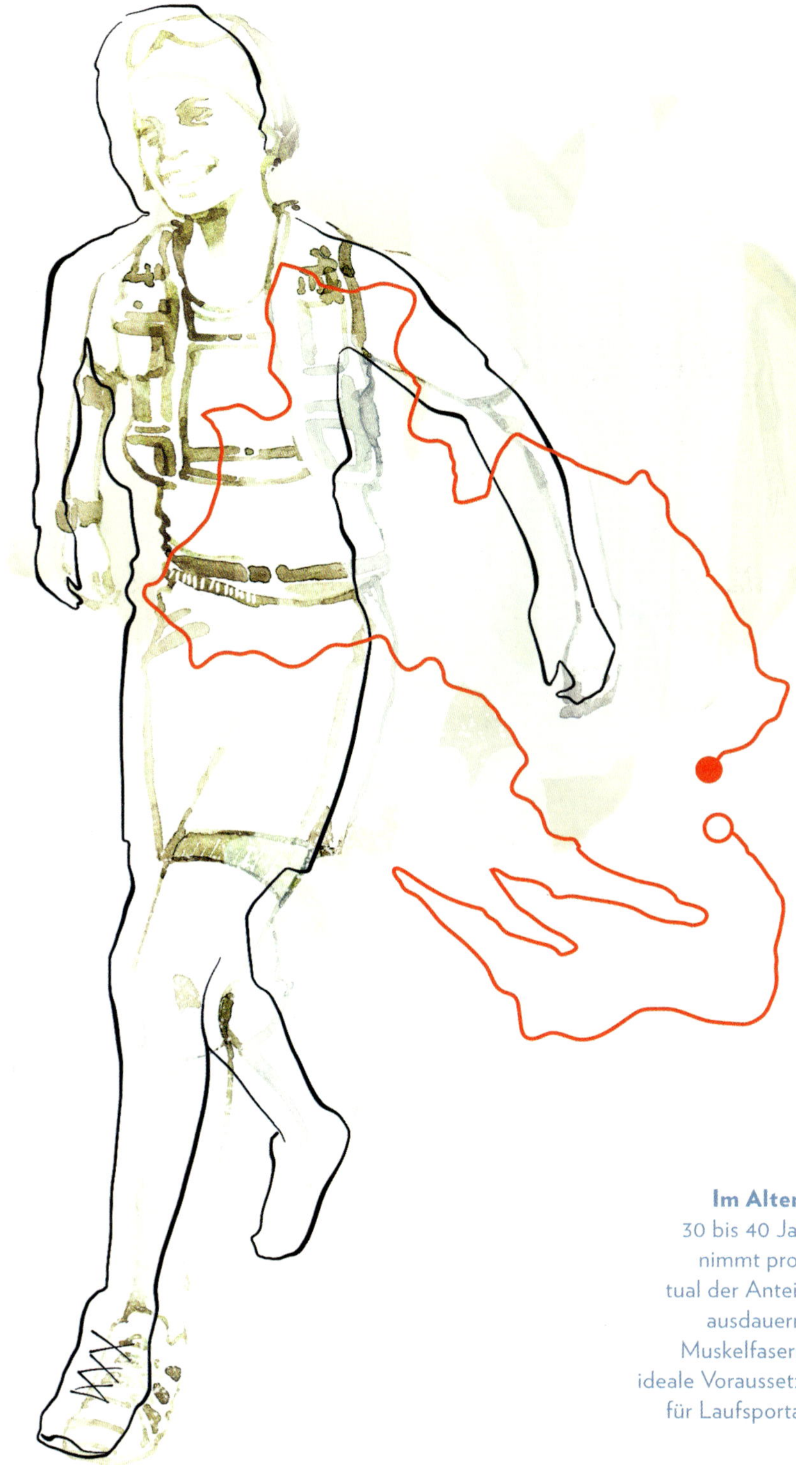

**Im Alter** von 30 bis 40 Jahren nimmt prozentual der Anteil der ausdauernden Muskelfasern zu, ideale Voraussetzung für Laufsportarten

sen an der Gesamtmuskulatur – besonders hoch.

Das ist auch der Grund, weshalb athletische Sportarten wie Sprint, Hochsprung oder Basketball stark von Aktiven dieser Altersklasse dominiert werden. Schon mit dem 30. Lebensjahr müssen manche Menschen aufgrund ihrer nachlassenden Athletik ihr Training und ihr Spiel umstellen; Grund dafür sind Veränderungen in der Zusammensetzung ihrer Muskeln.

Zwischen ihrem 20. und 30. Geburtstag erzielen Athleten oft Spitzenleistungen in koordinativ anspruchsvollen Sportarten wie Skateboard, Parcouring oder Wildwasserkajak. Neue Bewegungsmuster können in dieser Zeit gut und schnell erlernt werden, weil das Gehirn Höchstleistung erbringt. Außerdem werden ausreichend Hormone produziert, die für das muskuläre Wachstum wichtig sind, sodass Krafttraining in diesen Jahren eine besonders gute Wirkung zeigt.

Auch Ballsportarten wie Fußball oder Handball bieten sich in dieser Dekade an, denn die Verletzungsanfälligkeit ist vergleichsweise gering. Muskeln, Bänder und Gelenke regenerieren recht schnell; Stöße, Stürze und Rempler können ihnen nicht viel anhaben.

Bei Sportarten mit einseitigen Belastungen wie Badminton, Tennis oder Squash sollte jedoch auf eine ausgewogene muskuläre Kräftigung beider Körperseiten geachtet werden, etwa durch Übungen mit dem Latexband.

## 30 BIS 40 JAHRE

Viele Männer und Frauen reduzieren in diesem Alter ihre sportlichen Ambitionen, da sie nun beruflich und oft auch familiär stark belastet sind. Explosivkraft und Schnelligkeit haben zudem ihr Maximum überschritten. Der Anteil der schnellen Muskelfasern nimmt langsam ab, umgekehrt verfügt man nun über mehr langsame, dafür aber ausdauernde Fasern.

In diesem Jahrzehnt kommen insbesondere Ausdauersportarten wie Mountainbiking, Hindernisläufe, Trail-Running oder Nordic Blading (Langlauf auf Rollen) infrage.

Die stellen hohe Anforderungen an die Ausdauer, aber setzen auch koordinative Reize. Auf langen Strecken können Sportler noch so manchen Jüngeren hinter sich lassen.

Für Aktive gilt es, die motorischen Fähigkeiten wie Kraft und Koordination weiterhin gezielt zu fördern. Da dem Schnellkrafttraining keine so große Bedeutung mehr zukommt, ist es sinnvoll, sich mehr dem funktionellen Krafttraining zuzuwenden.

Infrage kommen Functional Training – also Übungen zur ganzheitlichen Stabilisierung von Muskeln oder Muskelgruppen in komplexer Bewegung – oder Outdoor-Fitnesskurse

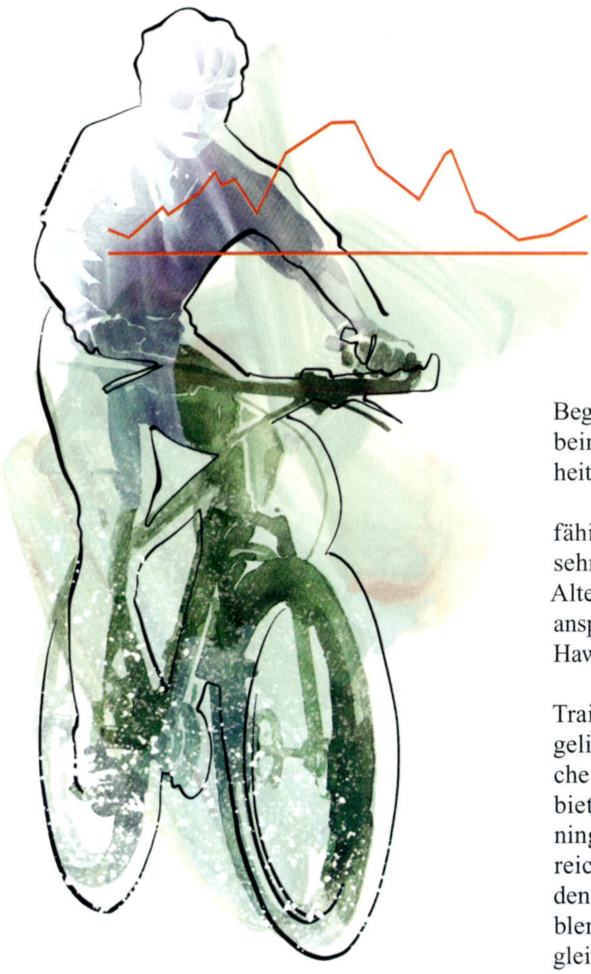

**Mountainbiking** erhält im mittleren Lebensalter die Fähigkeit zur Ausdauer

wie etwa Laufen, verbunden mit abwechslungsreichen Kräftigungseinheiten. Beide Sportarten sind ideal, um die Muskulatur weiterhin zu stärken.

Auch das Bouldern, das nicht nur Kraft fordert, sondern auch Beweglichkeit und Koordinationsvermögen fördert, ist für diese Altersgruppe geeignet. Zur Verbesserung koordinativer Fähigkeiten bieten sich auch Sportarten wie Windsurfen, Kiteboarden oder im Winter das Freeriden (Skifahren im Gelände) an. Je vielseitiger die Anreize für den Körper, desto besser.

## 40 BIS 50 JAHRE

In diesem Lebensabschnitt zeigt der Körper nun erste muskuläre und konditionelle Schwächen, die dem Alterungsprozess geschuldet sind. Um solche Probleme zu bekämpfen, sollte man wieder etwas aktiver werden. Allerdings ist besonders nach einer längeren, eher inaktiven Phase oder vor Beginn neuer Belastungen ein Besuch beim Arzt zu empfehlen, um gesundheitliche Risiken auszuschließen.

Vor allem die Ausdauerleistungsfähigkeit kann in diesem Alter noch sehr gut ausgeprägt sein. So lag der Altersdurchschnitt der Athleten beim anspruchsvollen Ironman-Triathlon auf Hawaii über längere Zeit bci 42 Jahren.

Hat sich im bisherigen Leben eine Trainingsroutine eingespielt, sollte es gelingen, regelmäßig viermal die Woche aktiv zu sein. Für den Krafterhalt bieten sich Fitnesskurse, Gerätetraining oder Freihanteltraining an. Ausreichend Kraft und Stabilität helfen, den häufiger auftretenden Rückenproblemen vorzubeugen und einen Ausgleich zum Alltagsstress zu schaffen.

Outdoor-Sportarten wie Mountainbiking, Wandern oder Klettern bieten eine gute Möglichkeit, den Kopf frei zu bekommen und auch mit Gleichgesinnten aktiv zu werden. Für die eigene Motivation ist das ohnehin sehr hilfreich.

Auch in diesem Alter sind noch exzellente Leistungen möglich – und es macht vielen Männern und Frauen Freude, sich immer mal wieder selbst herauszufordern.

## 50 BIS 60 JAHRE

Die Leistungsunterschiede zwischen den lebenslangen Sportlern auf der einen sowie den Wenig-Sportlern und Nicht-Sportlern auf der anderen Seite werden mit fortschreitendem Alter nun immer deutlicher. Auch körperliche Einschränkungen (etwa Knie- und Rückenprobleme oder Arthrose) müssen nun stärker berücksichtigt werden.

Insofern gilt es, nun besonders auf die individuelle Leistungsfähigkeit zu achten, sowohl in der Trainingsplanung als auch in der Wahl der Sportart. Dennoch: Es ist nie zu spät, um mit dem Sporttreiben anzufangen oder es zu intensivieren.

Der Organismus muss sich zudem mit der hormonellen Umstellung auseinandersetzen. Insbesondere können Frauen nach den Wechseljahren nicht mehr so gut Proteine aus der Nahrung in den Muskeln speichern. Um weiterhin Muskulatur aufzubauen, ist es für sie daher wichtig, auf eine ausreichende Eiweißzufuhr zu achten. In Kombination mit regelmäßiger körperlicher Betätigung kann dies die Leistungsfähigkeit erhalten und sogar steigern. Ähnliches gilt auch für Männer, deren Testosteron-Produktion zurückgcht.

Die Funktionstüchtigkeit des Herz-Kreislauf-Systems zu erhalten ist in dieser Dekade eine der wichtigsten Vor-

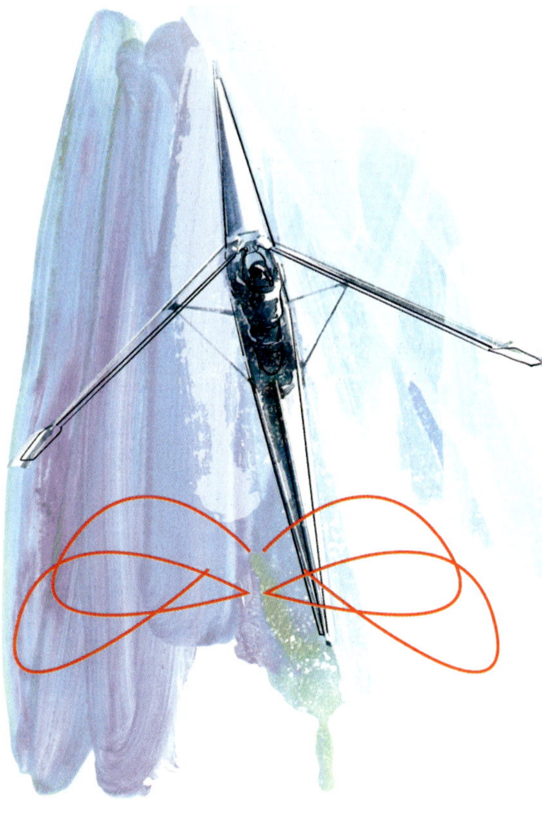

**Für Herz und Kreislauf:** Rudern wirkt höchst positiv auf die Gesundheit im Alter

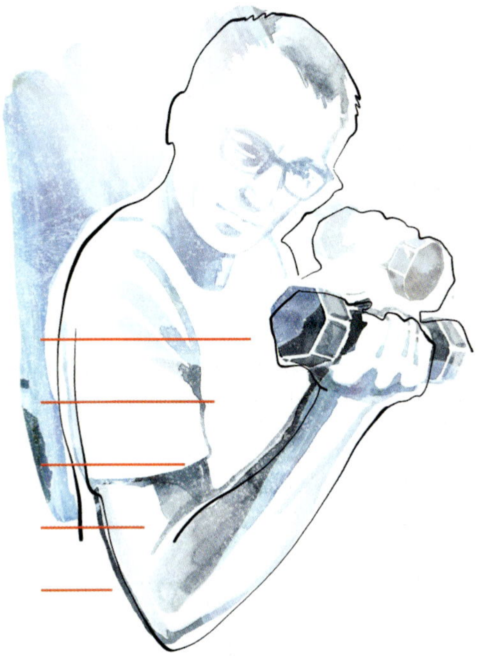

**Menschen über 60** verlieren merklich an Muskelmasse, daher ist regelmäßiges Krafttraining ratsam

aussetzungen für Gesundheit im höheren Alter. Daher sollte ein Schwerpunkt auf das Ausdauertraining gelegt werden, ob Laufen, Radfahren oder Schwimmen. Auch Rudern und Skilanglauf sind gut geeignet.

Das Krafttraining sollte überwiegend im mittleren und niedrigen Intensitätsbereich (also zwischen 65 und 80 Prozent beziehungsweise unter 65 Prozent der Maximalkraftleistung) ausgeübt werden.

Dazu gehören zum Beispiel regelmäßige Koordinationsübungen: Golf und Tischtennis etwa sind gut geeignet, Reaktion und Feinmotorik zu fordern und zu fördern, ohne ein besonderes Verletzungsrisiko einzugehen. Auch das Jonglieren bietet eine hervorragende Möglichkeit, die allgemeine Koordination und insbesondere die von Auge und Hand zu schulen.

## 60 BIS 70 JAHRE

Eine Unterforderung des Bewegungsapparats hat gerade in diesem Lebensabschnitt oft Folgen, die die Lebensqualität erheblich beeinflussen. Daher sind Ausdauer, Koordination und Kraft weiterhin zu trainieren. Ohnehin sollte man regelmäßig aktiv sein. Gerade bei Menschen jenseits der 60 kann der Sport sehr viele positive Effekte haben, auch psychische.

Krafttraining ist in dieser Phase besonders wichtig, denn die Dekade ist gekennzeichnet durch eine deutliche Abnahme von Muskelmasse und Muskelkraft. Umstellungen des Stoffwechsels führen dazu, dass bei den über 60-Jährigen die Muskelkraft jedes Jahr um etwa drei Prozent zurückgeht.

Um auch einer Unterforderung des Bewegungsapparates vorzubeugen, sind Fitness-Sportarten wie Aquajogging sowie die Erlebnissportarten Wandern, Skilanglauf oder Radfahren ideal geeignet.

Ein weiterer Effekt von sportlicher Aktivität ist der Einfluss auf die kognitive Leistungsfähigkeit. Menschen, die im Alter aktiv sind, zeigen bessere Gedächtnisleistungen und können neue Einflüsse besser verarbeiten.

## 70 BIS 80 JAHRE

Die gute Nachricht auch für die Ältesten: Alte Muskeln gibt es nicht; die Kraftpakete eines jeden Menschen erneuern sich etwa alle 15 Jahre vollständig. Und binnen zwölf Monaten kann jede Muskulatur um mehr als 100 Prozent gestärkt werden – in jedem Alter.

Wer seine Mobilität so lange wie möglich erhalten möchte, muss dafür allerdings etwas tun und seine Muskeln stetig beanspruchen.

Dazu sollte das Training dem persönlichen Fitness-Zustand angepasst werden, nicht zu sehr darüber hinausgehen, den Körper aber auch nicht unterbelasten.

Für das Krafttraining ist es dabei gleichgültig, ob es sich um Übungen mit dem Latexband handelt oder um Gymnastik auf dem Pezziball – wichtig ist nur, dass eine derartige Intensität erreicht wird, die einen spüren lässt, dass die Muskulatur arbeitet. Denn dann können sich die Muskeln an den Reiz anpassen und sich entwickeln.

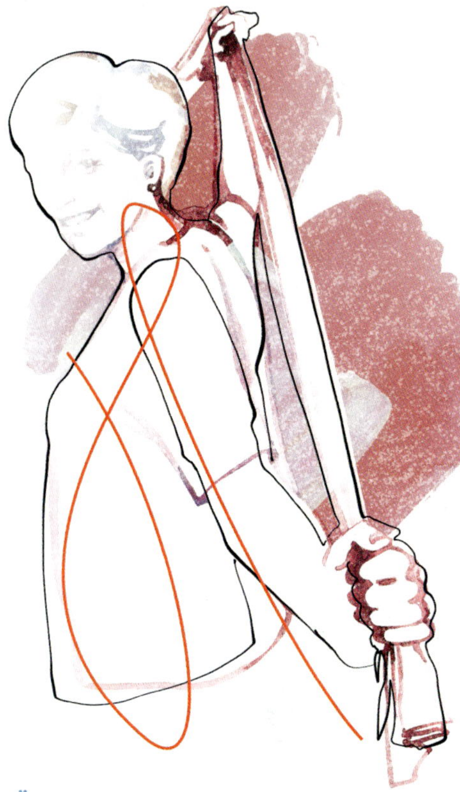

**Übungen** mit einem Latexband sind auch im hohen Alter noch sinnvoll

Je fortgeschrittener das Alter, desto mehr sollte auf Sportarten mit hohen Intensitäten und Gelenkbelastungen verzichtet werden. Als Ausdauertraining eignen sich insbesondere Wandern, Spazierengehen und Radfahren. Für diejenigen, die sich nicht mehr zutrauen, die Hügel im Umland mit dem normalen Rad zu bewältigen, eignet sich hervorragend ein E-Bike. Der Motor bietet jederzeit Unterstützung beim Treten, sodass die Intensität der persönlichen Belastung laufend individuell angepasst werden kann.

Dranzubleiben lohnt sich in diesem Alter ganz besonders, denn es wird zunehmend aufwendiger, Defizite nachträglich wieder aufzuholen.

Somit gibt es für jede Altersstufe zahlreiche Bewegungs- und Sportmöglichkeiten, die gut sind für die Gesundheit – und auch Spaß machen. ○

**PROF. DR. INGO FROBÖSE**, Jg. 1957, ist Leiter des Zentrums für Gesundheit durch Sport und Bewegung an der Deutschen Sporthochschule Köln. Die Kommunikationsdesignerin **CLAUDIA MEITERT**, Jg. 1978, lebt in Regensburg.

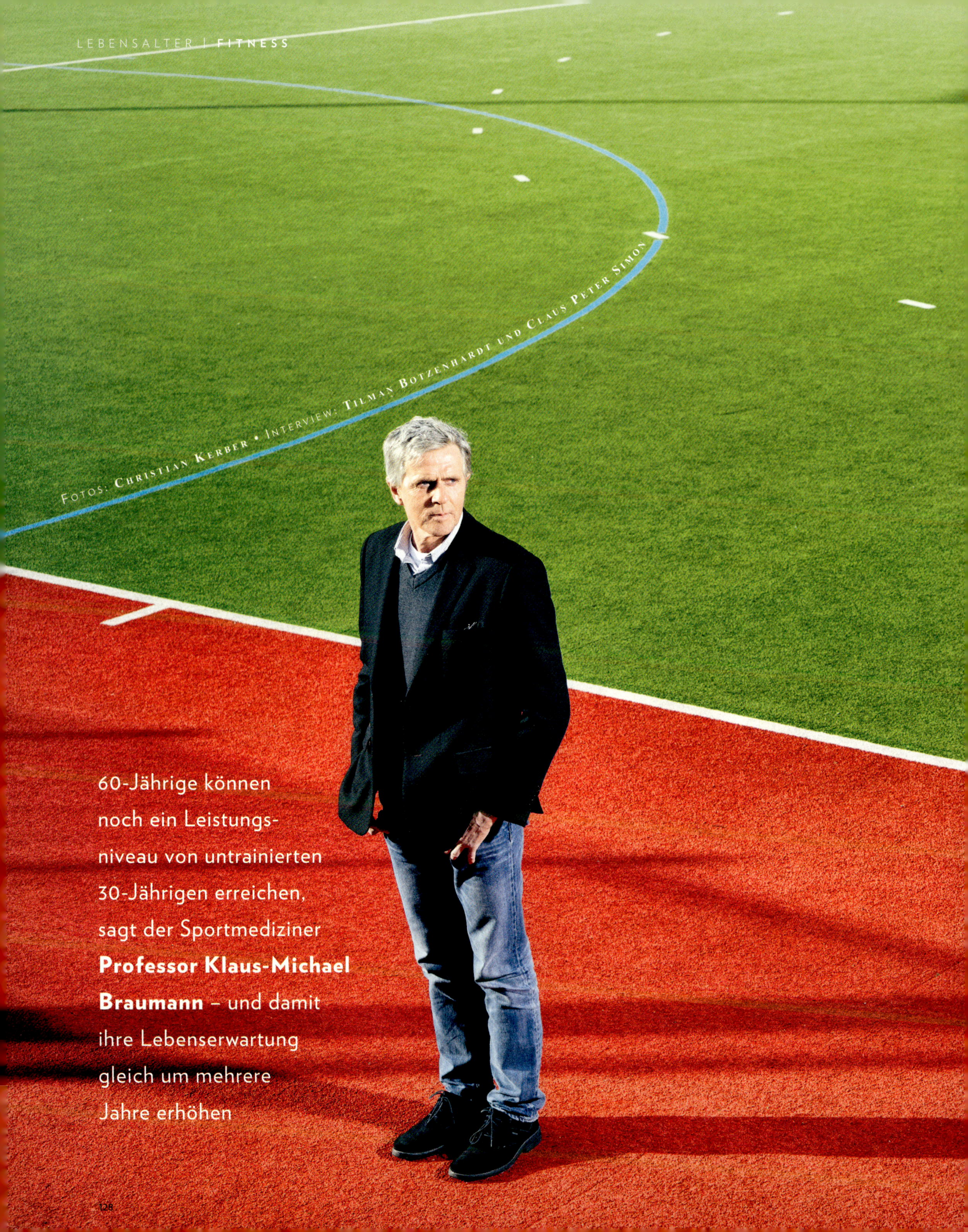

Fotos: Christian Kerber • Interview: Tilman Botzenhardt und Claus Peter Simon

60-Jährige können noch ein Leistungsniveau von untrainierten 30-Jährigen erreichen, sagt der Sportmediziner **Professor Klaus-Michael Braumann** – und damit ihre Lebenserwartung gleich um mehrere Jahre erhöhen

# Fit für ein langes Leben

Der frühere Leichtathlet Prof. Klaus-Michael Braumann, Jg. 1949, leitet das Institut für Sport- und Bewegungsmedizin an der Universität Hamburg

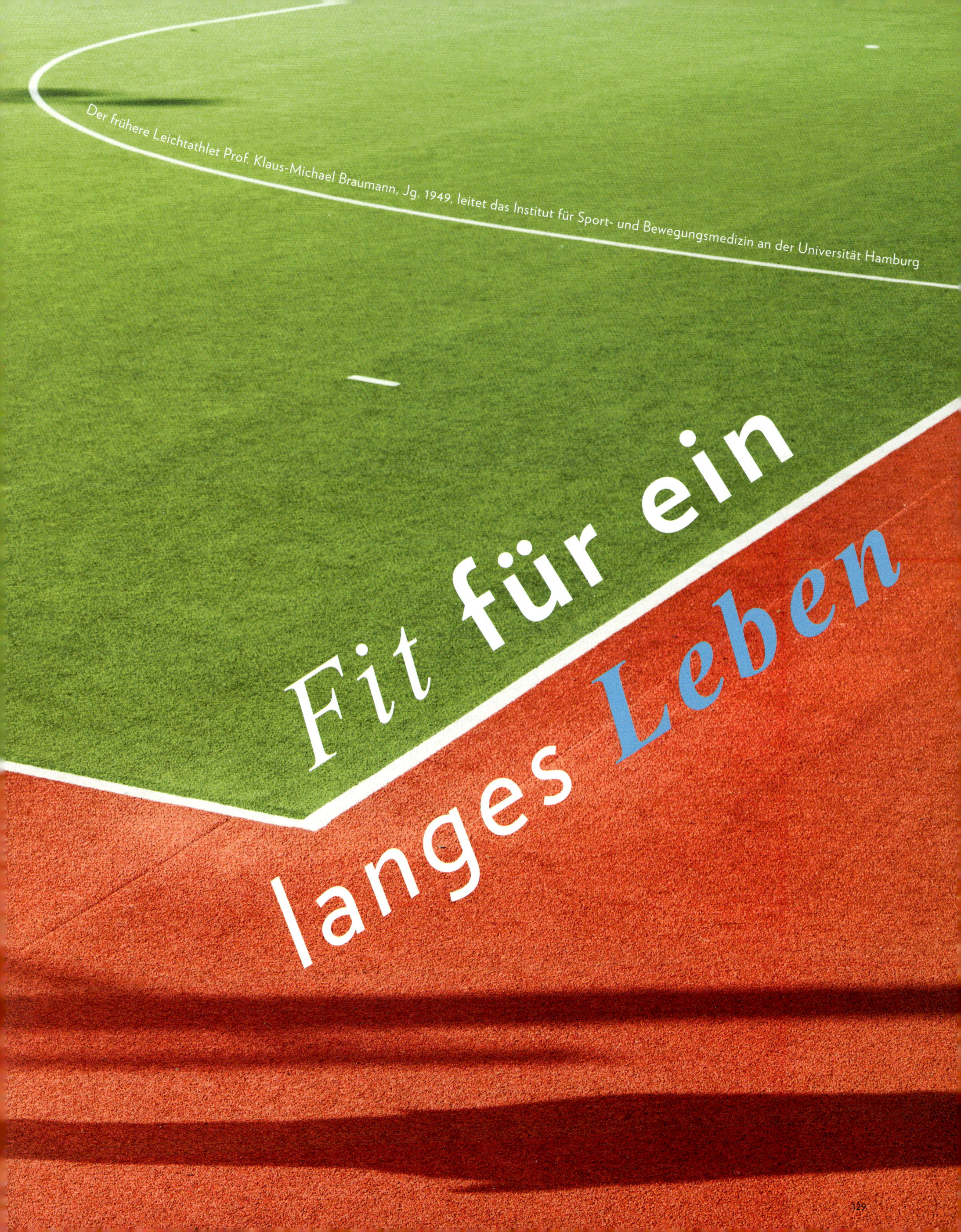

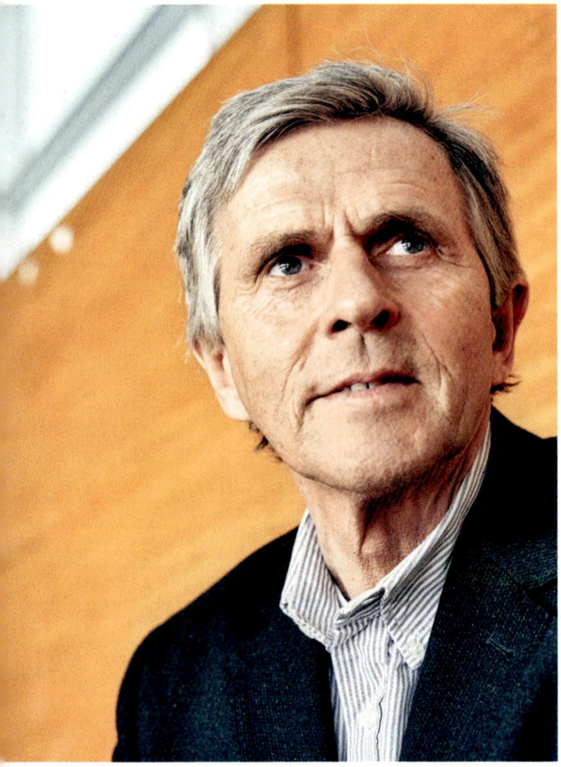

Prof. Dr. Klaus-Michael Braumann erforscht die Auswirkungen von Sport auf die kognitive Leistungsfähigkeit

***GEO WISSEN:*** ***Herr Professor Braumann, von Turnvater Jahn ist der Spruch überliefert: „Von der Wiege bis zur Urne, turne, turne, turne". Hat die Aussage noch Bedeutung?***
**PROF. KLAUS-MICHAEL BRAUMANN:** Absolut, Jahn hat schon im 19. Jahrhundert auf den Punkt gebracht, was immer noch gilt: Wer möglichst lange körperlich aktiv ist, der bleibt meist auch lange gesund, steigert sein Wohlbefinden und zögert den körperlichen und intellektuellen Verfall hinaus.

***Sind Ältere heute fitter als zu früheren Zeiten? Ein Kanadier lief mit über 70 Jahren den Marathon unter drei Stunden. Damit wäre er 1896 in Athen Olympiasieger geworden.***

Solche Höchstleistungen gibt es heute zuhauf – vor allem, weil viel mehr Menschen als früher Leistungssport betreiben. Daher haben auch immer mehr Ältere noch eine hervorragende Fitness. Allerdings öffnet sich die Schere zwischen gesunden Älteren und jenen, die Raubbau mit ihrem Körper treiben. Manche 50-Jährige wirken wie 35, andere sehen wie 70 und älter aus, geradezu vorgealtert.

***Ein wichtiger Indikator für die individuelle Fitness ist die maximale Sauerstoffaufnahmefähigkeit des Körpers. Was hat es damit auf sich?***

Das ist der beste Fitnessmarker, denn er spiegelt die Leistungsfähigkeit mehrerer Organsysteme wider. Zum einen muss die Lunge gut funktionieren – nur dann können Sie viel Sauerstoff aus der Luft extrahieren. Sie brauchen zudem genügend rote Blutkörperchen, um den Sauerstoff zu den Muskeln zu transportieren. Natürlich muss das Herz gut arbeiten, denn bei einer Pumpschwäche haben Sie ein Problem. Und nicht zuletzt muss die Muskulatur in der Lage sein, den herangeschafften Sauerstoff aufzunehmen.

***Wie oft sollte man sportlich aktiv sein?***

Ideal ist, mindestens dreimal pro Woche jeweils eine Stunde lang auf mittlerem Belastungsniveau Sport zu treiben – am besten in einer Kombination aus Ausdauer- und Krafttraining.

***Was kann ich damit erreichen?***

Manche haben noch als 60-jährige Jogger eine Sauerstoffaufnahmefähigkeit, die der von untrainierten 20- bis 30-Jährigen entspricht. Studien zeigen, dass auch im höheren Alter noch enorme Leistungszuwächse möglich sind: Ein unsportlicher 60-Jähriger vermag seine Fähigkeit zur Sauerstoffaufnahme um 60 Prozent zu steigern.

***Eine schlechte Fitness ist also keine normale Alterserscheinung?***

Keineswegs, sie ist in vielen Fällen schlicht eine Folge fehlender Aktivität. Meine Mutter, die in einem Doppelhaus mit drei Etagen gelebt hat, ist noch mit 90 Jahren Fahrrad gefahren – sicherlich auch, weil sie jeden Tag darauf angewiesen war, die vielen Treppen hinauf- und hinunterzusteigen. Frauen in dem Alter können durch ein moderates Krafttraining ihre Maximalkraft um bis zu 180 Prozent steigern.

***Also keinen Treppenlift einbauen?***

Für die Fitness ist so ein Gerät eine Katastrophe. Ähnlich wie der Rollator: Die ständig nach vorn gebeugte Haltung führt dazu, dass man eine aufrechte Körperhaltung verlernt, sich kaum noch gerade hinstellen kann und nach und nach die natürliche Koordinationsfähigkeit verliert.

***Andererseits glauben manche 60-Jährige, sie müssten Bodybuilding betreiben. Sollten Menschen sich nicht auch mit dem Älterwerden abfinden?***

Vielen Menschen gelingt es, mit ihrer Sportart zu altern. Kaum jemand sagt sich plötzlich mit 55, dass er Sport auf Hochleistungsniveau betreiben will. Ich würde in dem Alter auch niemandem empfehlen, mit Bodybuilding oder Skifahren zu beginnen. Aber wer das schon immer gemacht hat, kann das auch weiterhin tun.

***Im Tennis oder Fußball Aktive sollten keinen schonenderen Sport wählen?***

Wenn jemand weiterhin Spaß daran hat, gibt es keinen Grund dafür. Die meisten werden sicherlich intuitiv etwas vorsichtiger, aber sowohl im Fußball als auch im Hockey gibt es heute zahlreiche Ü65-Mannschaften.

> »Dreimal pro Woche ***eine Stunde Sport*** treiben – das ist ***ideal***.«

***Was sind gute Alternativen für all jene Freizeitathleten, die dennoch auf weniger verletzungsträchtige Sportarten umsteigen wollen?***

Joggen oder Radfahren sind empfehlenswert, beides trainiert auf hervorragende Weise die Ausdauer. Ein zusätzliches Krafttraining ist sinnvoll und wichtig. Das wurde lange nicht so gesehen, weil man befürchtete, dass es dabei zu hohen Blutdruckanstiegen kommen und damit das Herz-Kreislauf-System überlastet würde. Heute raten Mediziner aber selbst Bluthochdruck-Patienten zu einem moderaten Krafttraining mit Hanteln. Allerdings sollten sie auf hohe Gewichte und vor allem Pressatmung verzichten, um Blutdruckspitzen zu vermeiden.

***Was bewirkt das Krafttraining?***

Berechnungen zufolge führt jedes Kilogramm antrainierter Muskelmasse – aufgrund des im Vergleich zum Fettgewebe deutlich erhöhten Energieumsatzes – zu einer zusätzlichen Fettverbrennung von bis zu zwei Kilogramm im Jahr. Und zwar ohne jede Diät.

***Ist so ein Krafttraining auch daheim möglich, mit dem eigenen Körpergewicht und einem Latexband etwa?***

Ja, dazu finden sich zahlreiche Anleitungen in Büchern, auf DVDs oder im Internet. Viele Menschen überfordert es aber, sich ein Programm selbst zusammenzustellen und die Übungen dann auch korrekt durchzuführen. Fehler können über kurz oder lang zu Überlastungen von Gelenken oder Muskeln führen. Daher sind viele besser in einem Fitness-Studio mit gut ausgebildeten Trainern aufgehoben, zumindest in der Anfangsphase.

***Mit Laufen, Schwimmen und Radfahren kann ich aber auch mit über 50 Jahren ohne Anleitung anfangen?***

Neueinsteiger und auch Wiedereinsteiger sollten vorab ihre Gesundheit überprüfen lassen. Wir empfehlen schon ab 35 Jahren eine sportmedizinische Untersuchung. Das gibt die nötige Sicherheit sowie wichtige Informationen für ein individuell gut dosiertes Training. Beispielsweise erfährt der Betreffende, mit welcher Belastungsintensität er beginnen sollte – die ist meist viel geringer als erwartet.

***Weil die meisten so wenig fit sind?***

Nein, aber weil gerade Anfänger es beim Training sehr langsam angehen lassen sollten. Und nicht etwa: Im Januar ziehe ich mir neue Laufschuhe und ein tolles Outfit an, laufe voll motiviert los und breche nach zwei Minuten fast zusammen. Das ist absolut kontraproduktiv. Mit einer sportmedizinischen Untersuchung erhalte ich stattdessen die Empfehlung einer individuellen Belastungsintensität, mir wird womöglich geraten, mit Pulsmesser zu laufen und eine Herzfrequenz von zum Beispiel 140 Schlägen pro Minute zunächst nicht zu überschreiten.

***Und das hilft?***

Ein Bekannter von mir kam zu uns in die Sportmedizin und klagte, dass er beim Joggen um die Alster immer schon nach kurzer Zeit nicht mehr weiterlaufen könne. Wir haben ihm dann seine optimale Laufgeschwindigkeit

**Ballspiele trainieren hervorragend die Koordination – eine Fähigkeit, die gerade im höheren Alter wichtig ist**

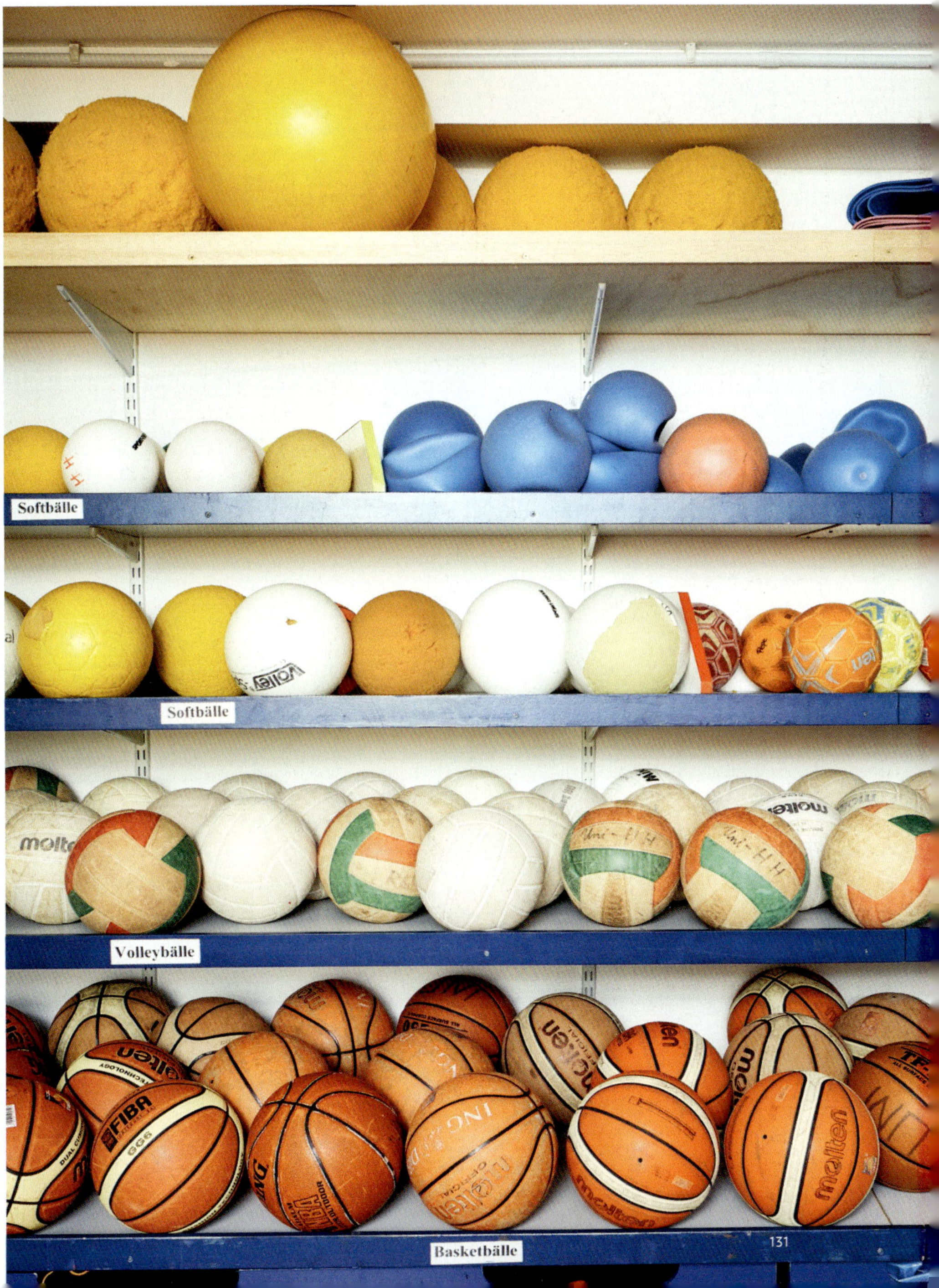

errechnet. Dann kam er wieder und sagte: Das kann nicht sein, bei dem Tempo werde ich ständig von Frauen mit Baby-Joggern überholt. Aber er hat dann doch durchgehalten und nach einigen Wochen ist er auch deutlich schneller geworden.

***Es kommt auf die Dosierung an?***

In beide Richtungen. Wir haben auch eine Patientin betreut, die abnehmen wollte und dafür jeden Tag 15 Kilometer walkte, allerdings mit sehr geringer Belastungsintensität. Das hatte auf ihr Gewicht gar keinen Effekt. Wir haben ihr aufgrund der sportmedizinischen Untersuchung empfohlen, die Belastung so zu steigern, dass sich ihr Puls um etwa 20 Schläge erhöht. Das hat sie auch geschafft – und dann innerhalb von zwölf Wochen sieben Kilogramm abgenommen.

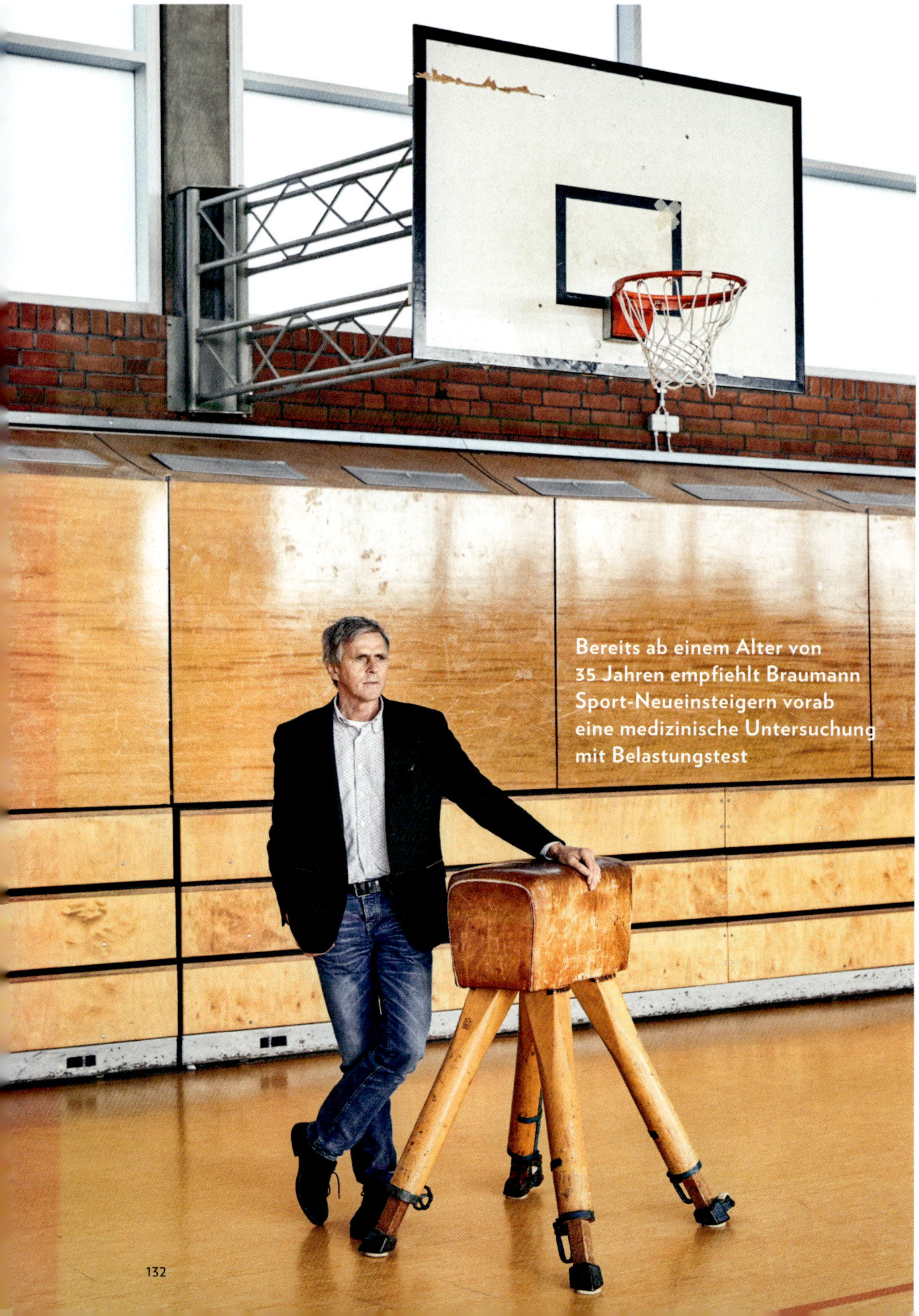

Bereits ab einem Alter von 35 Jahren empfiehlt Braumann Sport-Neueinsteigern vorab eine medizinische Untersuchung mit Belastungstest

***Was ist neben Kraft und Ausdauer für Ältere noch wichtig?***

Die Koordinationsfähigkeit. Deren Bedeutung hat die Sportwissenschaft erst in den letzten zwei Jahrzehnten richtig erkannt. Wer seinen Körper nicht mehr so gut koordinieren kann, hat ein generell größeres Sturzrisiko, ob beim Sport oder im Haushalt. Und er ist in komplexen Situationen schneller überfordert, etwa beim Ausparken mit dem Auto, wo Sie nach vorn schauen und gleichzeitig hinten alles im Blick haben müssen, dabei dann noch Gaspedal, Bremse und Lenkung bedienen sollen.

***Wie lässt sich die Fähigkeit erhalten?***

Eine einfache Übung ist es, mit geschlossenen Augen einbeinig zu stehen. Beim Joggen sollte man auch mal über unebenen Waldboden laufen, nicht nur auf Asphalt. Und wer mit dem Mountainbike im Wald unterwegs ist, wo er ständig reagieren, ausweichen, Gewicht verlagern muss, absolviert ganz nebenbei ein hervorragendes Koordinationstraining. Auch Tennis und Fußball mit ihren unterschiedlichen Anforderungen an die Koordination der Körperteile haben einen ähnlichen Effekt.

***Hat Sport im Alter neben den Auswirkungen auf die körperliche Gesundheit noch andere Effekte?***

Absolut. Ich wundere mich immer, wie wenig bekannt die verblüffenden Vorteile der Bewegung für die kognitiven Fähigkeiten sind: für Erinnerungsvermögen, Vorstellungskraft, Antizipation, Reaktionsschnelligkeit und intellektuelle Leistung. Die Plastizität des Gehirns – also seine Fähigkeit, sich neuen Situationen anzupassen – bleibt viel besser erhalten.

***Lässt sich das nachweisen?***

Wir haben in unserer Fakultät eine Studie mit über 45-Jährigen aufgesetzt. Die haben über einige Zeit an ihrer Fitness gearbeitet – und es zeigte sich, dass sie auch ihre kognitiven Fähigkeiten verbesserten. Ein halbes Jahr nach Ende der Studie fand sich bei denjenigen, die nicht weitertrainiert hatten und deren Fitness wieder abgenommen hatte, auch eine Abnahme der kognitiven Leistungsfähigkeit.

***Wirkt Sport auch gegen Demenz?***

Ja – das ist eine relativ gut gesicherte Erkenntnis aus vielen Studien. Das Demenzrisiko körperlich aktiver Menschen sinkt um immerhin etwa ein Drittel. Manche Untersuchungen besagen sogar, dass Sport dem Fortschreiten einer beginnenden Demenz Einhalt gebieten und Vorstufen einer Demenzerkrankung offenbar wieder rückgängig machen kann. In Probandengruppen, deren Teilnehmer sich regelmäßig bewegen, reduzierten sich leichte kognitive Defizite – oft Vorstufe einer Demenzerkrankung – um fast die Hälfte.

»Lerne die ***Signale deines Körpers*** zu erkennen – und ***höre auf sie***.«

***Wenn Bewegung so viele positive Auswirkungen auf Körper und Geist hat, müsste sich das auch bei der Lebenserwartung bemerkbar machen.***

Dafür gibt es immer wieder gute Belege. In einer der ersten großen und seriösen Langzeitstudien dieser Art aus Finnland hatten Ausdauersportler gegenüber Nichtsportlern eine um 5,6 Jahre erhöhte Lebenserwartung. Bei Mannschaftssportlern war der Unterschied nicht ganz so groß, er lag aber immer noch bei knapp zwei Jahren. All diese Personen waren auch im höheren Alter noch regelmäßig körperlich aktiv. Wichtig ist also die Botschaft: Sie müssen dranbleiben. Wenn Sie sich zur Ruhe setzen, ist der protektive Effekt schnell wieder weg.

***Häufig schmerzen schon 50-Jährigen die Gelenke, sie wollen vielleicht joggen gehen, können es aber nicht mehr. Ist eine künstliche Hüfte, ein künstliches Knie dann die Lösung, um Sport wieder betreiben zu können?***

In Deutschland kommt es schon sehr häufig zu Gelenkersatzoperationen. Dabei werden die meisten Alltagsprobleme an den Gelenken durch eine abgeschwächte Muskulatur verursacht; die Betroffenen sollten zunächst einmal versuchen, die jeweilige gelenkstabilisierende Muskulatur zu kräftigen.

***Was heißt das konkret?***

Ich empfehle Menschen mit Kniebeschwerden erst einmal, vorsichtig einbeinige Kniebeugen zu machen. Denn die meisten von ihnen haben Knieschmerzen nicht permanent, sondern erst nach einer gewissen Belastung. Fängt das Knie also nicht sofort bei Bewegung an zu schmerzen, ist das eher ein Indiz dafür, dass nicht das Gelenk das primäre Problem ist, sondern eine unterentwickelte Muskulatur, die schnell ermüdet und zu den Gelenkschmerzen führt. Die gilt es durch gezielte Übungen aufzubauen, dann verschwinden in der Regel auch die Kniebeschwerden. In solchen Fällen wäre eine Prothese der falsche Weg.

***Brauchen Sportler in höherem Alter grundsätzlich mehr Regenerationszeit nach sportlicher Belastung?***

Ja, das ist ganz wichtig. Und das betrifft nicht nur Ältere ab 50, sondern auch Profisportler. Trainer, die ihre über 30-jährigen Athleten – gleichgültig in welcher Sportart – wie Jugendliche fordern, können sie dadurch kaputt trainieren. Ich erinnere mich an einen Eishockeytrainer, dessen ältere Leistungsträger durch tägliches hartes Training fix und fertig waren, die Leistung der Mannschaft ließ rapide nach. Dann wurde der Trainer entlassen, der nächste stellte das Training um – und das Team stieg wie Phönix aus der Asche.

***Viel hilft nicht immer viel?***

Diese eigentlich schlichte Weisheit vergessen auch ambitionierte Hobbysportler immer wieder. Statt sich ständig auszupowern, braucht es den Mut zur Pause. Denn nur nach ausreichender Regeneration ist der Organismus in der Lage, wieder neue Herausforderungen anzunehmen.

***Wie lässt sich das individuell steuern?***

Am einfachsten durch eine sportmedizinische Untersuchung mit einer Leistungsdiagnostik, bei der die optimalen individuellen Intensitäten ermittelt werden.

***Und wie halten Sie es persönlich mit der Regeneration?***

Ich habe bis zu meinem 38. Lebensjahr recht intensiv Leistungssport betrieben, Mittel- und Langstreckenlauf, und manchmal kommt es mir so vor, als sei das gerade gestern gewesen. Da musste ich mir später auch oft sagen: jetzt einmal langsam. Letztlich muss jeder für sich selbst das günstigste Maß entwickeln, Signale der Erschöpfung nicht einfach wegzudrücken, nicht stur Trainingspläne zu erfüllen, die für 30-Jährige gemacht worden sind. Wer das beherrscht, trainiert langfristig motivierter und erreicht letztlich mehr für seine Fitness. Daher kann ich jedem nur raten: Lerne frühzeitig, die Signale deines Körpers zu erkennen, und höre auf sie. ○

*Gut zu wissen*

**Gelenkprobleme**

Knieschmerzen entstehen häufig aufgrund einer unterentwickelten Muskulatur – dann hilft oft Sport.

**Regeneration**

Je älter der Sportler ist, desto mehr gilt es, das richtige Maß zwischen Belastung und Erholung zu halten.

**Gehirn**

Studien zeigen, dass regelmäßige Bewegung leichtere kognitive Defizite rückgängig machen kann.

**PROF. DR. KLAUS-MICHAEL BRAUMANN** ist Präsident des Deutschen Sportärztebundes und Autor des Buchs »Die Heilkraft der Bewegung«. **CHRISTIAN KERBER** lebt als Fotograf in Hamburg.

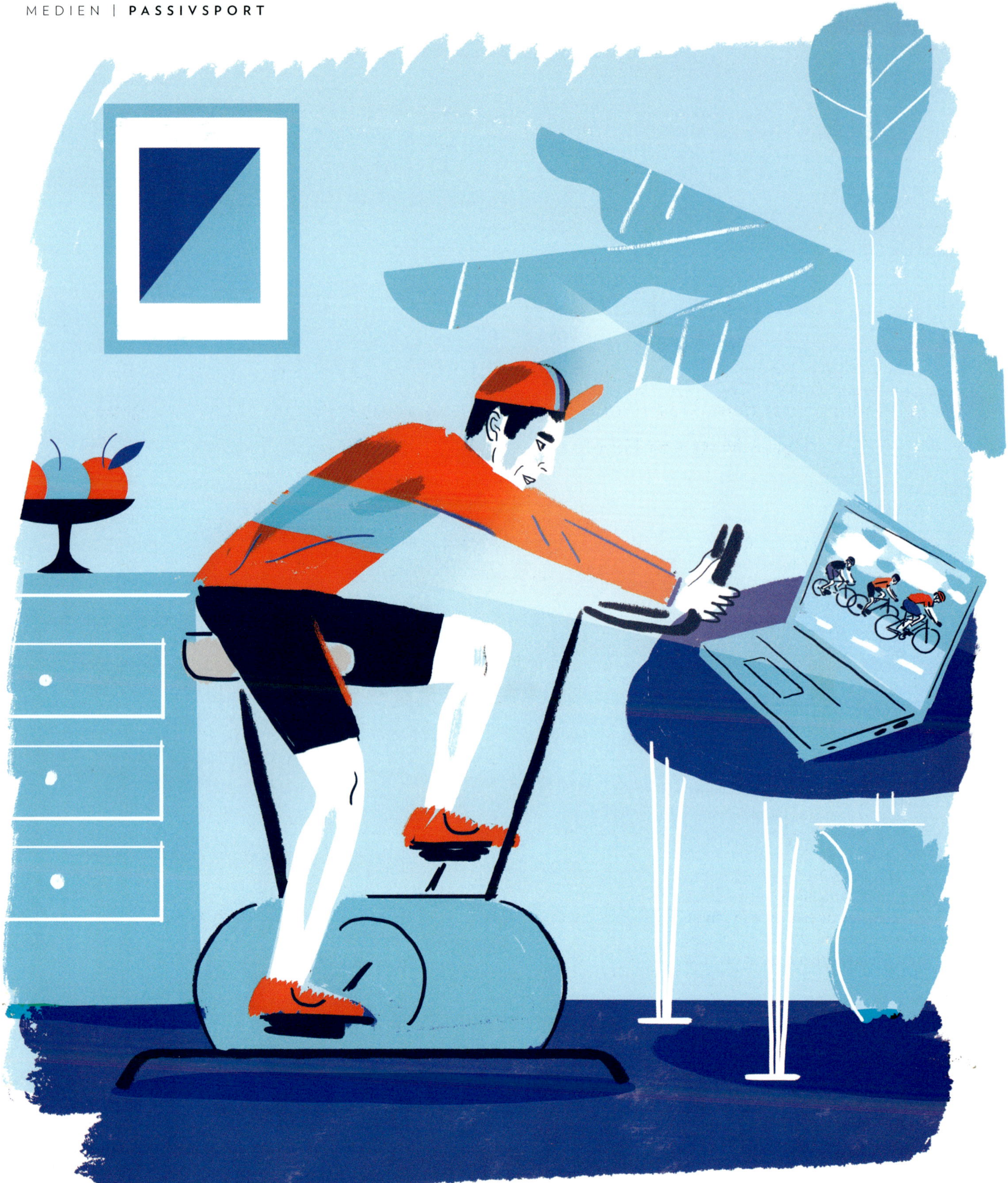

**ETAPPENZIELE**
Auf das Heimfahrrad setzt sich Peter-Matthias Gaede höchst selten – immerhin könnte er dabei eine Sportübertragung verfolgen

# Der Marathon-Mann

Wer sagt eigentlich, dass jedermann selbst Sport treiben muss? Auch durch die Anspannung vor dem Bildschirm können Enthusiasten sich ganz und gar verausgaben. **Peter-Matthias Gaede** ist schon seit Jahrzehnten im Training

TEXT: **PETER-MATTHIAS GAEDE**
ILLUSTRATIONEN: **CAROLIN LÖBBERT**

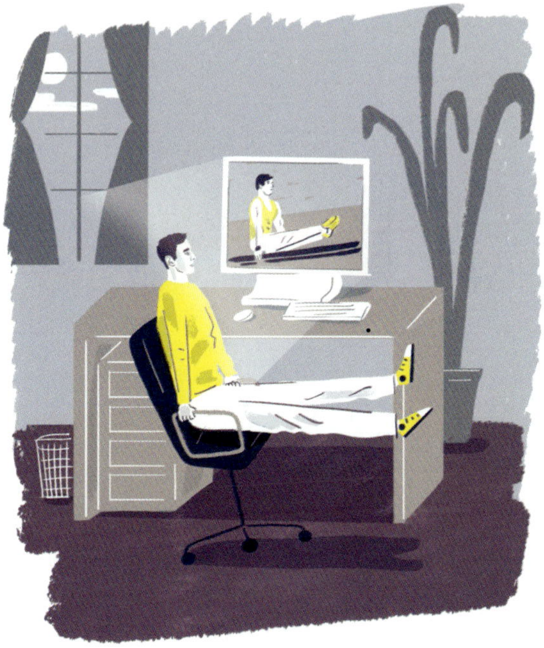

**SIMULTANSPORT**
Mitfiebern führt mitunter zu einem seltsamen Bewegungsverhalten

Ich kann nicht behaupten, eine klassische Sportlernatur zu haben. Oder sie versuchsweise zu verkörpern.

Die Turnhalle empfand ich immer als eine Heimstatt übler Schikaniergeräte. Meine Karriere auf Skiern endete bei einer Abfahrt in Nordhessen, als ich, etwa zwölfjährig, auf schmalem Waldweg in eine Grube geriet, die Scherzkekse dort gegraben hatten und der man nicht ausweichen konnte. Totalschaden an Skiern und bewegungstechnischer Zuversicht. Dafür wich ich beim Sportabitur dem Zehnmeterbrett aus, auf das sich aus unserem Jahrgang allein drei Mädchen wagten.

Und meine Fußballerzeit neigte sich dem Ende zu, als ich mit einer Gehirnerschütterung aus einem Freundschaftsspiel schied.

Nur tauchen kann ich. Mit Zertifikat. Auch nachts.

Aber wer sagt eigentlich, dass man Sport ausüben muss, um ihn zu betreiben? Immerhin gibt es zwei Arten, ihm anders verbunden zu sein: Zuhören. Zusehen. Und das aus einer Distanz, die nur GEZ-Gebühren kostet.

Auch das kann schließlich Adrenalin ausschütten, die Herzfrequenz erhöhen, Atem rauben, mit letzter Kraft durch ein Ziel taumeln lassen. Und wer das nicht glaubt, liebt halt einfach keinen – inzwischen – viertklassigen und 250 Kilometer Luftlinie entfernten Fußballverein und interessiert sich auch nicht für den Stand der zauberhaften Norwegerin Tiril Eckhoff im Biathlon-Gesamtweltcup (Ende Februar 2018: Platz 31).

Wenn meine Eltern – kriegs- und fluchtbedingt genug auf den Beinen gewesen und deshalb zeitlebens keine

Aktivsportler mehr – sonntags mit mir durch mein Heimatdorf spazierten, drangen aus den offenen Fenstern die Radioübertragungen von den Offensivbemühungen des KSV Hessen Kassel.

1962/63, in der letzten Spielzeit vor Gründung der Bundesliga, hatte er es trotz eines 0 : 9 zu Hause gegen Nürnberg als Aufsteiger in die Oberliga Süd auf den zehnten Platz gebracht – was zu wenig war, um nach ganz oben befördert zu werden, aber zum Mitfiebern und Trauern allemal reichte. Damals habe ich meine Neigung zum alternativen Sportbetreiben entdeckt, etwa zum intensiven Tabellenstudium.

Und nach dem Aufstieg des FC Bayern München in die Fußball-Bundesliga 1965 kam eine väterliche Prägung hinzu – nämlich dessen Aversion gegen diesen Verein, den er immer als arrogant empfand, vielleicht auch nur so penetrant erfolgreich.

Er hatte es mit den Kleinen, und ich betrachtete das als mein Erbe. Wie auch die eigentlich unerklärliche Liebe zum SV Werder Bremen, Jahre später gekrönt von einer Begegnung mit Trainer Otto Rehhagel im Bremer Parkhotel, wo sich das Team vor einem Spiel versammelt hatte. Es war ein Hochamt für meinen Vater, Rehhagel seine Verehrung und allerbesten Wünsche auszudrücken – um dann später in der „Sportschau“ zu sehen, ob es gefruchtet hatte. Hatte es? Ich weiß es nicht mehr.

**k**

Kommen wir zu den Vorteilen der Sportbetrachtung im Fernsehen. Sie kann aus einer privaten VIP-Lounge genossen werden. Und sie hat kurze Wege zur Toilette. Außerdem garantiert die Heimtribüne bei Sportereignissen in der Regel Verletzungsfreiheit. Und wer das für banal hält, hat noch nie eine Rückkehr von Kollegen aus dem Winterurlaub miterlebt. Genauer: deren verspätete Rückkehr auf Krücken.

Aber die Atmosphäre, Mann! Nicht in einem Stadion zu sitzen ist doch wie eine Opernaufführung auf „Arte“. Stimmt. Nur: In einer Oper müsste man auch nicht aufstehen, falls jemand „la ola“ befehlen würde. Oder 90 Minuten plus Nachspielzeit einen Fangesang aushalten, der mit fünf Wörtern auskommt. All das wird bei TV-Übertragungen gnädig weggedimmt.

Und so kann man sich ganz auf das Wesentliche konzentrieren. So, wie meine Mutter es tut. Sie ist 92 und hat gerade wieder die Olympischen Winterspiele in Pyeongchang genossen.

Dem hat sie einiges untergeordnet, denn zwar verpasst sie auch weder Rudern noch Reiten noch Turnen noch Leichtathletik, Wintersport aber macht sie noch glücklicher; außer vielleicht Buckelpiste und Shorttrack (das eine ist dann doch eine Altersfrage, das andere lässt sie schwindeln). Außerdem, und da ist sie ehrlich, will sie gewinnen. Weshalb sie selbst den Doppelsitzer im Rodeln verfolgt, obwohl sie jedes Mal über die „rasenden Weißwürste“ im Eiskanal kichern muss.

Jedenfalls haben sich alle Unternehmungen mit meiner Mutter in der Zeit zwischen Dezember und März nach den Übertragungszeiten von Vierschanzentournee, Biathlon-Weltcup, Nordischer Kombination und so weiter zu richten. Für eine Aufholjagd der deutschen Kombinierer lässt sie jedes Mittagessen sausen. Den Biathlon-Saisonauftakt in Östersund sieht sie sich notfalls auch auf meinem Smartphone an. Und natürlich weiß sie, dass beim Biathlon „die Domratschewa“ überraschend schnell nach der Geburt ihres Kindes zurück am Schießstand war und man bei „der Kuzmina“ mal genauer auf ihre Gesichtshaut und den meist unter einem Tuch versteckten Hals sehen sollte: Doping-Akne?

**DISTANZLOS**
Selbst mit dem Smartphone ist der Sofasportler nah dran. Weshalb also ins Stadion gehen?

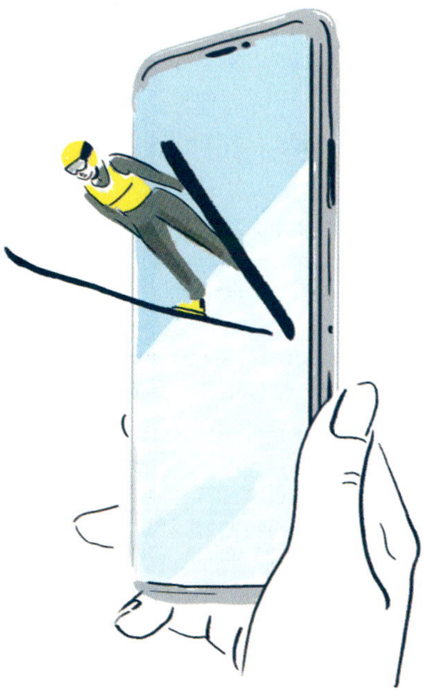

**a**

Aber ich will hier nicht nur von meiner Mutter erzählen; ich bin ja selber so. Nur beim Radsport hat es bei mir vor einiger Zeit eine gewisse Schubumkehr von den Tour-de-France-Übertragungen (zu langatmig und zu viele dubiose Ampullen im Spiel) zum Heimfahrrad (homöopathisch) und Straßenfahrrad (gelegentlich) gegeben.

Marathonübungen absolviere ich dagegen vor dem Fernsehschirm – und bei der Lektüre des Sportteils der „Süddeutschen Zeitung“, wo noch ein schnödes 1:1 seine literarische Überhöhung erfahren kann. Und beim Protokollieren der Ergebnisse meines abstiegsgefährdeten KSV Hessen Kassel. Und eben beim Studieren der Verschiebungen in den Weltranglisten.

Was ist das? Ausdruck eines Zwangscharakters, der auch Fliesen und Treppenstufen zählt? Freude am Sinnlosen? Gehirnjogging beim Aufzählen von Olympiasiegern in der Abfahrt? Teilnahme an fremdem Leben? Abgleich mit dem eigenen Auf und Ab? Alternative zu Nachrichten aus den Königshäusern? Reine Zerstreuung?

Spurenelemente von alldem mag es haben. Plus Genusssucht, plus Bequemlichkeit. Aber eine gewisse Anstrengung kann es „eben au“ (Jogi Löw) bedeuten, aktivsportlich fernzusehen.

Zum Beispiel als Freund der Leichtathletik-Weltmeisterschaften in London 2017. Wäre es da nicht interessant gewesen, mal einen Zwischenlauf über 400 Meter zu sehen, vielleicht sogar alle acht Teilnehmer eines Endlaufs vorgestellt zu bekommen und zur Krönung etwas von der Weitspringerin aus Nigeria zu erfahren? Stattdessen zehn Live-Schaltungen in die Auf-

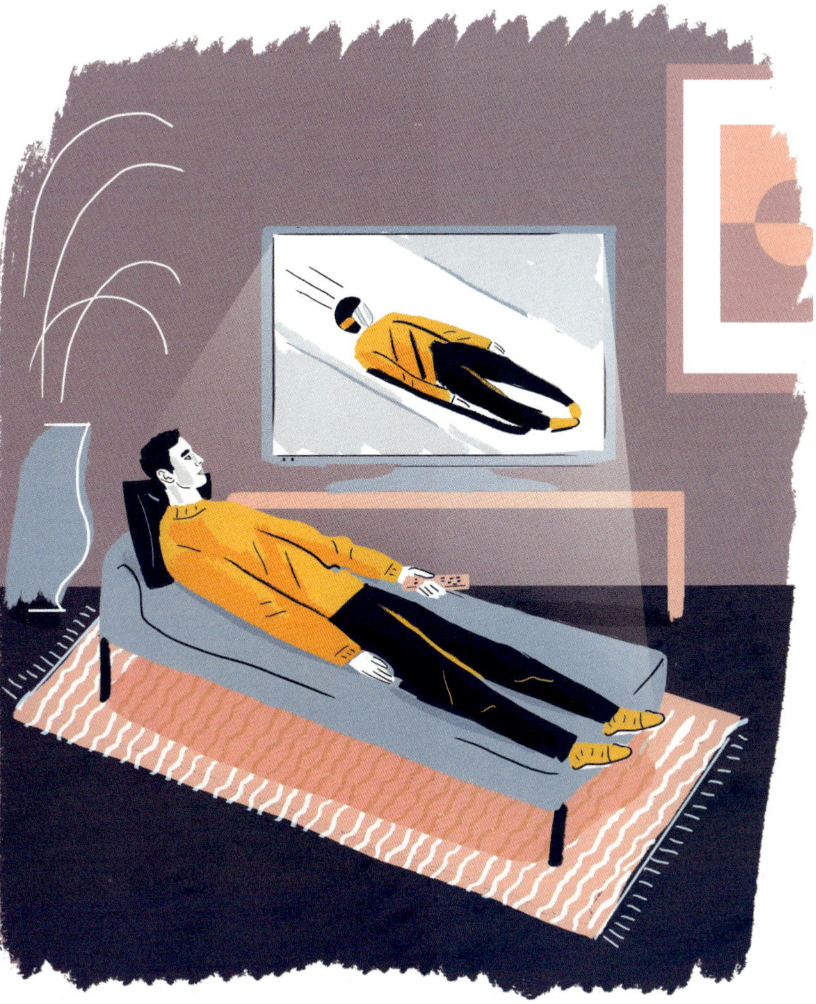

**TEMPERATURSTURZ**
In der privaten VIP-Lounge lässt sich die Heizung höher stellen, wenn es beim Rodeln in den Eiskanal geht

wärmzone zu den immergleichen Clownerien eines Usain Bolt und zu Siegern, in ihre Landesflaggen gehüllt. „Gala" in Sportberichterstattungsverkleidung.

Doch, es ist durchaus eine nicht gering zu schätzende Ausdauerleistung, als Sportsfreund Sport im Fernsehen zu überstehen, vor allem die sich ausbreitenden Randerscheinungen. Denn leider antwortet ja nicht jeder Fußballer auf die Nachspielfrage, wie denn nun er „das 0 : 2 gesehen" habe, so unbezwingbar vernünftig: „Vermutlich wie Sie, mit meinen zwei Augen."

Und bis heute hat es noch immer kein ARD- oder ZDF-Journalist geschafft, korrekt zu erklären, dass in der Disziplin „Massenstart" im Biathlon-Weltcup die 25 Erstplatzierten der Weltcup-Rangliste teilnehmen dürfen – und außerdem nicht etwa die fünf Erfolgreichsten in den vorangegangenen Rennen der betreffenden Weltcup-Veranstaltung: Denn die könnten ja mit den bestplatzierten Startern aus der Rangliste zumindest teilweise identisch sein. Sondern jene, die jenseits der Topliste die Besten waren. Jenseits!

Diese Rüge finden Sie jetzt ein bisschen speziell?

Dann haben Sie offensichtlich keine Ahnung vom Muskeleinsatz (Gesichtsmuskel, grimmig), vom Ruhepuls (hartes Training), von der mentalen Leistung (versuchen Sie mal, den Absprung von Richard Freitag auf der Schanze von Oberstdorf auf Verspätung hin zu bewerten), die ein aktiv passiver Sportenthusiast zu vollbringen hat, wenn er aus seinem Sessel heraus Folgendes versucht: die Spitze zu verteidigen. Die Übersicht zu behalten. Richtig einzuwechseln. Dem Skispringer Leyhe eine Pause zu geben. Den Walace vom HSV zu verkaufen. Den Anschieberinnen-Wechsel im Zweierbob der Frauen zu bewerten. Im Athletenlager heimlich bei der Biathletin Kuzmina einzubrechen, um ihr Medikamententäschchen zu inspizieren.

Und wenn die Finnin Mäkäräinen oder die Französin Dorin-Habert an den Schießstand kommen, laut – auf dass sie danebenzielen – „Rot, rot, rot" zu rufen, wie es meine Mutter tut, um „unsere" Laura Dahlmeier, das gute Mädchen, nach vorn zu bringen.

Was ist da schon das tägliche Traben rund um die Hamburger Alster gegen solche Aufregungen? Gegen ein solches Engagement?

Was ist das Gewichtestemmen in einem Fitness-Studio gegen die Zeugenschaft einer Aufholjagd des „kleinen Frenzel" gegen die „blöden Norweger, die ja nicht alles gewinnen müssen und mal was abgeben könnten" (Originalton Mutter). Was sie in Pyeongchang ja nun auch freundlichst getan haben – zumindest in der nordischen Kombination.

Während ich das schreibe, liegt meine Frau auf ihrer Yogamatte. Es sieht nicht aus, als hätte sie himmlische Freuden. Ich dagegen werde jetzt noch einmal in die Ergebnislisten aus Südkorea schauen. Tiril Eckhoff: Bronzemedaille im Massenstart und Silber mit der Mixed-Staffel. Na bitte, geht doch. Vergessen die fünf Fehler im Schießen beim 15-Kilometer-Biathlon-Einzelrennen in Ruhpolding. Nur Platz 58 war das, sogar hinter Zhang Yan aus China. Und das will was heißen. Aber was ist denn bloß mit „dem Arnd" bei der Mixed-Staffel losgewesen? Sollte ich mal mit seinem Trainer reden? Oder mit meiner Mutter?

Ich muss dranbleiben. Ich darf da keine Schwäche zeigen. Sportler kennen keinen Schmerz. ○

---

**PETER-MATTHIAS GAEDE**, Jg. 1951, war von 1994 bis 2014 Chefredakteur von GEO.
**CAROLIN LÖBBERT**, Jg. 1981, arbeitet in Hamburg.

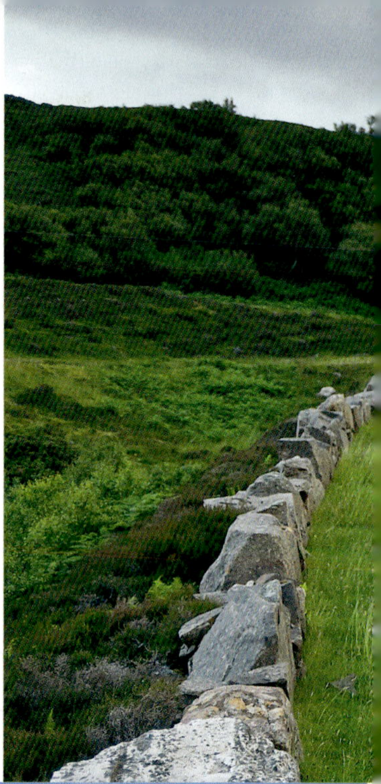

# Wie kann ich meine **Leistung** steigern?

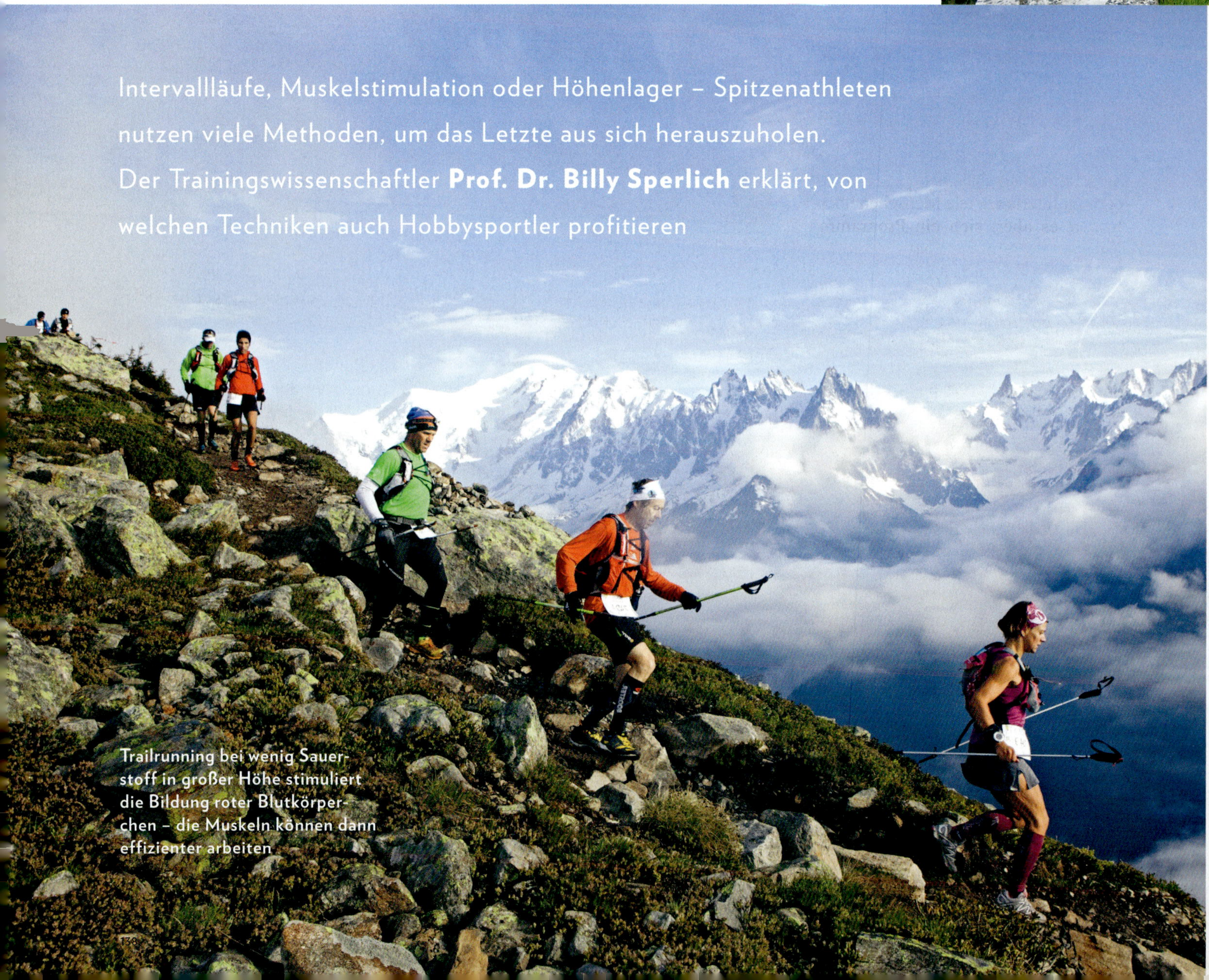

Intervallläufe, Muskelstimulation oder Höhenlager – Spitzenathleten nutzen viele Methoden, um das Letzte aus sich herauszuholen. Der Trainingswissenschaftler **Prof. Dr. Billy Sperlich** erklärt, von welchen Techniken auch Hobbysportler profitieren

**Trailrunning bei wenig Sauerstoff in großer Höhe stimuliert die Bildung roter Blutkörperchen – die Muskeln können dann effizienter arbeiten**

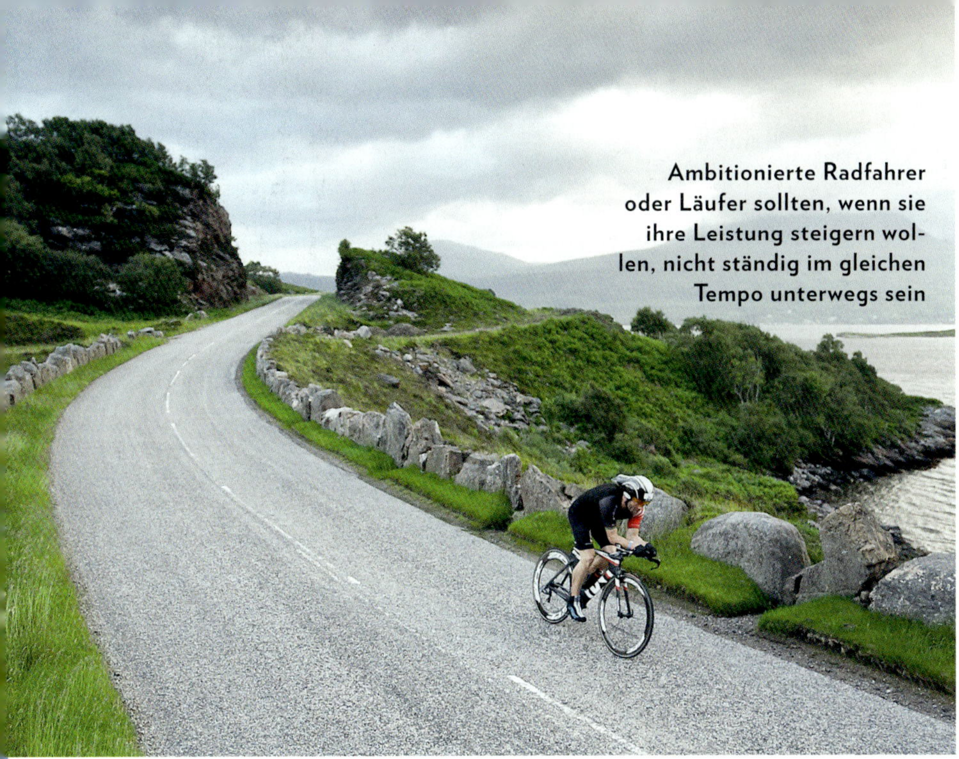

Ambitionierte Radfahrer oder Läufer sollten, wenn sie ihre Leistung steigern wollen, nicht ständig im gleichen Tempo unterwegs sein

INTERVIEW: CLAUS PETER SIMON

***GEO WISSEN: Herr Professor Sperlich, was unterscheidet ambitionierte Freizeitsportler von Profis?***

**PROF. BILLY SPERLICH:** Oftmals gar nicht so viel. Auch viele Hobbysportler trainieren sehr professionell und umfangreich, sie sind gut informiert und nehmen zum Teil sogar an den gleichen Wettbewerben teil wie Profis, etwa beim großen Marathon in New York oder bei manchen Radrennen und Triathlon-Wettbewerben. Der größte Unterschied ist, dass Freizeitsportler in der Regel mehr Alltagsbelastungen haben, etwa einen sportfremden Beruf.

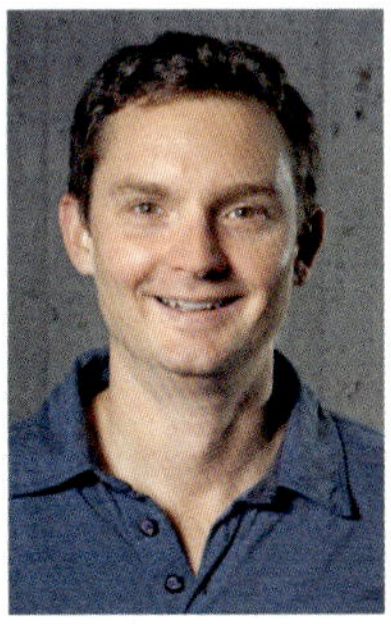

**PROF. DR. BILLY SPERLICH**, Jg. 1977, ist Experte für Trainingswissenschaft an der Universität Würzburg

***Daher können sie niemals das Niveau von Hochleistungssportlern erreichen.***

Das ist richtig. Hochleistungsathleten sind gewissermaßen ein etwas anderer Typ Mensch; sie trainieren mehr und absolvieren längere Einheiten, haben Zugang zu besonderen Trainingsmöglichkeiten, etwa Höhentrainingslagern, werden in der Regel von Medizinern und anderen Fachkräften unterstützt und haben ihre Form kontinuierlich über viele Jahre aufgebaut.

***Dennoch wollen viele Hobbysportler ihre Leistung verbessern. Einige versuchen dann, die Trainingsmethoden ihrer Idole zu kopieren.***

So etwas bringt meist überhaupt nichts. Das ist schon deshalb keine gute Idee, weil Profis bessere Trainings- und Regenerationsmöglichkeiten und Pausenzeiten haben. Daher trainieren sie mehr und intensiver.

***Was können Freizeitsportler tun?***

Da sie oft zeitlich eingeschränkt sind, ist es eine gute Strategie, ihr Training effizienter zu gestalten. Erfolgversprechend ist etwa ein Intervalltraining, bei dem kurzzeitig einzelne Übungen mit hoher Intensität wiederholt werden. In Ausdauersportarten ist das Konzept als High-Intensity-Intervalltraining – oder HIIT – bekannt.

***Intervalltraining gab es schon immer.***

Stimmt, es wurde bereits von dem finnischen Läufer Paavo Nurmi erfolgreich angewendet, dem neunfachen Goldmedaillengewinner bei den Olympischen Spielen 1920, 1924 und 1928. Eine Zeit lang war Intervalltraining aber verpönt, weil selbst Fachleute dachten, Sportler würden sich damit überlasten; stattdessen pries man niedrigintensives und langes Dauerlaufen als Mittel zum Erfolg an. Aber inzwischen ist nachgewiesen, dass man mit einem HIIT-Training in etwa einem Fünftel der Zeit zu ähnlichen Verbesserungen kommt wie durch ein Training im Grundlagenausdauerbereich.

***Wie sieht ein HIIT-Training aus?***

Für Läufer gibt es das klassische Vier-mal-vier-Modell: vier mal vier Minuten lang fast Vollgas geben, dazwischen locker traben. Aber Studien zeigen, dass selbst kürzere Intervalle von einer Minute sehr ähnliche Effekte haben. Eine Forschergruppe favorisiert sogar sogenannte All-out-Sprints, also 30 Sekunden absolutes Vollgas, und das mit kurzen Unterbrechungen fünfmal hintereinander.

***Was passiert da im Organismus?***

Wir haben die Wirkung eines solchen Trainings bei Freizeit- und Leistungssportlern untersucht, mittels Blutwerten und Herzfrequenzmessungen. Ein Ergebnis war: Arbeitet das Herz mit hoher Frequenz, vergrößert sich seine Förderkapazität recht schnell. Dadurch pumpt es mit jedem Herzschlag mehr Blut durch den Körper. Was wiederum dafür sorgt, dass die Sauerstoffaufnahme zunimmt. Und mehr Sauerstoff heißt bessere Versorgung der Muskeln und letztlich mehr Leistung.

***Mit Läufen in angenehmer Geschwindigkeit erreiche ich das nicht?***

Von einem gewissen sportlichen Niveau an bringt das Training im Grundlagenausdauerbereich nur noch einen geringen Leistungszuwachs, die maximale Sauerstoff-Aufnahmefähigkeit lässt sich damit allein nicht weiter verbessern. Das hochintensive Intervalltraining führt dagegen zu einer Superkompensation. Mit anderen Worten: Der Körper steigert nach einem solchen Training die Leistungsfähigkeit über das ursprüngliche Niveau hinaus. Die nächste Trainingseinheit kann dann schon auf einem etwas höheren Leistungsniveau erfolgen.

*Und das hilft auch Freizeitsportlern?*

Durchaus. Wer pro Monat sechs bis neun solcher hochintensiven Einheiten absolviert, wird die Effekte spüren. Um die nötige Intensität zu erreichen, muss man sich allerdings quälen, das muss man mögen. Und da das Herz-Kreislauf-System bei den Intervallen stark belastet wird, sollte sich jeder zuvor medizinisch überprüfen lassen.

*Wie lassen sich die Intervalle in Trainingspläne eines Läufers integrieren?*

Wenn Sie dreimal pro Woche eher langsam laufen, dann können Sie eine Einheit dazu nutzen, ihre Geschwindigkeit deutlich zu erhöhen. Sie fangen erst mit einer Minute in hohem Tempo an, dann zwei, aber immer zwischendurch einige Minuten locker traben. Fühlen Sie sich gut dabei, können Sie nach einiger Zeit alle Intervalle mit gleicher Belastungsintensität laufen.

*Was muss ich beachten, wenn ich für einen Wettbewerb trainiere?*

Bei einem geplanten Marathonlauf sollten Sie nur etwa zehn Prozent der gesamten Trainingszeit für HIIT nutzen: In so einem Wettbewerb geht es ja meist darum, sehr lange eher niedrigintensiv zu laufen. Falls Sie einen kürzeren Stadtlauf absolvieren wollen, sollten Sie den HIIT-Anteil auf etwa 20 Prozent planen.

*Gilt Ähnliches für andere Sportarten?*

Für einen Läufer sind 20 Prozent HIIT schon viel, er muss ja sein Körpergewicht tragen und ständig die Stöße durch das Aufsetzen der Füße abpuffern. Schwimmer vertragen mehr Intervalle, weil sie keine Gelenkbelastung haben. Das Gleiche gilt für Ruderer – die ihr Körpergewicht ja ebenfalls nicht tragen müssen – und auch für Radfahrer.

*Soll man mit Pulsmesser trainieren?*

Wenn Sie mögen, ja. Es ist aber nicht nötig, denn die meisten erfahrenen Hobbysportler können sich gut auf ihr Körpergefühl verlassen. Wenn es sich für Sie in den kurzzeitigen Intervallen richtig anstrengend anfühlt, dann sind Sie im richtigen Bereich.

*Welche Leistungsverbesserungen sind mit HIIT zu erzielen?*

Bei eher untrainierten Menschen im Zeitraum von drei Wochen in der Regel drei bis acht Prozent. Wenn Sie schon Läufer sind, aber bislang nur die Grundlagenausdauer trainiert haben, können Sie mit HIIT auf etwa zwei bis sechs Prozent kommen, das ist dann schon deutlich spürbar.

*Bringt auch Krafttraining etwas fürs Laufen?*

Auf jeden Fall. Denn Laufleistung wird durch drei Faktoren bestimmt: die maximal mögliche Sauerstoffaufnahme sowie die Laktat-Schwelle – also der Punkt, von dem die Muskulatur derart übersäuert, dass die Muskelermüdung zunimmt – und die Laufökonomie. Die ersten beiden Faktoren verbessern Sie durch Grundlagenausdauertraining und HIIT, den dritten vor allem durch Krafttraining. Und je besser die Laufökonomie ist, desto weniger Energie verbrauchen Sie.

*Was genau ist Laufökonomie – und was hat das mit meiner Kraft zu tun?*

Wie energiesparend ich laufe, hängt stark von der Sehnenfestigkeit im Fuß und Unterschenkel ab. Optimal ist eine sehr feste Achillessehne, die möglichst viel der beim Auftreten gespeicherten Energie wieder abgibt. Menschen, die auf unterschiedlichem Terrain viel barfuß laufen, entwickeln von Natur aus eine feste Achillessehne – viele Experten sehen darin einen Faktor für den großen Erfolg von Läufern etwa aus Kenia. Ich kann die Festigkeit der Achillessehne aber eben auch mit einem speziellen Krafttraining für die Beine steigern, beispielsweise mit einer intensiven Wadenpresse. Trainingsstudien zeigen, dass nach mehr als dreimonatigem intensivem Krafttraining die Achillessehnensteifigkeit um etwa 16 Prozent zunimmt – und das verbessert die Laufökonomie dann um immerhin vier Prozent.

*Ist es günstig, den Körper vor dem Training zu dehnen?*

Der aktuelle Forschungsstand besagt: Wer eine Sportart mit explosiver Bewegung betreibt wie Sprinten, Hochsprung oder eine Wurfdisziplin, für die er eine hohe Muskelspannung braucht, sollte eher nicht umfangreich dehnen. Denn dadurch verlieren die Muskeln an innerer Spannung, und die Verletzungsgefahr steigt, weil durch diesen Spannungsverlust die Gelenkinstabilität ein wenig zunimmt. Ein 100-Meter-Sprinter oder ein Skispringer würden sich niemals ausführlich dehnen, das wäre kontraproduktiv.

*Und vor dem Joggen?*

Auch dabei ist Stretching nicht notwendig. Anders ist es bei Turnern oder Judokas. Solche Sportler müssen ihre Arme und Beine im Gelenk viel weiter in alle Richtungen bewegen können als ein Läufer, und daher ist das Dehnen hier vorher sinnvoll.

*Manche schwören auch darauf, sich nach dem Sport zu dehnen.*

Das kann hilfreich sein, vor allem, um eine verkürzte Muskulatur zu dehnen, wie sie Läufer häufig an den Waden und an der Oberschenkelrückseite haben. Gut ist es auch für die Brustmuskulatur, die bei Menschen, die viel vor dem Computer sitzen, oft verkürzt ist. Eine gedehnte Muskulatur nimmt auch Nährstoffe besser auf, etwa nach dem Sport verzehrte Kohlenhydrate, und regeneriert daher etwas besser.

*Seit einiger Zeit gibt es Studios, in denen Sportler sich für 20 bis 30 Minuten völlig verausgaben können, indem sie sozusagen unter Strom trainieren. Ist das tatsächlich hilfreich?*

Es geht dabei um die sogenannte Elektromyostimulation, die über aufgesetzte Elektroden die Muskeln zur Kontraktion bringt. Damit lässt sich vor allem die tiefe Muskulatur aktivieren, die den Körper stabilisiert. Allerdings weiß vorher niemand genau, wie viel diese Muskulatur aushält. Daher

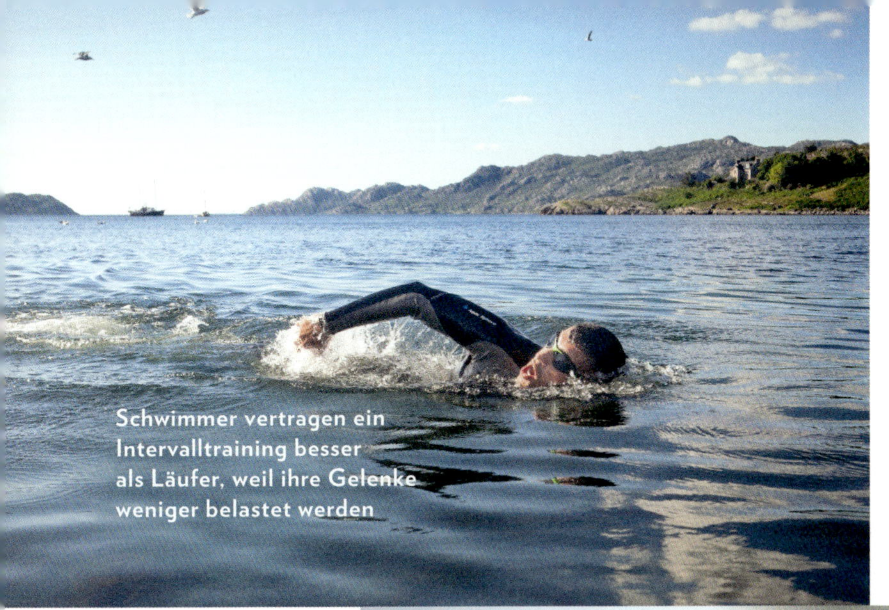

Schwimmer vertragen ein Intervalltraining besser als Läufer, weil ihre Gelenke weniger belastet werden

»Der NÄCHSTE TREND zeichnet sich bereits ab: HITZETRAINING«

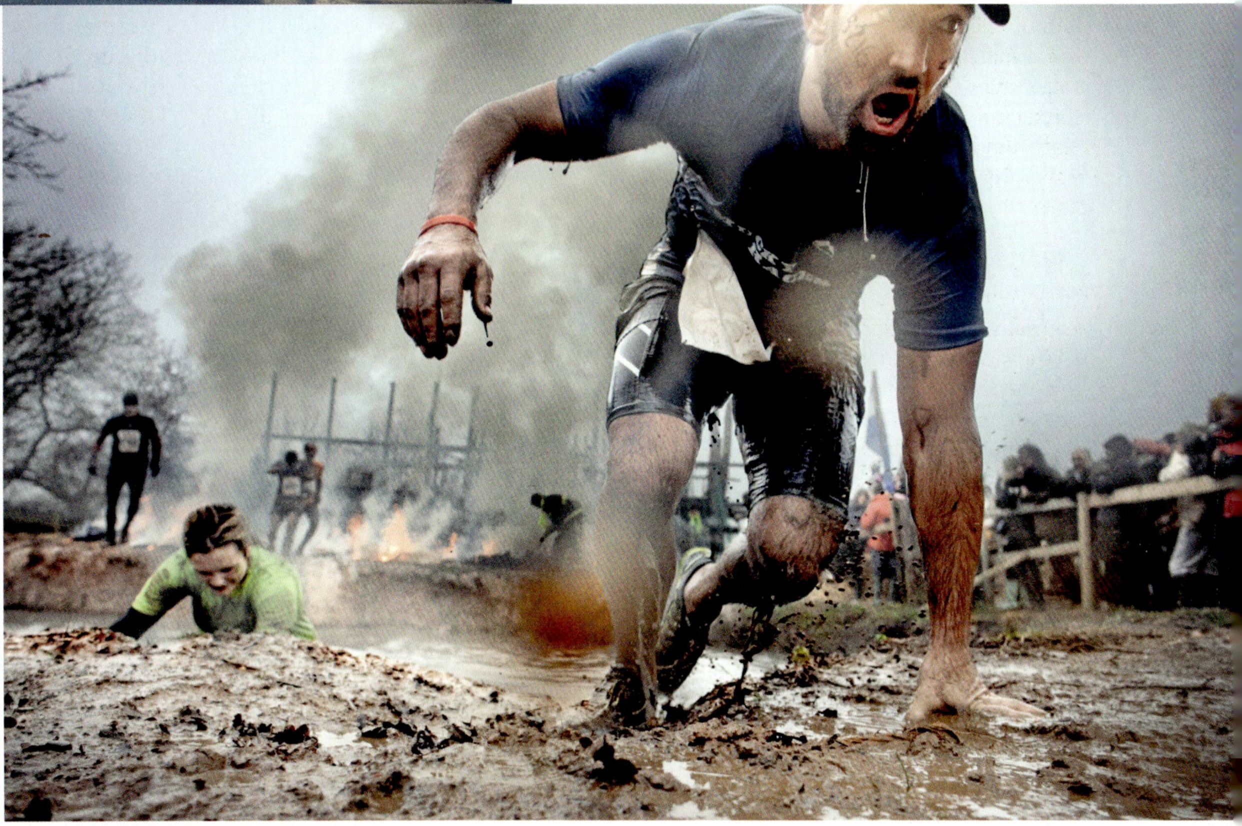

Extrem-Hindernisläufe sind nicht jedermanns Sache – können aber die körperliche und mentale Fitness verbessern

verspüren Anfänger oft einen brutalen Muskelkater. Ich halte traditionelle Krafttrainingsmethoden für sinnvoller, bei denen die Dosierung vor allem bei Anfängern einfacher ist.

*Ist die Elektromyostimulation dem klassischen Krafttraining überlegen?*

Sie ist zeitsparend, aber nicht unbedingt vorteilhafter. Denn anders als beim normalen Krafttraining erhalten hier die Muskeln keine koordinativen Reize, sondern werden nur passiv angesprochen. Wenn allerdings jemand das Krafttraining bereits ausgereizt hat, kann es sinnvoll sein, die Elektromyostimulation noch hinzuzufügen.

*Topathleten gehen oft in Höhenlager. Hilft das bei Hobbysportlern?*

Ja. Durch das Training bei wenig Sauerstoff schüttet der Körper vermehrt Hormone aus, welche die Neubildung roter Blutkörperchen stimulieren. Die transportieren dann mehr Sauerstoff zu den Muskeln, was deren Leistung erhöht. Der Effekt tritt bei allen Menschen auf.

*Aber der Aufwand dafür ist sehr hoch.*

In der Regel sollte ein solches Trainingslager etwa drei Wochen dauern. Manche Fitness-Studios und spezielle Trainingsstätten bieten aber inzwischen Höhenkammer-Training an.

*Wie viel bringt ein Höhentraining?*

In jedem Fall weniger, als wenn Sie als Hobbysportler erst einmal Ihre

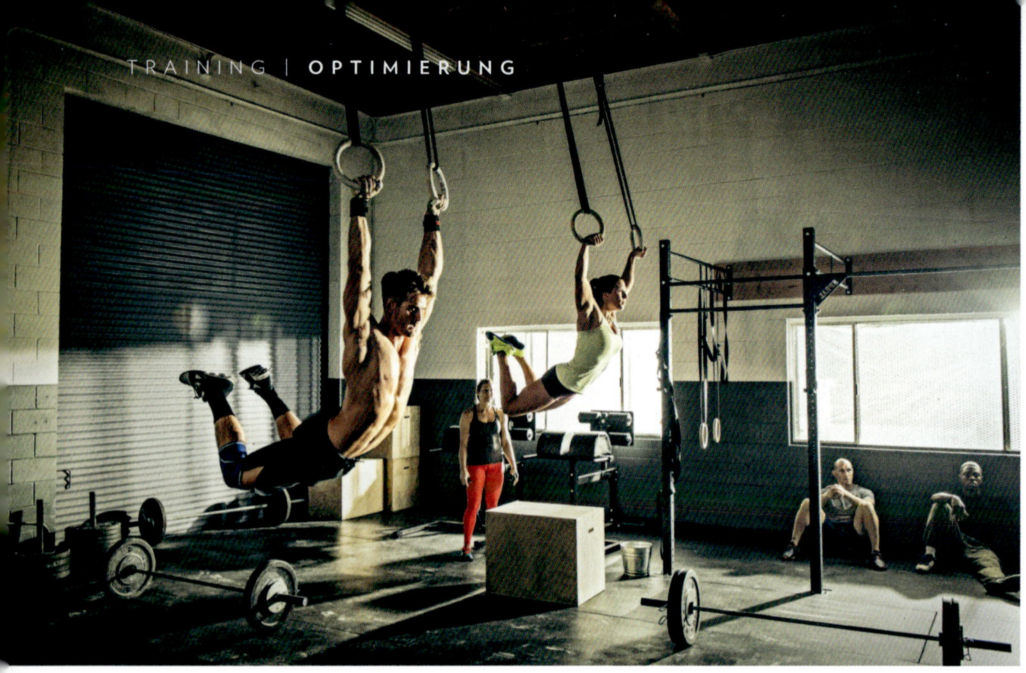

Das Trainingskonzept CrossFit kombiniert Kraftübungen mit Ausdauer, Schnelligkeit und Koordination

ganz normalen Trainingseinheiten verlängern, häufiger trainieren oder die Intensität erhöhen. Die Forschung geht davon aus: Ein Höhentraining ist wohl am effektivsten, wenn sie in der Höhe leben und auf Meeresspiegelniveau trainieren – also „live high, train low", während man früher genau das Gegenteil angenommen hat. Es gibt daher Athleten, die im Höhenzelt schlafen und sogar einen Teil ihrer Wohnung unter Sauerstoffentzug setzen, um ein Leben in der Höhe zu simulieren.

*Geht die Optimierung immer weiter?*

Das ist wohl so. Der nächste Trend zeichnet sich schon ab: Training unter Hitze. Wer ein Sauerstoffzelt hat, kann es auch aufheizen. Und der Flüssigkeitsverlust durch die zusätzliche Anstrengung bei Hitze führt zu einem größeren Blutvolumen und einem dem Höhentraining ähnlichen Effekt.

*Optimiert wird auch bei der Ernährung. Koffein etwa stand lange auf der Dopingliste, nun nicht mehr. Was hat die Substanz für einen Effekt?*

Menschen, die Kaffee nicht gewohnt sind, fühlen sich durch Koffein deutlich agiler und machen die Erfahrung, dass sie für einige Zeit mehr Leistung bringen können.

*Und wenn ich ohnehin ein Kaffeetrinker bin?*

Wenn Sie drei, vier Tassen am Tag zu sich nehmen, bringt Ihnen eine Tasse mehr nichts.

*Welche legalen leistungsfördernden Mittel gibt es noch?*

Sie können beispielsweise Bikarbonat zu sich nehmen, ein Elektrolyt. Weil es entsäuernd wirkt, entwickelt der Organismus dadurch eine höhere Säuretoleranz. Das heißt, der Sportler kann das bei hoher Belastung anfallende Laktat, das die Muskeln übersäuern lässt und ihre Leistungsfähigkeit beeinträchtigt, besser abpuffern. Bikarbonat wirkt vor allem bei eher kurzzeitigen Belastungen wie Mittelstreckenläufen, bei denen der Sportler hart an seine Belastungsgrenze geht und es zu einer extremen Laktatkonzentration kommt. Leistungsfördernd ist aber auch Rote-Bete-Saft.

*Wie wirkt der?*

Er enthält reichlich Nitrate, die den Blutdruck senken und den Blutfluss fördern. Daher wird der Saft von Sportlern gerne vor dem Wettkampf getrunken, weil der erhöhte Blutfluss vor allem bei den Ausdauerdisziplinen leistungssteigernd wirkt.

*Sind die herkömmlichen Energy-Drinks zu empfehlen?*

Die meisten enthalten viel zu viel Zucker und eignen sich nicht zum Ausgleich des Flüssigkeitsverlusts.

*Und die vielen Fertigpulver zum Anrühren von Sportgetränken?*

Für einen Bruchteil des Preises solcher Pulver können Sie sich selbst etwas mixen: Einen Liter Wasser, eine Messerspitze Salz und einen Esslöffel Polysaccharide, also langkettigen Zucker, den sie in der Apotheke bekommen. Das ist optimal für den Flüssigkeitsausgleich durchs Schwitzen.

*Auch die richtige Bekleidung hat Einfluss auf die sportliche Leistung. Was ist von Kompressionssocken zu halten, auf die einige Sportler schwören?*

Vom Prinzip her sind das Thrombosestrümpfe, die Menschen mit schwachen Venen und Ältere oft bei langen Flugreisen tragen. Die Grundidee leuchtet ein: Die Strümpfe fördern durch den von außen ausgeübten Druck den Blutfluss zum Herzen. Für Sportler heißt das: Blut fließt schneller zum Herzen, das Herz kann mehr Blut pumpen, das wiederum in die Muskulatur gelangt und deren Leistung erhöht. Zumindest in der Theorie.

*Und in der Praxis?*

Beim Laufen wechseln in der Muskulatur Kontraktion und Entlastung ab: Beim Schritt setzt das Bein ja erst auf und schwingt danach relativ entspannt nach vorn. Kompressionskleidung wirkt vor allem, wenn der Muskel entspannt ist. Ist er kontrahiert, baut er ohnehin viel mehr Druck auf die Gefäße auf, als das ein Strumpf von außen vermag. Anders als Forscher anfangs dachten, wirkt Kompressionskleidung daher weniger beim Training, wohl aber in der Regenerationsphase.

*Das müssen Sie bitte genauer erklären.*

Wenn Sie nach dem Training leichten Muskelkater haben, schwillt der Muskel etwas an, wie bei einer Verkäuferin, die den ganzen Tag steht und dicke Beine bekommt. Kompressionsstrümpfe drücken die Muskulatur und Gefäße zusammen, das fühlt sich ange-

## Gut zu wissen

**Krafttraining**

Wer mit einem intensiven Work-out die Festigkeit der Achillessehne trainiert, kann energiesparender laufen.

**Dehnen**

Vor dem Sport ist Stretching meist nicht sinnvoll, weil die Muskeln an innerer Spannung verlieren.

**Triathlon**

Der fordernde Wechsel zwischen den drei Sportarten und das häufige Draußentraining eignen sich optimal auch für Hobbysportler.

nehm an, es entsteht etwas weniger Muskelschmerz, sie regenerieren etwas schneller und sind beim nächsten Training leistungsfähiger.

***Viele Sportler fühlen sich aber auch im Training und Wettkampf mit Kompressionsstrümpfen besser.***

Das ist so, und in dem Fall hat es natürlich einen subjektiven Nutzen. Außerdem hat die Kompression einen weiteren Effekt. Durch den äußeren Druck bekommen Muskeln und Gelenke taktile Informationen, was sich stabilisierend auswirkt. Bei allen Sportarten, die mit Präzision zu tun haben, ist das vorteilhaft.

***Was heißt das konkret?***

Wenn Sie etwa beim Basketball den Korb treffen wollen oder beim Dart zielgenau in die Scheibe, können Sie mit einer Kompression des Wurfarms ihre Zielgenauigkeit erhöhen. Das ist auch der Grund, weshalb Schützen sehr feste Lederwesten tragen. Ich bin mir auch sicher, dass ein Kompressionsshirt etwa beim Golfen die Schlaggenauigkeit erhöhen würde.

***Sie waren Triathlet. Betreiben Sie den Sport noch aktiv?***

Dazu fehlt mir leider die Zeit. Triathlon ist kein Sport, sondern vielmehr eine Lebenseinstellung, und der müssen Sie fast alles andere unterordnen. Aber dadurch ist mein Interesse an der Trainingswissenschaft erwacht. Anfangs nutzten Triathleten für das Training Lehrbücher aus den Einzeldisziplinen Laufen, Radfahren und Schwimmen, aber das hat nur bedingt funktioniert. Denn drei Disziplinen gleichzeitig zu trainieren ist ungemein anspruchsvoll, ein spezifisches Training dafür musste erst entwickelt werden. Ähnlich komplex ist nur noch Fußball, wo es um Schnelligkeit und Beweglichkeit geht, aber auch um Kraft und Taktik.

***Was machen Sie heute sportlich?***

Ich fahre viel Mountainbike, und wenn ich nur mal eine Stunde Zeit habe, laufe ich.

***Reizt Sie ein Hobby-Triathlon?***

Schon – sogar sehr. Aber ich würde dann natürlich wieder Ambitionen entwickeln, dabei möglichst gut zu sein, könnte aber nicht genügend trainieren. Daher würde ich mich dann im Wettkampf extrem quälen und am Ende nicht zufrieden sein. Das würde mir keinen Spaß machen.

***Können Sie Triathlon überhaupt für Hobbysportler empfehlen?***

Absolut, denn der Wechsel zwischen den Sportarten fordert Herz und Kreislauf optimal, beansprucht alle Muskelgruppen und vermeidet einseitige Belastungen. Das häufige Draußentraining stärkt das Immunsystem, speziell das Schwimmen die sonst beim Ausdauersport oft vernachlässigten Schulter- und Rückenmuskeln. Und alle drei Sportarten eignen sich hervorragend zum Stressabbau und kurbeln zudem die Fettverbrennung an.

Sie müssen ja nicht für einen „Ironman"-Wettbewerb trainieren – es gibt sehr viele schöne Hobbyveranstaltungen mit kürzeren Strecken. ○

---

**PROF. DR. BILLY SPERLICH** leitet in Würzburg den Bereich „Integrative und experimentelle Trainingswissenschaft". Er berät zahlreiche Profisportler, vor allem Ausdauerathleten.

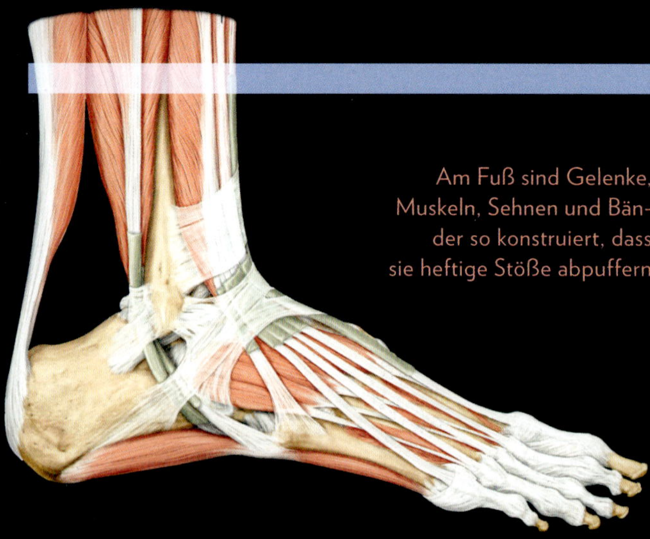

Am Fuß sind Gelenke, Muskeln, Sehnen und Bänder so konstruiert, dass sie heftige Stöße abpuffern

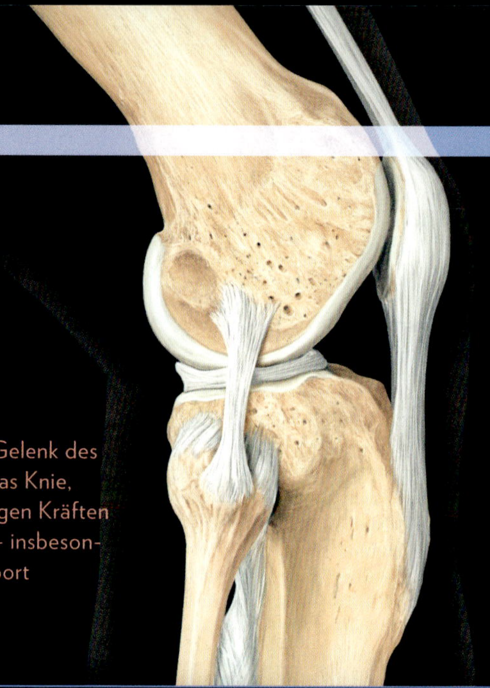

Das größte Gelenk des Menschen, das Knie, muss gewaltigen Kräften standhalten – insbesondere beim Sport

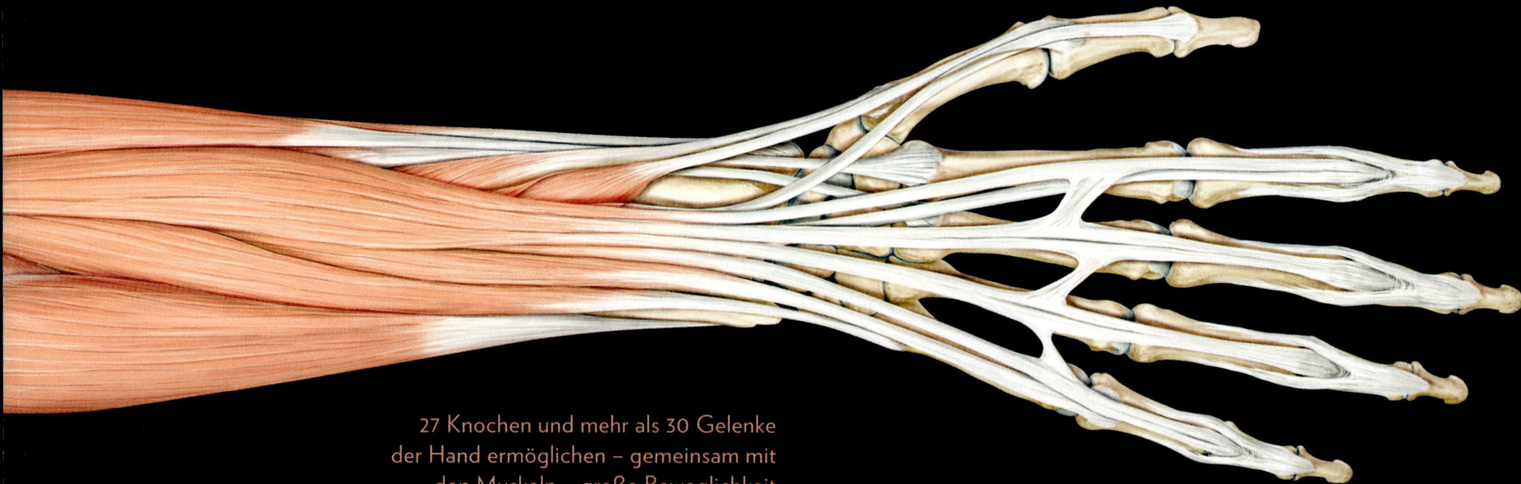

27 Knochen und mehr als 30 Gelenke der Hand ermöglichen – gemeinsam mit den Muskeln – große Beweglichkeit

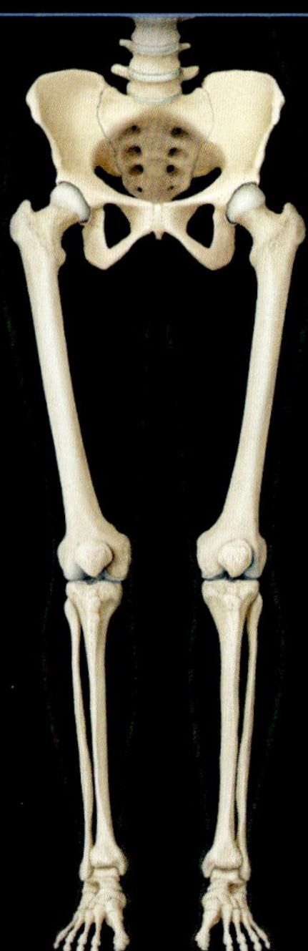

Das perfekte Zusammenspiel von Hüfte, Knien und Fußgelenken ist für die Ausübung vieler Sportarten wichtig

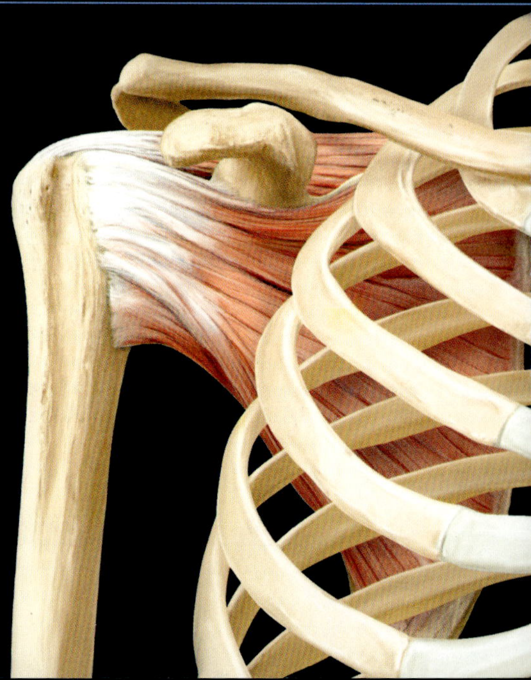

Die fast ausschließlich durch Muskeln stabilisierte Schulter ist sehr beweglich – aber auch anfällig für Beschwerden

# Die häufigsten BLESSUREN beim Sport

TEXTE: PROF. DR. THOMAS WESSINGHAGE
ILLUSTRATIONEN: KARL WESKER

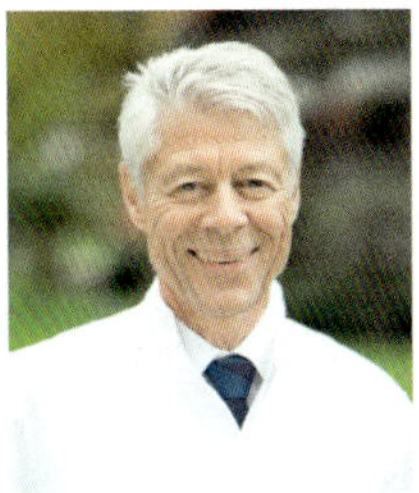

Prof. Dr. Thomas Wessinghage ist Orthopäde und Sportmediziner

Zerrungen, Verstauchungen, Brüche: Nicht immer bleibt ein Sportler unverletzt. **Welche Regionen unseres Körpers sind besonders gefährdet**, was kann der Arzt tun – und wie ein Betroffener sich selbst helfen? Ein Überblick

INHALT

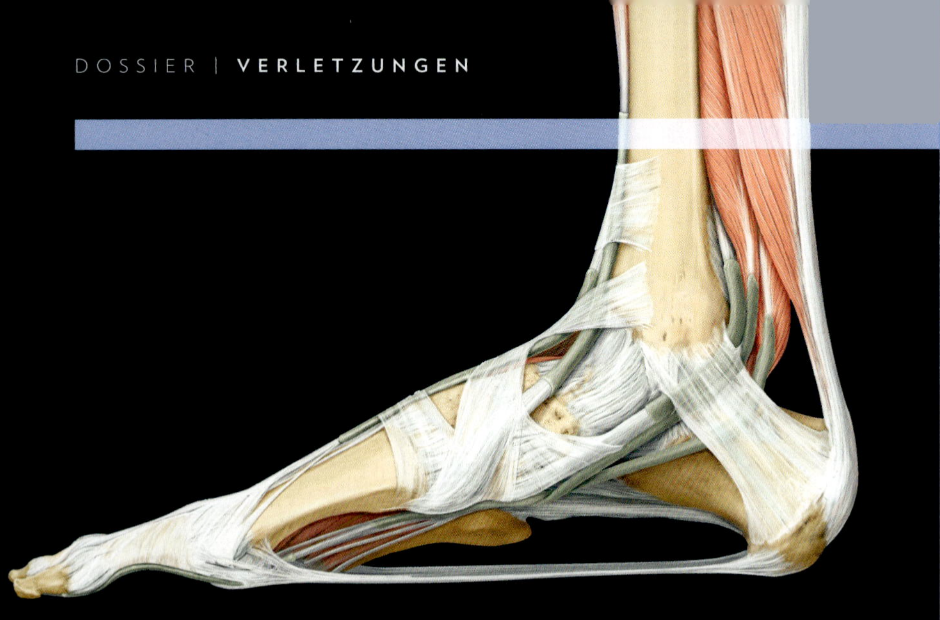

EIN KOMPLEXES GEBILDE

Ein Fuß besteht aus 28 Knochen, etwa drei Dutzend Gelenken, über 20 Muskeln und mehr als 100 Bändern. Die Konstruktion wird bei jedem Schritt und Sprung beansprucht, wobei das Fußgewölbe als Stoßdämpfer dient. Das obere Sprunggelenk ist das am stärksten belastete Gelenk des Körpers; die Achillessehne muss beim Laufen Kräfte bis zum Achtfachen des Körpergewichts aushalten

# 1.

# Fuß und Sprunggelenk

## Achillessehnenbeschwerden

Die Achillessehne ist das Ende einer Funktionskette aus Rückenstreckmuskulatur, Gesäßmuskulatur, hinterer Oberschenkelmuskulatur und Wadenmuskulatur. Sie ist daher hohen Belastungen ausgesetzt, was häufig zu Verletzungen führt. Die Ursachen sind vielfältig: etwa ein Umknicken im Sprunggelenk, Fouls beim Mannschaftssport, nicht passende Sportschuhe. Aber auch Wirbelsäulenprobleme, eine Fußfehlstatik (Knick-Senk-Fuß oder Hohlfuß), ein Beinachsenfehler (starke O- oder X-Beine), eine Verkürzung der Wadenmuskulatur oder eine Beinlängendifferenz kommen als Auslöser infrage.

Vielfach treten Achillessehnenbeschwerden schleichend und zunächst kaum wahrnehmbar auf. Oft sind sie nur kurz morgens nach dem Aufstehen zu spüren. In der Folgezeit können die Schmerzen dann häufiger und intensiver werden, bis sie Sport und Alltagsleben erheblich beeinträchtigen und womöglich eine wochen- bis monatelange Sportpause erzwingen.

Verletzungsorte an der Achillessehne sind vor allem die engste Stelle der Sehne (90 Prozent), aber auch der Übergang vom Muskel zur Sehne (acht Prozent) und der Ansatz am Fersenbein (zwei Prozent).

Zunächst reagiert nicht die Sehne selbst auf eine Fehlbelastung, sondern das sie umgebende Gleitgewebe. Es schwillt an, oft rötet und erwärmt es sich. In diesem Stadium kann die Sehne noch vollkommen unversehrt sein, aber auch bereits degenerative Veränderungen aufweisen. Etwa in ihrer Faserstruktur: Die Sehne ist bereits weniger belastbar, was anfangs oft unbemerkt bleibt. Im weiteren Verlauf kann es dann beispielsweise zu einer spindelförmigen Verdickung der Sehne kommen.

Spätestens dann spüren Betroffene oft Druck- oder Belastungsschmerzen, die meist sehr hartnäckig sind. Im Zentrum der geschwollenen Sehnenpartie finden sich zunehmend bereits abgestorbene Fasern, sodass die Sehne in ihrer dicksten Region zugleich ihre schwächste Stelle haben kann. Bei plötzlichen, heftigen Bewegungen ist ein Riss der Sehne dann nicht auszuschließen.

### Was macht der Arzt?

Die Behandlung von Achillessehnenproblemen erfordert viel ärztliches Fingerspitzengefühl: Oft ist es nicht leicht, den Auslöser der Beschwerden zu erkennen und zu beseitigen. Zudem sprechen Menschen unterschiedlich auf dieselbe Behandlung an: Der eine Sportler profitiert womöglich von einer stützenden Schuheinlage, ein anderer hingegen nicht; es kann sogar sein, dass sich seine Probleme dadurch verstärken.

Oft bringen aber schon einfache Behandlungen der Symptome gute Erfolge. Dazu gehören entzündungshemmende Maßnahmen wie zum Beispiel Kühlung (Eismassage, Cold Pack), Dehnungen der Wadenmuskulatur, Ultraschall- oder Stoßwellenbehandlungen.

Ergänzend kann der Arzt Medikamente einsetzen, die allerdings den Nachteil haben, dass sie die Symptome verschleiern: Die Schmerzen lassen dann eventuell nach, ohne dass eine wirkliche Besserung eintritt.

Injektionen in das umgebende Gewebe der Achillessehne sollten mit Zurückhaltung eingesetzt werden; falsche Behandlungen, wie die Injektion von entzündungshemmenden Kortisonpräparaten in die Sehne, können sogar eine Schwächung oder den Riss der Sehne nach sich ziehen.

### Was kann ich tun?

Zur Vorbeugung von Achillessehnenbeschwerden ist Stretching sinnvoll, etwa diese Übung: Schrittstellung einnehmen, dann den hinteren Fuß etwa eine Fußlänge nach vorn ziehen (Schrittstellung etwas verkürzen). Das Körpergewicht ruht vermehrt auf dem hinteren Bein, das hintere Kniegelenk wird gebeugt.

Dies führt zu einer maximalen Dehnung der Achillessehne und des zugehörigen Wadenmuskels.

Zur Kräftigung der Achillessehne steht man mit den Vorfüßen auf einer Treppenstufe, hebt den Körper in den Zehenstand und senkt ihn dann so weit wie möglich ab (15 Wiederholungen in ein bis drei Serien).

## Umknicken und Verstauchung des Sprunggelenks

Eine der häufigsten Akutverletzungen bei Sporttreibenden ist das Umknicken und die Verstauchung des oberen Sprunggelenks. Besonders oft trifft es Mannschaftssportler wie Basketballer und Volleyballer, bei denen das Risiko noch dadurch erhöht ist, dass die Sprungbelastungen in unmittelbarer Nähe von Mit- und Gegenspielern erfolgen. Fußballer sind vor allem beim Tackling (wenn der Verteidiger zwischen die Beine des Angreifers grätscht) gefährdet, Handballer in der Deckung am Kreis. Um das Verletzungsrisiko zumindest etwas zu verringern, verwenden viele Spieler Schienen oder Bandagen.

Auch der Individualsportler ist gefährdet, zum Beispiel beim Laufen auf unebenem Untergrund. Wenn der Fuß umknickt (fast immer nach außen), wird dies durch den Kapsel-Band-Apparat an der Außenseite des Sprunggelenkes aufgefangen. Ist die Krafteinwirkung jedoch zu vehement, können die Bänder überdehnen oder gar reißen.

Zuerst ist stets das vordere Sprungbein-Wadenbein-Band betroffen, das den Außenknöchel nach schräg vorn unten mit dem Sprungbein verbindet. Aber auch das Fersenbein-Wadenbein-Band und das hintere Sprungbein-Wadenbein-Band können in Mitleidenschaft gezogen sein.

Eine derartige Verletzung ist keine Bagatelle, auch wenn die Schwellung nach einigen Tagen meist wieder zurückgeht und normales Gehen, sogar oftmals leichtes Joggen, wieder möglich ist: Heilen die Bänder schlecht aus, bleibt das Sprunggelenk langfristig instabil und es kann zu vorzeitigem Gelenkverschleiß kommen, der sogenannten posttraumatischen Arthrose.

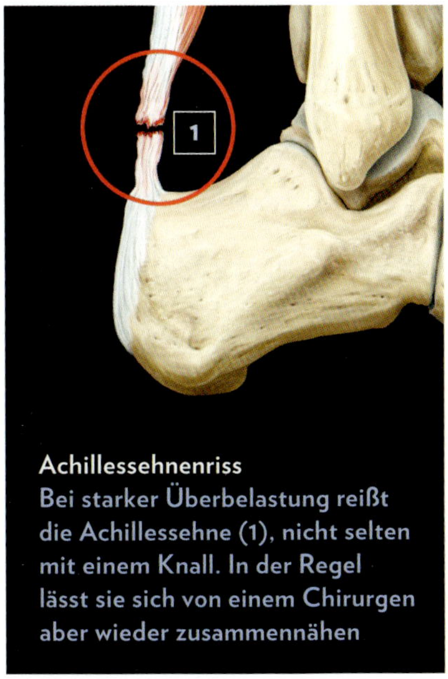


**Achillessehnenriss**
**Bei starker Überbelastung reißt die Achillessehne (1), nicht selten mit einem Knall. In der Regel lässt sie sich von einem Chirurgen aber wieder zusammennähen**

### Was macht der Arzt?

Zeigt sich ein Bluterguss am Sprunggelenk, wird der Arzt zunächst durch eine Röntgenuntersuchung eine knöcherne Verletzung (zum Beispiel Abriss der Außenknöchelspitze) ausschließen.

Ist der Knochen heil geblieben, ist von einem Riss oder Teilriss eines Bandes auszugehen. In dem Fall benötigt der Körper etwa sechs Wochen bis zur stabilen Ausheilung der Verletzung. In dieser Phase sollte das obere Sprunggelenk nicht bewegt werden – wohl aber der Rest des Beines.

Ein althergebrachter Gipsverband ist daher weniger sinnvoll. Stattdessen empfiehlt sich das konsequente Tragen (Tag und Nacht) einer Schiene – wobei darauf zu achten ist, dass das obere Sprunggelenk absolut ruhiggestellt ist.

Schon leichte Beuge- und Streckbewegungen des Fußes, vermeintlich ohne Belastung der Seitenbänder, üben eine Zugbeanspruchung auf den verletzten Bandapparat aus und können die Bildung einer belastbaren Narbe beeinträchtigen.

Eine operative Behandlung ist heute eher die Ausnahme und bringt in aller Regel keine Vorteile gegenüber der Schienenbehandlung.

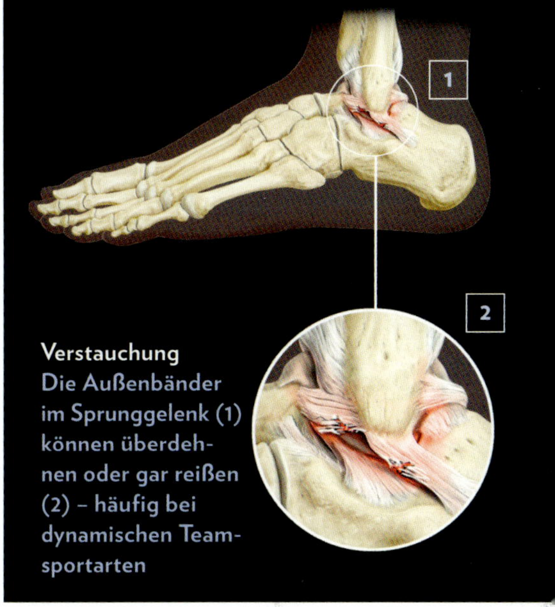


**Verstauchung**
**Die Außenbänder im Sprunggelenk (1) können überdehnen oder gar reißen (2) – häufig bei dynamischen Teamsportarten**

### Was kann ich tun?

Zur Vorbeugung eignet sich Fußgymnastik in jeder Form (zum Beispiel Barfußlaufen, Fußkreisen, Ballrollen): Sie kräftigt die Muskulatur der Füße und Unterschenkel.

Kommt es zur Verletzung, sollten Sportler die PECH-Regel anwenden: P = Pause (sportliche Aktivität unmittelbar abbrechen), E = Eis (Kühlung, zum Beispiel mit kaltem Wasser; nicht zu stark abkühlen), C = Compression (milder Druckverband), H = Hochlagerung (Blutabfluss fördern, Blutstau vermeiden).

Mitunter hilft in akuten Fällen ein stabilisierender Tape-Verband aus festem, nicht dehnbarem Klebeband, der gegebenenfalls über sechs Wochen getragen und alle zwei bis drei Tage vom Arzt oder Physiotherapeuten neu angelegt werden sollte. Bei chronischer Instabilität des Sprunggelenks ist ein Tape-Verband vor besonderen Sportbelastungen sinnvoll.

## Beschwerden der Plantarfaszie

Die Plantarfaszie ist eine breite Sehnenplatte, die sich in der Fußsohle vom Fersenbein bis zu den Zehengrundgelenken erstreckt. In einer tieferen Schicht verläuft zudem das Ligamentum plantare longum, das „lange Fußsohlenband", das ebenfalls vom Fersenbein zu den Mittelfußköpfchen zieht.

Beide Strukturen dienen vor allem der passiven Verspannung des Fußlängsgewölbes, bieten aber auch den kleinen Muskeln der Fußsohle (kurze Zehenbeugemuskulatur) Halt. Eine schmerzhafte Überlastung oder Entzündung etwa durch ein intensives Lauftraining droht vor allem bei schwachem Fußgewölbe (Senkfuß, Knick-Senk-Fuß, Plattfuß). Durch den dauerhaften Zug und Druck auf die Sehnenplatte kann sich sogar ein stiftförmiger Knochenvorsprung bilden, der als plantarer Fersensporn bezeichnet wird und zu hartnäckigen Schmerzen führen kann.

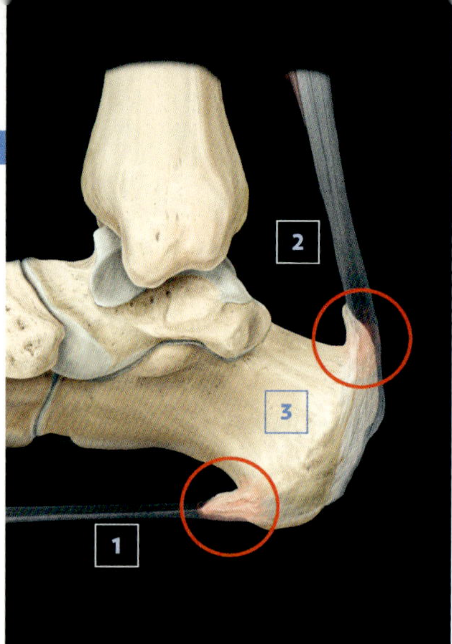


**Fersensporn**
Sind die Plantarfaszie (1) oder die Achillessehne (2) permanent überlastet, können sich am Fersenbein (3) knöcherne Auswüchse bilden, die mitunter beim Gehen extrem schmerzen: Fersensporne

### Was macht der Arzt?

Um die Symptome rasch zu lindern, sollte der Arzt als Erstes die genaue Ursache erkennen, etwa ungewohnte Belastungen beim Sport, nicht passende oder zu harte Schuhe oder eine rasche Gewichtszunahme bei gleichzeitig schwacher Fußmuskulatur. Gegebenenfalls verschreibt er orthopädische Schuheinlagen, die das Fußgewölbe stützen und so die Plantarfaszie entlasten. Als Sofortmaßnahme kann es zunächst hilfreich sein, den schmerzhaften Bereich des Fußes weich zu betten, etwa durch Gelkissen im Schuh. Auch physiotherapeutische Behandlungen (Massage, Eis, Ultraschall, Dehnungen) können Linderung verschaffen.

### Was kann ich tun?

Vorbeugend lässt sich die Fuß- und Unterschenkelmuskulatur kräftigen und dehnen. Vor allem die Zehenbeugemuskeln neigen zur Verspannung. Durch geeignete Dehnübungen (besonders das Hochziehen der Zehen) wird die Plantarfaszie entlastet. Das Fußgewölbe lässt sich durch Fußgymnastik, zusätzlich auch durch Barfußgehen und -laufen stützen und stabilisieren. Hilfreich in der Akutphase kann zudem ein Tape-Verband des ganzen Fußes sein.

## Fersensporn

Ein oberer Fersensporn entsteht am Ansatz der Achillessehne als Reaktion des Knochens auf erhöhte Zugbelastungen. Dabei kommt es dort zu knöchernen Anbauten. Diese können langfristig Probleme verursachen, die sich durch Druck, Reibung und Entzündungen äußern. Häufige Ursachen sind eine Überforderung der Wadenmuskulatur (Verkürzung, gestörte Kraftverhältnisse), ungünstiges Bewegungsverhalten (falscher Laufstil) und zu häufiges, zu umfangreiches oder zu intensives Training. Auch Veränderungen der Fußgewölbe (Hohlfuß, Senkfuß, Knickfuß) können einen Fersensporn zur Folge haben. Wichtig zu wissen: Nicht der Fersensporn selbst ist das Hauptproblem, sondern die ihn verursachenden mechanischen Belastungen. In gleicher Weise kann ein unterer Fersensporn dort entstehen, wo die Plantarfaszie am Fersenbein entspringt.

### Was macht der Arzt?

Ein Fersensporn kann vom Chirurgen operativ entfernt werden, er bildet sich aber mit großer Wahrscheinlichkeit erneut, wenn die grundlegende Ursache für seine Entstehung nicht erkannt und beseitigt wird.

### Was kann ich tun?

Zur Vorbeugung des oberen Fersensporns eignet sich diese Stretching-Übung: Schrittstellung einnehmen, dann den hinteren Fuß etwa eine Fußlänge nach vorn ziehen (Schrittstellung etwas verkürzen). Das Körpergewicht ruht vermehrt auf dem hinteren Bein, das hintere Kniegelenk wird gebeugt. Dadurch maximale Dehnung der Achillessehne und des zugehörigen Wadenmuskels.

Zur Kräftigung steht man mit den Vorfüßen auf einer Treppenstufe, hebt den Körper in den Zehenstand und senkt ihn dann so weit wie möglich ab (15 Wiederholungen in ein bis drei Serien).

Günstig ist es, täglich die Waden- und die Schienbeinmuskulatur zu kräftigen und zu dehnen; anschließend Fersenbein und Achillessehne mit kaltem Wasser oder Eis kühlen.

Sportler sollten ihr Training angemessen dosieren, also zum Beispiel statt langer Strecken besser kurze Strecken laufen, aber dafür häufiger. Bergauflaufen ist ein sehr gutes Training für die Achillessehne und ihren knöchernen Ansatz.

Im Akutfall können Schuheinlagen und ein stabilisierender und entlastender Tape-Verband von der Achillessehne bis zur Fußsohle helfen.

Dem unteren Fersensporn wird in gleicher Weise wie den Beschwerden der Plantarfaszie vorgebeugt.

## Bruch eines Mittelfußknochens

Bei ausgedehnten Läufen sind die Mittelfußknochen hohen Belastungen ausgesetzt: Druck und Zug wechseln ständig ab. Insbesondere bei Langstreckenläufern kann ein Knochen aufgrund der andauernden Beanspruchung irgendwann brechen; betroffen sind meist der zweite oder dritte Mittelfußknochen.

Das erste und oft einzige Symptom für einen solchen Ermüdungsbruch ist der Schmerz, der charakteristischerweise während des Laufens nicht nachlässt, anders als zum Beispiel bei den häufigeren Überlastungsreaktionen wie der Achillessehnenreizung oder dem Patellaspitzensyndrom.

Wer starke und anhaltende Schmerzen im Vorfußbereich spürt, die vom Knochen ausgehen, sollte daher einen Arzt aufsuchen.

### Was macht der Arzt?

Die körperliche Untersuchung ergibt oft schon eine klare Diagnose, abgesichert werden kann diese durch bildgebende Verfahren. Der Arzt wird dem Patienten raten, möglichst jede schmerzhafte Bewegung zu vermeiden (kein Lauftraining oder längeres Gehen). Schmerzfreie Bewegungen hingegen (Radfahren, kürzere Gehstrecken) bleiben erlaubt. Gegebenenfalls wird der Fuß mit harten Sohlen oder einem Tape-Verband stabilisiert. Nur bei stark verschobenen Brüchen kommt eine Operation infrage, bei der die Knochen verschraubt werden.

### Was kann ich tun?

Um eine Überlastung der Mittelfußknochen zu verhindern, sollten Sportler ihre Trainingsbelastung immer nur vorsichtig dosiert steigern und auf eine gute Bewegungstechnik (Laufstil) achten. Zudem sollten sie die Fußmuskulatur pflegen und kräftigen – etwa durch Fußgymnastik und Barfußgehen, aber auch durch entspannende Maßnahmen wie Massagen, Bäder und Dehnübungen.

**Mittelfußbruch**
**Bei Langstreckenläufen werden die Mittelfußknochen mitunter so überlastet, dass sie brechen und starke Schmerzen auslösen**

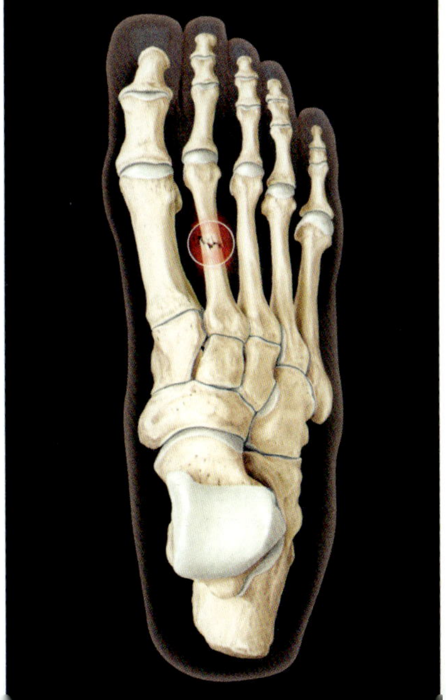

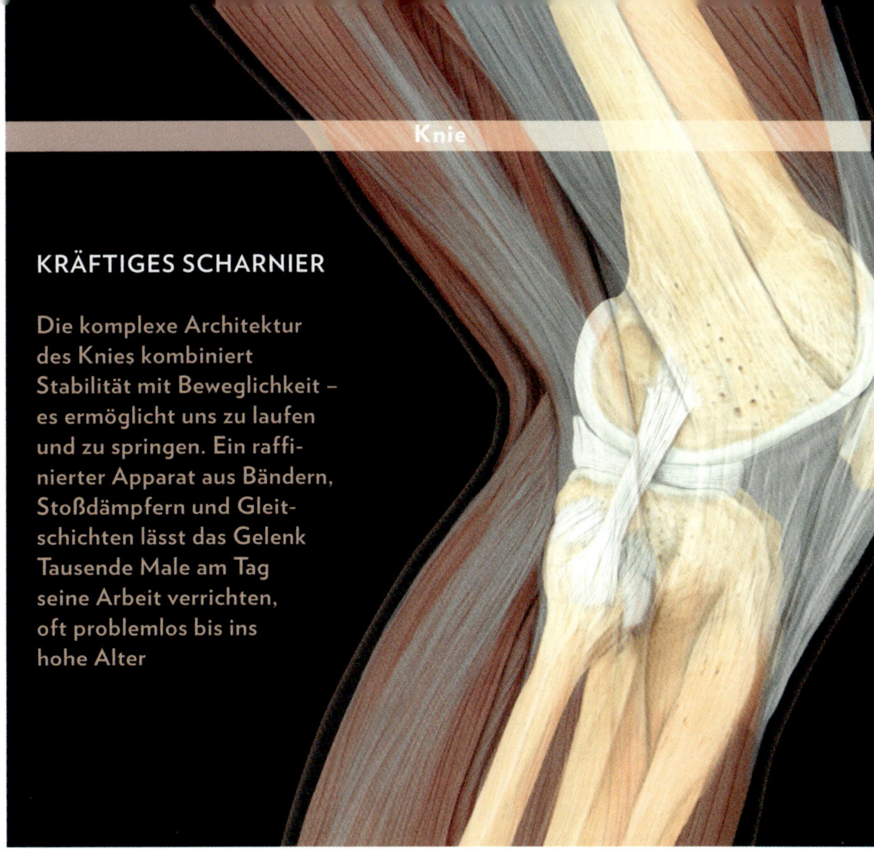

**KRÄFTIGES SCHARNIER**

**Die komplexe Architektur des Knies kombiniert Stabilität mit Beweglichkeit – es ermöglicht uns zu laufen und zu springen. Ein raffinierter Apparat aus Bändern, Stoßdämpfern und Gleitschichten lässt das Gelenk Tausende Male am Tag seine Arbeit verrichten, oft problemlos bis ins hohe Alter**

# 2. Das Knie

## Problem beim Kniegelenk und der Patellarsehne

Die Kniescheibe (Patella) ist an ihrem unteren Rand mit der Patellarsehne verbunden, am oberen Rand mit der Quadrizepssehne. Diese sorgen für eine Übertragung der Kraft, die der große Oberschenkelstreckmuskel ausübt.

Spannt sich der Oberschenkelstreckmuskel plötzlich stark an – etwa durch den schnellen Antritt beim Tennis oder einen Torschuss beim Fußball –, führt dies zu einer hohen Belastung an den knöchernen Befestigungspunkten der Sehnen, insbesondere dem der Patellarsehne.

Ein weiterer Ort hoher Belastung ist der kräftige Knochenvorsprung am Vorderrand des Schienbeins, an dem die Patellarsehne ansetzt.

Bei Fußballspielern ist er heftigen Zugbeanspruchungen ausgesetzt, ebenso im Fall abrupter Richtungswechsel wie beim Badminton oder Squash. Bei jungen Fußballern, die noch nicht ausgewachsen sind, können permanente Überlastungen sogar zu einem Absterben des Knochens (Osteonekrose) führen.

Typisch für Patellarsehnenprobleme ist der zunehmende Schmerz, der bei Anspannung der Oberschenkelmuskulatur gegen einen Widerstand auftritt, etwa beim Treppabgehen, aber auch bei längerem Sitzen mit gebeugten Knien im Auto. Oft ist die Patellarsehne dann selbst druckempfindlich, gelegentlich tritt das Problem jedoch nur am knöchernen Ansatz der Sehne auf.

Bei genauer Untersuchung finden sich oftmals typische Befunde: Meist sind es eine sehr kräftige, verkürzte oder verhärtete Kniestreckmuskulatur und eine schwache Kniebeugemuskulatur, die zur dauerhaft erhöhten Druckbelastung der Kniescheibe führen.

Bei sprungintensiven Sportarten wie Basketball oder Volleyball kommt es häufig zum Patellaspitzensyndrom (auch Springerknie genannt). Die Schmerzen machen sich dann im Bereich der nach unteren gerichteten Spitze der Kniescheibe bemerkbar.

## Was macht der Arzt?

Er kann lokal reizmindernde Maßnahmen einsetzen beziehungsweise verschreiben, wie Ultraschall, Eismassage oder Salbenverbände der Patellaspitze. In der Regel haben diese aber keine heilende, sondern nur eine vorübergehend lindernde Wirkung. Ein weiteres, bewährtes Hilfsmittel ist ein Tape-Verband, durch den die Patellarsehne entlastet wird.

## Was kann ich tun?

Die Gegenmaßnahmen sind einfach, müssen aber möglichst frühzeitig erfolgen. Durch Dehnung der Kniestreckmuskulatur auf der Vorderseite und Kräftigung der Beugemuskulatur auf der Rückseite des Oberschenkels kann das gestörte Gleichgewicht der knienahen Muskulatur positiv beeinflusst und bestenfalls sogar wiederhergestellt werden.

Das Krafttraining sollte etwa dreimal wöchentlich erfolgen, zum Beispiel mit dieser Übung: Legen Sie sich auf den Rücken und setzen Sie die Fersen auf den Boden, die Knie sind etwa rechtwinklig gebeugt. Heben Sie das Becken an, bis sich eine gerade Linie von den Schultern bis zu den Knien bildet. Zwei bis drei Serien mit 20 bis 30 Wiederholungen (zunächst beidbeinig, später einbeinig) sind für viele Sportler eine angemessene Dosierung.

Die Dehnung der Kniestreckmuskulatur lässt sich hingegen täglich mehrmals absolvieren: Einbeinstand einnehmen, Knie des Standbeins leicht gebeugt. Zunächst das zu dehnende andere Bein in der Hüfte strecken (Bein nach hinten bewegen beziehungsweise Becken nach vorn schieben). Anschließend das Knie beugen und die Ferse langsam in Richtung Gesäß ziehen (dabei das Knie nicht abspreizen).

# Meniskusschäden/ Innenbandriss

Die Menisken sind zwei annähernd c-förmige Gebilde, die im Kniegelenk auftretende Stoßkräfte abpuffern. Der innere Meniskus ist größer und weniger beweglich, der äußere stärker gekrümmt, kleiner und beweglicher. Ihre Konsistenz entspricht der eines Radiergummis, ihre Oberfläche ist glatt.

Durch Alterungsprozesse und Belastungen, denen das Knie im Laufe der Jahre ausgesetzt ist, verlieren die Menisken ihre Elastizität, sie werden spröder und verletzungsanfälliger. So kann es gerade bei älteren Menschen schon bei Bagatellbewegungen (leichtes Wegknicken, Stolpern, Verdrehen des Kniegelenks) zu Meniskuseinrissen oder -abrissen kommen. Zu 95 Prozent ist dabei der Innenmeniskus betroffen.

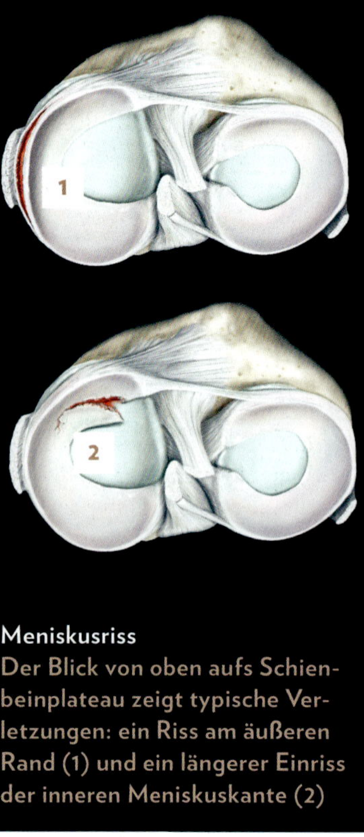


**Meniskusriss**
Der Blick von oben aufs Schienbeinplateau zeigt typische Verletzungen: ein Riss am äußeren Rand (1) und ein längerer Einriss der inneren Meniskuskante (2)

Vor allem aber sind es die häufigen, bei vielen Spielsportarten oft mehr oder weniger unbemerkt auftretenden Mikroverletzungen, die die Menisken schädigen (durch Umknicken, Pressschlag, Kollision mit dem Gegner, Foulspiel, den Ball nicht richtig Treffen). Insbesondere bei Fußball, Handball, Basketball und anderen Kontaktsportarten treten diese kleinen Verletzungen auf und können die Lebensdauer eines Meniskus erheblich reduzieren.

Nicht selten treten Meniskusverletzungen zusammen mit einem Riss des Innenbands auf, das an der Innenseite des Knies vom Oberschenkelknochen zum Schienbein verläuft und mit der Meniskusbasis verwachsen ist.

## Was macht der Arzt?

Bei erheblicher Abnutzung oder großen Rissen ist eine Operation unumgänglich. Die moderne Mikrochirurgie hat aus dem ehemals technisch schwierigen Eingriff eine Routineoperation gemacht, die heutzutage ambulant vorgenommen wird. Sofern es möglich ist, wird der Meniskus (oder sein größter Teil) refixiert, also wieder an die Gelenkkapsel angenäht.

Das gelingt nur, wenn der Meniskus an sich noch eine feste Struktur aufweist. Ist eine Teilresektion erforderlich, werden die gelösten Meniskusfragmente abgetrennt, und das Restgewebe wird geglättet. Ziel des Operateurs ist es dabei, so viel wie nötig, aber so wenig wie möglich vom Meniskus zu entfernen, um eine ausreichende Restfunktion zu gewährleisten.

Bei einem eventuell gerissenen Innen- oder Außenband wird das Knie gegebenenfalls für vier bis sechs Wochen mithilfe einer Orthese ruhiggestellt, damit die Bandenden fest zusammenwachsen können. Danach sollte möglichst umgehend mit der Mobilisierung durch Physiotherapie begonnen werden. Auch eine operative Versorgung gerissener Bänder kann erforderlich sein.

## Was kann ich tun?

Ein stabilisierender Tape-Verband bis zum Zeitpunkt des ärztlichen Eingriffs ist sinnvoll. Medikamente und Physiotherapie können Schmerzen lindern, beheben aber nicht die Ursache der Beschwerden.

Auch bei einer Verletzung von Innen- oder Außenband am Knie kommt die PECH-Regel zur Anwendung, bis die endgültige ärztliche Versorgung eingeleitet werden kann (siehe Seite 147).

## Kreuzbandverletzung

Die beiden Kreuzbänder befinden sich – von außen nicht sicht- oder tastbar – im Inneren des Kniegelenks und gehören zu seinen wichtigsten Strukturen. Zum einen verhindern sie Falschbewegungen zwischen Unterschenkel (Schienbein) und Oberschenkel. Zudem haben sie eine wichtige Funktion für die Beugung und Streckung des Kniegelenkes. Diese ständig auftretenden Bewegungen hängen in hohem Maße von funktionsfähigen (nicht gelockerten) Kreuzbändern ab.

Die Ursache einer Kreuzbandverletzung kann sehr unterschiedlich sein: von Bagatellbewegungen wie Stolpern, Ausrutschen auf glattem Untergrund, Verdrehen des Oberkörpers bei fixiertem Fuß bis hin zu komplizierten Verletzungen durch einen Skiunfall. Eine nicht fachgerecht versorgte Kreuzbandverletzung führt früher oder später mit hoher Wahrscheinlichkeit zu Arthrose (Knorpelschwund) im Kniegelenk.

Die Diagnosestellung ist mitunter schwierig, die manuelle Untersuchung des Knies durch den Arzt führt nicht in jedem Fall zu einem klaren Befund. Röntgenaufnahmen zeigen den Bandapparat nicht, und die Magnetresonanz-Tomografie (MRT) ist nicht immer eindeutig.

Am aufschlussreichsten ist die arthroskopische Untersuchung (Gelenkspiegelung). Sie findet daher vor und bei jeder operativen Behandlung des Kreuzbandes statt.

### Was macht der Arzt?

Mithilfe minimalinvasiver Operationsmethoden lassen sich zerrissene Bandstrukturen ersetzen: Das vordere Kreuzband, das in mehr als 95 Prozent der Fälle betroffen ist, wird durch körpereigenes Sehnenmaterial ersetzt. Meist mit einem Drittel der längsgespaltenen Patellarsehne oder mit der Sehne eines Muskels an der Oberschenkelrückseite.

Der Bandersatz wird etwa mithilfe von Bohrlöchern in Schienbein und Oberschenkelknochen so fixiert, dass er wie das ursprüngliche Kreuzband durch das Kniegelenk verläuft.

Im Laufe der folgenden Wochen wächst das eingesetzte Sehnengewebe im Knie ein. Meist ist das Gelenk nach mehreren Wochen konsequenter Nachbehandlung wieder frei beweglich, Reizzustände und Schmerzen sind in aller Regel relativ gering. Eine kurzzeitige Entlastung mit Gehstützen und das Tragen einer Orthese (teilgesperrte Kniegelenkschiene) sind sinnvoll, um das Knie und die implantierte Sehne vor zu früher Belastung zu schützen.

Auch wenn der Patient nach den ersten Wochen wieder eine steigende Fitness spürt, ist die normale Belastungsfähigkeit des operierten Kniegelenks jedoch frühestens nach vier, eher nach sechs Monaten wieder gegeben.

Vor allem zwischen der sechsten und 16. Woche nach der Operation ist das Knie gefährdet, in dieser Phase sollten heftige, ruckartige Bewegungen oder mit hohem Krafteinsatz verbundene Trainingsbelastungen vermieden werden.

Generell aber kann sich die volle Belastbarkeit praktisch für jede Sportart wieder einstellen, vorausgesetzt der Sportler unterzieht sich über mehrere Monate einem konsequenten Trainingsaufbau für Kraft, Beweglichkeit, Koordination und Ausdauer. Es gibt allerdings bis heute noch Sportlerkarrieren, die infolge eines Kreuzbandrisses und eines nicht erfolgreichen Behandlungsversuchs enden.

Auch stellt sich die Frage, ob eine vordere Kreuzbandverletzung in jedem Falle operiert werden muss. Bei der Abwägung sind das Alter des Patienten, die zu erwartenden Belastungen beim Sport und die konkrete Situation des verletzten Kniegelenks zu berücksichtigen.

Einige Betroffene kommen nach einer Kreuzbandverletzung auch ohne Operation im Alltagsleben gut zurecht – vorausgesetzt das Knie ist weitgehend stabil, neigt nicht zu wiederholtem Wegknicken und es treten keine Reizerscheinungen (Schwellung, Rötung, Überwärmung) oder Schmerzen auf. In solchen Fällen kann zumindest abgewartet und beobachtet werden.

Bei Anzeichen einer Knie-Instabilität und bei jüngeren, sportlich aktiven Menschen ist weiterhin eher zu einer Operation zu raten. Vor allem auch deshalb, weil die Eingriffe sehr sicher sind und das Arthrose-Risiko für das Knie senken können.

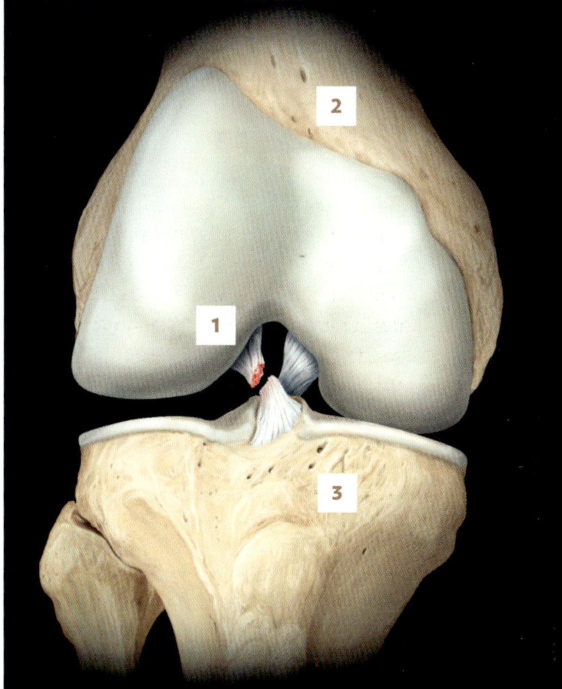


**Kreuzbandriss**
Zu einem Riss des vorderen Kreuzbandes (1) kann es kommen, wenn sich der Oberschenkel (2) mit Wucht gegen den Unterschenkel (3) verdreht, etwa bei einem Skiunfall

### Was kann ich tun?

Bei chronischer Instabilität im Knie ist die folgende Übung gut geeignet: Legen Sie sich auf den Rücken und setzen Sie die Fersen auf den Boden, die Knie sind etwa rechtwinklig gebeugt. Heben Sie nun das Becken an, bis sich eine gerade Linie von den Schultern bis zu den Knien bildet.

Damit kräftigen Sie die hintere Oberschenkelmuskulatur, die dieselbe Funktion wie das vordere Kreuzband ausübt.

Bis zur operativen Versorgung sowie in der Nachbehandlungsphase ist ein stützender und stabilisierender Tape-Verband sinnvoll, bei chronischer Instabilität auch vor besonderen Belastungen (Wanderungen, Sport).

# 3.

# Beine und Muskeln

## Schienbeinprobleme

Unsere Knochen sind von einer kräftigen Hülle aus Bindegewebe, der sogenannten Knochenhaut, überzogen. Schmerzen in der Region der Schienbeine (Schienbeinkantensyndrom) werden oft auch als Knochenhautreizung bezeichnet. Wenn sie bei Läufern und noch dazu beidseitig auftreten, handelt es sich in den meisten Fällen jedoch nicht um eine eigentliche Reizung der Knochenhaut, sondern um Beschwerden am Ansatz der überlasteten Unterschenkelmuskulatur.

Betroffen ist oft der hintere Schienbeinmuskel, der eine wichtige Funktion beim Laufen hat. Er dient beim Aufsetzen des Fußes auf den Boden als elastisches Widerlager, das Bewegungsenergie aufnimmt und den Aufprall des Fußes auf den Untergrund dämpft. Bei der wenige Augenblicke später folgenden Abstoßbewegung des Fußes entstehen zudem hohe Zugspannungen an der inneren Schienbeinkante.

Ähnlich ist die Situation bei einer Überlastung des vorderen Schienbeinmuskels, der an der Vorderseite des Unterschenkels entlang bis auf den Fußrücken verläuft und den Fuß anhebt. Beim Aufsetzen des Fußes mit der Ferse entsteht eine Hebelbewegung des Fußes nach vorn, die den vorderen Schienbeinmuskel überfordern kann.

### Was macht der Arzt?

Um eine gezielte Therapie einleiten zu können, muss beim Schienbeinkantensyndrom sowie bei der Überlastung des Schienbeinmuskels eine exakte Diagnose der auslösenden Mechanismen erfolgen: Wie steht es um den Laufstil, den Laufschuh, das Trainingsgelände, die Trainingsmethodik?

Allgemeine entzündungshemmende Maßnahmen können die Symptome lindern, bekämpfen aber nicht die Ursache, sodass selbst bei erfolgreicher Behandlung damit gerechnet werden muss, dass die Beschwerden wieder auftreten.

### Was kann ich tun?

Bei akuten Schmerzen der vorderen Schienbeinmuskulatur eignet sich diese Stretching-Übung: Sie knien sich auf den Boden, beide Hände weit vor dem Körper aufgesetzt. Dann senken Sie das Gesäß langsam auf die Fersen. Prüfen Sie, ob Fußrücken und Unterschenkel auf dem Boden plan aufliegen oder ob die Beweglichkeit des oberen Sprunggelenks eingeschränkt ist (dann sollten Sie die Übung konsequent und regelmäßig wiederholen).

## Muskelzerrung/-faserriss

Insbesondere bei Spielsportarten wie Fußball, Handball oder Eishockey kommt es häufig zu Muskelzerrungen oder gar Muskelfaserrissen. Oftmals sind es vermeintliche Bagatellen, die vom Spieler ignoriert oder anfangs nicht einmal wahrgenommen werden.

Eine Muskelzerrung ist eine örtliche Überlastung der Muskulatur, die durch eine sehr heftige Kontraktion oder eine Überdehnung zustande kommt. Typische Beispiele sind plötzliche Antritte oder Sprints mit einem noch nicht genügend aufgewärmten Muskel. Dieser reagiert dann mit Verhärtung, Druck- sowie Bewegungsschmerz und ist nicht mehr funktionsfähig. Tritt zusätzlich ein Bluterguss auf, muss von einem Riss einzelner Muskelfasern oder gar größerer Muskelanteile ausgegangen werden.

### Was macht der Arzt?

Therapeutische Maßnahmen können die Ausheilung nicht wesentlich beschleunigen. Der wichtigste Faktor ist die Zeit, die dem Gewebe gegeben wird, um wieder stabil und funktionsfähig zu werden. Eine Ruhigstellung im Verband ist nur bei größeren Rissen sinnvoll, dann ist auch eine chirurgische Behandlung durch Zusammennähen zu erwägen. Falls erforderlich, sollte dies möglichst umgehend nach der Verletzung erfolgen. Eine Zerrung führt je nach Schweregrad zu einer Sportpause von zwei bis sechs Wochen, bei einem Muskelfaserriss sind es etwa vier bis acht Wochen.

### Was kann ich tun?

Direkt nach Eintritt der Verletzung gilt es, die Stelle über einen längeren Zeit-

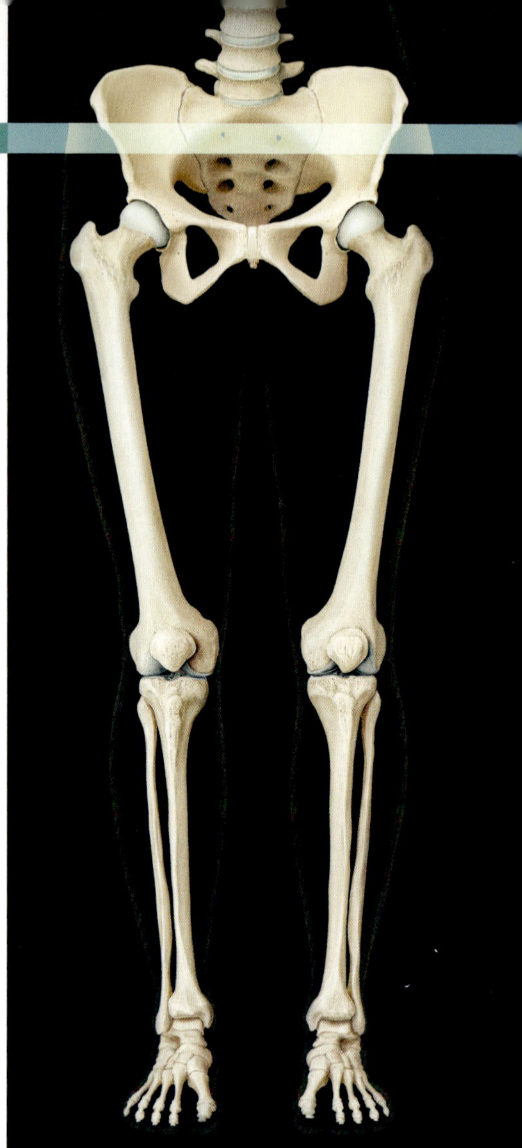

**STABILE LAUFWERKZEUGE**

Die mächtigen Knochen von Becken, Ober- und Unterschenkel sowie die großen Gelenke in Hüfte und Knien bilden das Grundgerüst unseres Bewegungsapparates. Vorangetrieben wird es von zahllosen Muskeln, darunter viele der größten und stärksten des gesamten Körpers

raum mit Wasser zu kühlen, die angrenzende Muskulatur zu lockern (aber keine Massage im Verletzungsbereich!) und eine Lymphdrainage der betroffenen Extremität durch einen Therapeuten durchführen zu lassen. Nach einigen Tagen kann der Muskel vorsichtig gedehnt werden, um ihn zur Regeneration anzuregen. Dabei ist viel Feingefühl erforderlich, um den Muskel nicht zu überlasten.

Ausgleichssportarten wie Radfahren, Aquajogging oder vorsichtiges Krafttraining ermöglichen oft schon ein leichtes Aufbauprogramm. Erlaubt ist aber nur, was keine Schmerzen bereitet.

## Sehnenriss

Sehnen übertragen die Kräfte der Muskulatur auf die nachfolgende Struktur, in der Regel die Knochen. Sie bestehen aus elastischen und zugstabilen Fasern, die an den unterschiedlichsten Orten im Körper ihre spezielle Funktion erfüllen (siehe auch Achillessehnenbeschwerden Seite 146). Sehnen reißen in der Regel nur, wenn sie durch Abnutzung bereits vorgeschädigt und dann übermäßiger Belastung ausgesetzt sind: So kann es infolge eines Stolperns auf der Treppe oder eines Fouls beim Fußball zum Riss der Quadrizepssehne oberhalb oder der Patellarsehne unterhalb der Kniescheibe kommen. Ohne größere äußere Krafteinwirkung reißt eine gesunde Sehne nicht.

### Was macht der Arzt?

Sehnengewebe lässt sich im Gegensatz zum weicheren Muskel sehr gut nähen. Die angrenzenden Gelenke müssen zudem ruhiggestellt werden. Grundsätzlich heilen beschädigte Sehnen aufgrund der vergleichsweise schlechten Durchblutung recht langsam, mit mindestens sechs Wochen Heilungszeit ist zu rechnen.

### Was kann ich tun?

Wer seine Muskulatur dehnfähig und das Sehnengewebe gesund erhält, kann Rissen vorbeugen. Dies gelingt durch vielfältige und abwechslungsreiche Bewegungen, denn der stete Gebrauch einer Sehne erhält ihre spezifischen Eigenschaften.

Wenn sich Muskeln hingegen verkürzen, weil sie nicht mehr oder nur einseitig gefordert werden, verlieren nicht nur die Muskeln selbst, sondern auch die damit verbundenen Sehnen ihre Eigenschaften. Dann reichen mitunter schon Bagatellbewegungen aus, um einen Riss zu verursachen.

Auch Ausdauersportler sollten sich der Tatsache bewusst sein, dass ein begleitendes Ausgleichstraining sinnvoll ist, um die Funktionsfähigkeit des Muskel-Sehnen-Systems zu erhalten und damit Akutverletzungen, aber auch Gelenkveränderungen wie der Arthrose vorzubeugen.

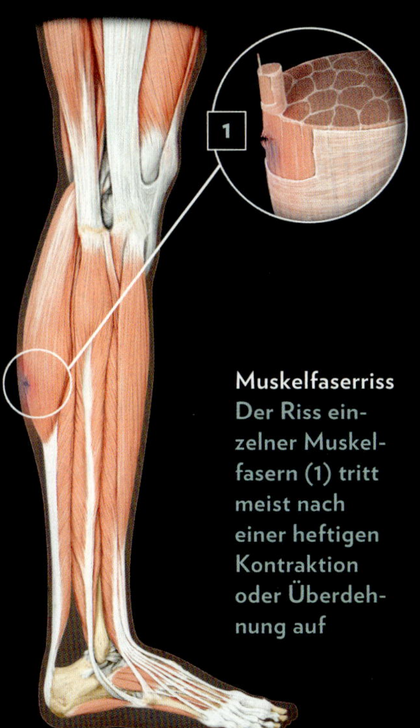


**Muskelfaserriss** Der Riss einzelner Muskelfasern (1) tritt meist nach einer heftigen Kontraktion oder Überdehnung auf

## Muskelschwellung (Kompartmentsyndrom)

Die Muskeln an Armen und Beinen werden durch nicht dehnbare Faszienhüllen in sogenannten Kompartments zu Gruppen (Logen) zusammengefasst. Am Unterschenkel gibt es vier dieser Kompartments: für die Wadenmuskulatur (Zwillingswaden- und Schollenmuskel), die tiefe (Zehen-)Beugemuskulatur, die Wadenbeinmuskulatur an der Unterschenkelaußenseite und die Schienbeinmuskulatur an der Unterschenkelvorderseite.

Kommt es zu einer akuten Schwellung der Muskulatur, zum Beispiel ausgelöst durch einen Unfall, eine massive Überlastung oder eine Prellung (etwa durch einen Tritt), nimmt der Druck innerhalb der betreffenden Loge zu, was wiederum eine Störung der Durchblutung zur Folge haben kann.

Schmerzen und eine Schwellung des Unterschenkels sowie ein Taubheitsgefühl im Fuß können erste Symptome sein (akutes Kompartmentsyndrom).

Ein chronisches Kompartmentsyndrom äußert sich durch ständige, belastungsabhängige Schmerzen bei gleichzeitiger Verhärtung der Muskulatur (zum Beispiel regelmäßig an der gleichen Stelle der Unterschenkelmuskulatur nach derselben Dauer oder Intensität des Lauftrainings).

### Was macht der Arzt?

Ein akutes Kompartmentsyndrom ist immer eine schwerwiegende Gesundheitsstörung. Schon der Verdacht allein rechtfertigt das sofortige Hinzuziehen eines Arztes. Bis dahin gilt die PECH-Regel (siehe Seite 147).

Beim chronischen Kompartmentsyndrom kommen physiotherapeutische Behandlungsmethoden wie Massage, Unterwasserdruckstrahlmassage oder Lymphdrainage zur Anwendung. Auch Injektionen mit muskelentspannenden Medikamenten können schmerzlindernd oder sogar heilend wirken.

### Was kann ich tun?

Massagen, Unterwasserdruckstrahlmassagen und Lymphdrainagen haben auch einen vorbeugenden Charakter. Bei chronischen Beschwerden leichterer Art eignet sich ein Verband mit Kinesio-Tape (dehnfähigem, elastischem Klebeband), das die Schmerzen lindern sowie den Lymphfluss und die Durchblutung verbessern kann.

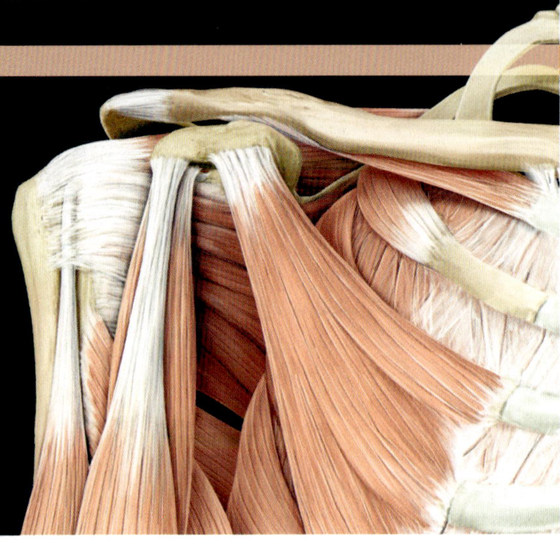

## EINE FILIGRANE KONSTRUKTION

**Die Schulter ermöglicht den Armen vielfältige Bewegungen. Ihr fast ausschließlich durch zahlreiche Muskeln stabilisierter Aufbau macht sie allerdings anfällig für Verletzungen**

# 4.

# Die Schulter

## Schlüsselbeinbruch

Das Schlüsselbein ist ein leicht s-förmig gebogener Knochen, der wie eine Speiche den Schultergürtel stützt. Er verbindet das Brustbein mit dem Schulterdach. Verletzungen des Schlüsselbeins sind vergleichsweise häufig: Wer etwa vom Pferd oder vom Fahrrad stürzt, versucht den Aufprall oft mit dem ausgestreckten Arm zu dämpfen. Dadurch überträgt sich der Druck auf das Schlüsselbein, das brechen kann. Durch die Zugkräfte der am Schlüsselbein ansetzenden Muskeln verschieben sich oft die Knochenfragmente und es wird eine tastbare Stufe sichtbar. Zudem verkürzt sich die betroffene Schulter im Vergleich zur Gegenseite, da die stützende Speiche fehlt.

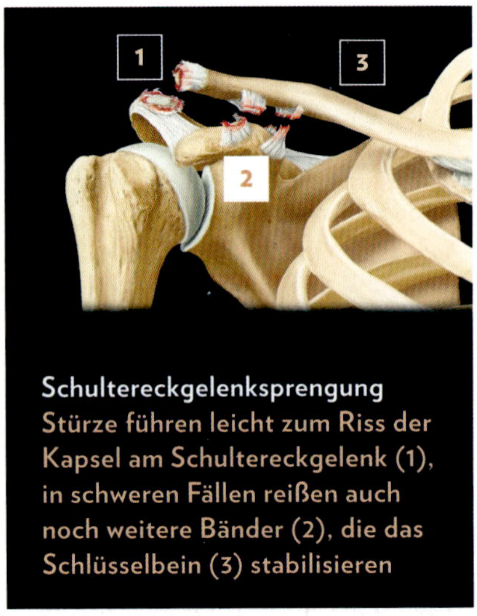


**Schultereckgelenksprengung**
Stürze führen leicht zum Riss der Kapsel am Schultereckgelenk (1), in schweren Fällen reißen auch noch weitere Bänder (2), die das Schlüsselbein (3) stabilisieren

### Was macht der Arzt?

Die Behandlung erfolgt in den meisten Fällen mit einem sogenannten Rucksackverband. Er wird in Form einer Achterschlinge um beide Schultern gelegt und zwischen den Schulterblättern gespannt. Der Verband sollte anfangs täglich vom Fachmann kontrolliert und gegebenenfalls nachgezogen werden. Oft ist bereits nach drei bis vier Wochen eine ausreichend stabile Verbindung der beiden Knochenfragmente erfolgt. Mitunter kommt es dabei zu einer Verdickung an der Bruchstelle und zu einer Verkürzung des Schlüsselbeins.

Der Arzt kann eine Schlüsselbeinfraktur auch operativ behandeln, er fixiert dann die Bruchfragmente mit einer Metallplatte und Schrauben. Dieser Eingriff wird jedoch nach Möglichkeit vermieden, da die Gefahr von Nerven- und Gefäßverletzungen besteht und stets eine Narbe zurückbleibt.

### Was kann ich tun?

Nach der Ausheilung ist Physiotherapie sinnvoll. Sportarten, die den Schultergürtel belasten, sollten erst nach etwa drei Monaten wieder aufgenommen werden.

## Schultereckgelenksprengung

Auch bei der Schultereckgelenksprengung ist in der Regel ein Sturz die Ursache der Verletzung. Beim Unfall liegt der Arm jedoch meist eng am Körper an, was zur Folge hat, dass die von Bändern gesicherte Verbindung zwischen Schlüsselbein und Schulterblatt gedehnt wird oder reißt. Sind auch die Bänder zwischen Schlüsselbein und Rabenschnabelfortsatz betroffen, steht das Schlüsselbeinende gut sichtbar höher als das Schulterdach.

### Was macht der Arzt?

Durch spezielle Röntgenaufnahmen sichert er zunächst die Diagnose. Dann müssen die verletzten Bandstrukturen wiederhergestellt werden. Bei einer Dehnung reicht es, die Schulter in einem Verband ruhigzustellen, das kann gegebenenfalls auch ein stützender Tape-Verband sein. Sind die Bandstrukturen zerrissen, müssen sie genäht werden. Die Erfolgsquote eines solchen Eingriffs liegt heute bei 98 Prozent. Dennoch lassen sich Komplikationen, etwa eine Infektion, oder unschöne Narben nicht völlig ausschließen. Daher sollte sorgfältig abgewägt werden, ob eine Operation nötig ist. Nach dem Eingriff sichert der Arzt die Schulter (zum Beispiel durch eine Achterschlinge). Etwa sechs Wochen später ist der Bandapparat ausgeheilt.

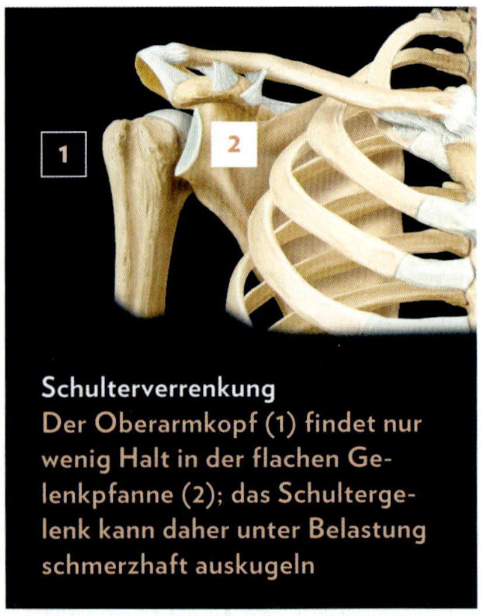


**Schulterverrenkung**
Der Oberarmkopf (1) findet nur wenig Halt in der flachen Gelenkpfanne (2); das Schultergelenk kann daher unter Belastung schmerzhaft auskugeln

### Was kann ich tun?

Nach der ärztlichen Versorgung und der Ausheilung der Verletzung ist eine umfangreiche Physiotherapie sinnvoll.

## Schulterluxation

Zu einer Schulterverrenkung oder -luxation (lat. *luxare* = versetzen) kommt es recht häufig bei Sportarten wie Handball oder Skifahren. Das Einrenken ist mit einer sehr hohen Quote von erneuten Verrenkungen verbunden. Bei jüngeren und sportlich aktiven Menschen unter 20 Jahren muss mit einer Wahrscheinlichkeit von über 90 Prozent damit gerechnet werden, dass eine einmal luxierte Schulter sich irgendwann wieder verrenkt. Erst mit zunehmendem Alter nimmt diese Gefahr ab, da sich die Beweglichkeit des Schultergelenks verringert. Die Ursache für wiederkehrende Verrenkungen liegt in der äußeren Krafteinwirkung, die den Oberarmkopf aus der Gelenkpfanne hebelt. Dabei bricht entweder ein Stück des Pfannenrandes ab oder der Pfannenrand drückt sich in den Oberarmkopf hinein und hinterlässt eine Einbuchtung. Nicht selten finden sich sogar beide Begleitverletzungen. Unbehandelt verursachen sie eine bleibende Instabilität der Schulter.

### Was macht der Arzt?

Zunächst renkt er die Schulter wieder ein, um Folgeschäden (zum Beispiel der Nerven des Achselgeflechts) zu verhindern. Ist der Pfannenrand abgebrochen, lässt er sich minimalinvasiv wieder fixieren, gegebenenfalls muss auch die Gelenkkapsel gestrafft werden. Bei wiederkehrenden Schulterverrenkungen werden moderne Operationsverfahren eingesetzt, um die Schulter langfristig zu stabilisieren.

### Was kann ich tun?

Ein stabilisierender Tape-Verband kann im akuten Fall helfen, die Zeit bis zur ärztlichen Versorgung zu überbrücken.

Nach der Ausheilung sind Physiotherapie und ein komplexes Muskelaufbauprogramm unerlässlich.

# 5.

# Arm und Hand

## Ellenbogenbeschwerden (Tennisarm/Golfarm)

Viele Tennisspieler und auch manche Golfspieler haben zeitweise starke Schmerzen im Ellenbogenbereich, die bis in die Hand ausstrahlen können. Mitunter ist es dann nicht mehr möglich, jemanden per Handschlag zu begrüßen oder auch nur eine Tasse zu halten.

Gemeinsam ist beiden Problemen, dass sowohl beim Tennisarm (auch Tennisellenbogen genannt) wie beim Golfarm (auch Golferellenbogen genannt) die Sehnenursprünge am Ellenbogen akut oder chronisch überlastet sind. Beim Tennisarm treten die Schmerzen an der Außenseite des Ellenbogens auf, am Ursprung der Hand- und Fingerstreckmuskulatur. Beim Golfarm entstehen die Schmerzen an der Innenseite des Ellenbogens, am Ursprung der Hand- und Fingerbeugemuskulatur.

Ursache ist in beiden Fällen eine Überlastung der Muskulatur durch einseitige, gleichförmige oder zu intensive Bewegungen. Immer spielt die Bewegungstechnik eine Rolle, denn ein Topathlet wie Roger Federer hat keinen Tennisellenbogen, Bernhard Langer keinen Golferellenbogen. Und nicht allein Sport kommt als Auslöser in Frage, sondern auch alltägliche Bewegungen wie das Bedienen einer Computermaus oder handwerkliche Tätigkeiten (hämmern, sägen, schrauben).

### Was macht der Arzt?

Beide Beschwerdebilder lassen sich relativ leicht durch eine äußerliche Untersuchung diagnostizieren, indem der Arzt mit dem Finger auf die Sehnenursprünge drückt. Mitunter wird eine Röntgenaufnahme erstellt, um knöcherne Veränderungen auszuschließen. Meist rät der Arzt, eine Sportpause einzulegen beziehungsweise die schmerzauslösenden Bewegungsabläufe zu meiden.

Schmerzstillende Mittel, die an den Muskelursprung gespritzt werden, sollten nur in Ausnahmefällen gegeben werden, da längerfristige Schäden drohen. Lindernd wirken Massagen der Handgelenks-

**FRAGIL UND DOCH KRÄFTIG**

Die schlank gebauten Finger einer Hand, die aus je drei Knöchelchen bestehen, sind mit enormer Kraft ausgestattet. Übertragen wird sie größtenteils von Sehnen, die die Handknöchelchen mit Muskeln im Unterarm verbinden. Der Daumen, der nur zwei Glieder umfasst, wird zusätzlich durch einen Muskel an seiner Basis bewegt

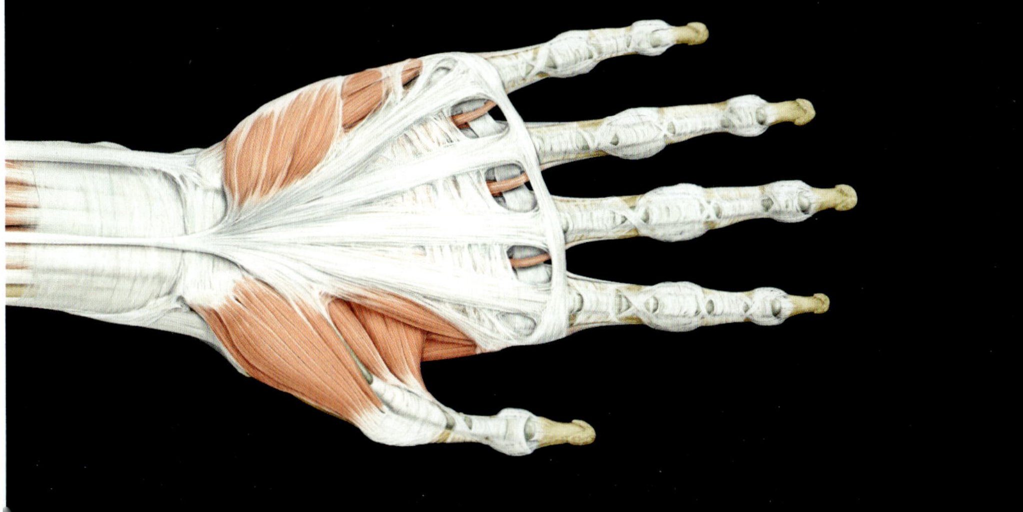

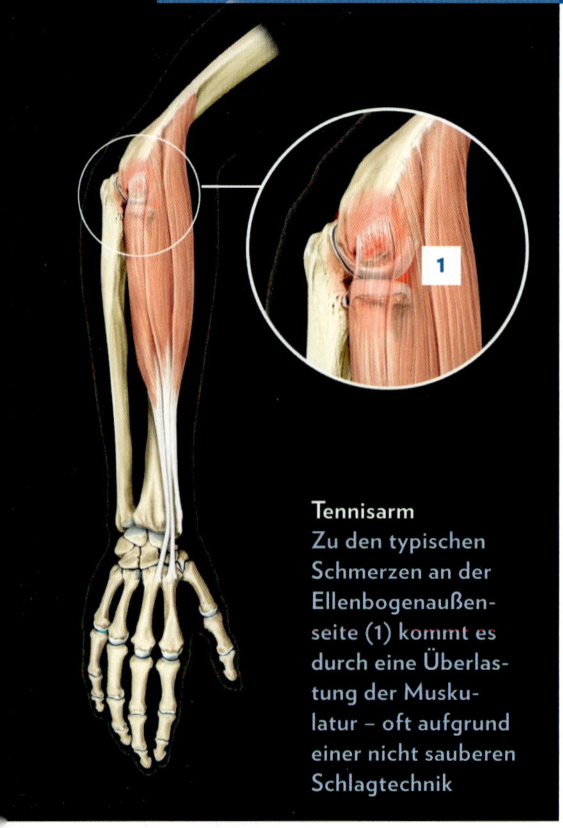


**Tennisarm**
Zu den typischen Schmerzen an der Ellenbogenaußenseite (1) kommt es durch eine Überlastung der Muskulatur – oft aufgrund einer nicht sauberen Schlagtechnik

muskulatur oder eine radiäre Stoßwellentherapie. Häufig wird auch die sogenannte Epikondylitis-Spange verordnet, die die Muskelansätze am Ellenbogen entlastet; eingegipst wird ein Arm heutzutage nicht mehr.

Eine Operation, bei der Nervenfasern oder der Sehnenursprung durchtrennt werden, gilt als Ultima Ratio, da es zwangsläufig zu Funktionsverschlechterungen des Arms kommt.

### Was kann ich tun?

Entscheidend ist eine optimale Bewegungstechnik (saubere Ausführung der Schläge), außerdem sollten Belastungen in Training und Wettkampf nur vorsichtig gesteigert werden.

Wenn sich Beschwerden ankündigen, sollte die Belastung reduziert und die Muskulatur mit geeigneten Dehnübungen (Anleitung vom Physiotherapeuten) beruhigt werden. Bei Problemen mit der Computermaus kann die Veränderung der Sitzhaltung (Tischhöhe, Rückenlehne, Handunterlage) zu einer Besserung führen. Mit etwas Übung lässt sich die Maus vorübergehend auch mit der jeweils anderen Hand bedienen.

## Bänder- und Kapselverletzungen

Eine sehr häufige Verletzung ist der sogenannte Skidaumen. Dabei kommt es infolge eines Sturzes oder einer Überdehnung des Daumens zu einem Riss des inneren Seitenbandes des Daumengrundgelenks. Eine solche Verletzung kann auch bei Ballsportarten, beim Geräteturnen oder beim Kampfsport entstehen. Typische Anzeichen sind Schmerz, Schwellung und Bluterguss. Kraftvolles Zupacken ist dann nicht mehr möglich. Auch Prellungen beziehungsweise Verstauchungen des Handgelenks oder einzelner Finger kommen häufig vor, verursacht durch Stürze (etwa beim Snowboarden) oder das harte Auftreffen eines Balls auf die Hand. Dabei werden Bänder, Sehnen und oft auch die Gelenkkapsel einem heftigen Trauma ausgesetzt. Das kann große Schmerzen verursachen.

### Was macht der Arzt?

Einen Skidaumen diagnostiziert ein Mediziner durch eine sorgfältige äußerliche Untersuchung; eine Röntgenaufnahme dient dazu, Brüche oder Knochenausrisse auszuschließen. In einigen Fällen lässt sich ein gerissenes oder eingerissenes Seitenband mit Schienen, einem Tape-Verband und Bewegungstherapie konservativ behandeln. Häufig aber müssen die Bandenden mittels Operation vernäht oder das Band mithilfe eines Sehnenstücks rekonstruiert werden.

In jedem Fall sind eine mehrwöchige Ruhigstellung in einer geeigneten Schiene und eine Sportpause nötig, danach Physio- oder Ergotherapie. Bei Verstauchungen von Hand oder Fingern lässt sich der Schweregrad der Verletzung (ob es eventuell auch zu einem Bänderriss oder einem Knochenbruch gekommen ist) durch eine Bewegungsprüfung der Hand ermitteln, oft müssen für eine genaue Diagnose auch bildgebende Verfahren eingesetzt werden.

### Was kann ich tun?

Einer Verstauchung der Hand lässt sich mit Handgelenkschonern entgegenwirken, wie sie Inlineskater und Snowboarder häufig nutzen. Auch ein fester Tape-Verband kann helfen (Anleitung durch den Physiotherapeuten).

Bei einer Akutverletzung sollte der Sportler die PECH-Regel anwenden (siehe Seite 147). ○

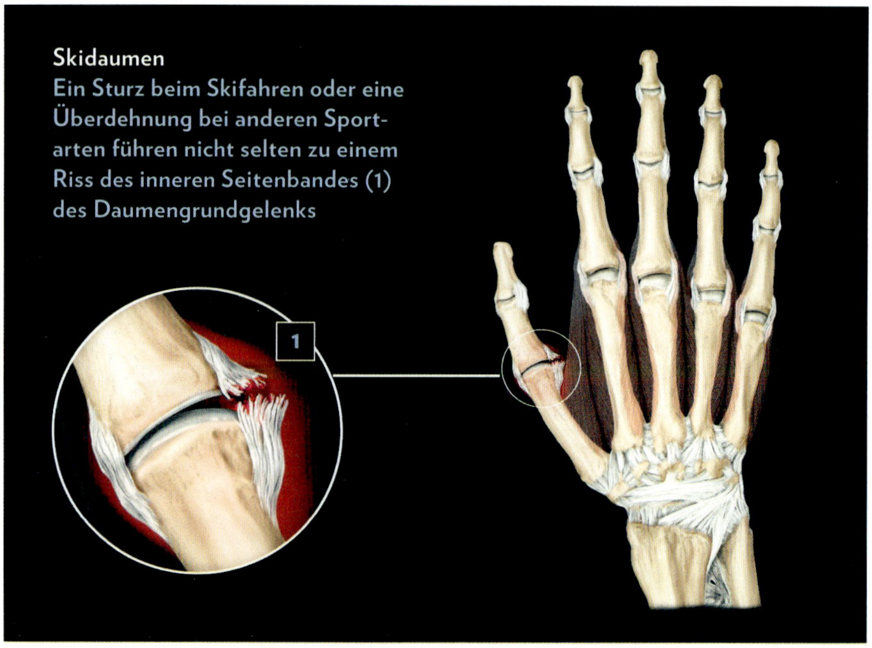


**Skidaumen**
Ein Sturz beim Skifahren oder eine Überdehnung bei anderen Sportarten führen nicht selten zu einem Riss des inneren Seitenbandes (1) des Daumengrundgelenks

# 3 Männer am Limit

## *Rennradfahren*

# Der Kampf mit **der Kurbel**

An seinem 50. Geburtstag versucht der niederländische Schriftsteller Wilfried de Jong per Rad den berüchtigten Mont Ventoux in der Provence zu erklimmen. Es wird ein quälender Aufstieg

R

Rotz. Ich musste ihn loswerden. Die rechte Hand diente mir als Taschentuch. Ich schnaubte. Kräftig. Dann hatte ich die Nasenlöcher wieder frei, und die frische Septemberluft prickelte hinter den Augen.

Ich schüttelte den Rotz von den Fingern ab und schaute zur Seite. Das Tal lag schon ein gutes Stück unter mir. Die ersten fünf Kilometer des Mont Ventoux hatte ich geschafft. Ungefähr ein Viertel der Strecke.

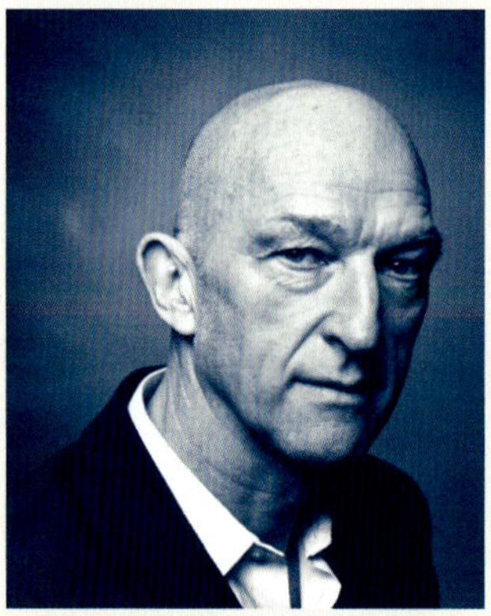

**WILFRIED DE JONG** hat seine Sportleidenschaft in zahlreichen Erzählungen verarbeitet

Ich nahm einen Schluck aus meiner Trinkflasche. Der faulig-süßliche Geschmack des Durstlöschers hing mir tief in der Kehle. Ein Mietwagen, in dem mein zehnjähriger Sohn Sonny saß, fuhr neben mir her. Er hatte das Fenster heruntergelassen und lehnte sich nach draußen.

„Die Steigung beträgt hier sechs Prozent", sagte er im Ton eines Nachrichtensprechers, der den Zuschauer über die Fakten des Tages informiert.

Freunde hatten mich gewarnt. Nach sechs Kilometern käme eine scharfe Haarnadelkurve nach links, danach finge der steile Anstieg erst richtig an. Noch 100 Meter bis zur Kurve.

Der Mont Ventoux ist der höchste Berg in der Provence. Fast 2000 Meter.

Meine Knie kamen abwechselnd hoch, um gleich wieder Richtung Asphalt abzusinken. Zwischen meinen Beinen hindurch sah ich, wie die Kette vorne auf dem kleinen Kettenblatt lag und hinten auf dem drittgrößten Ritzel. 24 Zähne vorn, 23 hinten. Wenn mir der Gang unterwegs zu schwer wurde, konnte ich noch zweimal auf eine leichtere Übersetzung schalten, auf das 26er oder das 29er Ritzel.

Noch 50 Meter, dann musste ich schalten, kurz vor der Haarnadelkurve.

Diese Klettertour war mein Geschenk an mich. Ich wurde 50. So etwas musste man feiern. Zwei Freunde und mein Sohn begleiteten mich, fuhren etwas vorweg. Der Motor des Autos drehte höher. Es wurde steil.

Obwohl ich ganz außen in der Kurve fuhr, nahm die Spannung in meinen Oberschenkeln innerhalb von ein paar armseligen Metern spürbar zu. Meine Trittfrequenz nahm merklich ab.

Vor mir lag ein berüchtigtes Waldstück. Zahllose Radfahrer sind hier nach einer kilometerlangen Kletterpartie schließlich doch abgestiegen.

Ich schaltete in einen leichteren Gang, was meinen Beinen etwas Erholung verschaffte. Die Kette war hinten vom 23er auf das 26er Ritzel geklettert. 15 Kilometer lagen noch vor mir. Das 29er hob ich mir als Reserve auf.

In den 1970er Jahren war der Belgier Lucien Van Impe ein begnadeter Radrennfahrer gewesen. Er hatte die ideale Statur für einen Kletterer. Sechs Mal hatte er die Bergwertung der Tour de France gewonnen.

Sobald die Straße anstieg, sah man Van Impe mit geschmeidigem Tritt an die Spitze des Pelotons ziehen. Ich wusste noch gut, wie er einmal nach dem Ende einer bleischweren Bergetappe von seinem Fahrrad gesprungen war: frisch wie der junge Frühling. Während man ihm ein Mikrofon vor den Mund hielt, nahm der Mechaniker seines Teams sich des Fahrrads an. Mit aus der Hosentasche heraushängendem Putztuch schaute er sich das Ritzelpaket am Hinterrad an und sah, dass Van Impe den größten Zahnkranz gar nicht benutzt hatte. Es war keinerlei Kettenschmiere drauf. „Lucien ist in guter Form, sein 22er ist noch ganz sauber“, meldete der Mechaniker triumphierend der Fernsehkamera.

Mein 29er sollte auch so lange wie möglich sauber bleiben. Es ist ein simples Spiel mit der eigenen Willenskraft.

Ein stämmiger Mann mit vergnügtem Gesicht fuhr an mir vorbei. Sein Tempo war bedeutend höher. „Oui, oui“, antwortete ich keuchend.

Über den Nacken lief ihm ein Schweißrinnsal in das hellgelbe Trikot. Cacahuettes las ich auf der Rückseite. Das Wort stand über der Abbildung einer Dose Erdnüsse. Welcher Idiot trug ein Trikot von einem Erdnussherstelller? Erdnüsse. Eine schlechtere Ernährung war für Rennradfahrer gar nicht denkbar. Zu trocken, zu fett, zu süß.

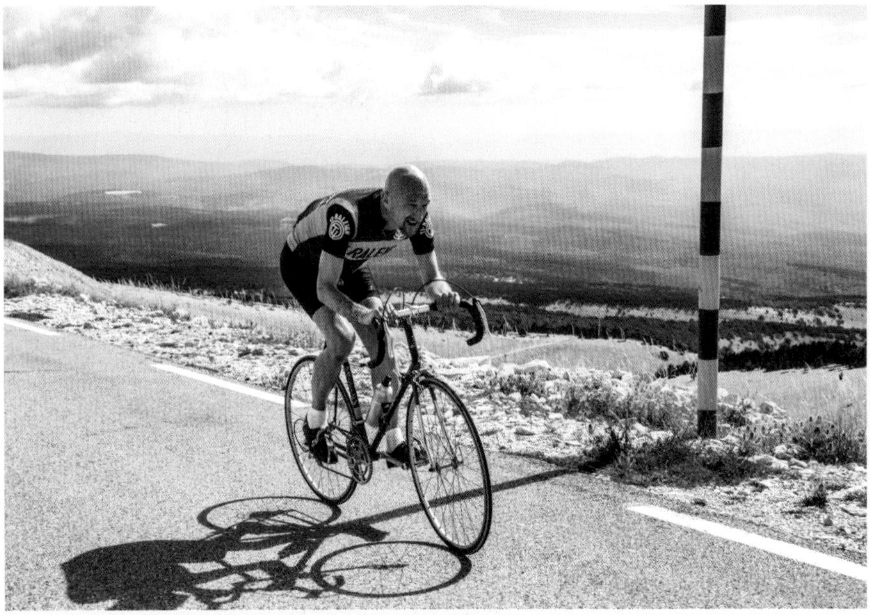

DAS ZIEL VOR AUGEN
Oberhalb der Baumgrenze gleicht der Mont Ventoux einer Mondlandschaft. Die Luft wird dünn, jeder Tritt zur Tortur

Solange du nicht aufs 29er wechselst, kommst du hoch. Es war gar nicht daran zu denken, aufs 29er zu schalten. Dann hätte ich nichts mehr übrig. Dann müsste ich absteigen. Und absteigen durfte ich nicht. Das hätte ich meinen Freunden, aber vor allem mir selbst nicht erklären können.

Allmählich bekam ich die Atmung etwas besser unter Kontrolle. Vor mir lag ein steiler Abschnitt, es gab keinen flachen Meter. Im Gegenteil, weiter oben wurde es immer schlimmer.

„Bonjour, ça va?“

Vor Schreck schwenkte mein Vorderrad einen halben Meter nach rechts.

Cacahuettes gewann mit jedem Tritt in die Pedale etwa 20 Zentimeter Vorsprung. Jetzt nicht anstacheln lassen, sondern im eigenen Tempo weiterfahren. Sollte er ruhig einen schwereren Gang fahren. Ich ließ ihn ziehen.

Am Abend zuvor hatten Sonny und ich im Doppelbett des Hotels gelegen. Sein Kopf lugte unter den Laken hervor. Schläfrig schaute er mich an.

„Papa, warum musst du eigentlich auf den Berg hoch?“ „Weil es einer der schwierigsten Berge überhaupt ist.“

„Warum nimmst du dann nicht einen einfachen?“ „Ich will mal schauen, ob ich diesen schaffe.“

„Und wenn du ihn nicht schaffst?"
„Dann ärgere ich mich, aber es ist auch nicht so schlimm."

„Wirklich wichtig ist es also nicht."
„Na ja, ich fand es schon eine schöne Idee, zum 50. Geburtstag mit dem Rad einen hohen Berg hinaufzufahren."

„An deinem 20. Geburtstag wäre es einfacher gewesen, denke ich."

„Das denke ich auch, ja ..."

E

Einen Berg hinaufzuwollen bedeutet, Spott zu treiben mit der Schwerkraft. Es hat schon seinen Grund, weshalb Straßenbauer dafür sorgen, dass ihre Wege sich so lange wie möglich durchs Tal schlängeln. Erst wenn es wirklich nicht anders geht, kriecht der Asphalt wie Efeu an den Bergflanken hoch.

Auf dem Fahrrad muss man für die schweren Kletterstrecken bisweilen mit Krämpfen in den Beinen büßen. Im schlimmsten Fall gibt das Herz ein Warnsignal ab, und der Tod schaut kurz um die Ecke.

Das ist dem britischen Radrennfahrer Tommy Simpson passiert, kurz unter dem Gipfel des Mont Ventoux, bei einer Tour-de-France-Etappe im Jahr 1967. Er fiel erschöpft von seinem Rad und bat die Umstehenden, ihm wieder in den Sattel zu helfen. In der sengenden Hitze schlingerte er über den Asphalt. Dann fiel er um.

Der Tour-Arzt war schnell zur Stelle. Er bemühte sich nach Kräften, Simpson durch Mund-zu-Mund-Beatmung am Leben zu erhalten. Dennoch ist er im Hubschrauber auf dem Weg ins Krankenhaus gestorben. In seinem Körper stellten sie Alkohol und Amphetamine fest.

Simpsons Tod war eine Mahnung an alle Rennfahrer, die Raubbau an ihrem Körper betrieben. Und doch ist Angst ein schlechter Ratgeber. Ohne Schmerzen kommt man den Mont Ventoux einfach nicht hinauf. Einen Berg muss man anzugreifen wagen.

Abgesehen vom Motor unseres Mietwagens war es still in dem Waldstück. Auch Vögel waren in den Bäumen nicht mehr zu hören.

Cacahuettes fuhr ein Stück weit vor mir. Er ging aus dem Sattel und stellte sich in die Pedale.

Ich fuhr in gemächlichem Tempo. Elf km/h. Ich musste Druck auf den Pedalen halten, sonst bekam ich Probleme mit dem Gleichgewicht.

Das 29er Ritzel. Nur einmal schalten, und es würde gleich viel leichter gehen. Nein. Bleiben lassen. Einatmen, treten, ausatmen, treten, einatmen, treten, ausatmen. Weiter vorn fuhr Cacahuettes immer noch im Stehen.

Das konnte in diesem Wald niemand lange durchhalten. Eine feuchte Kälte, bei der die Muskeln gnadenlos leergesaugt wurden.

Eine Fliege landete auf meinem Oberarm. Das Insekt rieb die Vorderbeine aneinander. Faule Trittbrettfahrerin. Ich pustete in ihre Richtung, das Tier nervte mich. Die Fliege ließ sich von dem Windzug nicht stören und blieb sitzen. Ich pustete noch einmal kräftiger. Sie flog in den Wald davon.

»Papa, warum musst du eigentlich auf den **Berg hoch?**« »Weil es einer der **schwierigsten Berge** überhaupt ist.«

Sonny streckte den Kopf aus dem Fenster. „Du bist jetzt fast bei zehn Prozent Steigung."

Ich trat jetzt viel schwerer als noch vor einer Minute. „Wie lang?"

Mehr als zwei Worte bekam ich nicht heraus. „Was?", fragte Sonny.

Ich keuchte und musste kurz warten, bis ich es schaffte, die Frage um ein Wort zu verlängern.

„Wie lang zehn?" Der Kinderkopf verschwand im Wageninneren. Ich fuhr etwa neun Kilometer in der Stunde.

Na los. So schwierig war das doch nicht. Einfach mit den Fingern an der Zahlenreihe entlang. Sag schon. Wie lang? Wie lang zehn?

„Ich glaube, nach etwa einem Kilometer werden es wieder neun Prozent, Papa", hörte ich ihn endlich rufen.

Der Asphalt bestand hier aus lauter kleinen schwarzen Steinchen. Die Straßendecke sah auf den ersten Blick glatt aus, aber zwischen den einzelnen Steinchen waren immer ein paar Millimeter Luft. Im Grunde fuhr ich immer nur von einem Steinchen zum nächsten. Und dazwischen trat ich ins Leere.

Es fehlte nicht mehr viel, und ich würde mir einbilden, über Kopfsteinpflaster zu fahren.

Ich zerrte die Trinkflasche aus der Halterung und nahm ein paar kräftige Schlucke. Flüssigkeit. Herrlich. Beim Schlucken ließ ich ein paar Atemzüge aus. Prompt war der Rhythmus futsch.

Nur mit Mühe behielt ich die Kontrolle über das Rad. Schnell drückte ich die Flasche in die Halterung zurück.

Mein Tempo blieb unregelmäßig. Es gab keinen Ausweg mehr, die Strecke wurde immer steiler. Das 29er? Nein. Nein. Immer noch nichts als Asphalt und Bäume. Noch kein Gipfel.

Bei meinem Start im Zentrum von Bédoin waren gerade ein paar Männer in flatternden Regenjacken auf dem Fahrrad nach unten gedonnert gekommen. Zurück vom Gipfel. Sie hatten rot angelaufene Gesichter und angetrocknete Spucke in den Mundwinkeln.

„Froid?", kalt, fragte ich und zeigte nach oben. „Ça va, ça va!", riefen sie, mit Gesten, die alles besagen konnten. Es war September; in dem Fahrradladen von Bédoin, wo ich meine Reifen aufgepumpt hatte, hingen Fotos eines weißen Mont Ventoux. Das geschah hier zuweilen auch in Monaten, in denen man es nicht erwartete. Die Natur zickte ab und zu.

„Papa, du schaffst es!" Sonny hatte wieder den Kopf aus dem Auto gesteckt. „Du hast doch deinen Glücksmagneten dabei, oder?"

Ich griff an meine Rückentasche und ertastete zwischen zwei Beuteln Flüssignahrung die kleine Stahlscheibe. Ich hob den Daumen.

„Geht es?", fragte Sonny nach einer Phase der Stille. „Es geht noch sechs Kilometer durch diesen Wald."

Sechs Kilometer. Ich dachte an meine feste Trainingsroute in der Gegend von Rotterdam und stellte mir vor, wie es wäre, wenn die dortige flache Strecke plötzlich eine Steigung von zehn Prozent hätte.

Die Landschaft veränderte sich nicht nennenswert. Ich hatte den Eindruck, immer das gleiche Stück entlangzufahren. Als wäre ich in eine Zeitschleife hineingeraten. Ewig fahren, nie ans Ziel kommen. „Zehn Prozent", hörte ich aus dem Wagen.

Ich pustete einen Schweißtropfen von meiner Nasenspitze weg und trank noch einen Schluck aus der Flasche. Sie war schon zu drei Vierteln leer.

Ich musste aus dem Sattel gehen, um im Rhythmus zu bleiben. Als ich mich wieder in den Sattel zurücksinken ließ, war es, als ob jemand an meinem Trikot ziehen würde.

Schleifte irgendetwas? Ich schaute auf mein Vorderrad. Die Bremsbeläge berührten die Felge nicht. Und hinten? Nein, hinten auch nicht. Wer in dem Waldstück des Ventoux forciert, muss weiter oben dafür büßen. Wird behauptet. Ich durfte mich nicht übernehmen. Dann würde ich es nicht schaffen.

Heimlich an der Seite des Autos festhalten? Wie herrlich das wäre. Nur eine einzige Umdrehung der Pedale auslassen. Was für einen Unterschied das machen würde, in den Beinen und im Kopf.

Ich fuhr in eine Kurve hinein. Wurde es danach weniger steil? Ich blickte auf. Ein Stück weiter vorn, rechts am Straßenrand, stand ein Mann neben seinem Rennrad. Er trug ein gelbes Trikot. Cacahuettes.

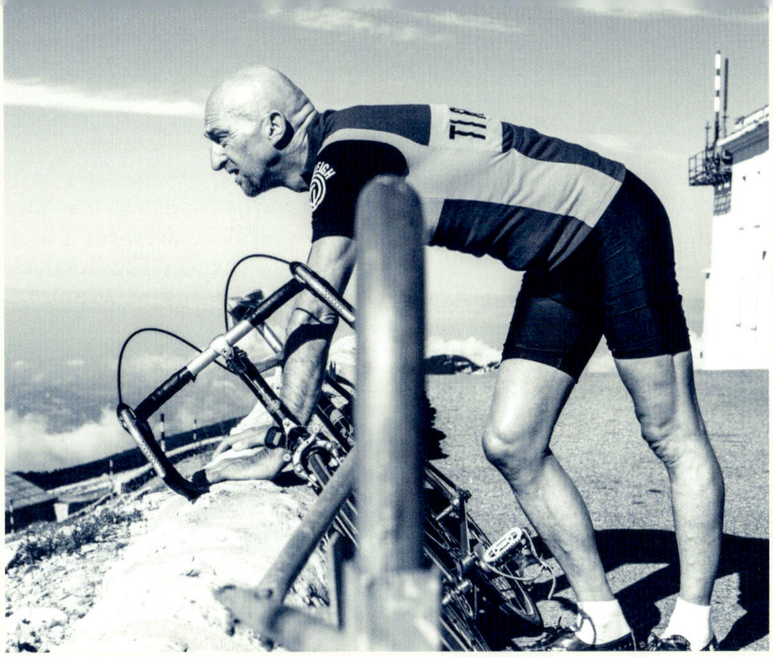

ZWISCHEN WILLE UND WAHN
Nach 21 Kilometern Auffahrt erreicht de Jong den fast 2000 Meter hohen Gipfel des Mont Ventoux – der schon mehrfach Etappenziel der Tour de France war

Er war abgestiegen. Der Erdnussmann packte es nicht mehr. Was hab ich gesagt? Zu schnell gestartet.

Er hing über seinem Rad. Auf seinem Rücken war ein Schweißfleck, auf Höhe der Erdnussdose. Jetzt war ich ganz nahe bei ihm.

Von dem rot angelaufenen Kopf lief Cacahuettes der Schweiß herunter. Auf dem Asphalt lag eine Kotzpfütze, die genauso gelb war wie sein Trikot. Eine gute Reklame für Erdnüsse.

„Bonjour!", rief ich, so laut ich konnte. Danach musste ich extra tief Luft holen, aber das war es mir wert.

Cacahuettes schaute erschrocken auf. Die hohlen Augen eines Hilflosen. Und wieder das Erdnussgelb, jetzt als Schleim, der ihm aus dem Mund lief.

Er entgegnete nichts. Ich schaute mich nicht mehr um.

Ich fuhr ein schönes Tempo. Es war ein fantastischer Wald. Ein prächtiger Asphalt. Und auf dem 26er fuhr es sich prima. „Hier sind es neun Prozent, Papa." Das Begleitfahrzeug fuhr jetzt wieder neben mir.

Nur neun? Prima. Seit ich die abgekämpfte Visage von Cacahuettes gesehen hatte, wurde ich mit allem fertig.

Ich schaute in den Himmel. Inzwischen war er bewölkt. Sicherheitshalber hatte ich Armlinge dabei, für den Fall, dass es auf den letzten Kilometern noch kalt und windig wurde.

Das Waldstück wurde immer kahler, ich konnte jetzt zwischen den Bäumen hindurchgucken. Viel Ablenkung war nicht zu finden. Keine wegspringenden Hirsche oder Alpenmurmeltiere. Musste ich schon tiefer Luft holen, um genug Sauerstoff zu bekommen?

Noch sieben Kilometer bergauf. Wenn die Wolken weg waren, sah ich in ungefähr einem Kilometer vielleicht den weißen Gipfel des Bergs, mit dem berühmten Observatorium aus weißem Stein, das wie ein arrogant erhobener Mittelfinger in den Himmel zeigte.

Ich musste etwas essen. In der Rückentasche meines Trikots steckte ein Beutel mit Flüssignahrung.

Als ich mit der Linken danach suchte, trafen meine Fingerspitzen auf ein rundes Stück Metall. Der Glücksmagnet. Mit einem Bild des Schutzheiligen Christophorus.

Kurz vor dem Wochenende hatte ich das Ding auf Anraten Sonnys von dem Stahlaschenbecher in meinem alten Mercedes abgenommen. „Bringt Glück“, hatte er gesagt.

Mit den Zähnen riss ich den Beutel auf und sog den Inhalt in mich hinein. Ein Gel mit bitterem Koffeingeschmack. Den leeren Beutel stopfte ich zurück in die Trikottasche. Ich nahm noch ein paar Schlucke aus meiner vorderen Trinkflasche. Leer.

Der Weg war hier weniger steil. Ich konnte sogar noch ein paar Gänge höher schalten. Das Grün wurde immer weniger, bald kam ich über die Baumgrenze hinaus.

Hier, außerhalb des Waldes, traf der Wind auf keinen Widerstand mehr. Es wurde kälter. Ich zog meine Armlinge hoch bis zu den Achseln. Etwa 100 Meter weiter fing die Tour durch die Mondlandschaft an.

Die Straße führte jetzt wieder schräg nach oben. Noch sechs Kilometer zu klettern.

Die schwarz-gelben Markierungspfosten an der Talseite der Straße glitten an mir vorbei. Der Mietwagen war jetzt auf gleicher Höhe. Sonny streckte den Kopf nach draußen.

„Auf den letzten Kilometern sind es elf Prozent, Papa“, sagte er.

Nebelschwaden wehten mir entgegen. Ich keuchte. Ging aus dem Sattel. Setzte mich wieder. Fuhr wieder im Stehen. Es war ein Ankämpfen gegen den heftigen Wind.

Allmählich wurde es immer nebliger. Und dunkler. Verrückt. Es war erst halb vier nachmittags, aber es kam mir vor, als würde ich in die Nacht hineinfahren. Man hatte gerade noch 20 Meter Sicht.

Das Auto ließ sich zurückfallen.

„Du schaffst es schon, Papa“, hörte ich Sonny sagen. Dann verklang das Motorgeräusch nach und nach. Ich hörte nur noch das Sausen des Windes und mein eigenes Keuchen.

Das 29er kam mir wieder in den Sinn. Weg damit. Oder nein: es einfach tun. In einen leichteren Gang schalten. Was scherte es mich noch?

Die Kette sprang auf das größte Ritzel. Das war mein leichtester Gang. Es half. Ein bisschen.

Ich nahm den zweiten Beutel Gel aus meiner Trikottasche. Ich spritzte mir den Inhalt in den Mund, bis der Beutel leer war, und musste sofort würgen. Eigentlich sollte man in dieser Höhe nur noch auf Wasser und Luft fahren. Mitten in diesem kahlen Meer von Steinen musste das reichen.

Ich spuckte die Hälfte des Gels auf den Boden und nahm stattdessen ein paar große Schlucke aus meiner zweiten Trinkflasche.

Eine Aussicht hatte ich nicht. Ich beschwor vor meinem inneren Auge die Ansicht eines sommerlichen Mont Ventoux herauf, wie ich sie in einem Kartenständer in Bédoin gesehen hatte.

Die Sicht nahm ab, auf etwa zehn Meter. Höchstens. Wie weit war es noch? Ich schnappte nach Luft. Die Luft enthielt hier oben weniger Sauerstoff. Es hatte schon Profis gegeben, die, nachdem sie den Gipfel erreicht hatten, beatmet werden mussten.

Meine Räder schienen manisch kleine Runden in einem mit Helium gefüllten Riesenballon zu drehen. Ich fuhr einen Schlenker nach rechts. Schwerer Druck auf den Beinen. 29 Zähne bissen jetzt in die Kette.

> Es hat Profis gegeben, die **beatmet werden** mussten, nachdem sie den **Gipfel** erreicht hatten

Kauen. Spucken. Noch einmal kauen. Ziehen. Keuchen. Sonny hatte es vorhin noch gesagt. „Elf Prozent, Pap.“

Sonny. Wo war Sonny? Dies war die letzte Kurve vor dem Gipfel. Ich stand in den Pedalen. Sturm.

Nicht der kleinste Streifen Landschaft war zu sehen. Alles weiß vom Nebel. Weiterfahren.

Irgendwo hörte der Berg auf. Irgendwo war das Ziel. Elf Prozent. Ein Prozent mehr als zehn. Zwei mehr als neun. Ich musste weitertreten.

Jetzt ging es leichter. Und noch ein bisschen leichter. War das der Gipfel? Die Pedale drehten sich schneller. Es war der Gipfel. Ich bremste erst, als ich sicher war, dass es nicht weiter bergauf ging.

Nach 21 Kilometern Klettern stand ich auf dem Mont Ventoux.

Ich stieg ab.

Ein peitschender, kalter Wind. Jetzt kam auch der Mietwagen an. Sonny stieg aus. Er hatte keine Augen mehr, nur beschlagene Brillengläser. Und doch sah er fröhlich aus. „Durch den Nebel konnten wir dich am Ende gar nicht mehr sehen“, sagte er.

Ich lehnte mein Rad an eine Mauer, dann hob ich ihn hoch. Labte mich an der Wärme seines Körpers.

„Du hast es geschafft, Pap.“

„Ja, gut, oder?“

„Was war deine Zeit?“

„Ungefähr zwei Stunden.“

Das war’s dann also. Mein 50. Geburtstag auf einem Berg ohne Aussicht. Ich gehörte jetzt auch zu dem Club der alten Männer, die allen körperlichen Einschränkungen zum Trotz den Mont Ventoux bezwungen hatten.

„Lass uns wieder runterfahren“, sagte ich.

Ich auf dem Fahrrad, Sonny in meinem Kielsog im Mietwagen.

Alles war gut. Nächstes Jahr würde ich wieder auf den Mont Ventoux hinauffahren, beschloss ich.

Tief über den Lenker gebeugt fuhr ich durch den Wald hinab. Meine Hände zitterten. Ich donnerte abwärts. In den steilen Abschnitten ging es ziemlich schnell.

Mit vom Wind tränenden Augen sah ich den Tacho einmal kurz auf 85,1 Kilometer springen.

Für Angst hatte ich keine Zeit.

Ich flog vom Mond zurück zu Mutter Erde. ○

aus: Wilfried de Jong, »Ein Mann und sein Rad«, Covadonga 2014

# Ich bin eine **Maschine**

Ein exzellenter Langstreckenläufer ist Haruki Murakami schon lange. Doch den 100-Kilometer-Lauf auf der Insel Hokkaido bewältigt der japanische Schriftsteller nur, weil er irgendwann verdrängen kann, dass er ein Mensch aus Fleisch und Blut ist

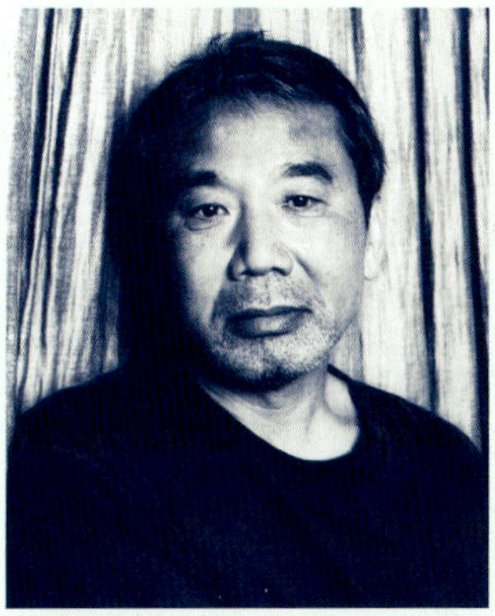

**HARUKI MURAKAMI,** Jahrgang 1949, ist einer der populärsten Autoren Japans und vielfach preisgekrönt

S

Sind Sie schon einmal 100 Kilometer an einem Tag gelaufen? Die überwiegende Mehrzahl der Menschen auf der Welt (die noch bei Sinnen sind, sollte ich vielleicht hinzufügen) machen diese Erfahrung wohl nicht. Ein gesunder Normalbürger tut so etwas Mutwilliges nicht. Ich habe es einmal getan.

Der 100-Kilometer-Lauf dauerte vom Morgen bis zum Abend. Die physische Anstrengung war natürlich enorm, und noch eine ganze Weile danach war mir die Lust am Laufen vergangen. Ich glaube, es war das erste und das letzte Mal für mich, aber wer kennt schon die Zukunft? Vielleicht habe ich aus der Erfahrung nichts gelernt, und der Tag wird kommen, an dem ich mich erneut der Herausforderung eines Ultramarathons stelle. Was der nächste Tag bringt, weiß man erst, wenn er angebrochen ist.

Im Nachhinein ist mir klar, dass dieser Lauf große Bedeutung für mich hatte. Welchen allgemeinen Sinn es haben könnte, alleine 100 Kilometer durch die Gegend zu laufen, weiß ich nicht. Aber als „Aktion, die stark vom Alltäglichen abweicht, aber prinzipiell dem rechten Wege nicht zuwiderläuft", könnte es dem individuellen Bewusstsein durchaus zu einer besonderen Erkenntnis verhelfen. Es könnte das eigene Selbstverständnis um einige neue Elemente erweitern. Vielleicht folgt daraus eine Veränderung der eigenen Lebensanschauung, ihrer Färbung und ihrer Form. Mehr oder weniger, zum Besseren oder zum Schlechteren.

Mich hat dieser Lauf jedenfalls verändert.

Der Ultramarathon findet jedes Jahr am Saroma-See auf Hokkaido statt, wo es keine Regenzeit gibt und das Wetter im Frühsommer schön ist, obwohl im hohen Norden, wo der See liegt, der Sommer um diese Zeit noch weit entfernt ist. Früh am Morgen, wenn der Lauf beginnt, ist es noch eisig kalt, und man muss sich dick einpacken. Mit steigender Sonne wird es warm, und die Läufer schälen wie schlüpfende Insekten eine Kleidungsschicht nach der anderen von sich ab.

Ich behielt bis zum Schluss meine Handschuhe an, und in meinem ärmellosen Trikot war es mir etwas zu kalt.

Bei Regen hätten wir richtig gefroren, aber glücklicherweise fiel trotz des dicht bewölkten Himmels den ganzen Tag über kein Tropfen.

Der Lauf führt um den Saroma-See, der am Ochotskischen Meer liegt. Erst wenn man die Strecke läuft, erkennt man, wie groß der See ist. In Wakibetsu am Westufer ist der Start, und das Ziel liegt an der Ostseite in Tokoro. Der letzte Teil führt durch einen ausgedehnten Naturpark an der Küste. Die Strecke ist wunderschön – vorausgesetzt, man kann es sich erlauben, die Aussicht zu genießen.

Am Straßenrand grasen träge die Kühe. Sie zeigen kaum Interesse an den Läufern. Sie sind zu beschäftigt mit Grasen, um sich um diese verrückten Menschen und ihr unsinniges Tun zu kümmern. Die Läufer ihrerseits haben nicht die Muße, den Kühen ihre Aufmerksamkeit zu schenken.

Nach Kilometer 42 gibt es alle zehn Kilometer einen Kontrollpunkt, und wer die vorgegebene Zeitgrenze überschreitet, ist automatisch disqualifiziert. Das passiert in jedem Jahr ziemlich vielen Läufern. Die Maßstäbe bei diesem Turnier sind sehr streng. Da ich eigens deshalb in den hohen Norden Japans gereist bin, will ich auf keinen Fall auf halber Strecke zur Aufgabe gezwungen sein. Ganz gleich wie, ich will die vorgegebene Zeit schaffen.

Dieser Ultramarathon ist einer der ältesten in Japan und wird routiniert von Einheimischen organisiert. Alles läuft glatt. In dieser Hinsicht ein sehr angenehmer Lauf.

Über den Abschnitt bis zur ersten Raststation bei Kilometer 55 habe ich nicht viel zu erzählen. Ich lief einfach stumm vor mich hin. Im Grunde war es nicht viel anderes als ein langes Training am Sonntagmorgen.

Ich hatte errechnet, dass ich bei einem Schnitt von sechs Minuten pro Kilometer etwa zehn Stunden für die gesamte Strecke brauchen würde. Zuzüglich der Pausen zum Ausruhen und Essen würde ich unter elf Stunden bleiben. (Erst später wurde mir klar, wie optimistisch diese Einschätzung war.)

Bei Kilometer 42 stand ein Schild mit der Aufschrift „Strecke des Marathonlaufs", und eine weiße Linie markierte den genauen Punkt. Als ich sie überschritt, überlief mich – übertrieben ausgedrückt – ein kalter Schauer, denn es war das erste Mal, dass ich länger laufen würde als 42 Kilometer.

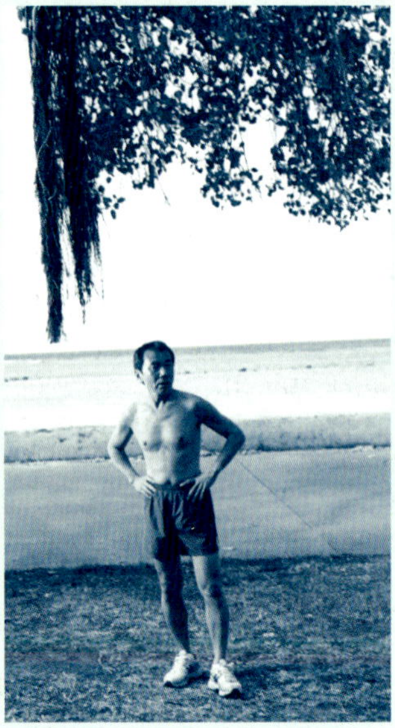

TRANSFORMATION
Die 100 Kilometer verändern ihn, notiert Murakami, ermöglichen eine neue Selbstsicht

Für mich war dies die Straße von Gibraltar. Jenseits von ihr lag ein unbekanntes Meer. Ich hatte keine Ahnung, was mich dort erwartete oder welche unbekannten Wesen dort lebten. Auf meine Weise verspürte ich eine ähnliche Furcht, wie die Seefahrer sie wohl früher empfanden.

Als ich mich Kilometer 50 näherte, verspürte ich eine leichte körperliche Veränderung, als würde meine Beinmuskulatur sich verhärten. Außerdem hatte ich Hunger und Durst. Ich hatte mich dazu ermahnt, an jeder Wasserstation zu trinken, ob ich durstig war oder nicht, dennoch verfolgte mich der Durst wie ein unglückliches Schicksal, wie die Königin der Nacht mit dem schwarzen Herzen. Leichte Unsicherheit beschlich mich. Konnte ich, wenn ich mich schon nach der Hälfte der Strecke so fühlte, überhaupt die ganzen 100 Kilometer schaffen?

A

An der Raststation bei Kilometer 55 aß ich die Wegzehrung, die meine Frau für mich vorbereitet hatte. Da die Sonne nun höher stand und es wärmer war, zog ich meine Radlerhose aus und ein frisches Hemd und frische Shorts an.

Ich tauschte meine Ultramarathon-Spezialschuhe der Größe 8 gegen die gleichen in Größe 8 1/2. Meine Füße waren geschwollen, und ich brauchte größere Schuhe.

Da es die ganze Zeit bewölkt war, beschloss ich, die Mütze abzusetzen, die ich zum Schutz gegen die Sonne trug. Sie sollte auch dazu dienen, mich warm zu halten, falls es regnen sollte, aber im Augenblick sah es nicht danach aus. Es war weder zu heiß noch zu kalt. Ideale Bedingungen für einen Langstreckenlauf.

Ich spülte zwei Kapseln mit Nahrungsgel hinunter, trank und aß ein Butterbrot und einen Keks. Ich machte ein paar behutsame Dehnungsübungen auf dem Rasen und sprühte meine Waden mit Entzündungshemmer ein.

Dann wusch ich mir noch das Gesicht, säuberte mich von Schweiß und Schmutz und ging auf die Toilette.

Ich machte dort etwa zehn Minuten Pause, setzte mich aber in der ganzen Zeit kein einziges Mal hin. Wenn ich erst einmal säße, würde es mir sehr schwerfallen, aufzustehen und weiterzulaufen, dessen war ich mir sicher. Deshalb hütete ich mich davor.

Nachdem ich getrunken und Dehnübungen gemacht hatte, machte ich mich wieder auf den Weg. Die restlichen 45 Kilometer bis zum Ziel würde ich keine Pause machen, nur laufen. Doch als ich wieder anfing, merkte ich,

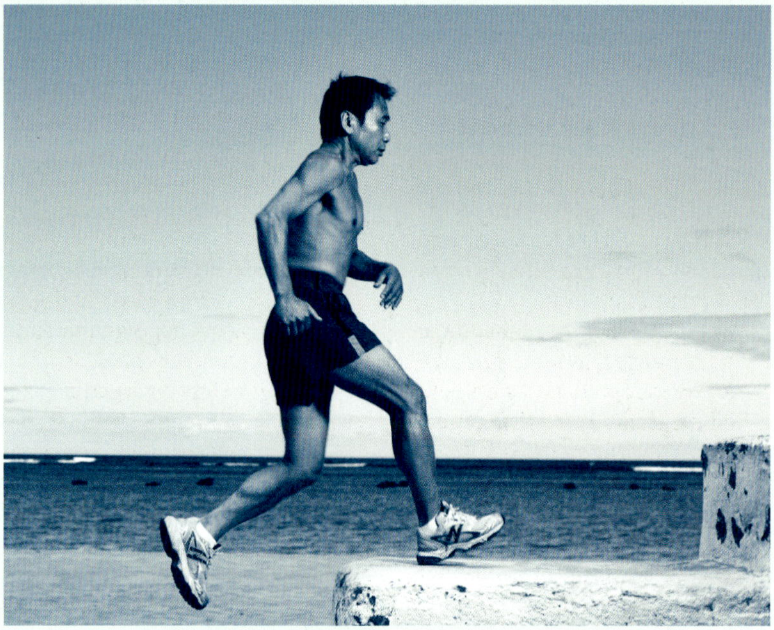

ICH LAUFE, ALSO BIN ICH
Auf dem letzten Abschnitt der Strecke gleicht seine Art zu laufen »einem Zustand der Meditation«. Nach 11 Stunden und 42 Minuten erreicht Murakami das Ziel

dass ich nicht in guter Verfassung war. Meine Beinmuskulatur hatte sich verkrampft und fühlte sich an wie harter, alter Gummi. Ich hatte noch jede Menge Kondition, und mein Atem ging regelmäßig, aber meine Beine wollten nicht mehr auf mich hören. Ich hatte das Gefühl, noch ewig rennen zu können, aber sie schienen anderer Auffassung zu sein.

Sie zu motivieren war hoffnungslos. Also gab ich es auf und wandte mich meinem Oberkörper zu. Ich schwenkte die Arme und versetzte ihn so in Schwung. Dieser Impuls übertrug sich auf den unteren Teil meines Körpers, und ich nutzte seine Kraft, um meine Beine voranzutreiben.

Natürlich kommt man auf diese Weise nur ziemlich langsam voran. Meine Geschwindigkeit unterschied sich nicht besonders von der bei schnellem Gehen. Aber dabei begannen meine Beinmuskeln sich ganz allmählich wieder normal zu bewegen, als ob sie sich erinnerten oder ihre Pflicht erkannten, und nach einer Weile konnte ich fast wieder so laufen wie sonst. Zum Glück.

Doch obwohl meine Beine wieder funktionierten, war die Strecke von Kilometer 55 bis 75 unglaublich qualvoll. Ich fühlte mich wie ein Stück Rind, das durch den Fleischwolf gedreht wird. Ich hatte den Willen voranzukommen, aber mein Körper gehorchte mir nicht mehr. So muss sich ein Auto fühlen, wenn es mit angezogener Handbremse bergauf fahren soll.

Mein Körper schien kurz davor zu sein auseinanderzufallen. Kein Öl mehr, die Schrauben hatten sich gelockert, und die Zahnräder griffen nicht mehr richtig ineinander. Alles knirschte und quietschte.

Ich wurde rasch langsamer, und ein Läufer nach dem anderen zog an mir vorbei. Einschließlich einer zierlichen etwa 70-jährigen Dame. „Durchhalten!“, rief sie mir zu. Heiliger Strohsack, wie sollte das noch werden? Ich hatte noch 40 Kilometer vor mir.

Während ich lief, fingen der Reihe nach verschiedene Teile meines Körpers an zu schmerzen. Zuerst tat mein rechter Oberschenkel weh, dann zog der Schmerz ins rechte Knie, dann in den linken Oberschenkel und so weiter.

Nacheinander erhoben sich alle meine Körperteile gegen mich und beklagten sich laut über ihre jeweiligen Schmerzen. Sie schrien, sie zeterten, protestierten, sie jammerten und drohten mit Streik. Auch für sie war ein 100-Kilometer-Lauf eine unbekannte Erfahrung, und jeder hatte eine andere Ausrede. Was ich gut verstand.

Aber jetzt gab es nur eins, durchhalten und ruhig weiterlaufen. Wie Danton oder Robespierre den unzufriedenen und rebellischen radikalen Revolutionsrat zu bändigen und zu überzeugen versuchten, bemühte ich mich, meine einzelnen Körperteile zur Vernunft zu bringen.

Ich ermutigte, flehte, schmeichelte, drohte, schimpfte und lobte. Nur noch ein bisschen. Lasst mich nicht im Stich, haltet durch. Aber wenn man darüber nachdenkt – und das tat ich –, wurden Danton und Robespierre am Ende die Köpfe abgeschlagen.

Jedenfalls schleppte ich mich mit zusammengebissenen Zähnen diese qualvollen 20 Kilometer vorwärts. Ich wendete jedes nur erdenkliche Mittel an. „Ich bin kein Mensch, nur eine Maschine. Deshalb fühle ich überhaupt nichts. Bewege mich nur vorwärts“, sagte ich mir beständig.

Indem ich an nichts anderes mehr dachte, schaffte ich es. Hätte ich daran gedacht, dass ich ein Mensch aus Fleisch und Blut bin, wäre ich wohl vor Schmerz und Qual zusammengebrochen. Natürlich gab es ein Wesen, das ich war, und damit auch ein Bewusstsein meiner selbst. Doch in dieser Lage zwang ich mich zu denken, mein Körper und mein Bewusstsein seien nichts mehr als „nützliche Formen“.

Das ist ein seltsamer Gedanke und ein seltsames Gefühl: Etwas, das ein Bewusstsein hat, versucht das Bewusstsein zu leugnen. Aber ich musste mich zumindest ein wenig in eine anorganische Position treiben. Instinktiv erkannte ich dies als einzigen Weg, den Lauf zu überstehen.

„Ich bin kein Mensch. Ich bin eine Maschine. Deshalb brauche ich nichts zu fühlen. Mich nur vorwärtszubewegen.“ Gebetsmühlenartig wiederholte ich diese Worte in meinem Kopf, unzählige Male. Im wahrsten Sinne des Wortes mechanisch.

Ich zwang mich, meine Wahrnehmung der Welt auf ein Mindestmaß zu reduzieren. Ich sah nur den Erdboden drei Meter vor mir, sonst nichts. Meine Welt bestand nur noch aus den drei Metern vor mir. Darüber hinaus brauchte ich nicht zu denken. Der Himmel, der Wind, das Gras, die Kühe, die es fraßen, die Zuschauer, ihre Rufe, der See, Romane, die Wirklichkeit, die Vergangenheit, Erinnerungen, all das spielte keine Rolle mehr für mich.

Nur die nächsten drei Meter vor mir, auf die ich meine Füße setzte, zählten für mich. Sie waren der winzige Sinn des Lebens für den Menschen – falsch, die Maschine, die ich war.

Alle fünf Kilometer machte ich halt an einer Wasserstation und trank. Jedes Mal machte ich emsig ein paar Dehnübungen. Meine Muskeln waren jetzt so hart wie eine Woche altes Mensabrot. Sie fühlten sich nicht an,

»Ich spülte zwei **Kapseln mit Nahrungsgel** herunter. Und sprühte meine Waden mit **Entzündungshemmer** ein.«

als wären es meine. An einer Station wurden Salzpflaumen angeboten, und ich aß eine. Ich hätte nie gedacht, dass eine Salzpflaume so gut schmecken könnte. Das Salz und die Säure breiteten sich in meinem Mund aus und durchdrangen langsam meinen Körper.

Statt mich mit Gewalt zum Laufen zu zwingen, wäre es vielleicht vernünftiger gewesen, wenn ich gegangen wäre. Viele taten das. Beim Gehen erholen sich die Beine. Aber ich ging nicht ein einziges Mal. Ich pausierte öfter, um zu dehnen, aber ich ging nicht – schließlich nahm ich nicht an einem Wettgehen teil.

Ich war hier, um zu laufen. Deshalb und nur deshalb war ich nach Nordjapan gereist. Wie sehr meine Laufgeschwindigkeit auch nachließ, ich würde nicht gehen. Das war meine Regel. Aber sobald ich eine meiner Regeln auch nur ein einziges Mal breche, verstoße ich danach gegen immer mehr davon. Und dann würde es sicher sehr schwierig, diesen Lauf zu beenden.

> »Meine Welt bestand nur noch aus den **drei Metern vor mir**. Darüber hinaus brauchte ich **nicht zu denken«**

Während ich das alles ertrug und weiterlief, erlebte ich in der Gegend von Kilometer 75 einen Durchbruch. So fühlte es sich an. Ein besserer Ausdruck fällt mir nicht ein. Es war, als wäre ich durch eine Mauer gegangen.

Wann genau sich dieses Gefühl einstellte, weiß ich nicht mehr. Plötzlich merkte ich, dass ich auf der anderen Seite war. Ich war überzeugt, durch etwas hindurchgekommen zu sein.

Ich weiß nicht, welche Logik, welcher Vorgang oder welche Methode dahintersteckte, aber ich war überzeugt, es geschafft zu haben.

Danach musste ich mich nicht mehr anstrengen, an nichts zu denken. Ich brauchte mich nur noch dem Fluss zu überlassen. Eine bestimmte Kraft würde mich, wenn ich mich ihr überließ, ganz natürlich vorwärtstragen.

Von diesem einen Punkt an war die Erschöpfung kein so großes Problem mehr für mich. Ich hatte sie als ganz natürlichen „Zustand" in mich aufgenommen. Auch der vormals tobende Revolutionsrat meiner Muskeln schien sich mit dem gegenwärtigen Zustand abgefunden zu haben und protestierte nicht länger.

Keiner schlug mehr auf den Tisch und keiner warf mit Gläsern. Sie hatten meine Erschöpfung als historisch unausweichlich und als Ergebnis der Revolution anerkannt. Ich hatte mich in einen Automaten verwandelt, der regelmäßig die Arme vor und zurück schwang und die Beine Schritt für Schritt vorwärtsbewegte. Ohne zu denken. Ohne zu fühlen.

Im Nu war fast aller Schmerz verschwunden. Oder ich hatte ihn irgendwohin geschoben, wo man ihn nicht sah, wie irgendein hässliches Möbelstück, das man einfach nicht loswird.

Auf diese Weise überholte ich viele Läufer. Kurz nachdem ich den Kontrollpunkt bei Kilometer 75 hinter mir gelassen hatte (an dem man in acht Stunden und 45 Minuten vorbei sein muss, oder man wird disqualifiziert), wurden im Gegensatz zu mir viele Läufer langsamer. Einige stellten sogar das Laufen ein und gingen. Von dieser Stelle bis zur Ziellinie überholte ich etwa 200 Personen. Zumindest zählte ich so viele. Nur ein- oder zweimal zog jemand von hinten an mir vorbei.

Ich konnte die Läufer zählen, weil ich sonst nichts zu tun hatte. Ich hatte meine tiefe Erschöpfung vollständig akzeptiert, aber dennoch war ich in der Lage, standhaft weiterzulaufen. Für mich gab es nichts mehr auf der Welt, das ich mir noch wünschte.

Da ich auf Autopilot geschaltet hatte, wäre ich vielleicht, wenn man mir das Kommando dazu gegeben hätte, über die 100 Kilometer hinausgelaufen. Es ist seltsam, aber am Ende wusste ich kaum noch, wer ich war oder was ich da tat. Das muss doch eigentlich ein sehr sonderbares Gefühl gewesen sein, aber ich konnte nicht einmal mehr das Sonderbare spüren.

An diesem Punkt gelangte der Akt des Laufens fast in einen metaphysischen Bereich. Am Anfang stand die Tat, und ich bin das Wesen, das sie ausführt. Ich laufe, also bin ich.

Am Schluss jedes Marathons will ich nur noch möglichst rasch das Ziel erreichen und den Lauf beenden. Mehr denke und fühle ich nicht. Doch damals dachte ich gar nicht daran. Das Ende des Laufes war nur eine Markierung ohne besondere Bedeutung.

Genauso ist es mit dem Leben. Nur weil es endlich ist, heißt das nicht, dass es auch eine besondere Bedeutung hat. Ein Endpunkt wird nur als zeitliche Markierung gesetzt oder dient indirekt als Metapher für den vergänglichen Charakter des Daseins.

Das ist ziemlich philosophisch, obwohl ich nicht im Geringsten an Philosophie dachte. Es war nur so ein umfassendes Gefühl, das ich nicht in Worte fasste, sondern lediglich als körperliche Empfindung spürte.

Es wurde besonders stark, als ich am letzten Abschnitt der Strecke angekommen war, der durch den Park auf einer langen Halbinsel führte. Meine Art zu laufen glich nun einem Zustand der Meditation. Die Küstenlandschaft dort ist wunderschön, und man kann das Meer riechen.

Es wurde allmählich Abend, und die Luft war von besonderer Klarheit. Das dichte frühsommerliche Gras duftete. Es waren auch ein paar Füchse in einem Feld zu sehen, die neugierig die Läufer beobachteten. Dichte, bedeutungsschwangere Wolken wie auf dem Bild eines englischen Landschaftsmalers des 19. Jahrhunderts bedeckten den Himmel. Es war völlig windstill.

Viele Läufer um mich herum trabten nun schweigend auf das Ziel zu. In ihrer Mitte zu sein hüllte mich in ein stilles Glücksgefühl. Einatmen, ausatmen. Mein Atem klang überhaupt nicht keuchend. Die Luft zog ganz leicht in mich hinein und wieder hinaus. Mein Herz schlug ruhig, in regelmäßigem Rhythmus. Meine Lungen blähten sich wie der Blasebalg eines Schmieds und pumpten frischen Sauerstoff in meinen Körper.

Ich konnte diese Bewegungen vor mir sehen und ihre Geräusche hören. Alles funktionierte reibungslos. Die Zuschauer am Straßenrand feuerten uns an: „Haltet durch! Gleich habt ihr es geschafft!“ Ihre Stimmen gingen als Brise durch meinen Körper hindurch. Ich konnte spüren, wie sie durch mich hindurch auf die andere Seite wehten.

Ich war ich und doch nicht ich. Dieses Gefühl hatte ich. Es war eine ganz stille, leise Stimmung. Das Bewusstsein ist gar nicht so wichtig. Dachte ich. Aber da ich Schriftsteller bin, ist mein Bewusstsein natürlich entscheidend für meine Arbeit. Wäre es nicht mehr vorhanden, würde ich nie im Leben mehr eine meiner Geschichten schreiben. Dennoch empfand ich es damals nicht so. Das Bewusstsein ist wirklich keine so großartige Angelegenheit.

Dennoch war ich überglücklich, als ich die Ziellinie überschritt. Natürlich bin ich immer froh, wenn ich bei einem Langstreckenlauf das Ziel erreiche, aber diesmal wurde es mir wirklich warm ums Herz. Ich reckte die rechte Faust in die Luft. Es war 16.42 Uhr. Seit dem Start waren elf Stunden und 42 Minuten vergangen.

Zum ersten Mal nach einem langen Tag setzte ich mich auf den Boden, wischte mir mit einem Handtuch den Schweiß ab, trank Wasser, löste meine Schnürsenkel und dehnte behutsam die Fußgelenke. Die Sonne ging bereits unter. Ich empfand nicht gerade etwas so Großartiges wie Stolz, aber endlich erhob sich in mir das Gefühl, eine Leistung vollbracht zu haben.

Ich empfand Freude und Erleichterung darüber, dass ich dieses Risiko eingegangen war und die Kraft gehabt hatte, durchzuhalten und es zu meistern. Vermutlich überwog in diesem Moment die Erleichterung. Mir war, als würde sich ein fester Knoten in mir langsam lösen, ein Knoten, den ich bis dahin nicht einmal bemerkt hatte. ○



*Schwimmen*

# Die Wucht des **Wassers**

Der Autor John von Düffel stürzt sich an einem nebligen Morgen bei Basel in die Fluten des Rheins – und macht schon bald die Erfahrung, dass es manchmal besser ist, sich einfach treiben zu lassen

I

Ich schwimme. In allen meinen Träumen schwimme ich, sobald das Fieber kommt. Ich schwimme wie in einem überheizten Hallenbad, schwitze und schwimme wie im eigenen Schweiß und finde mit meinen Zügen den Rhythmus nicht, der mich durch das unruhige Wasser trägt.

Körper kommen auf mich zu, schieben sich wie Schatten über meine Bahn, die sich auf dem Grund des Schwimmbeckens in einem Durcheinander von rautenförmigen Lichtreflexen verliert. Ich muss ausweichen, schaffe es nicht, Luft zu holen, schlucke Wasser. Ein schmerzhaftes Pochen in meinen Lungen, Pulsschlag bis zum Hals. Den Rhythmus finden!

Ich muss den Rhythmus finden, das ruhige Wechselspiel der Schläge und den gleichmäßigen Gang des Atems. Und es ist, als würde sogar das Wasser sich glätten, sobald ein Zug anfängt, dem anderen zu gleichen, und mein Körper mit der kontrollierten

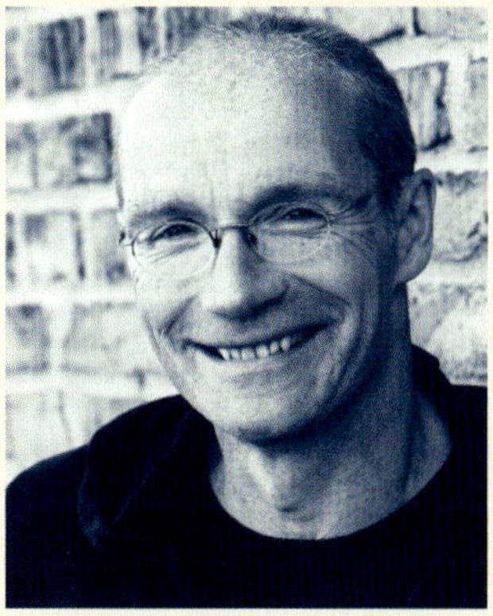

**JOHN VON DÜFFEL**
erzählt in etlichen belletristischen Werken von seiner Passion Freiwasserschwimmen

Kraft der Einförmigkeit seine Bahnen durch das Fieberbecken zieht.

Ich wache auf und liege, in Kissen und Decken verdreht, im Dunkel meines Zimmers. Nach einem solchen Fiebertraum ist Wachsein mitten in der Nacht eine Erleichterung. Und wie um mich zu beruhigen, denke ich zurück an all die tatsächlichen Hallenbad-Erlebnisse, die mir jetzt, bei wachem Verstand, eher harmlos erscheinen.

Die stickig-feuchte Luft mit ihrem unverwüstlichen Chlorgeruch. Die Akustik der Hallenbäder, in denen der Schall zwischen Kachelwänden und Panoramafenstern hin und her geworfen wird, bis er zu einem einzigen hallenden Dauerlärm verschwimmt. Das Schreien und Kreischen der Kinder, deren Stimmen im Wasser meist noch höher, noch schriller klingen als gewöhnlich, angestachelt von der hellen Aufregung, in die sie das Wasser, die Berührung mit dem Wasser versetzt.

Und dicht über der Wasseroberfläche vergeht, kaum hörbar, das ins Wasser gehauchte Stöhnen und Seufzen der Alten, die sich mit langsamen, kraftlosen Zügen in der Nähe des Beckenrands abmühen und kaum von der Stelle kommen.

Ich habe die Hallensaison nie gemocht, früher nicht, als ich keine Ruhe fand, bevor ich nicht täglich mindestens zwei, drei Kilometer Wasser niedergekämpft hatte, und auch heute nicht, da meine Besuche im Hallenbad seltener geworden sind.

Vielleicht waren es die Duftspuren von Veilchenparfüm und Siebenundvierzigelf, die sich im Kielwasser hochbetagter Damen durchs Becken zogen und deren Geschmack mir nachhaltig am Gaumen haften blieb, nachdem ich eine gute Stunde um die dahindümpelnden Duftbojen herumgeschwommen war.

Vielleicht war es auch der ständige, erbitterte Kampf um die eigene Bahn, die es mit allen Mitteln zu verteidigen galt – wehe, es wagte sich ein Neuankömmling in diese Breiten! Er wurde mit Wasserspritzern, Fußtritten und bösen Blicken in die Flucht geschlagen.

Vielleicht war es aber auch nur die simple Tatsache, dass sich im Winter zu viele Menschen zu wenig Wasser teilen mussten und es bei diesem Massenbad der Elefanten in der Pfütze für jeden Einzelnen immer schwerer wurde, das zu finden, was er suchte: den eigenen Rhythmus im Wasser, die Einheit von Bewegung und Getragensein.

> »Je mehr ich mich gegen die **Strömung aufwerfe,** desto haltloser greife ich **ins Leere.«**

Der Rhein schwimmt im Nebel. Dünne, wolkengleiche Gespinste steigen auf und schrauben sich weiter in einen blassen Dunst. Das Wasser ist hellgrün. Es sieht kalt aus. Es sieht aus, als würde es diese Leuchtkraft nicht dem frühen Tageslicht verdanken, sondern seiner eigenen Frische. Das Licht ist nur ein gelber Dampf über dem Wasser.

Ich springe ins Wasser und reiße im Moment des Eintauchens die Augen auf. Grün, überall grün. Das Klirren des Wassers in meinen Ohren. Seine Kühle greift durch mich hindurch, als hätte ich keine Haut. Ich bin noch zu tief, um die Arme aus dem Wasser zu reißen, doch das Rattern meines Beinschlags setzt ganz von selbst ein, unwillkürlich wie eine Erinnerung.

Ich tauche zwei, drei Meter weiter, dann durchstoßen meine Arme die Oberfläche und ziehen eine Tropfenspur durch die Luft, um im Wechsel vor meinem ins Wasser geduckten Kopf einzuschlagen, als wollten sie alles Grün dieses Stromes an sich reißen. Ich kraule los.

Die Frische des Wassers hat ihren Schrecken für mich verloren. Ich hole sie mit ausgreifenden Armen an mich heran, schöpfe ihre grüne Fülle. Und die heißkalten Nadelstiche auf der Haut, die ich spüre, sind jetzt eins mit dem Prickeln der Bewegung und Teil meines Willens, mich in die Lebendigkeit dieses Stromes zu mischen.

Kaum fassbar ist seine Geschmeidigkeit. Unaufhaltsam gleitet er in langen Stromfäden und Wellenzügen dahin. Ich schwimme hinaus auf die Mitte des Rheins.

Der Fluss flieht unter meinen Schlägen, als ich mich ihm entgegenstelle. Je mehr ich mich gegen die Strömung aufwerfe, desto haltloser greife ich ins Leere. Das Wasser entzieht sich dem Zug und Druck meiner Arme. Es fühlt sich an, als zerfließe mir die Strecke unter den Händen.

Ich versuche, mich auf der Stelle zu halten. Doch ich bekomme das Wasser immer weniger zu fassen.

Ein zweiter Versuch gegen die Strömung. Ich bringe den Oberkörper aus dem Wasser, um beide Arme mit einem Schmetterlingsschlag nach vorn zu werfen. Ich tauche wieder ein, ziehe die Arme zu beiden Seiten durch, der Wellenschlag der Beine katapultiert mich vorwärts, ich steige hoch und recke den Kopf aus dem Wasser, um Luft zu holen – doch allein in diesem Sekundenbruchteil treibt mich die Gewalt des Stromes gut einen halben Meter zurück. Ich bin eine Welle in der Welle, doch das Wasser reißt mich langsam mit.

Zehn, fünfzehn Minuten pflüge ich das sturzgrüne Wasser und muss dabei mitansehen, wie der Rhein mich immer wieder zurückzwingt auf seine Bahn. Dann mache ich kehrt. Ich schwimme flussabwärts auf eine der Bojen zu und bekomme sie gerade noch im richtigen Moment zu fassen.

Mit beiden Armen muss ich mich an sie klammern, so sehr drückt die Strömung auf meinen unbewegten Körper. Erst jetzt, da ich festen Halt gefunden habe, kann ich ermessen, mit was für einer Wucht sich das Wasser auf alles stürzt, was sich seinem Weg widersetzt. Schäumend umspült es die Boje, hinter der Kielwasser aufrauscht, beinahe so, als würde sie sich mit mehreren Knoten Fahrt flussaufwärts schieben. Wenn ich mich bis zur Kinnspitze einsinken lasse, wird der Druck auf die Luft in meinen Lungen so groß, dass mir das Atmen schwerfällt.

Ich lasse los. Sofort klafft zwischen mir und der Boje ein Abstand von zwei, drei Metern Wasser, eine an sich lächerliche Entfernung, die ich jedoch mit all meiner Kraft nicht zu überwinden vermag.

Wie zum Abschied strecke ich noch einmal den Arm aus nach meinem letzten Halt inmitten der Unwiderstehlichkeit dieses Sogs, der mich weiter fortzieht, gnädiger jetzt, da ich ihm endgültig nachgegeben habe. Ich werde mich nicht länger wehren, sondern willige ein in die Bahn und Bewegung des Wassers und folge dem Fluss.

Es ist still über dem grünen Wasser; wie still, bemerke ich erst jetzt. Nur an den Rändern des Flussbettes leckt das Wasser nach dem Land.

Hier, in der Mitte des Stroms, schiebt es sich lautlos vorwärts durch den milchigen Nebel, der kühler zu sein scheint als das Wasser selbst. Er ist ein Teil dieser Stille, eine Haube aus Watte über dem Wasser, die kaum die Umrisse der Stadt erkennen lässt, verschleiert und ohne die Schärfe der Wirklichkeit. Im Nebel erscheint die Entfernung zu allen Dingen unendlich.

Ich atme diese feuchte Stille und versuche, sie durch nichts zu stören. All meine Bewegungen menge ich so tief unter die Oberfläche, dass sie das Wasser nicht beunruhigen, sondern eins sind mit seiner dahingleitenden Lautlosigkeit. Für einen Moment scheint es möglich, die Stille im Wasser selbst zu spüren, sie durch die Hände gleiten zu lassen, vorsichtig, in einer dem Fluss der Stille entsprechenden Langsamkeit.

Vor mir erhebt sich eine Brücke über dem Nebelstrom. Die massiven Pfeiler ragen aus einem Steinfundament auf. Wie ein Gerüst aus schwarzen Schatten spannt sich die hohe Stahlkonstruktion über den Fluss. Die kalkweißen Steinsockel, auf die ich zutreibe, sind vom Nebel ganz nass und glänzen feucht.

Unter der Brücke wird das Wasser laut. An den Fundamenten quillt es auf, kleine Bugwellen bilden sich um die keilförmig zulaufenden Sockel. Doch das aufbegehrende Rauschen des Stromes findet keinen Widerhall, die Brücke ist zu hoch, um den Schall wieder aufs Wasser zurückzuwerfen. Nur der Nebel nimmt die vielfältigen Fließgeräusche auf und trägt sie fort.

Für einen Moment vergesse ich die morgendliche Stille und korrigiere mit ein paar gezielten Schlägen meinen Kurs. Ich steuere auf die Mitte zwischen zwei Brückenpfeilern zu. Der Stahl- und Betonstreifen in 20 Meter Höhe ist nur ein flüchtiger grauer Schatten über meinem Kopf. Ich helfe mit zwei, drei Zügen nach und bin hindurch. Das Wasser beruhigt sich schon nach wenigen Metern. Die nebelige Stille schließt sich über dem Strom, ich treibe in Wolken von flüssiger Luft.

Ich bin jetzt auf der Höhe der Münsterfähre, links von mir das hohe Rheinufer mit den Silhouetten der Basler Altstadt, rechts die Bauten von Kleinbasel und die mit Bäumchen bepflanzte Rheinpromenade. Fast möchte ich rufen: Wo sind die ersten Spaziergänger? Hallo? Sehen Sie den kleinen schwarzen Punkt im Wasser, der zwischen Nebelschwaden mitten durch die Stadt treibt?

Das ist mein Kopf! Und sehen Sie die Bewegungen meiner Arme und Beine? Die können Sie gar nicht sehen, weil ich nicht schwimme, schauen sie, sondern geschwommen werde. Weil ich heute morgen gelernt habe, wie man dem Gang des Wassers nachgibt. Es hat keine halbe Stunde gedauert, vom Augenblick des Eintauchens bis jetzt, und schon ist sie mir so vertraut, die Kunst des Passiv-Schwimmens!

Ich rufe natürlich nicht. Es wäre unschweizerisch. Außerdem ist es nichts, womit man sich brüsten könnte. Lehrmeister dieser Lektion ist der Rhein, und es ist kaum möglich, sie nicht zu erlernen.

Passiv-Schwimmen lernt sich ganz von allein, sobald man sich nicht mehr gegen das Wasser wehrt.

Die einzige Kunst besteht darin, es anzunehmen. ○

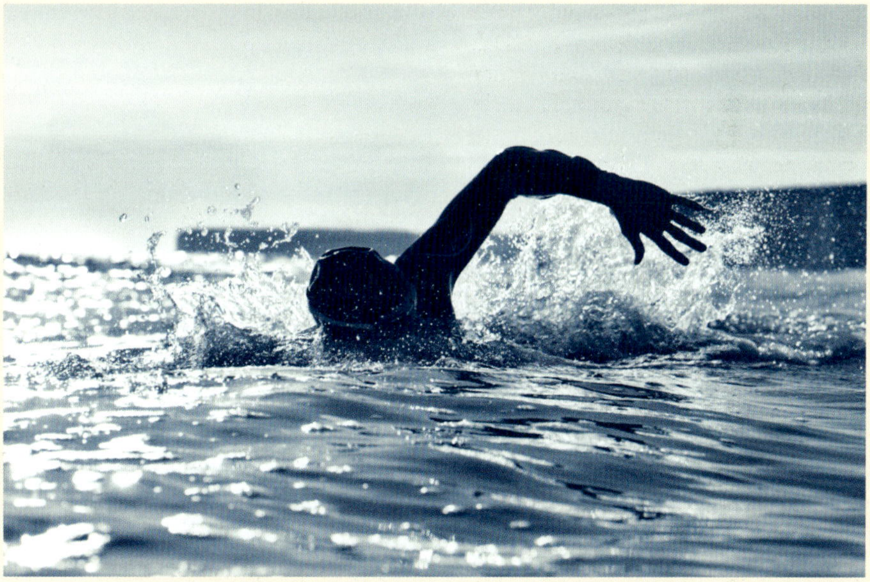

MIT DEM STROM
Ein begeisterter Schwimmer war von Düffel schon seit Langem, doch von Hallenbädern hatte er irgendwann genug – und entdeckte das Schwimmen in Seen und Flüssen

aus: John von Düffel, »Schwimmen«, dtv 2004

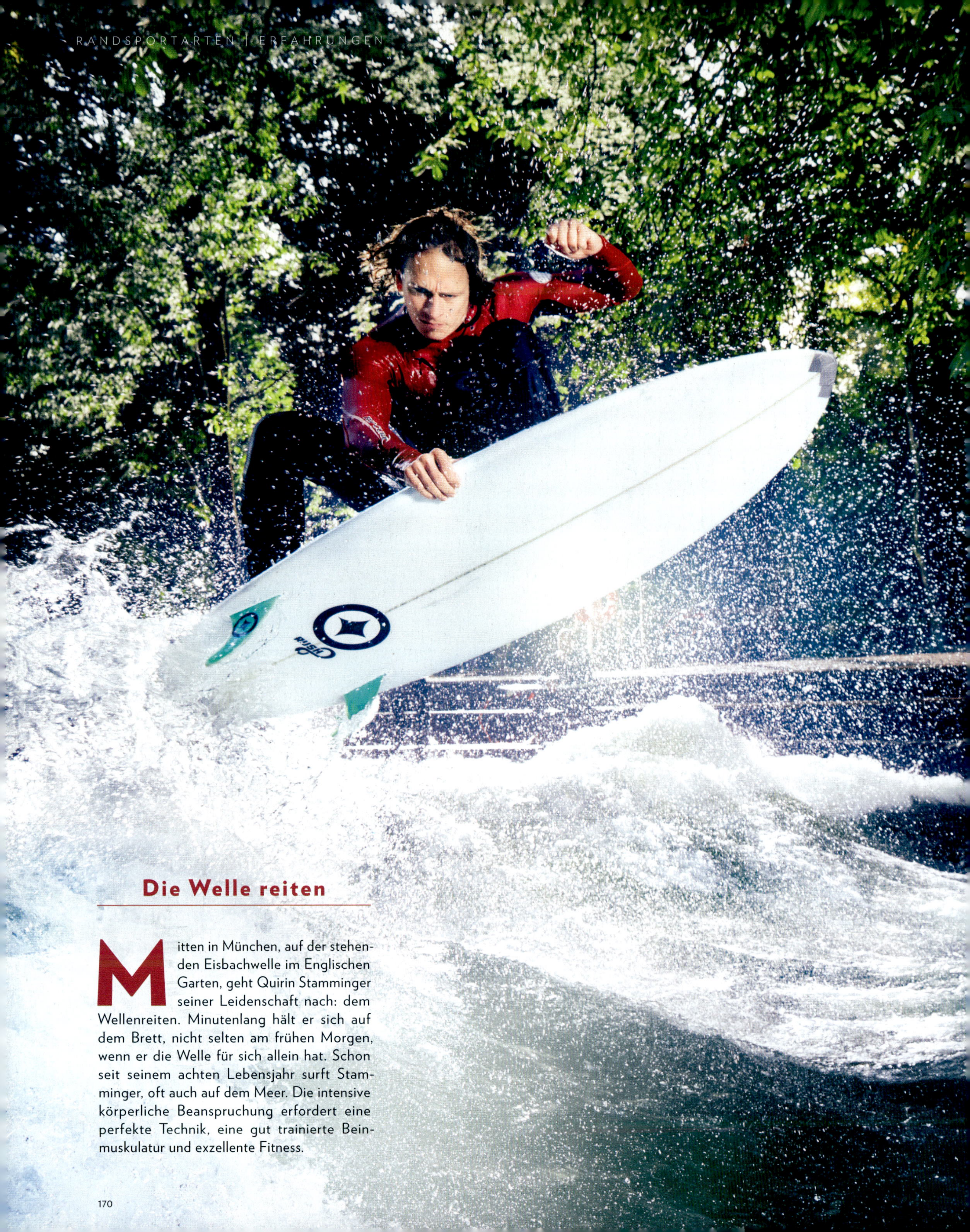

## Die Welle reiten

Mitten in München, auf der stehenden Eisbachwelle im Englischen Garten, geht Quirin Stamminger seiner Leidenschaft nach: dem Wellenreiten. Minutenlang hält er sich auf dem Brett, nicht selten am frühen Morgen, wenn er die Welle für sich allein hat. Schon seit seinem achten Lebensjahr surft Stamminger, oft auch auf dem Meer. Die intensive körperliche Beanspruchung erfordert eine perfekte Technik, eine gut trainierte Beinmuskulatur und exzellente Fitness.

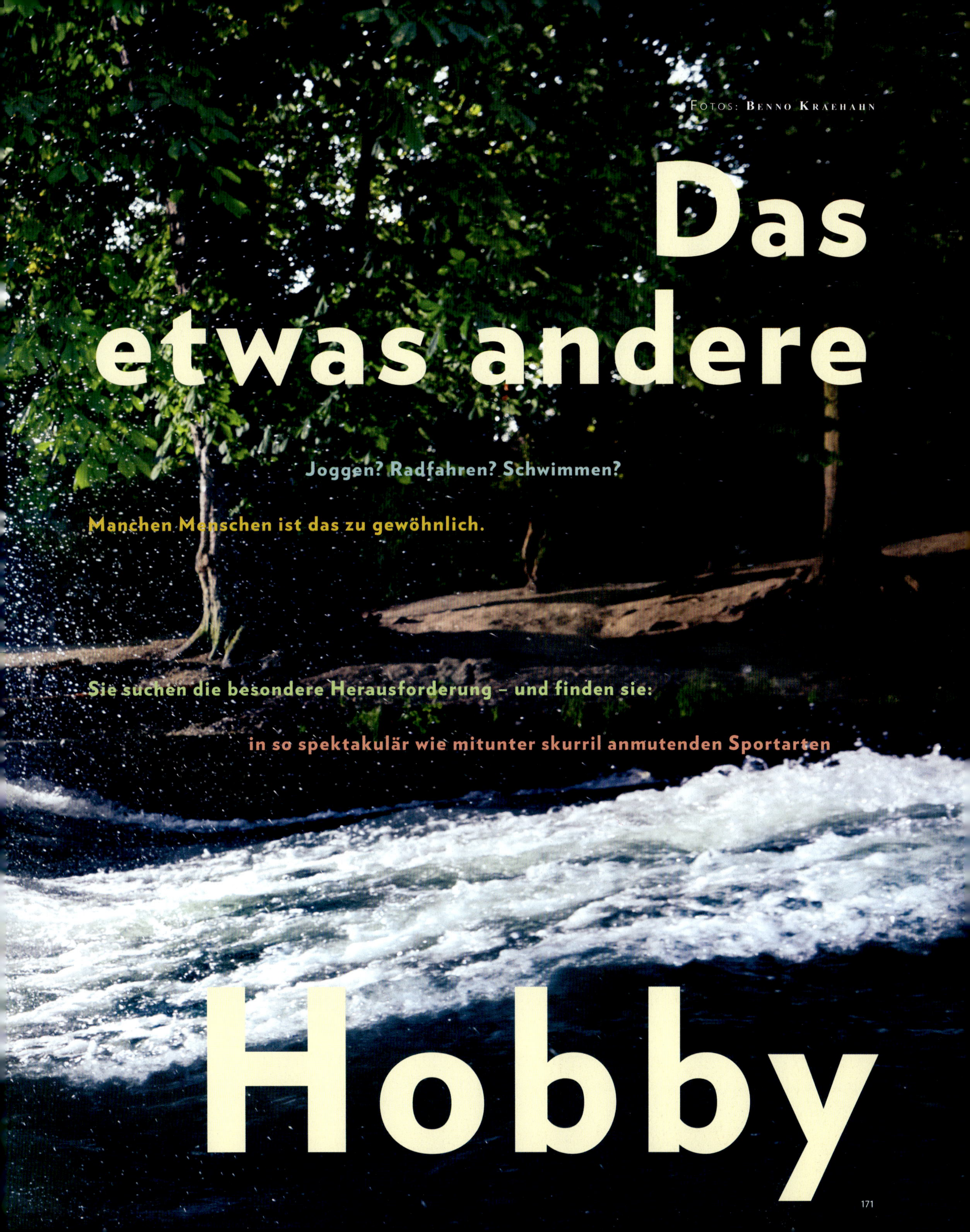

Fotos: Benno Kraehahn

# Das etwas andere Hobby

Joggen? Radfahren? Schwimmen?

Manchen Menschen ist das zu gewöhnlich.

Sie suchen die besondere Herausforderung – und finden sie:

in so spektakulär wie mitunter skurril anmutenden Sportarten

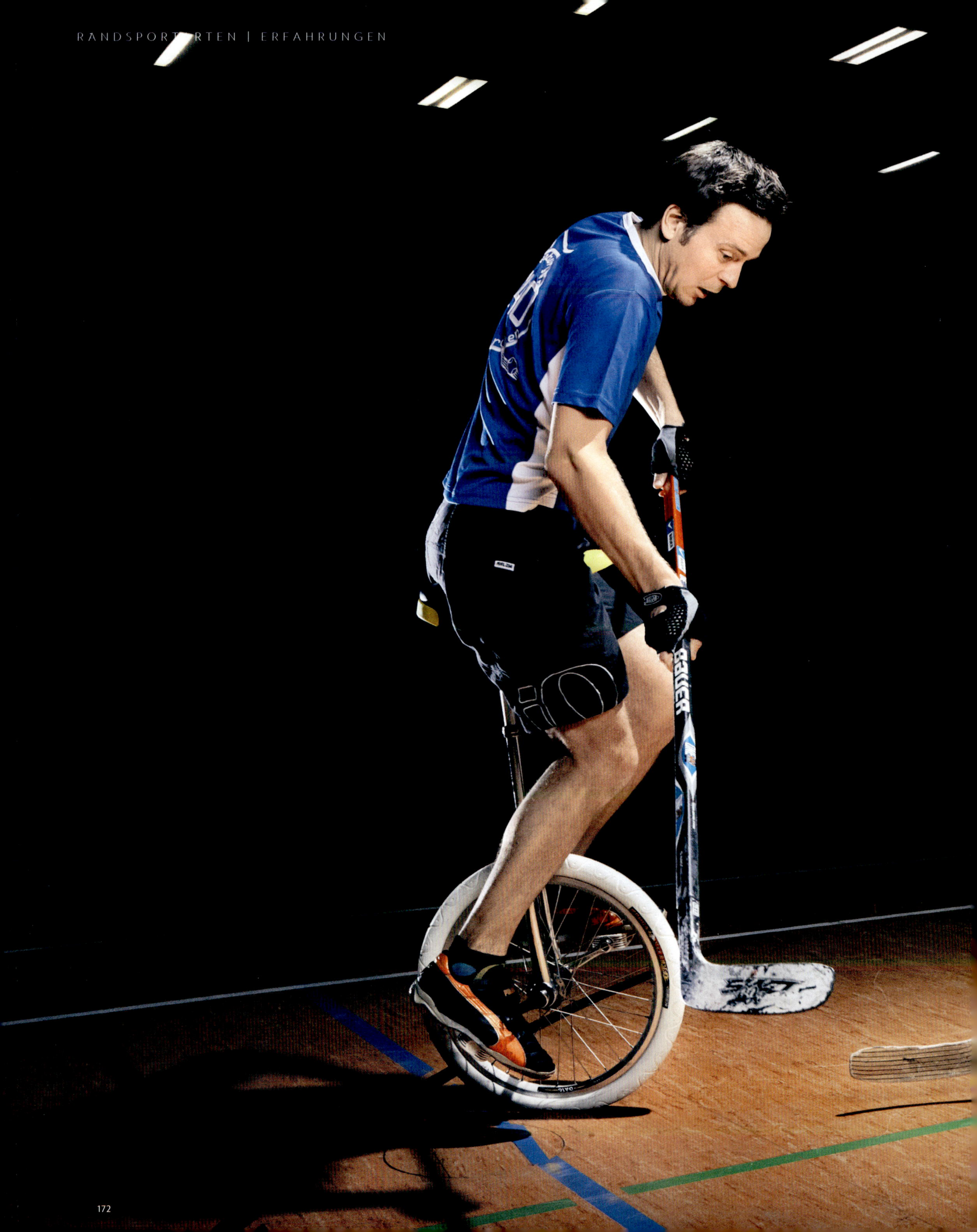
BAUER

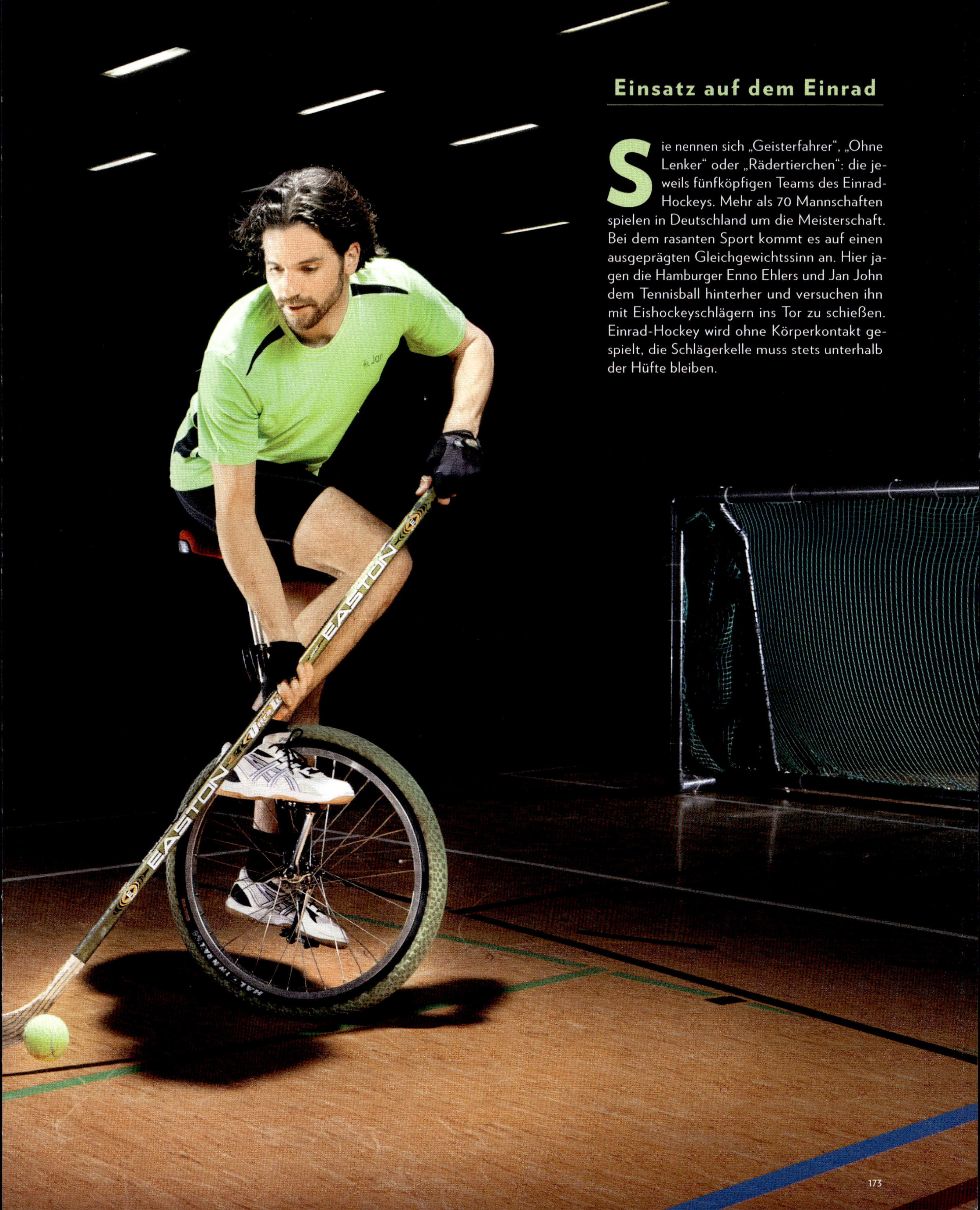


## Einsatz auf dem Einrad

Sie nennen sich „Geisterfahrer", „Ohne Lenker" oder „Rädertierchen": die jeweils fünfköpfigen Teams des Einrad-Hockeys. Mehr als 70 Mannschaften spielen in Deutschland um die Meisterschaft. Bei dem rasanten Sport kommt es auf einen ausgeprägten Gleichgewichtssinn an. Hier jagen die Hamburger Enno Ehlers und Jan John dem Tennisball hinterher und versuchen ihn mit Eishockeyschlägern ins Tor zu schießen. Einrad-Hockey wird ohne Körperkontakt gespielt, die Schlägerkelle muss stets unterhalb der Hüfte bleiben.

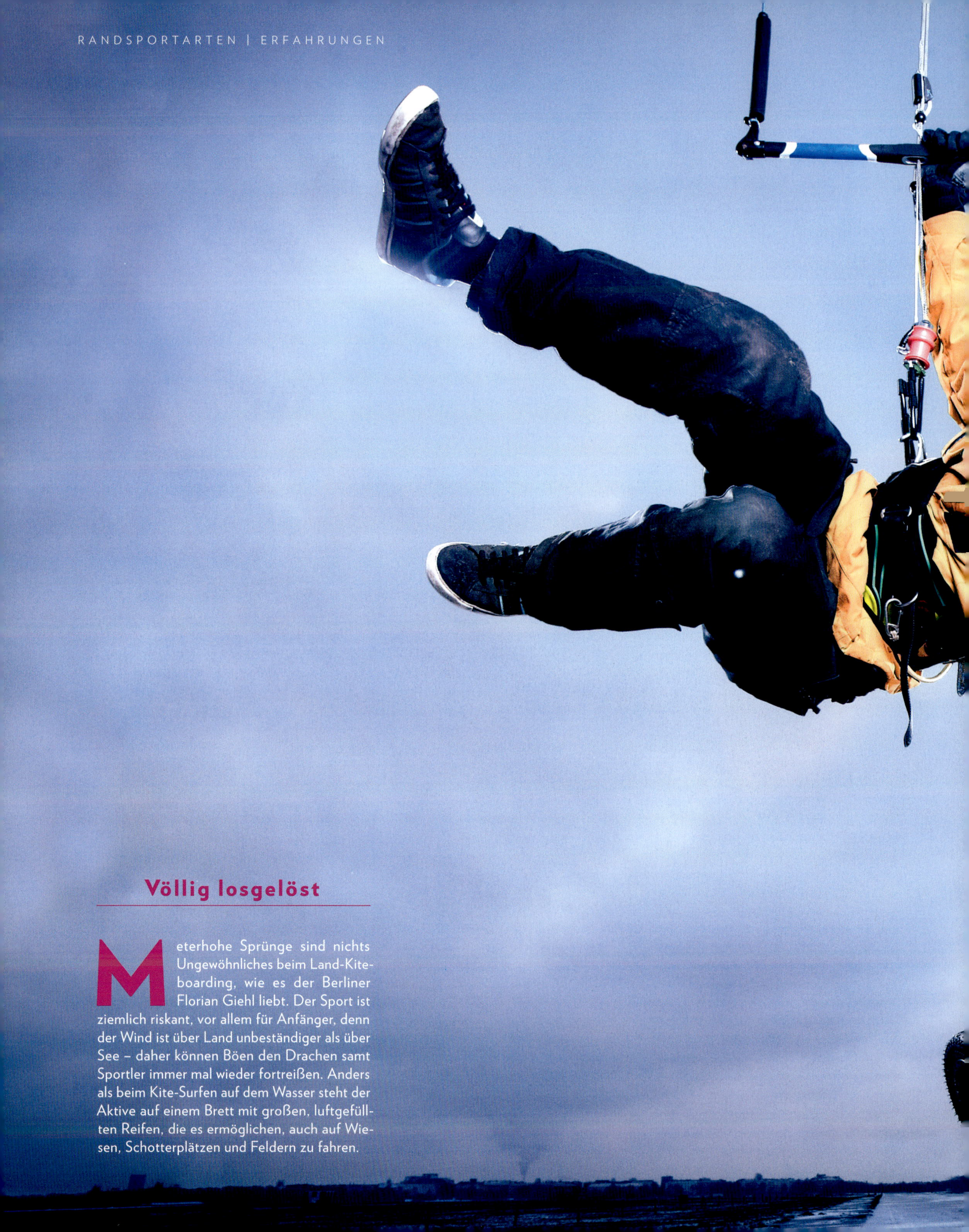

## Völlig losgelöst

Meterhohe Sprünge sind nichts Ungewöhnliches beim Land-Kiteboarding, wie es der Berliner Florian Giehl liebt. Der Sport ist ziemlich riskant, vor allem für Anfänger, denn der Wind ist über Land unbeständiger als über See – daher können Böen den Drachen samt Sportler immer mal wieder fortreißen. Anders als beim Kite-Surfen auf dem Wasser steht der Aktive auf einem Brett mit großen, luftgefüllten Reifen, die es ermöglichen, auch auf Wiesen, Schotterplätzen und Feldern zu fahren.

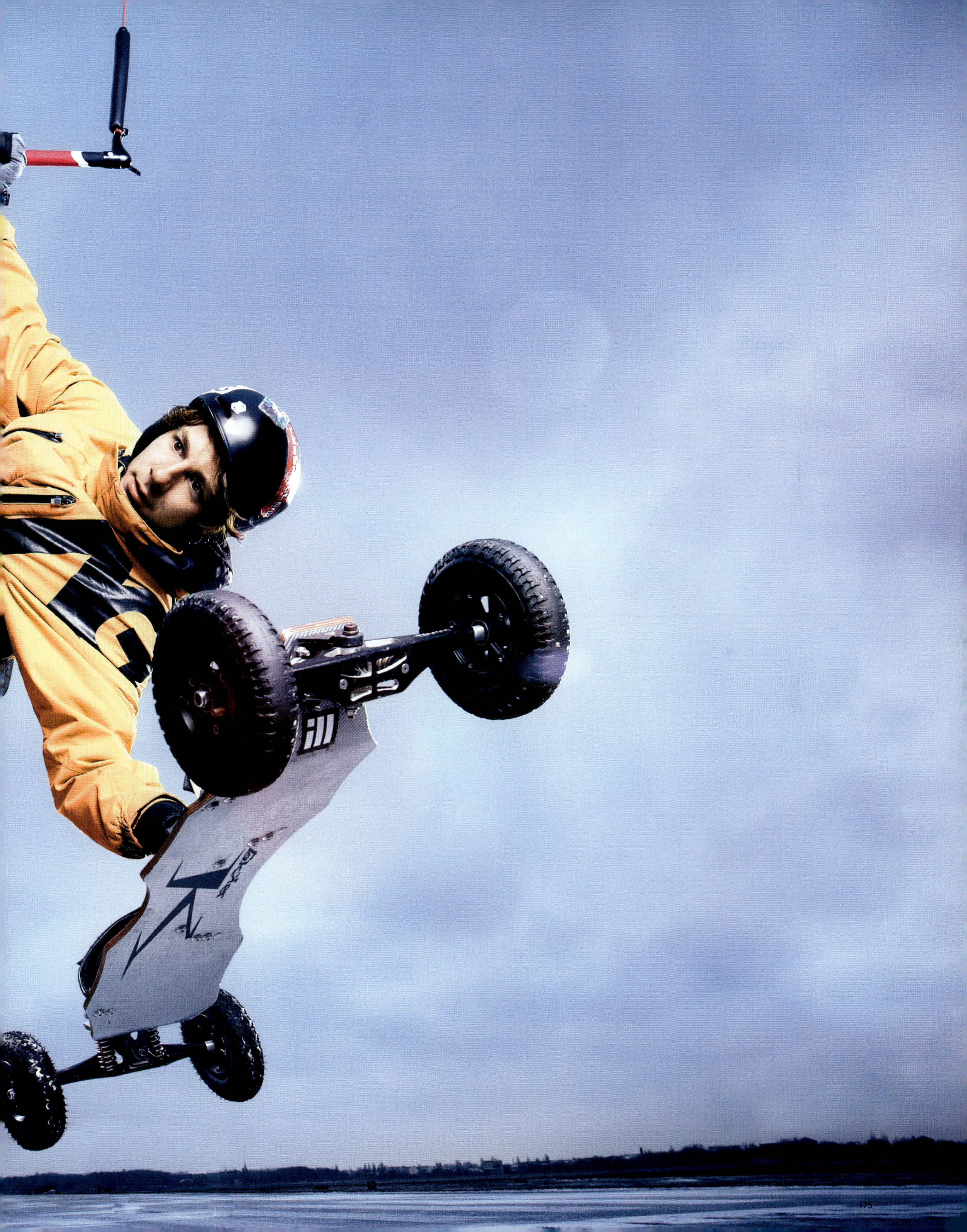

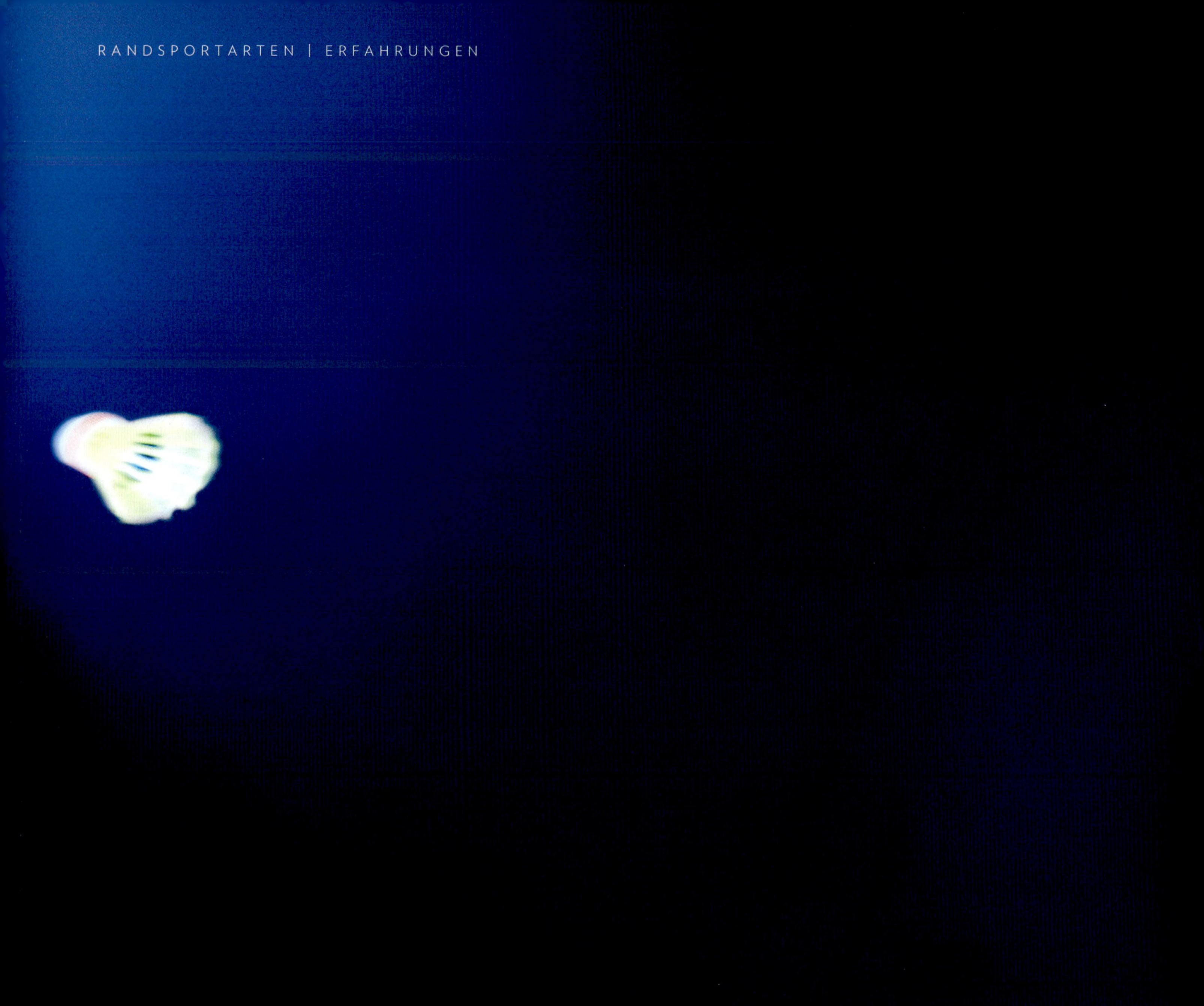

## Schläge im Dunkeln

Wem Badminton zu langweilig erscheint, der sollte es vielleicht mal mit Blackminton versuchen. Die Kriegsbemalung gehört bei diesem Sport zum Konzept: Die Akteure spielen in kompletter Dunkelheit und tragen fluoreszierende Schminke, die ein Schwarzlichtscheinwerfer aufglühen lässt. So werden sie sichtbar – wie auch der Ball, den eine Chemikalie zum Leuchten bringt. Ein Netz gibt es nicht, die Spieler, wie hier Jennifer Greune, versuchen den Federball derart präzise in das mehrere Meter entfernte Feld ihres Gegenübers zu platzieren, dass er dort den Boden berührt, was einen Punkt einbringt.

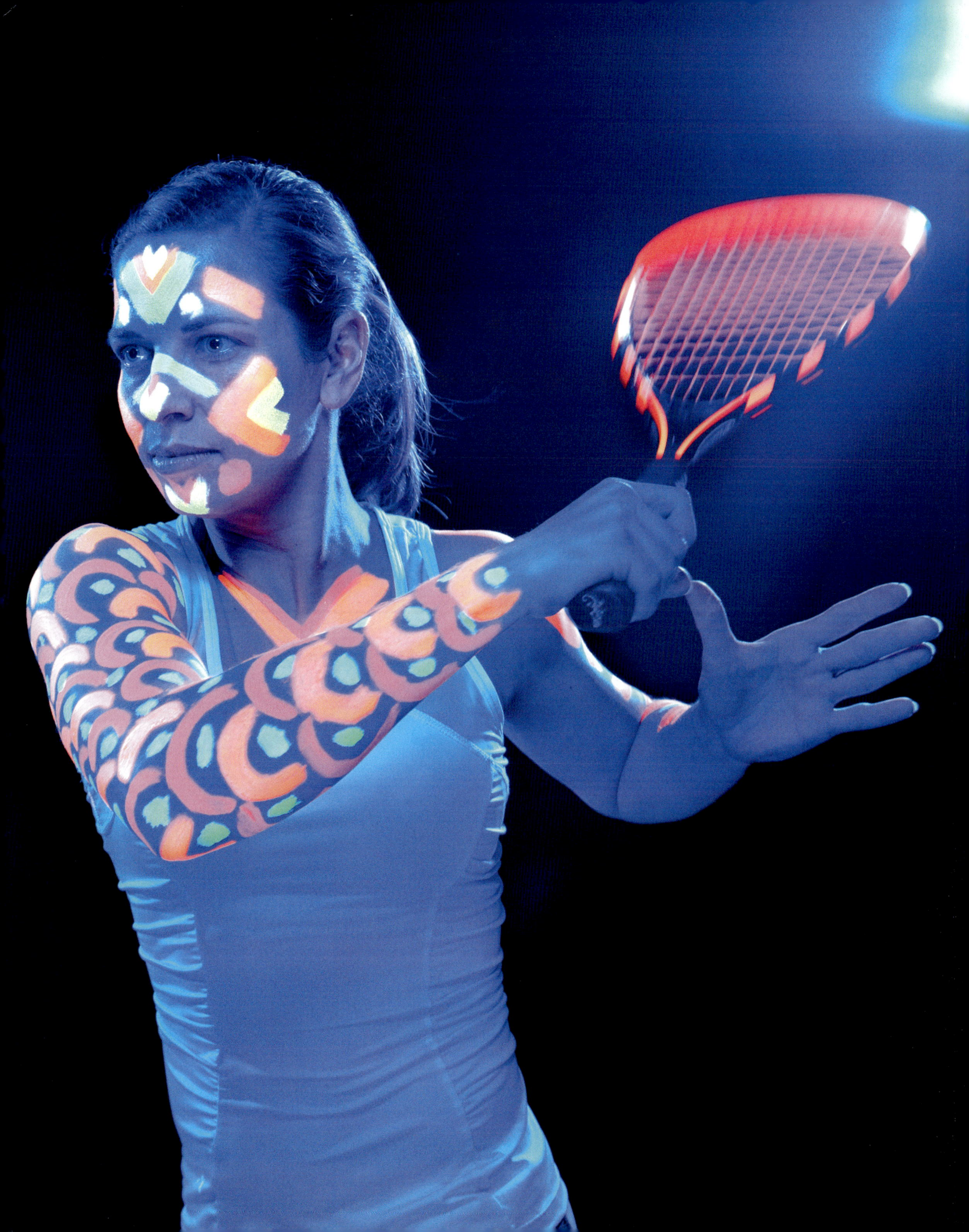

## Streben nach Perfektion

Bogenschießen hat für den Stuttgarter Fotografen Dieter Heinz den Reiz des Sich-Vergleichens. Wo trifft der eigene Pfeil die Scheibe, wo die des Gegners? Dieser Sport bedient ein ganz archaisches Bedürfnis des Menschen: mit dem Pfeil ein Ziel zu treffen – früher ein gejagtes Tier, heute die Scheibe in bis zu 90 Meter Entfernung. Stets kommt es dabei auf maximale Konzentration und Präzision an. „Den perfekten Schuss zu reproduzieren, darum geht es", sagt Heinz. „Immer wieder neu."

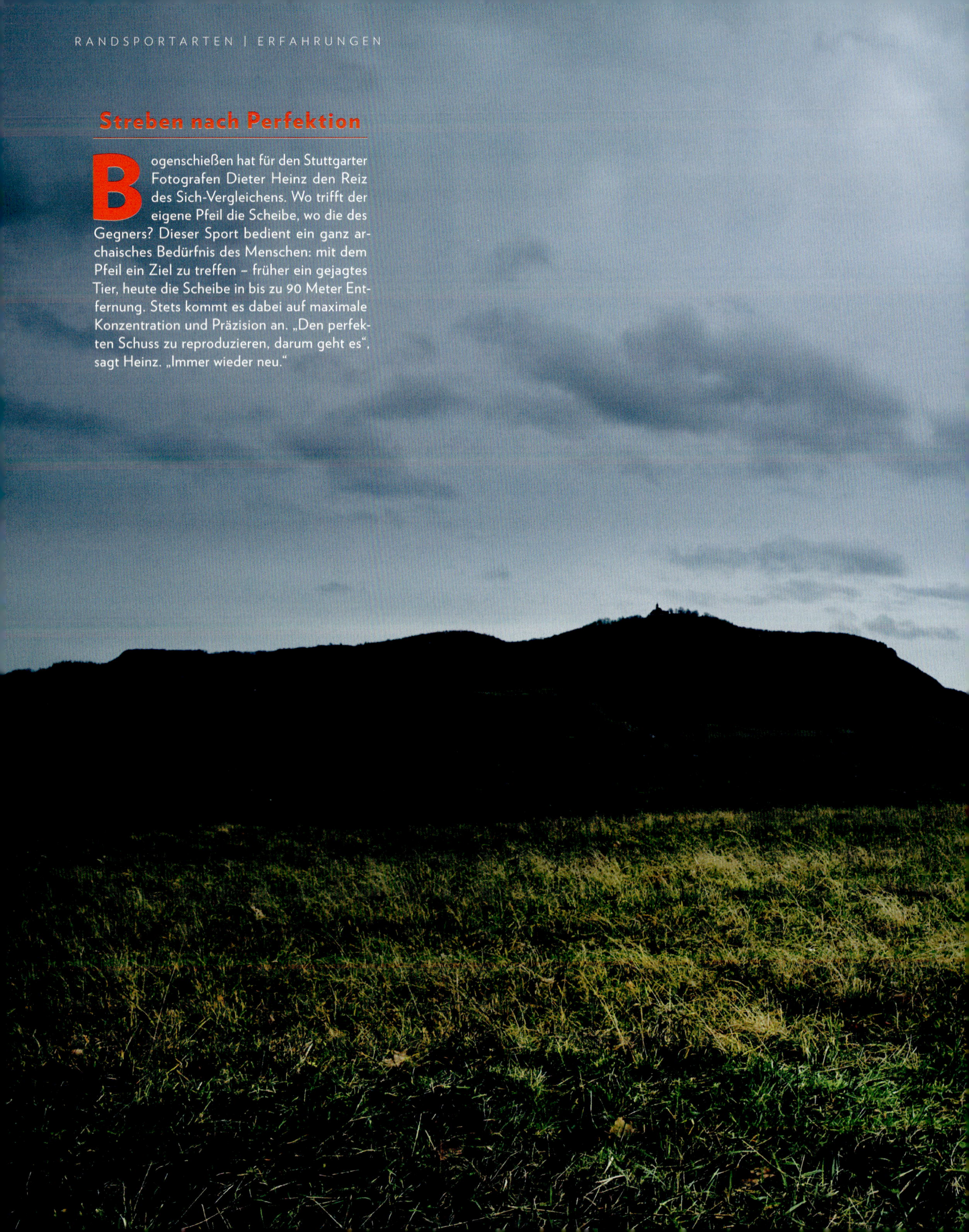

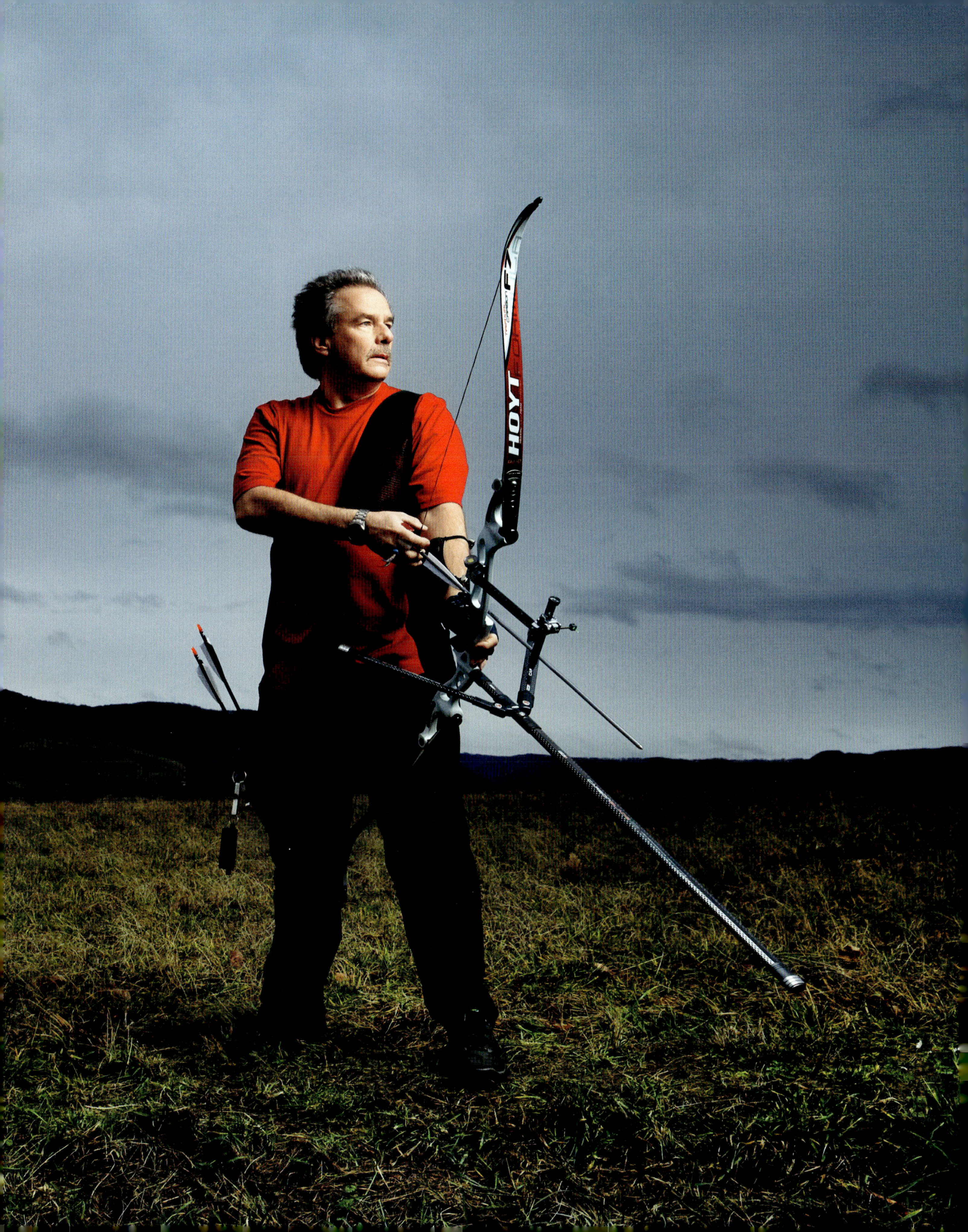
HOYT

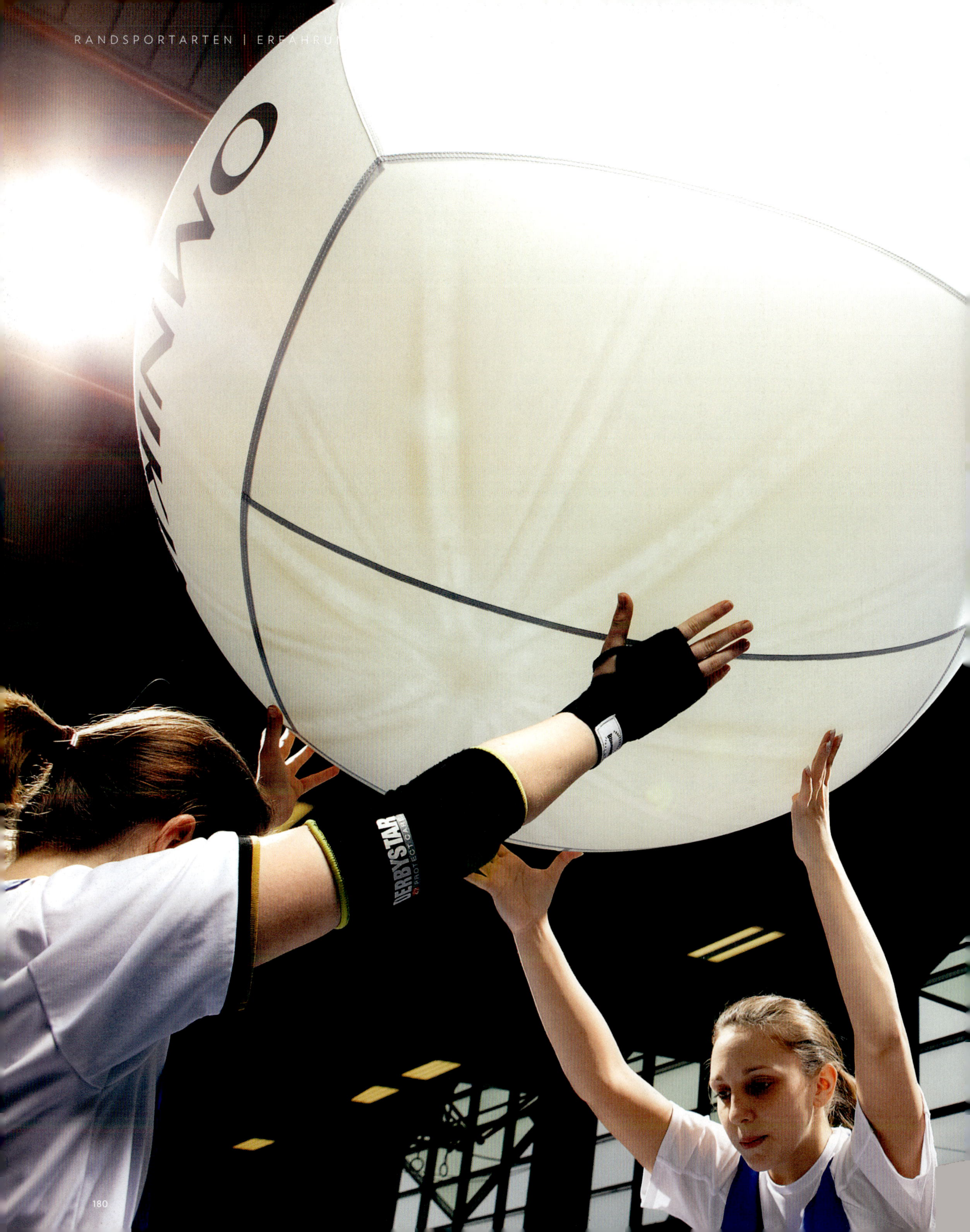
DERBYSTAR
PROTECT CARE

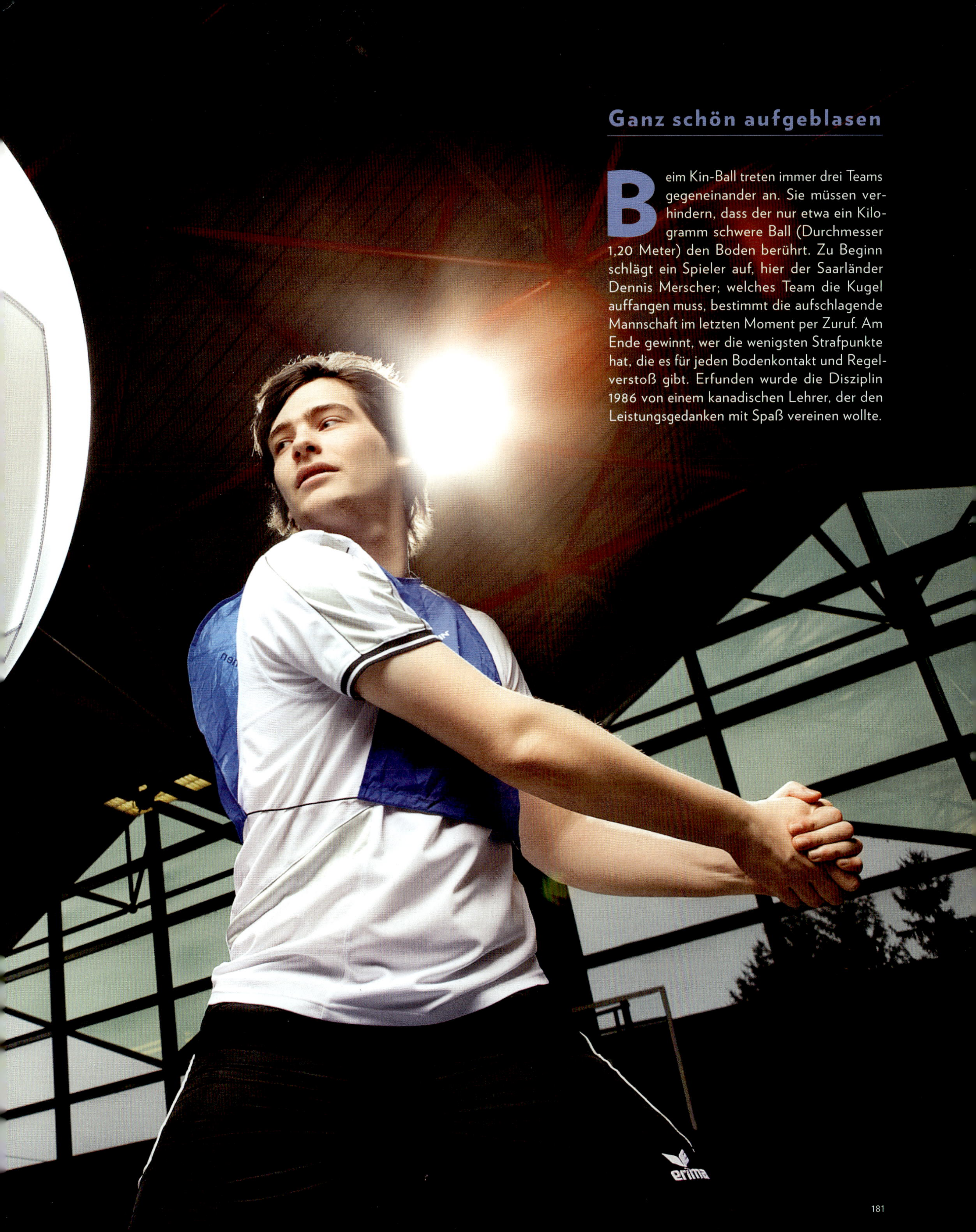


## Ganz schön aufgeblasen

Beim Kin-Ball treten immer drei Teams gegeneinander an. Sie müssen verhindern, dass der nur etwa ein Kilogramm schwere Ball (Durchmesser 1,20 Meter) den Boden berührt. Zu Beginn schlägt ein Spieler auf, hier der Saarländer Dennis Merscher; welches Team die Kugel auffangen muss, bestimmt die aufschlagende Mannschaft im letzten Moment per Zuruf. Am Ende gewinnt, wer die wenigsten Strafpunkte hat, die es für jeden Bodenkontakt und Regelverstoß gibt. Erfunden wurde die Disziplin 1986 von einem kanadischen Lehrer, der den Leistungsgedanken mit Spaß vereinen wollte.

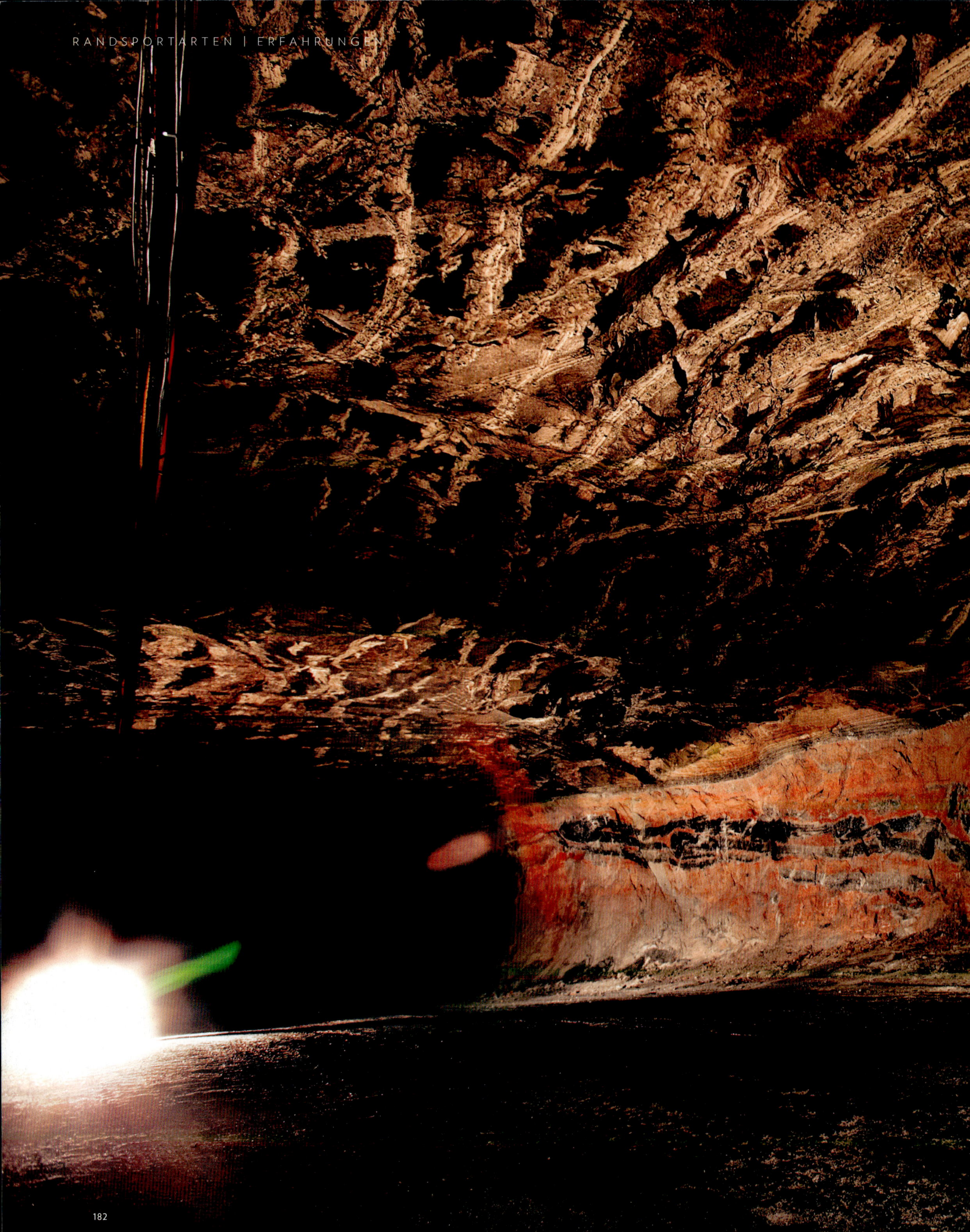

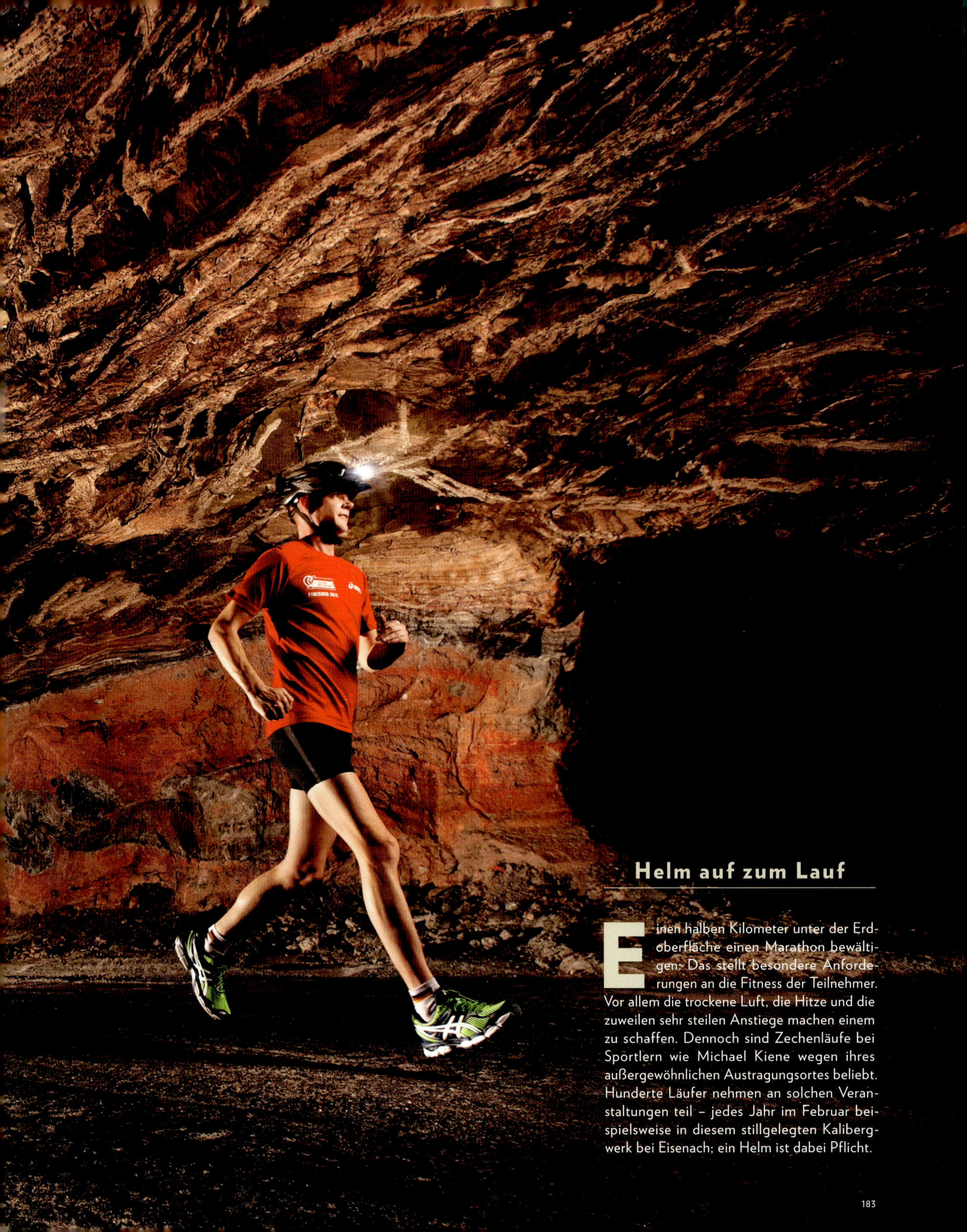

## Helm auf zum Lauf

Einen halben Kilometer unter der Erdoberfläche einen Marathon bewältigen: Das stellt besondere Anforderungen an die Fitness der Teilnehmer. Vor allem die trockene Luft, die Hitze und die zuweilen sehr steilen Anstiege machen einem zu schaffen. Dennoch sind Zechenläufe bei Sportlern wie Michael Kiene wegen ihres außergewöhnlichen Austragungsortes beliebt. Hunderte Läufer nehmen an solchen Veranstaltungen teil – jedes Jahr im Februar beispielsweise in diesem stillgelegten Kalibergwerk bei Eisenach; ein Helm ist dabei Pflicht.

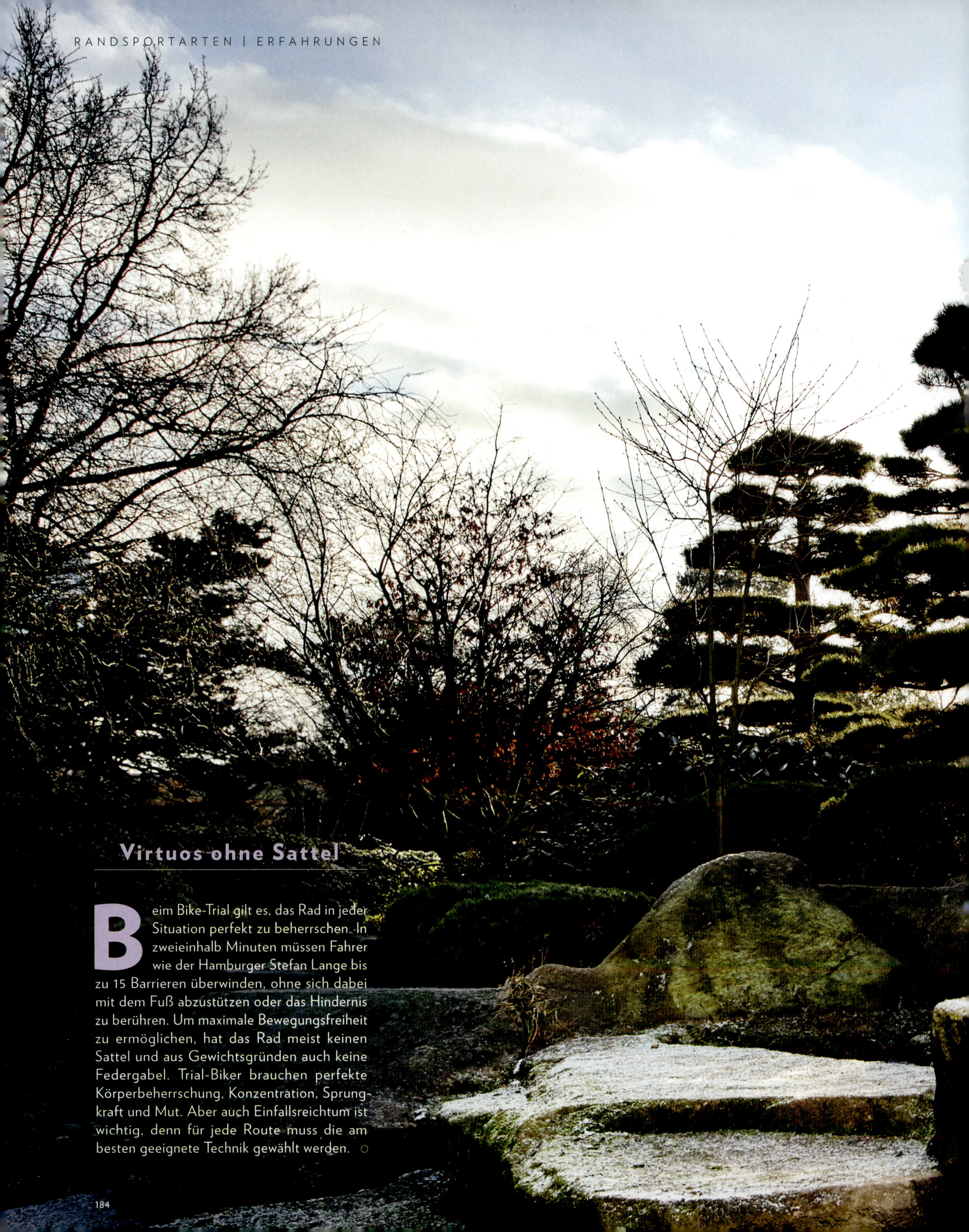

## Virtuos ohne Sattel

Beim Bike-Trial gilt es, das Rad in jeder Situation perfekt zu beherrschen. In zweieinhalb Minuten müssen Fahrer wie der Hamburger Stefan Lange bis zu 15 Barrieren überwinden, ohne sich dabei mit dem Fuß abzustützen oder das Hindernis zu berühren. Um maximale Bewegungsfreiheit zu ermöglichen, hat das Rad meist keinen Sattel und aus Gewichtsgründen auch keine Federgabel. Trial-Biker brauchen perfekte Körperbeherrschung, Konzentration, Sprungkraft und Mut. Aber auch Einfallsreichtum ist wichtig, denn für jede Route muss die am besten geeignete Technik gewählt werden. ○

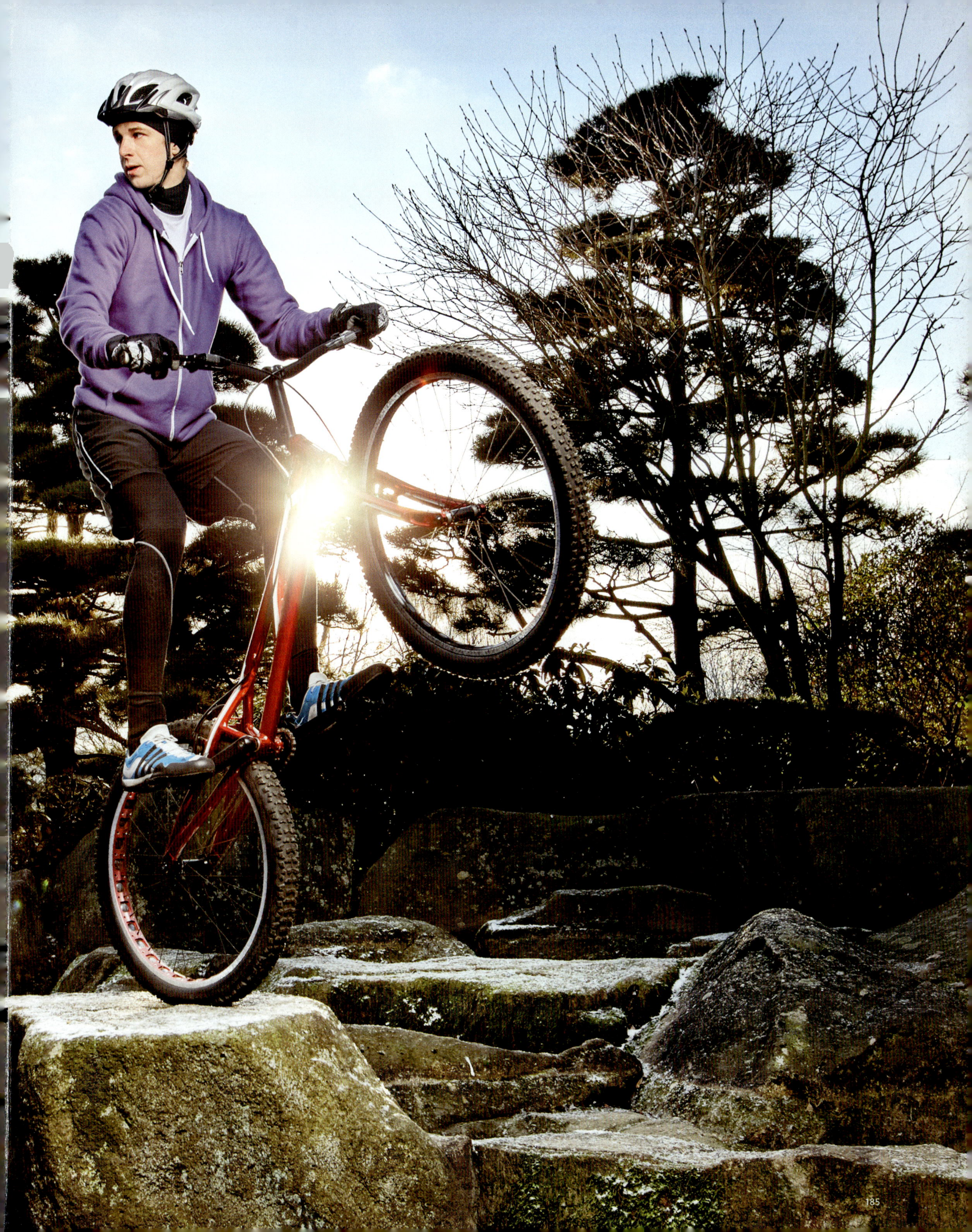

# Die Welt von GEO

**Ein Blick in weitere Hefte**

GEO KOMPAKT

## Das Spiel der Gene

Warum wir sind, wie wir sind

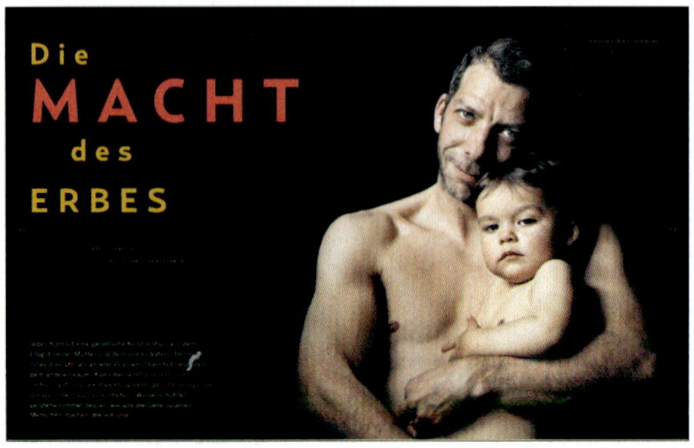


Was erben wir von unseren Eltern? Weshalb ähneln manche ihrem Vater und andere nicht?

In kaum einer Disziplin haben Wissenschaftler in den letzten Jahren derart viele neue Erkenntnisse gewonnen wie in der Genetik. Immer tiefer dringen sie in das Geheimnis des Lebens vor, verstehen zunehmend besser, wie das Erbgut die komplexen Vorgänge in den Billionen Zellen unseres Körpers steuert, wie Gene unser Verhalten, die Persönlichkeit und Intelligenz beeinflussen. Und schließlich auch, wie bestimmte Krankheiten entstehen und wie sie sich mit völlig neuen gentechnischen Methoden behandeln lassen.

GEOkompakt führt durch die aufregende Welt der modernen Genforschung, erklärt, was uns zum Menschen macht, warum wir altern, weshalb Viren die Evolution unserer Vorfahren vorangetrieben haben – und auf welche erstaunliche Weise sich unser genetischer Bauplan manipulieren lässt.

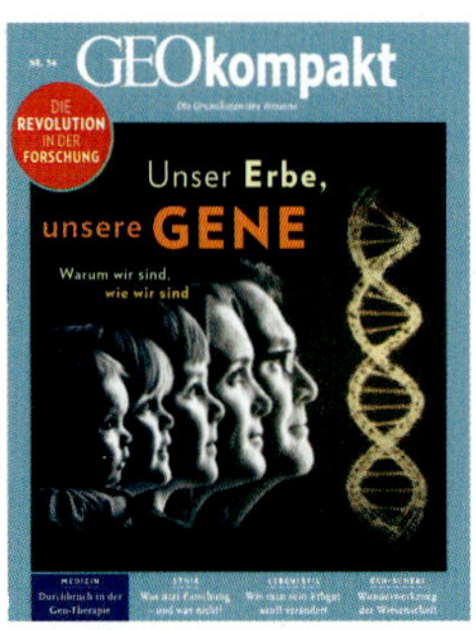


GEO KOMPAKT »Unser Erbe, unsere Gene« hat 156 Seiten und kostet 10 Euro (mit DVD »Die Gen-Revolution« 16,50 Euro). Weitere Themen: Ethik: Was darf Forschung – und was nicht? • Wie man sein Erbgut sanft verändert

GEO EPOCHE

## Grüne Insel

Die Geschichte Irlands

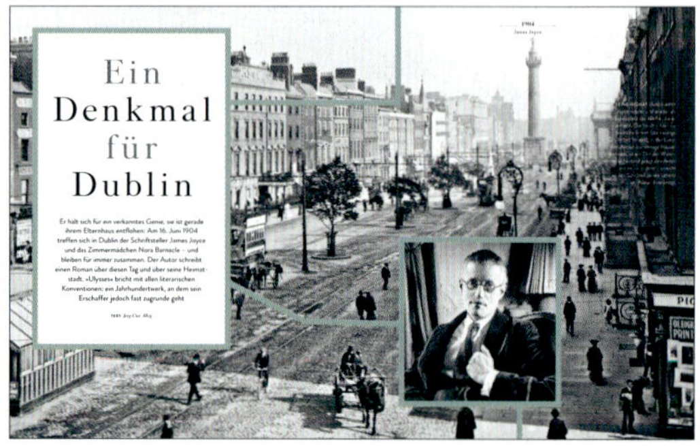


Inspiriert von seiner Heimatstadt Dublin, schreibt James Joyce den Jahrhundertroman »Ulysses«

Die Historie Irlands ist von Mythen umrankt. Sie handeln von keltischen Königen, von Druiden und Barden. Und von einem rund 700 Jahre währenden Abwehrkampf gegen den übermächtigen Nachbarn England.

Die Auseinandersetzung mit den englischen Invasoren beginnt, als im Jahr 1170 anglo-normannische Krieger an der irischen Küste landen. Fortan versuchen die Eindringlinge, die Iren zu gefügigen Untertanen zu machen.

Sie scheitern. Denn immer wieder werden sich die Unterworfenen gegen die Fremdherrschaft erheben. In seiner aktuellen Ausgabe erzählt GEO*EPOCHE* die Geschichte jenes abgelegenen Eilandes. Begleitet Piraten und Freiheitskämpfer. Porträtiert Schriftsteller wie Jonathan Swift und James Joyce. Und zeigt, wie der Konflikt in Nordirland bis heute den Alltag prägt.

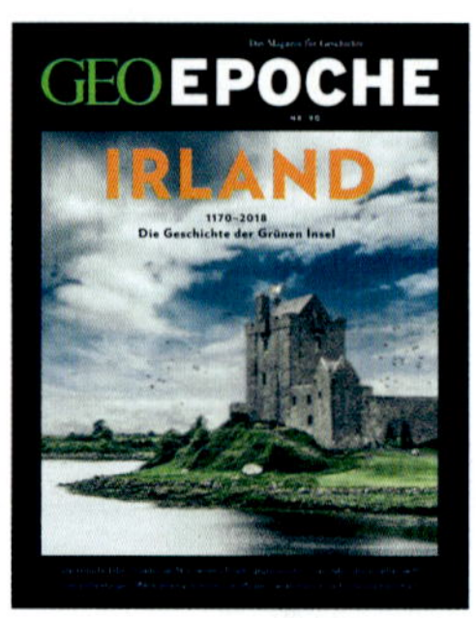


GEO*EPOCHE* »Irland« hat 176 Seiten und kostet 12 Euro (mit DVD »Der Kampf um Nordirland« 18,50 Euro). Weitere Themen: Das keltische Erbe • Die große Hungersnot • Heinrich Bölls »Irisches Tagebuch« • Die Verbrechen der Kirche